全国高级卫生专业技术资格考试习题集丛书

胸心外科学习题集

主　编　胡盛寿　王　俊

副主编　庄　建　董念国　姜冠潮　区颂雷

人民卫生出版社
·北京·

图书在版编目（CIP）数据

胸心外科学习题集 / 胡盛寿，王俊主编 . —北京：
人民卫生出版社，2024. 5
（全国高级卫生专业技术资格考试习题集丛书）
ISBN 978-7-117-33416-7

Ⅰ.①胸… Ⅱ.①胡… ②王… Ⅲ.①胸腔外科学 –
资格考试 – 习题集②心脏外科学– 资格考试 – 习题集
Ⅳ.①R655-44②R654-44

中国版本图书馆 CIP 数据核字（2022）第 139010 号

人卫智网	www.ipmph.com	医学教育、学术、考试、健康，购书智慧智能综合服务平台
人卫官网	www.pmph.com	人卫官方资讯发布平台

全国高级卫生专业技术资格考试习题集丛书
胸心外科学习题集
Quanguo Gaoji Weisheng Zhuanye Jishu Zige Kaoshi Xitiji Congshu
Xiongxin Waikexue Xitiji

主　　编：胡盛寿　王　俊
出版发行：人民卫生出版社（中继线 010-59780011）
地　　址：北京市朝阳区潘家园南里 19 号
邮　　编：100021
E - mail：pmph @ pmph.com
购书热线：010-59787592　010-59787584　010-65264830
印　　刷：三河市国英印务有限公司
经　　销：新华书店
开　　本：787 × 1092　1/16　　印张：32　　插页：1
字　　数：719 千字
版　　次：2024 年 5 月第 1 版
印　　次：2024 年 6 月第 1 次印刷
标准书号：ISBN 978-7-117-33416-7
定　　价：169.00 元
打击盗版举报电话：010-59787491　E-mail：WQ @ pmph.com
质量问题联系电话：010-59787234　E-mail：zhiliang @ pmph.com
数字融合服务电话：4001118166　E-mail：zengzhi @ pmph.com

编 委

（以姓氏笔画为序）

卜 梁	厦门大学附属翔安医院	孙寒松	中国医学科学院阜外医院
于存涛	中国医学科学院阜外医院	李 运	北京大学人民医院
马少华	北京大学第三医院	李 晓	北京大学人民医院
王 俊	北京大学人民医院	李 辉	首都医科大学附属北京朝阳医院
王 群	复旦大学附属中山医院	李守军	中国医学科学院阜外医院
王 巍	中国医学科学院阜外医院	李旸凯	华中科技大学同济医学院附属
王水云	中国医学科学院阜外医院		同济医院
王春生	复旦大学附属中山医院	杨学宁	广东省人民医院
王海峰	上海市肺科医院	杨德松	湖南省肿瘤医院
王辉山	北部战区总医院	肖颖彬	陆军军医大学附属第二医院
区颂雷	首都医科大学附属北京安贞医院	吴 楠	北京大学肿瘤医院
付向宁	华中科技大学同济医学院附属	何建行	广州医科大学附属第一医院
	同济医院	张 浩	上海儿童医学中心
庄 建	广东省人民医院	张真榕	中日友好医院
刘 苏	河北医科大学附属第二医院	张海波	上海儿童医学中心
刘 盛	中国医学科学院阜外医院	陈 鑫	南京市第一医院
刘志刚	天津泰达医院	陈应泰	北京航天总医院
刘俊峰	河北医科大学第四医院	陈寄梅	广东省人民医院
刘彦国	北京大学人民医院	邵国光	吉林大学白求恩第一医院
刘新波	河北医科大学第四医院	林 钢	北京大学第一医院
刘韵鹏	吉林大学白求恩第一医院	易定华	空军军医大学西京医院
刘德若	中日友好医院	周清华	天津医科大学
闫 军	中国医学科学院阜外医院	郑 哲	中国医学科学院阜外医院
安 琪	四川大学华西医院	赵 松	郑州大学第一附属医院
孙大强	天津市胸科医院	赵 珩	上海市胸科医院

出版说明

<hr>

  根据《关于深化卫生事业单位人事制度改革的实施意见》(人发〔2000〕31号)、《关于加强卫生专业技术职务评聘工作的通知》(人发〔2000〕114号),全国高级专业技术资格采取考试和评审结合的办法取得,国家卫生健康委人才交流服务中心组织开展高级卫生专业技术资格考试。目前高级卫生专业技术资格考试开考专业共计114个,全国每年参加考试的人数近30万,并有逐年增长的趋势。

  为进一步指导高级卫生人才评价工作,满足对医学创新理念、高精技术总结的需求,国家卫生健康委人才交流服务中心《中国卫生人才》杂志社与人民卫生出版社共同组织全国的权威专家,编写出版了全国高级卫生专业技术资格考试指导和习题集丛书。

  "考试指导"在介绍基本理论知识和常用诊疗技术的基础上更注重常见病防治新方法、疑难病例综合分析、国内外学科前沿进展;不仅能指导拟晋升高级职称的应试者进行考前复习,还可以帮助医务工作者提高临床综合服务能力。

  "习题集"的内容紧扣考试大纲,题型与真实考试保持一致,包括单选题、多选题和案例分析题。同时附有两套模拟试卷,以帮助考生熟悉考试形式,掌握题型特点。

  全国高级卫生专业技术资格考试指导和习题集丛书由各专业知名专家编写,确保了内容的权威性、先进性、实用性和系统性。内容密切结合临床,既能满足考生备考的需求,又能指导广大医务工作者提高临床思维能力和处理疑难病症的能力,以高质量的医疗服务助力健康中国建设。

  考生在使用本套丛书时如有任何问题和建议,欢迎将反馈意见发送至邮箱 zcks@pmph.com。

题型介绍

国家卫生健康委人才交流服务中心为各省、自治区、直辖市提供高级卫生专业技术资格考试服务。考试多以计算机形式进行。副高级专业技术资格考试题型包括单选题、多选题、共用题干单选题和案例分析题4种;正高级专业技术资格考试题型包括多选题和案例分析题2种。

每个专业的具体考试题型和各题型所占比例在每次考试中会略有不同。考生在答题前应仔细阅读答题说明,以便在考试时能顺利作答。每个常见题型的格式相对固定,现简介如下。

一、单选题

单选题简称"A型题"。每道考题题干下面有5个备选答案。备选答案中只有1个正确答案,选对得分,选错不得分。

【机考示例】

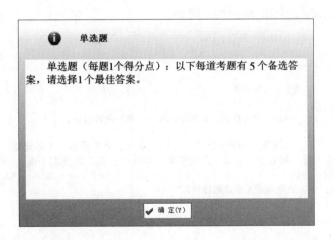

(一) A1 型题(单句型最佳选择题)

每道考题由1个题干和5个备选答案组成。备选答案中只有1个正确答案,其余4个均为干扰选项。干扰选项可以完全不正确或部分正确。

1. 与膀胱癌预后关系最密切的是
　　A. 肿瘤的大小　　　　　　　　　B. 肿瘤的复发时间和频率
　　C. 肿瘤的数目　　　　　　　　　D. 肿瘤的部位
　　E. 肿瘤的病理分级和分期

【答案】E

【解析】膀胱癌的预后主要与肿瘤分级分期、肿瘤的大小、肿瘤复发时间和频率、肿瘤数目,以及是否存在原位癌等因素密切相关。其中肿瘤的病理分级和分期是影响预后的重要因素。

(二) A2 型题(病历摘要型最佳选择题)

每道考题由 1 个简要题干、1 个引导性提问和 5 个备选答案组成。备选答案中只有 1 个正确答案,其余 4 个均为干扰选项。干扰选项可以完全不正确或部分正确。

2. 患者男,50 岁。突然畏寒、发热、咳嗽,咳脓性痰,痰黏稠带血。血白细胞 $18 \times 10^9/L$。X 线片示右上肺大片实变影,叶间隙下坠。经青霉素治疗无效。诊断可能为
　　A. 肺炎球菌性肺炎　　　　　　　B. 肺炎克雷伯菌肺炎
　　C. 葡萄球菌肺炎　　　　　　　　D. 肺结核
　　E. 渗出性胸膜炎

【答案】B

【解析】肺炎克雷伯菌肺炎的临床特点是起病急,高热、咳嗽、咳痰、胸痛,痰量较多,呈黏稠脓性,可带血,黄绿色或砖红色胶冻样。X 线片表现多样,为大叶实变,多见于右肺上叶,有多发性蜂窝状脓肿,叶间裂下坠。对庆大霉素及第三代头孢菌素敏感。

二、多选题

多选题简称"X 型题"。每道考题题干下面有 5 个备选答案。备选答案中至少有 2 个正确答案,选对得分,多选、少选、漏选均不得分。

【机考示例】

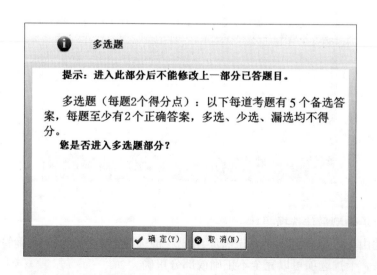

3. 关于单纯疱疹病毒性脑炎发病和病理变化的描述,正确的是
    A. 病变累及颞叶、岛叶、扣带回
    B. 大脑凸面、枕叶后部也可受累,基底节正常
    C. 双侧发生,但也可不对称
    D. 豆状核常受累
    E. 病程缓慢

【答案】ABC

【解析】单纯疱疹病毒性脑炎多数由Ⅰ型单纯疱疹病毒感染引起。临床常急性起病,伴发热、意识障碍、癫痫发作、弥漫性脑功能损害,通常有前驱期,多有上呼吸道感染的症状。病灶常位于双侧颞叶、岛叶及扣带回,呈对称或非对称性分布,以累及皮层灰质多见,亦可累及枕叶后部、脑干、小脑、丘脑,豆状核常不受累,岛叶病变与豆状核间有清楚的界限,凸面向外,如刀切样,是本病较具特征性的表现。

三、共用题干单选题

每组考题以 1 个叙述专业实践活动情景的题干作为共用题干,供下列多道考题使用。每道考题就共用题干进行提问,提问下面有 5 个备选答案。备选答案中只有 1 个正确答案,选对得分,选错不得分。其余 4 个均为干扰选项。干扰选项可以完全不正确或部分正确。

【机考示例】

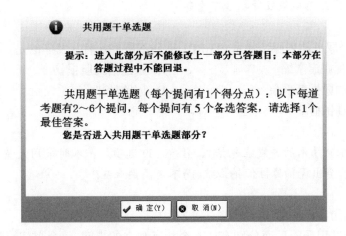

(一) A3 型题(病历组型最佳选择题)

每组考题的共用题干后面分别有 2~3 个提问,每个提问考查的要点之间相互独立。

(4~6 题共用题干)

患者男,72 岁。排尿困难 5 年,近 2 个月加重伴食欲缺乏。直肠指检前列腺明显增大,为 5cm × 6cm;叩诊示膀胱已达脐下 3 横指。血 BUN 36mmol/L,Cr 340μmol/L。B 超示双肾中度积水。

4. 下列治疗措施最为合理的是
    A. 经尿道前列腺切除术
    B. 经尿道前列腺热疗

C. 耻骨上经膀胱前列腺切除术

D. 留置导尿管或耻骨上膀胱穿刺造瘘

E. 服用 α 受体拮抗剂和 5α- 还原酶抑制剂

【答案】D

【解析】该患者患有严重的前列腺增生症,并出现并发症,即慢性尿潴留、双肾积水和肾功能不全。此时应立即行留置导尿管或耻骨上膀胱穿刺造瘘引流膀胱,缓解肾功能不全,待肾功能不全缓解后再行进一步处理。目前行外科手术治疗危险性大,不宜进行。此患者已经出现了严重的并发症,仅用药物治疗难以有效,药物治疗应在膀胱引流的基础上作为辅助治疗方法。

5. 良性前列腺增生(BPH)患者**不宜**行手术治疗的情况是

A. 伴有长期的、反复的下尿路感染　　B. 伴有反复肉眼及镜下血尿

C. 合并腹股沟斜疝　　D. 有急性尿潴留病史

E. 伴有尿道括约肌功能障碍

【答案】E

【解析】尿道括约肌功能障碍是手术的禁忌证,而其他选项均为前列腺增生症的手术适应证。前列腺增生症的手术适应证可分为 3 类:①症状明显,严重影响生活质量并且药物治疗效果不佳;②最大尿流率小于 10ml/s 和 / 或残余尿大于 60ml;③伴有并发症,如急、慢性尿潴留,膀胱结石,尿路感染及肾功能不全等。

6. BPH 行经尿道前列腺切除术(TURP),下列**不是**手术后并发症的是

A. 膀胱颈瘢痕挛缩　　B. 尿道括约肌损伤

C. 短暂的尿失禁现象　　D. 尿路感染

E. 术后高钠血症

【答案】E

【解析】TURP 手术的并发症包括 A、B、C、D 选项。手术时采用大量的非离子液体灌注冲洗,患者术后会出现稀释性低钠血症,而不是高钠血症。

(二) A4 型题(病历串型最佳选择题)

每组考题的共用题干后面分别有 4~6 个相互独立的提问,每个提问可随情景的发展逐步增加部分新信息,以考查考生综合思考和应用的能力。

(7~10 题共用题干)

患者男,25 岁,农民。面色苍白、疲乏无力 1 年。血常规:RBC 2.0×10^{12}/L, Hb 60g/L, WBC 7.6×10^9/L, N 0.50, L 0.26, E 0.14 ;SF $10\mu g$/L;血涂片中成熟红细胞中央淡染区扩大。拟诊为缺铁性贫血。

7. 给患者口服硫酸亚铁,0.3g/ 次,3 次 /d,治疗 1 个月效果不佳,其原因为

A. 诊断不正确　　B. 病因未去除

C. 所给铁剂剂量不够　　D. 未合并应用维生素 C

E. 未使用注射铁剂

【答案】B

【解析】患者有面色苍白、疲乏无力表现,Hb 60g/L,SF 10μg/L,血涂片中成熟红细胞中央淡染区扩大,支持缺铁性贫血诊断。经口服补铁治疗无效,其原因为病因未去除。

8. 该患者可能的病因为

   A. 营养不良   B. 吸收障碍

   C. 消化性溃疡   D. 肠道钩虫病

   E. 胃肠道肿瘤

【答案】D

【解析】患者为男性,农民,嗜酸性粒细胞明显增高,提示该患者可能的病因为肠道寄生虫病。

9. 假设患者为女性,病史方面应补充的内容是

   A. 现病史   B. 个人营养史

   C. 月经生育史   D. 婚姻史

   E. 家族史

【答案】C

【解析】对于女性缺铁性贫血患者,病史方面应补充月经生育史,以了解是否存在慢性失血。

10. 假设此患者查出有胃肠道肿瘤,需手术治疗。手术前拟行铁剂注射,若患者体重50kg,其需铁剂总量约为

   A. 990mg   B. 1 150mg

   C. 1 320mg   D. 1 485mg

   E. 1 650mg

【答案】D

【解析】注射铁剂的总需要量(mg)=(需达到的血红蛋白浓度−患者的血红蛋白浓度)×患者体重(kg)×0.33。此患者注射铁剂的总量=(150−60)×50×0.33=1 485mg。

四、案例分析题

每个案例分析题以 1 个叙述专业实践活动的情景为题干,后面至少有 3 个提问,每个提问有 6~12 个备选答案,其中正确答案有 1 个或几个。在所有备选答案中又分为正确选项、关键选项、无关选项和错误选项。每选择 1 个正确选项得 1 个得分点,每选择 1 个关键选项得 2 个得分点,每选择 1 个错误选项扣 1 个得分点,选择无关选项不得分也不扣分,直至扣至本提问得分点为 0,即每个提问无得负分的情况。

【机考示例】副高级考试从 11 个案例中任选 8 个案例作答;正高级考试从 15 个案例中任选 12 个案例作答。

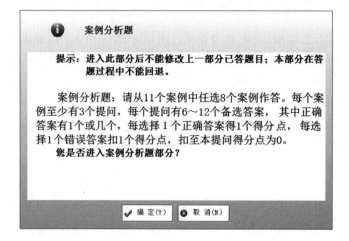

【案例1】患者女,14岁。偶然发现腹部包块。既往有急性胰腺炎病史。腹部超声发现胰尾部低回声包块,建议进一步检查。

第1问:患者下一步应进行的检查是

A. 腹部X线平片 　　　　　　　　　　B. 腹部CT

C. 腹部增强CT 　　　　　　　　　　D. 腹部MRI

E. 腹部增强MRI 　　　　　　　　　　F. 超声内镜

G. 立位腹部X线平片

【答案】C

【解析】患者超声检查发现低回声包块,说明有实性成分,应行腹部增强CT检查,发现病变及其强化方式,以判断病变性质。MRI为进一步的影像学检查。

[提示]患者行腹部增强CT检查发现,胰腺尾部有4cm×4cm的囊实性肿块,边界较清,病变实性成分和囊性成分分界清,实性成分增强可见强化。

第2问:该患者首先考虑的疾病是

A. 胰腺假性囊肿 　　　　　　　　　　B. 胰腺黏液性囊腺瘤

C. 胰腺实性假乳头状瘤 　　　　　　　D. 胰腺浆液性囊腺瘤

E. 胰腺神经内分泌肿瘤 　　　　　　　F. 胰腺转移瘤

【答案】C

【解析】根据患者发病年龄及影像学表现,考虑为胰腺实性假乳头状瘤。

第3问:关于胰腺实性假乳头状瘤的描述,正确的是

A. 良性病变

B. 好发于年轻女性

C. 好发于胰体

D. 病变实性成分表现为明显强化

E. 可以有局部浸润,但远处转移极少发生

F. 同时具有实性和假乳头两种组织学特点

G. 多见胰管扩张

H. 出血较常见

【答案】BEFH

【解析】胰腺实性假乳头状瘤好发于年轻女性,为低度恶性肿瘤。病变实性成分多表现为渐进性强化,可见局部浸润,但远处转移少见。胰腺实性假乳头状瘤同时具有实性和假乳头两种组织学特点,而实际上乳头状结构是由于肿瘤细胞的退行性变及细胞的黏着力下降和囊腔所形成的假乳头。病变引起胰管和胆管扩张少见,出血较常见。

第4问:最终患者确诊为胰腺实性假乳头状瘤,下一步应采取的治疗有

A. 定期随诊　　　　　　　　　　B. 手术治疗

C. 放疗　　　　　　　　　　　　D. 化疗

E. 放化疗　　　　　　　　　　　F. 放弃治疗

G. 手术 + 术后放化疗　　　　　　H. 先放化疗后手术治疗

【答案】B

【解析】胰腺实性假乳头状瘤为低度恶性肿瘤,会发生恶变,手术是其首选的治疗手段。该患者现病变较大,需及时行手术治疗。

➕ **温馨提示**

多数考试机构在进行人机对话考试设计时,设置了"进入下一个题型模块后不能再修改上一部分已经提交的试题选项"的限定。希望考生考试时分配好各个模块的考试时间。

有些题型因为考试内容和目的决定了"没有机会反悔",从而设置了"同一组试题内答题过程不可逆"的限定。请考生认真阅读每个模块中的提示。

前　言

为紧跟胸心外科日新月异的临床诊疗技术发展,提升专业人员,特别是高级专业技术人员的能力与素质,受国家卫生健康委人才交流服务中心与人民卫生出版社委托,我们组织编写了《全国高级卫生专业技术资格考试指导——胸心外科学》及配套的《全国高级卫生专业技术资格考试习题集丛书——胸心外科学习题集》。

胸心外科具有专业程度高、普及度低、专业医师培养周期长的特点,如何深入浅出地为广大有晋升需求的胸心外科医师提供必须掌握的基本知识,同时又能将本学科发展前沿与国际、国内指南的更新相结合,并以本套考试指导和习题集的形式呈现出来,其实是不容易做好的事情。

在考试指导与习题集的编写过程中,全体编委结合我国胸心外科的临床实际展开讨论,针对不同病种,从病理解剖、病理生理、临床表现、辅助检查、诊断及鉴别诊断、治疗及预后等方面进行系统介绍,力求巩固和提高胸心外科医师临床诊疗、综合分析疑难病例及开展先进技术的能力,并为高级职称考试提供复习参考。同时以典型病例的诊治过程为主线,引导胸心外科医师提出问题、分析问题、解决问题,获得临床思维能力的锻炼和提升。

各位编者均为临床一线的著名专家,承担着繁重的临床、科研、教学工作。他们怀着为胸心外科培养优秀临床医师的历史责任感和使命感,高效率、高质量地完成了两本书的编写工作。在此,我们向所有编者表示衷心的感谢。

限于编写时间和笔者水平,考试指导及习题集中仍难免存在缺陷或偏颇,恳请各位同行专家、使用本书的临床医师和其他读者批评指正。

胡盛寿　王　俊

2024 年 3 月

目　录

上篇　胸外科学

下篇　心血管外科学

第一章 胸部损伤

一、单选题

1. 胸外伤中最容易发生的肋骨骨折为
   A. 1~3
   B. 4~7
   C. 8~10
   D. 11~12
   E. 3~7

【解析】肋骨骨折以第4~7肋骨最容易发生,因其前后固定,长而薄,又暴露最广。第1~3肋骨粗短,且有上肢带骨锁骨和肩胛骨保护,不易发生骨折;一旦骨折说明致伤暴力巨大,常合并锁骨、肩胛骨骨折和颈部腋部血管神经损伤。第8~10肋骨前端肋软骨形成肋弓与胸骨相连,第11~12肋骨前端游离,弹性都较大,故不常发生骨折;若发生骨折,应警惕腹内脏器和膈肌同时受损伤。

2. 研究表明,肺挫伤后某种酶被激活、升高,它可直接分解破坏肺毛细血管内皮基底膜、I型肺泡上皮细胞及肺表面活性物质,增加血管通透性,造成肺水肿。这种酶是
   A. 磷脂酶 A_1
   B. 磷脂酶 A_2
   C. 磷脂酶 A_3
   D. 磷脂酶 A_4
   E. 磷脂酶 A_5

【解析】肺挫伤后磷脂酶 A_2 被激活、升高,它可直接分解破坏肺毛细血管内皮基底膜、I型肺泡上皮细胞及肺表面活性物质,增加血管通透性,造成肺水肿。

3. 开放性气胸时纵隔扑动主要会影响
   A. 腔静脉回心血流
   B. 潮气量
   C. 射血分数
   D. 心率
   E. 迷走神经功能

【解析】纵隔扑动主要会影响腔静脉回心血流,引起循环障碍。纵隔扑动也会刺激纵隔和肺门神经丛,可加重或引起休克。

答案: 1. B 2. B 3. A

1

4. 凝固性血胸应待患者情况稳定后，争取早期手术。一般手术时机选择在
   A. 2周左右
   B. 3周左右
   C. 4周左右
   D. 5周左右
   E. 6周左右
   【解析】凝固性血胸应待患者情况稳定后争取在2周左右手术，此时手术比较简单，清除凝血块及附着于肺表面之纤维蛋白膜；若为纤维胸亦应争取早期剥除纤维板。

5. 巾钳牵引固定法固定浮动胸壁纠正反常呼吸，一般牵引时间为
   A. 1周
   B. 2周
   C. 3周
   D. 4周
   E. 5周
   【解析】用毛巾钳夹住浮动胸壁中心部的肋骨，加重力牵引，牵引重量为2~3kg，牵引2周左右。其缺点为患者必须卧床，不能活动。

6. 创伤性血胸可定为已有感染时，将抽出之血涂片检查红细胞、白细胞之比应达
   A. 500 : 1
   B. 500 : 2
   C. 500 : 3
   D. 500 : 4
   E. 500 : 5
   【解析】创伤性血胸时将抽出之血涂片检查红细胞、白细胞之比例，正常情况红细胞、白细胞之比例为500 : 1。有感染时白细胞数量增多，红细胞、白细胞之比达100 : 1，即可定为已有感染。

7. 创伤性血胸多数不需要开胸止血的是
   A. 肋间动脉出血
   B. 胸廓内动脉出血
   C. 主动脉分支出血
   D. 肺实质破裂出血
   E. 肺动脉出血
   【解析】创伤性血胸时肺实质破裂出血一般可经引流后自愈，不需要开胸止血。肋间动脉等较大的动脉出血一般不能自行止住，需开胸止血。

8. 大量血胸指的是
   A. 胸腔积血在500~1 000ml，胸部X线片见积液达肺门平面
   B. 胸腔积血在1 000ml以上，胸部X线片见积液达肺门平面
   C. 胸腔积血在500ml以下，胸部X线片见积液达肺门平面
   D. 胸腔积血在500~1 000ml，胸部X线片见积液达膈顶
   E. 胸腔积血在1 000ml以上，胸部X线片见积液超过肺门平面
   【解析】大量血胸指胸腔积血量在1 000ml以上，胸部X线片可见胸腔积液超过肺门平面。小量血胸指胸腔积血量在500ml以下，胸部X线片可见肋膈角变钝，液面不超过膈顶。中量血胸指胸腔积血在500~1 000ml，胸部X线片见积液达肺门平面。

9. 根据胸部创伤分类，下列属于开放性损伤的是
   A. 胸部皮肤有伤口，肺压缩40%
   B. 气胸伴皮下气肿
   C. 肋骨骨折并气胸
   D. 肋骨骨折并血胸
   E. 心脏压塞

答案：4. A　5. B　6. E　7. D　8. E　9. A

【解析】开放性损伤指的是创伤导致的伤口使胸膜腔与外界大气相通。

10. 胸部创伤时，**不能**在X线片上显示的是
    A. 气胸
    B. 血胸
    C. 纵隔及皮下气肿
    D. 肋软骨骨折
    E. 肺挫伤

【解析】胸部骨性结构的损伤、血气胸、肺挫伤等在X线片上可以显示，肋软骨骨折不能在X线片上显示。

11. 多根多处肋骨骨折导致呼吸衰竭的主要原因是
    A. 剧痛不敢呼吸
    B. 反常呼吸运动
    C. 肺不张
    D. 纵隔摆动
    E. 继发肺部感染

【解析】多根多处肋骨骨折导致连枷胸造成的病理生理变化和连枷胸面积的大小及连枷胸形成后呼吸道分泌物潴留、小气道阻塞造成的呼吸道阻力升高有密切关系，呼吸做功越大，反常呼吸越严重。

12. 说明致伤暴力巨大的肋骨骨折为
    A. 1~3
    B. 4~7
    C. 8~10
    D. 11~12
    E. 3~7

【解析】第1~3肋骨粗短，且有上肢带骨锁骨和肩胛骨保护，不易发生骨折；一旦骨折说明致伤暴力巨大，常合并锁骨、肩胛骨骨折和颈部、腋部血管神经损伤。

13. Hamman征指的是
    A. 左侧少量气胸，有时可在左心缘处听到特殊的破裂音，破裂音与心搏频率一致，左侧卧位呼气时听得更明显。明显时患者自己也能觉察到
    B. 右侧少量气胸，有时可在右心缘处听到特殊的破裂音，破裂音与心搏频率一致，左侧卧位呼气时听得更明显。明显时患者自己也能觉察到
    C. 左侧少量气胸，有时可在左心缘处听到特殊的破裂音，破裂音与心搏频率一致，右侧卧位呼气时听得更明显。明显时患者自己也能觉察到
    D. 右侧少量气胸，有时可在左心缘处听到特殊的破裂音，破裂音与心搏频率一致，左侧卧位呼气时听得更明显。明显时患者自己也能觉察到
    E. 右侧少量气胸，有时可在右心缘处听到特殊的破裂音，破裂音与心搏频率一致，右侧卧位呼气时听得更明显。明显时患者自己也能觉察到

【解析】左侧少量气胸，有时可在左心缘处听到特殊的破裂音，破裂音与心搏频率一致，左侧卧位呼气时听得更明显。明显时患者自己也能觉察到，称Hamman征。

14. 纵隔扑动指的是
    A. 开放性气胸时胸膜腔负压消失、肺受压萎陷，使呼吸面积减少，于吸气时空气从胸壁伤口进入胸腔，更加重肺受压萎缩。由于两侧胸膜腔压力不平衡，使纵隔推向健侧，健侧肺也受到一定压缩，严重影响通气功能。呼、吸气时，两侧胸膜腔压力不均衡并出现周期变化，使纵隔在吸气时移向健侧，呼气时移向患侧
    B. 开放性气胸时胸膜腔负压消失、肺受

答案：　10. D　11. B　12. A　13. A　14. A

压萎陷，使呼吸面积减少，于吸气时空气从胸壁伤口进入胸腔，更加重肺受压萎缩。由于两侧胸膜腔压力不平衡，使纵隔推向健侧，健侧肺也受到一定压缩，严重影响通气功能。呼、吸气时，两侧胸膜腔压力不均衡并出现周期变化，使纵隔在吸气时移向患侧，呼气时移向健侧

C. 张力性气胸时胸膜腔负压消失、肺受压萎陷，使呼吸面积减少，于吸气时空气从胸壁伤口进入胸腔，更加重肺受压萎缩。由于两侧胸膜腔压力不平衡，使纵隔推向健侧，健侧肺也受到一定压缩，严重影响通气功能。呼、吸气时，两侧胸膜腔压力不均衡并出现周期变化，使纵隔在吸气时移向健侧，呼气时移向患侧

D. 张力性气胸时胸膜腔负压消失、肺受压萎陷，使呼吸面积减少，于吸气时空气从胸壁伤口进入胸腔，更加重肺受压萎缩。由于两侧胸膜腔压力不平衡，使纵隔推向健侧，健侧肺也受到一定压缩，严重影响通气功能。呼、吸气时，两侧胸膜腔压力不均衡并出现周期变化，使纵隔在吸气时移向患侧，呼气时移向健侧

E. 闭合性气胸时胸膜腔负压消失、肺受压萎陷，使呼吸面积减少，于吸气时空气从胸壁伤口进入胸腔，更加重肺受压萎缩。由于两侧胸膜腔压力不平衡，使纵隔推向健侧，健侧肺也受到一定压缩，严重影响通气功能。呼、吸气时，两侧胸膜腔压力不均衡并出现周期变化，使纵隔在吸气时移向患侧，呼气时移向健侧

【解析】开放性气胸时胸膜腔负压消失、肺受压萎陷，使呼吸面积减少，于吸气时空

气从胸壁伤口进入胸腔，更加重肺受压萎缩。由于两侧胸膜腔压力不平衡，使纵隔推向健侧，健侧肺也受到一定压缩，严重影响通气功能。呼、吸气时，两侧胸膜腔压力不均衡并出现周期变化，使纵隔在吸气时移向健侧，呼气时移向患侧，称为纵隔扑动。

15. 提示进行性血胸的是
A. 放置胸腔闭式引流，每小时引流量超过100ml，持续2小时以上
B. 放置胸腔闭式引流，每小时引流量超过100ml，持续3小时以上
C. 放置胸腔闭式引流，每小时引流量超过200ml，持续2小时以上
D. 放置胸腔闭式引流，每小时引流量超过200ml，持续3小时以上
E. 放置胸腔闭式引流，每小时引流量超过300ml，持续1小时以上

【解析】创伤性血胸时闭式引流每小时引流量超过200ml，持续3小时以上，提示为进行性血胸，需要手术处理。

16. 中量血胸指的是
A. 胸腔积血在500~1 000ml，胸部X线片见积液达肺门平面
B. 胸腔积血在1 000ml以上，胸部X线片见积液达肺门平面
C. 胸腔积血在500ml以下，胸部X线片见积液达肺门平面
D. 胸腔积血在500~1 000ml，胸部X线片见积液达膈顶
E. 胸腔积血在1 000ml以上，胸部X线片见积液超过肺门平面

【解析】大量血胸指胸腔积血量在1 000ml以上，胸部X线片可见胸腔积液超过肺门平面。小量血胸指胸腔积血量在500ml以下，胸部X线片可见肋膈角变钝，

液面不超过膈顶。中量血胸指胸腔积血在 500~1 000ml，胸部 X 线片见积液达肺门平面。

17. 肋骨骨折诊断的金标准是
    A. 胸部 X 线片
    B. CT
    C. 彩超
    D. MRI
    E. 体格检查
    【解析】CT 较其他检查方法更易清楚地显示肋骨骨折部位。

18. 开放性气胸的首要处理是
    A. 闭式引流术
    B. 封堵伤口
    C. 胸腔镜探查
    D. 开胸探查
    E. 穿刺排气
    【解析】开放性气胸的首要处理是封堵伤口，再进行闭式引流术处理。

19. 张力性气胸的首要处理是
    A. 闭式引流术
    B. 封堵伤口
    C. 胸腔镜探查
    D. 开胸探查
    E. 穿刺排气
    【解析】张力性气胸的首要处理是穿刺排气，降低胸腔内压力，缓解症状，再进行闭式引流术处理。

20. 肋骨骨折最重要的治疗原则是
    A. 骨折复位
    B. 功能锻炼
    C. 骨折固定
    D. 促进骨折愈合
    E. 预防及治疗并发症
    【解析】肋骨骨折引起的并发症较肋骨骨折本身易产生严重的后果，所以肋骨骨折治疗的最重要原则是预防和治疗并发症。

21. 创伤性气胸，胸腔闭式引流位置常选择在
    A. 腋前线第 2 肋间
    B. 锁骨中线第 2 肋间
    C. 腋中线第 6 肋间
    D. 腋后线第 6 肋间
    E. 腋前第 6 肋间
    【解析】创伤性气胸胸腔闭式引流位置常选择在锁骨中线第 2 肋间。

22. 胸部创伤后胸腔内血液**不凝固**的原因是
    A. 血小板消耗多
    B. 凝血酶原减少
    C. 多种凝血因子减少
    D. 弥散性血管内凝血
    E. 心肺及膈肌活动的去纤维化作用
    【解析】创伤性血胸时血液流入胸膜腔内，由于膈肌、心脏、肺组织的运动而起着去纤维蛋白作用，经 3~5 小时，胸内积血的纤维蛋白可被脱出而失去凝固性，但如果出血较快而且较多，去纤维蛋白作用不完全，则血液可发生凝固，称为凝固性血胸。

23. 张力性气胸最重要的病理生理改变是
    A. 纵隔向健侧移位
    B. 连枷胸
    C. 反常呼吸运动
    D. 肺内气体对流
    E. 纵隔扑动
    【解析】张力性气胸系因损伤肺组织形成一单向活瓣，当吸气时空气推开活瓣进入

答案：　17. B　18. B　19. E　20. E　21. B　22. E　23. A

胸腔。呼气时活瓣闭合，因而随呼吸使空气源源不断进入胸腔，胸腔内压力不断增高，高度压缩肺组织，并将纵隔推向健侧，使健侧肺亦受挤压，呼吸通气面积减少，但血流仍灌注不张的肺泡所产生的分流，可引起严重呼吸功能障碍。

24. 开放性气胸的病理生理改变是
    A. 纵隔向健侧移位
    B. 连枷胸
    C. 反常呼吸运动
    D. 肺内气体对流
    E. 纵隔扑动

【解析】开放性气胸时，呼、吸气时，两侧胸膜腔压力不均衡并出现周期变化，使纵隔在吸气时移向健侧，呼气时移向患侧，称为纵隔扑动。纵隔扑动和移动会影响腔静脉回心血流，引起循环障碍。

25. 进行性血胸最主要的治疗措施是
    A. 应用止血剂
    B. 使用升压药
    C. 胸腔闭式引流
    D. 输血、输液
    E. 剖胸手术止血

【解析】进行性血胸一般不能通过保守治疗达到止血的目的，需手术探查进行止血。

26. 胸外伤咯血表明损伤属于
    A. 血胸
    B. 肋间血管损伤
    C. 肺或支气管损伤
    D. 食管损伤
    E. 心脏大血管损伤

【解析】胸外伤咯血说明血液从气管、支气管咯出，一般来源于肺或支气管损伤。而其他部位的出血不会有咯血的表现。

27. 胸外伤中，危险性最大的损伤是
    A. 多根肋骨骨折有移位
    B. 多根多处肋骨骨折
    C. 中等量血胸
    D. 闭合性气胸肺被压缩 50%
    E. 张力性气胸

【解析】张力性气胸往往会导致患者在短时间内出现呼吸循环障碍，严重者可危及生命，是胸外伤中需要紧急处理的情况。

28. 关于胸外伤引起呼吸困难的机制，**错误**的是
    A. 气胸或血胸压迫肺脏
    B. 气管或支气管分泌物堵塞
    C. 疼痛使胸廓活动受限
    D. 肺挫伤引起淤血及水肿
    E. 反射性中枢调节作用失常

【解析】胸外伤时引起呼吸困难的原因很多，如气胸或血胸压迫肺脏、气管或支气管分泌物堵塞、疼痛使胸廓活动受限、肺挫伤引起淤血及水肿等都可以导致不同程度的呼吸困难甚至呼吸衰竭。

29. 损伤性血气胸呼吸困难的主要原因是
    A. 气体交换容量减少
    B. 回心血量减少
    C. 心脏排血阻力增加
    D. 肺表面活性物质减少
    E. 肺脏弥散功能障碍

【解析】损伤性血气胸时，患侧肺被压缩，肺容积减少，气体交换容量减少，导致呼吸困难。

30. 开放性气胸引起休克的主要原因是
    A. 血容量不足
    B. 纵隔扑动，静脉回流受阻，刺激肺门神经

答案：　24. E　25. E　26. C　27. E　28. E　29. A　30. B

C. 患侧肺萎缩

D. 心脏受压

E. 健侧肺被压缩

【解析】开放性气胸时，胸膜腔负压消失、肺受压萎陷，使呼吸面积减少，于吸气时空气从胸壁伤口进入胸腔，更加重肺受压萎缩。由于两侧胸膜腔压力不平衡，使纵隔推向健侧，健侧肺也受到一定压缩，严重影响通气功能。呼、吸气时，两侧胸膜腔压力不均衡并出现周期变化，使纵隔在吸气时移向健侧，呼气时移向患侧，称为纵隔扑动。纵隔扑动会影响腔静脉回心血流，引起循环障碍。纵隔扑动同时刺激膈神经和肺门神经丛，可加重或引起休克。

31. 闭合性胸外伤后出现严重皮下气肿和极度呼吸困难首先应考虑为

A. 肋骨骨折

B. 肺挫伤

C. 创伤性窒息

D. 张力性气胸

E. 血胸

【解析】张力性气胸系因损伤肺组织形成一单向活瓣，当吸气时空气推开活瓣进入胸腔，呼气时活瓣闭合，因而随呼吸使空气源源不断进入胸腔，胸腔内压力不断增高，高度压缩肺组织，并将纵隔推向健侧，使健侧肺亦受挤压，呼吸通气面积减少，可引起严重呼吸困难。高压气体驱使气体经支气管、气管周围疏松结缔组织或壁层胸膜裂伤处，进入纵隔或胸壁软组织，形成纵隔气肿或面、颈、胸部的皮下气肿。

32. 胸部损伤后出现颈静脉怒张、奇脉、血压下降、脉压变小，此时首先应想到

A. 闭合性气胸

B. 张力性气胸

C. 外伤性气胸

D. 外伤性心包积血

E. 创伤性窒息

【解析】胸外伤时要高度警惕心脏损伤的可能，尤其是心包积血导致的心脏压塞。一旦发生心脏压塞，患者会表现出颈静脉怒张、奇脉、血压下降、脉压变小等表现。

33. 应考虑手术探查的情况是

A. 胸部爆震伤

B. 创伤性窒息

C. 纵隔气肿

D. 皮下气肿

E. 胸腹联合伤

【解析】胸腹联合伤、胸腔活动性出血、胸腔异物等情况均需积极地手术探查。

34. 胸外伤后，胸壁软化的发病原因是

A. 2根以上肋骨骨折

B. 多根多处肋骨骨折

C. 胸骨骨折

D. 反常呼吸

E. 二氧化碳潴留

【解析】胸壁软化的病因一般是外伤导致的多根多处肋骨骨折引起的连枷胸。

35. 开放性气胸产生纵隔扑动主要是由于

A. 患侧胸膜腔负压消失

B. 呼气与吸气时两例胸膜腔压力差不同

C. 健侧胸膜腔负压增加

D. 健侧肺萎陷

E. 连枷胸

【解析】开放性气胸时，胸膜腔负压消失、肺受压萎陷，使呼吸面积减少，于吸气时空气从胸壁伤口进入胸腔，更加重肺受压萎缩。由于两侧胸膜腔压力不平衡，使

纵隔推向健侧,健侧肺也受到一定压缩,严重影响通气功能。呼、吸气时,两侧胸膜腔压力不均衡并出现周期变化,使纵隔在吸气时移向健侧,呼气时移向患侧,称为纵隔扑动。

瞳孔可扩大或极度缩小。上述表现可能与脑内轻微点状出血和脑水肿有关。若有颅内静脉破裂,患者可发生昏迷或死亡。但当外力过强时,除可伴有胸骨和肋骨骨折以外,尚可伴有胸内或腹内脏器损伤。

36. 胸部外伤后符合创伤性窒息的临床表现是
    A. 胸腔积液
    B. 胸壁反常呼吸运动
    C. 头、颈、上肢毛细血管出血
    D. 呼吸困难
    E. 咯血

【解析】创伤性窒息,是瞬间或严重的钝性暴力作用于胸部和/或上腹部所致。临床特征性表现为上半身广泛皮肤、黏膜、末梢毛细血管扩张、淤血及出血性损害。表现为面、颈、上胸部皮肤出现针尖大小的紫蓝色瘀斑、水肿,颈部、口唇发绀,颜色可为蓝红色到蓝黑色之间,以面部与眶部最为明显。

37. 创伤性窒息常合并多系统、多脏器损害,**不包括**
    A. 胸部损伤
    B. 中枢神经系统
    C. 眼部损伤
    D. 胫骨骨折
    E. 肝、脾损伤

【解析】创伤性窒息是钝性暴力作用于胸部所致的上半身广泛皮肤、黏膜、末梢毛细血管淤血及出血性损害,是闭合性胸部伤中一种较为少见的综合征。视网膜或视神经出血可以产生暂时性或永久性视力障碍;鼓膜破裂可致外耳道出血、耳鸣,甚至听力障碍。伤后多数患者有暂时性意识障碍、烦躁不安、头昏、谵妄,甚至四肢痉挛性抽搐,

38. 创伤性窒息的急救措施**不包括**
    A. 迅速解除胸部及上腹部的压迫
    B. 头部抬高30°
    C. 吸氧
    D. 全面迅速排除危及生命的合并伤
    E. 尽早气管插管,恢复良好的氧合和血流灌注

【解析】单纯创伤性窒息者仅需在严密观察下给予对症治疗,半卧位休息、保持呼吸道通畅、吸氧、适当止痛和镇静,以及应用抗生素预防感染等。一般应限制静脉输液量和速度。皮肤黏膜的出血点或瘀斑无须特殊处理,2~3周可自行吸收消退。对于合并损伤应采取相应的急救和治疗措施,少数伤员在压力移除后可发生心跳、呼吸停止,应做好充分抢救准备。创伤性窒息本身并不引起严重后果,其预后取决于胸内、颅脑及其他脏器损伤的严重程度。只有顽固性的低氧血症或二氧化碳潴留时需要气管插管支持治疗。

39. 肺爆震伤后胸部X线片的特征表现是
    A. 双房影
    B. 间隔线征
    C. 烧瓶心
    D. 蝴蝶征或蝙蝠征
    E. 普大心

【解析】肺爆震伤的主要病理改变是肺泡破裂和肺泡内出血,其次是肺水肿和气肿,有时伴肺破裂。肺出血可由斑点状至弥漫性不等,重者可见相当于肋间隙下的相互

答案: 36. C 37. D 38. E 39. D

平行条状的肺实质出血。X 线检查肺内可见肺纹理增粗、斑片状阴影、透光度减低以至大片状致密影。肺泡破裂和肺泡内出血离肺门越近,胸部 X 线片阴影越重,表现为蝴蝶征或蝙蝠征。

40. 肺挫裂伤后出现的主要病理生理变化是
    A. 代谢性碱中毒
    B. 出血及水肿
    C. ARDS
    D. CO_2 潴留
    E. 急性肾衰竭

【解析】肺挫裂伤的发病机制仍不完全清楚。多数认为与肺爆震伤类似,系由于强烈的高压波作用所致。当强大的暴力作用于胸壁,使胸腔容积缩小,增高的胸内压力压迫肺脏,引起肺实质出血及水肿;当外力消除,变形的胸廓弹回,在产生胸内负压的一瞬间又可导致原损伤区的附加损伤。主要病理改变为肺泡和毛细血管损伤并有间质及肺泡内血液渗出、间质性肺水肿,使肺实质含气减少而血管外含水量增加,通气和换气功能障碍,肺动脉压和肺循环阻力增加。病理变化在伤后 12~24 小时呈进行性发展。

41. 为证实患者是否有肺挫裂伤,最需要紧急检查的是
    A. 胸部 CT
    B. 胸部 MRI
    C. 胸部彩超
    D. 肺功能检查
    E. 血气分析

【解析】肺挫伤 CT 检查,对肺挫伤提出新的病理观点,外伤后 CT 片上是肺实质裂伤和围绕裂伤周围的一片肺泡积血而无肺

间质损伤。有时可见胸腔内有积液,一般是积血。CT 检查对肺挫裂伤的评估是一个快速而灵敏度高的检查。

42. 细支气管不完全阻塞所致的阻塞性通气障碍可造成
    A. 肺不张
    B. 肺纤维化
    C. 支气管扩张
    D. 气胸
    E. 阻塞性肺气肿

【解析】异物不完全阻塞在肺的细支气管时,气流只进不出。因吸气时细支气管管腔扩大,气流可沿异物周围间隙进入,呼气时细支气管管腔缩小,阻止气流的呼出,导致阻塞性肺气肿。

43. 关于主支气管损伤的临床特点,说法**错误**的是
    A. 钝性伤、穿透伤和医源性损伤为主要致伤因素
    B. 完全断裂的主支气管导致肺膨胀不全,容易继发感染
    C. 主要表现为咳嗽、咯血、呼吸困难、纵隔和皮下气肿、气胸
    D. 最可靠的检查是纤维支气管镜
    E. 分为完全断裂和非完全断裂

【解析】完全断裂的支气管可因黏膜回缩、血凝块和增生肉芽封闭残端,导致完全肺不张,由于细菌不能经支气管进入远端肺,故少发生感染。但部分断裂的残端可因纤维组织增生导致管腔瘢痕性狭窄和肺膨胀不全,细菌进入引流不畅的支气管内,则容易继发感染。

44. 胸部严重损伤后,在何种情况下,首先考虑气管、支气管损伤可能

答案: 40. B 41. A 42. E 43. B 44. E

A. 广泛皮下气肿

B. 张力性气胸

C. 严重血气胸

D. 明显反常呼吸

E. 胸腔闭式引流后,胸腔引流瓶持续大量气体排出

【解析】气胸漏气明显,行闭式引流后胸腔引流管内持续大量排气,但呼吸困难改善不明显,肺复张仍不良的患者,应高度怀疑为气管支气管损伤。

45. 患者男,37 岁。胸外伤 6 小时。CT 提示左侧胸腔大量积液,穿刺抽出不凝固血液。外伤性血胸胸腔内积血不凝固的原因是

A. 胸腔内有抗凝物质

B. 胸腔内渗出液体的稀释作用

C. 肺、膈肌运动的去纤维化作用

D. 凝血因子减少

E. 出血量大

【解析】创伤性血胸时血液流入胸膜腔内,由于膈肌、心脏、肺组织的运动而起着去纤维蛋白作用,经 3~5 小时,胸内积血的纤维蛋白可被脱出而失去凝固性,但如果出血较快而且较多,去纤维蛋白作用不完全,则血液可发生凝固,称为凝固性血胸。

46. 患者男,60 岁。车祸外伤 8 小时,体检未发现胸部伤口,行胸部 X 线片检查时发现纵隔扑动。初步考虑下列哪种疾病可导致纵隔扑动

A. 张力性气胸

B. 闭合性气胸

C. 进行性血胸

D. 多根多处肋骨骨折

E. 肺爆震伤

【解析】导致纵隔扑动的原因一般为多根多处骨折引起的连枷胸,其他如张力性气胸、闭合性气胸、血胸等不会出现纵隔扑动。

47. 患者女,60 岁。车祸伤 8 小时入急诊。CT 提示右侧胸腔积液,初步诊断外伤性血胸。下列何种情况应紧急开胸探查

A. 胸腔抽出不凝血液

B. 凝固性血胸,胸部 X 线片检查未见其范围增大,血压 100/70mmHg

C. 置胸腔引流后,立即引出血性液 500ml,继续观察 3 小时后又引出 200ml 血性液

D. 胸穿抽的胸液很快凝固,伤员出汗,气短,血压 75/50mmHg

E. 置胸腔引流后,引出血性液 500ml,继续观察 3 小时后又引出 50ml 血性液

【解析】以下情况提示胸腔内活动性出血:脉搏加速、血压下降,经输血、补液等抗休克措施不见好转,或情况暂时好转不久又恶化;血红蛋白和红细胞进行性持续下降,或虽经补充血容量血压仍不稳定;放置胸腔闭式引流,每小时引流量超过 200ml,持续 3 小时以上;胸膜腔穿刺抽出的血液很快凝固,提示仍有继续活动性出血;胸腔穿刺抽出胸内积血后,很快又见积血增多;流出血液色鲜红、温度较高、其血红蛋白测定及红细胞计数与周围血相似;或 24 小时引流量超过 1 000ml。应予以积极的手术探查。

48. 患者男,23 岁。半小时前从 4 米高处摔下,左胸疼痛、呼吸困难来急诊。查体:神清,合作,口唇轻度发绀,左前胸壁 10cm×10cm 皮下瘀斑,胸壁浮动,可触及骨摩擦感,两肺呼吸音清。X 线提示

左第 4、5、6 肋骨各有两处骨折，中段长约 10cm，肋膈角稍钝。此时应采取的治疗措施是

A. 吸痰

B. 气管切开

C. 止痛，包扎固定胸壁

D. 气管插管

E. 呼吸机辅助呼吸

【解析】胸壁浮动的病因一般是外伤导致的多根多处肋骨骨折引起的连枷胸。急救时应首先予以包扎固定胸壁。

49. 患者男，33 岁。半小时前车祸伤，左胸疼痛、呼吸困难来急诊。查体：神情，合作，口唇轻度发绀，胸壁可触及骨摩擦，左肺呼吸音低。X 线检查：左第 4、5、6 肋骨各有两处骨折，肋膈角稍钝。入院 6 小时后，呼吸困难加重，出现皮下气肿，左侧呼吸音减弱。X 线显示：左下胸出现 2cm 宽的液平面，膈肌低平，左肺压缩约 80%。此时应

A. 立即开胸探查

B. 气管插管

C. 胸腔闭式引流术

D. 气管切开

E. 呼吸机辅助呼吸

【解析】患者多发肋骨骨折，呼吸困难加重，出现皮下气肿，X 线显示膈肌低平、左肺压缩约 80%，提示张力性气胸。医院急救应积极行胸腔闭式引流术，排气减压缓解症状。

50. 患者男，52 岁。车祸，左胸外伤 1 小时后，送至急诊室。经输血输液及左胸腔低位闭式引流术后观察 3 小时，呼吸困难仍明显，左胸呼吸音低，叩诊呈浊音。胸腔闭式引流血性积液量为 200ml/h。

此时最恰当的处理是

A. 继续观察

B. 增加输血量

C. 行气管切开术

D. 行剖胸探查术

E. 引流管加用负压吸引装置

【解析】血胸继续出血征象对于早期出血的患者，除明确血胸的诊断外，还必须判明胸腔内出血是否停止，放置胸腔闭式引流，每小时引流量超过 200ml，持续 3 小时以上提示存在进行性血胸。

51. 患者男，52 岁。车祸。左胸外伤 1 小时后，送至急诊室。经输血、输液及右胸腔低位闭式引流术后观察 3 小时，呼吸困难仍明显，左胸呼吸音低，叩诊呈浊音，胸腔闭式引流血性积液量为 150ml/h。经积极治疗后，患者顺利康复。拔除引流管的指征是

A. 呼吸困难缓解 24 小时

B. 右肺呼吸音恢复 24 小时

C. 正常生命体征恢复正常 24 小时

D. 引流管水柱波动消失 24 小时 +X 线检查肺膨胀良好

E. 引流管停止排液排气 24 小时 +X 线检查肺膨胀良好

【解析】胸部手术或者胸腔积液、积血引流管拔除的指征一般为停止排气和液体引流量小于 100ml/24h，胸部 X 线片提示肺复张良好。

52. 患者女，45 岁。胸外伤后病情不稳定，需要手术探查，**除外**

A. 胸腹联合伤

B. 胸内异物

C. 胸腔内活动性出血

D. 肋骨骨折合并气胸，患侧肺压缩30%

答案： 49. C 50. D 51. E 52. D

E. 可疑心脏压塞

【解析】胸腹联合伤、胸内异物、胸腔内活动性出血、心脏压塞等均需要手术探查。肋骨骨折合并气胸，患侧肺压缩30%，可予以保守治疗。

53. 患者男，35岁。因地震被房屋挤压30分钟。面、颈、上胸部皮肤出现针尖大小的紫蓝色瘀斑、水肿，颈部、口唇发绀，颜色可为蓝红色，外耳道出血。最可能的诊断是
A. 气胸
B. 血胸
C. 创伤性窒息
D. 肺挫伤
E. 心脏压塞

【解析】创伤性窒息（traumatic asphyxia）是瞬间或严重的钝性暴力作用于胸部和/或上腹部所致的上半身广泛皮肤、黏膜、末梢毛细血管扩张、瘀血及出血性损害。表现为面、颈、上胸部皮肤出现针尖大小的紫蓝色瘀斑、水肿，颈部、口唇发绀，颜色可为蓝红色到蓝黑色之间，以面部与眶部最为明显。

54. 患者男，25岁。工地施工时胸部挤压伤2小时就诊。主诉胸痛、憋气，血压100/60mmHg，心率100次/min，呼吸22次/min。查体可见前胸部、颜面部散在出血点。胸部X线片提示左侧第7/8肋骨骨折，轻度移位，左侧少量血胸。以下诊断准确的是
A. 肋骨骨折、血胸、皮肤软组织损伤
B. 肋骨骨折、血胸、Perthes 综合征
C. 肋骨骨折、血胸、呼吸衰竭
D. 肋骨骨折、血胸、胸痛待查
E. 肋骨骨折、肺挫伤、创伤性窒息

【解析】Perthes 综合征即创伤性窒息，典型临床表现为头、颈、上胸部发绀，有点状出血，口腔黏膜及球结膜淤血。

55. 患者男，32岁。房屋倒塌，上半身被压伤，20分钟后入院。神志清，呼吸困难，无腹痛及呕吐等。体检：体温36.5℃，生命体征平稳，瞳孔反射正常，睑结膜出血，颈部四肢正常。考虑创伤性窒息。其最典型的特征是
A. 广泛皮下气肿
B. 泡沫样血痰
C. 头、颈、肩皮下出血点
D. 颈静脉怒张
E. 满肺充满湿啰音

【解析】创伤性窒息的典型临床表现为头、颈、肩及上胸部皮下出血点，口腔黏膜及球结膜淤血。

56. 患者女，32岁。房屋倒塌致上半身受压20分钟。查体：神志清，血压120/75mmHg，脉搏100次/min，呼吸28次/min，两眼结膜充血，颈静脉怒张，前胸皮肤瘀斑，腹软，无压痛，尿常规未见明显异常。该患者前胸皮肤瘀斑及眼结膜充血发生的机制为
A. 直接暴力所致软组织损伤
B. 强大冲击波的超压和动压
C. 胸腔内压力骤然升高
D. 缺血、缺氧
E. 损伤后继发感染

【解析】创伤性窒息是瞬间或严重的钝性暴力作用于胸部和/或上腹部所致的上半身广泛皮肤、黏膜、末梢毛细血管扩张、淤血及出血性损害。当胸部与上腹部受到暴力挤压，同时患者由于恐惧反应声门紧闭来抵抗来自胸壁的压力，从而导致胸内压骤

答案：53. C　54. B　55. C　56. C

然剧增,右心房血液经无静脉瓣的上腔静脉系统逆流,造成末梢静脉以及毛细血管过度充盈扩张并破裂出血。

57. 患者男,25 岁。房屋倒塌,上半身被压伤,20 分钟后入院。神志清,呼吸困难,无腹痛及呕吐等。体检:体温 36.5℃,脉搏 100 次/min,血压 120/75mmHg,呼吸 30 次/min。瞳孔反射正常,睑结膜出血,颈部、四肢正常。化验:Hb 120g/L,WBC 10×10^9/L,胸透及便常规正常。关于该病描述**错误**的是
    A. 受伤可使声门突然关闭,使胸内压力骤升
    B. 呼吸困难非常突出
    C. 上半身广泛淤血
    D. 眼眶内陷,眼球突出
    E. 预后一般良好
    【解析】创伤性窒息的预后取决于原始肺功能状态和承受压力大小、持续时间的长短以及有无合并伤。长时间的压迫会导致大脑缺氧产生神经系统的后遗症。

58. 患者男,31 岁。2 小时前因车祸导致胸部受挤压,来院急诊。体格检查:神志清,气急,血压降低,脉率增快,眼睑及头面部皮下有瘀斑,双肺听诊有散在湿啰音。摄胸部 X 线片未见明显异常。此时,最有效的急诊处理是
    A. 剖胸探查
    B. 镇静、吸氧,观察生命体征
    C. 气管切开,辅助呼吸
    D. 胸腔闭式引流
    E. 应用血管活性药物抗休克治疗
    【解析】创伤性窒息临床表现颇为明显,但病程往往是自限性的,其所致的出血点及瘀斑,一般于 2~3 周自行吸收消退。治疗

措施包括:迅速解除胸部及上腹部的压迫,头侧抬高 30°,吸氧;动脉血气分析提示顽固性的低氧血症或二氧化碳潴留时需要迅速给予支持治疗;气管内插管,呼吸机辅助呼吸;重新建立良好的氧合和血流灌注后,患者预后一般较好。

59. 患者男,18 岁。户外爆炸伤 1 小时就诊。意识清,呼吸急促,喘憋、唇发绀,心率 105 次/min,血压 99/62mmHg,指尖血氧饱和度 85%。胸壁、上肢多处开放性伤口,少量出血,可见金属残留物,未见明显伤口吮吸音。动脉血气分析(未吸氧)提示 PO_2 55mmHg,PCO_2 30mmHg。胸部 X 线片提示蝴蝶样或蝙蝠样的肺渗出表现。该患者的诊断为
    A. 肺挫裂伤
    B. 肺爆震伤
    C. 创伤性窒息
    D. 纵隔气肿
    E. 闭合性气胸
    【解析】肺爆震伤就是由于爆炸以后,产生高压气浪或者水波浪冲击胸壁,胸壁再撞击肺,高压后形成的负压,使肺再次撞击胸壁,二次损伤形成的肺损伤。可以造成肺毛细血管破裂、支气管肺泡损伤,引起肺水肿,严重的可以引起血胸、气胸。

60. 患者女,21 岁。某日操作不慎致家中发生天然气爆炸。后出现呼吸困难,口唇发绀,咳嗽。查体:意识清醒,血压 110/65mmHg,脉搏 118 次/min,呼吸 29 次/min,双肺布满湿啰音。腹软,无压痛。胸部 X 线片显示双肺门呈斑片样渗出影,考虑肺爆震伤,其主要病理改变是

答案: 57. E 58. B 59. B 60. D

A. 多根多处肋骨骨折

B. 口腔及眼结膜淤血

C. 头颈、上肢毛细血管出血

D. 肺毛细血管出血和肺水肿

E. 血气胸

【解析】肺爆震伤的主要病理改变是肺泡破裂和肺泡内出血，其次是肺水肿和气肿，有时伴肺破裂。肺出血可由斑点状至弥漫性不等，重者可见相当于肋间隙下的相互平行条状的肺实质出血。肺实质内血管破裂可形成血肿，甚至可出现血凝块堵塞气管而迅速致死。肺水肿轻者为间质性或肺泡腔内含有少量积液，重者可见大量的水肿液溢至支气管以至气管内，常混有血液，呈血性泡沫液。

61. 患者女，42 岁。做饭时突发煤气罐爆炸。患者顿时左耳听力丧失，呼吸困难伴有呼吸频率增快。患者被紧急送至医院就诊。胸部 CT 检查最可能发现的影像学表现是

　　A. 两侧肺门呈斑片样渗出影，形似蝴蝶样或蝙蝠样

　　B. 支气管充气征

　　C. 肺实变

　　D. 点状出血灶

　　E. 片状磨玻璃影

【解析】肺爆震伤的临床表现因伤情轻重不同而有所差异。轻者仅有短暂的胸痛、胸闷或憋气感。稍重者伤后 1~3 日内出现咳嗽、咯血或血丝痰，少数有呼吸困难，严重者可出现明显的呼吸困难、发绀、血性泡沫痰等，常伴休克。X 线检查肺内可见肺纹理增粗、斑片状阴影、透光度减低以至大片状致密影，亦可有肺不张和血气胸的表现。CT 典型表现为两侧肺门斑片状渗出影，呈蝴蝶样或蝙蝠样。

62. 患者男，35 岁。因锅炉爆炸时气浪掀倒，导致胸部损伤，无明显呼吸困难，咯血，口吐白沫。体格检查：烦躁不安，全身多处软组织挫伤，无明显伤口。相关检查后，初步诊断为肺爆震伤。以下关于肺爆震伤损伤机制叙述**错误**的是

　　A. 压力是通过支气管传递的

　　B. 压力是通过胸壁传递的

　　C. 损伤程度取决于爆震类型

　　D. 损伤程度取决于与爆炸源的距离

　　E. 常发生在密闭环境中

【解析】传统认为压力是通过气管 - 支气管传递的理论是错误的。冲击波作用于胸壁，压力迫使胸壁向脊柱方向移位。导致胸腔内瞬间压力升高，向肺组织、肺血管传导，不同密度的组织受到冲击波的压力不同，加速或减速的位移速度不同，从而在气体 - 液体交界处造成肺组织受到剪切力而撕裂，肺泡内气体被压缩后瞬间膨胀使肺泡内爆裂；同时影响了胸廓的完整性以及呼吸的规律性。

63. 患者车祸伤入院后 3 日。诊断胸外伤，左侧血气胸。行胸腔闭式引流，胸部加压固定，血压维持正常。行胸部 X 线检查，下列**不会**出现的是

　　A. X 线示左肺组织压缩及其外侧无肺纹理

　　B. X 线示左侧肋膈角变钝

　　C. X 线示弥漫性斑块影

　　D. X 线示蝴蝶征

　　E. X 线示引流管影

【解析】肺爆震伤的 X 线特征性表现是两侧肺门呈斑片样渗出影，形似蝴蝶样或蝙蝠样，常在伤后的数小时内进展。

64. 患者男，40 岁。演习时被炸弹所伤 1 小

答案： 61. A　62. A　63. D　64. E

时。患者意识丧失,呼吸浅快,双肺听诊闻及广泛湿啰音。CT 检查见双肺弥漫斑片状影,其他部位未见明显异常。下列处理措施中,**错误**的是
A. 心电监护
B. 动脉血气分析
C. 吸氧、保持气道通畅
D. 可采用高压氧舱治疗吸氧
E. 积极补液

【解析】肺爆震伤的治疗原则包括:①吸氧,保证气道通畅,清除分泌物,包括痰液、血液;②给予抗感染治疗,预防肺部感染;③如果出现肺功能损伤,引起呼吸困难,可以给予呼吸支持治疗。

65. 患者,男,35 岁。因锅炉爆炸时气浪掀倒,导致胸部损伤,明显呼吸困难,咯血,口吐白沫。体格检查:烦躁不安,全身多处软组织挫伤,无明显伤口。此时最有效的急诊处理是
A. 剖胸探查
B. 镇静、吸氧,观察生命体征
C. 气管切开,辅助呼吸
D. 胸腔闭式引流
E. 应用血管活性药物抗休克治疗

【解析】肺爆震伤引起肺水肿和肺毛细血管出血,小支气管破裂导致气栓,因此不能耐受麻醉和手术创伤,须采取静养、给氧、保持气道通畅、控制补液量以减少肺水肿等方法,并防治肺部感染。

66. 患者男,39 岁。施工时自 3 米高处坠落 2 小时就诊。意识清,轻度呼吸困难,心率 100 次/min,血压 110/70mmHg,呼吸 25 次/min。右侧第 7、8 肋骨压痛。腹壁皮下损伤,腹软,无膨隆。四肢活动正常。胸部 CT 提示双下肺密度增高的

云絮状阴影,以左下肺为著,双侧胸腔少量积液,左侧肋骨骨折,轻度移位。该患者最有可能的诊断是
A. 肺爆震伤
B. 肺挫裂伤
C. 创伤性窒息
D. 开放性气胸
E. 失血性休克

【解析】肺挫裂伤为常见的肺实质损伤。多为迅猛钝性伤所致,例如车祸、撞击、挤压和坠落等。肺挫裂伤往往合并其他损伤,如肋骨骨折、连枷胸、血胸、气胸及心脏和心包损伤。由于肺挫伤的严重程度和范围大小不同,临床表现有很大的差异。轻者仅有胸痛、胸闷、气促、咳嗽和血痰等。CT 是诊断肺挫裂伤的重要手段,可见一叶、一侧或双侧肺叶广泛云絮状阴影。

67. 患者女,36 岁。因车祸后呼吸困难 20 分钟来院。查体口唇发绀,呼吸浅快,双肺布满湿啰音。急查胸部 X 线提示双肺弥漫性斑片状影。入院时考虑最可能的诊断是肺挫裂伤,其主要的病理生理变化为
A. 休克
B. DIC
C. 出血
D. 低氧血症
E. 代谢性酸中毒

【解析】肺挫裂伤主要病理改变为肺泡和毛细血管损伤并有间质及肺泡内血液渗出及间质性肺水肿,使肺实质含气减少而血管外含水量增加,通气和换气功能障碍,肺动脉压和肺循环阻力增加。

68. 患者女,20 岁。2 小时前晾衣服时不慎从 2 楼坠落,急诊送入医院。胸痛、胸

答案: 65. B 66. B 67. C 68. E

闷,听诊可闻及变化不定的散在性湿啰音或捻发音。胸部 X 线检查示肺内可见肺纹理增粗、斑片状阴影、透光度减低。下列**不是**这种病的特点的是

A. 肺水肿

B. 肺实变和肺萎缩

C. 通气血流比失调

D. 严重者出现 ARDS

E. 头面颈部肿胀、发绀、出血

【解析】肺挫伤的发病机制是因胸部剧烈损伤造成肺部微血管内膜伤害,致血管壁的通透性增加,水分和胶体成分渗出到血管外,造成肺间质水肿和肺泡内水肿,继发肺泡萎缩,肺内动静脉分流增加,通气/灌注比例失调。头面部肿胀、发绀、出血是创伤性窒息的特点。

69. 患者男,39 岁。施工时自 3 米高处坠落 2 小时就诊。意识清,轻度呼吸困难,心率 100 次 /min,血压 110/70mmHg,呼吸 25 次 /min。右侧第 7、8 肋骨压痛。腹壁皮下损伤,腹软,无膨隆。四肢活动正常。胸部 CT 提示右侧第 7、8 肋骨骨折,轻度移位,右侧胸腔大量积液、积气,左下肺密度增高的云絮状阴影。给予胸腔闭式引流,引流液为鲜红色,3 小时引流液平均为 80ml/h。胸带固定胸壁,密切观察 24 小时后,患者呼吸困难较前逐渐加重,氧合下降,偶有咯血,听诊双下肺呼吸音减弱,散在湿啰音。动脉血气分析提示 II 型呼吸衰竭。下一步所应采取的治疗措施为

A. 增加氧浓度,继续密切监测

B. 急诊开胸探查

C. 给予呼吸兴奋剂

D. 呼吸机辅助呼吸

E. 胸腔闭式引流

【解析】患者高处坠落所致重度肺挫裂伤。重型肺挫裂伤是引起胸部伤后急性呼吸衰竭的最常见因素,治疗在于维护呼吸和循环功能以及适当处理合并伤。当出现急性呼吸衰竭的先兆时即应及时给予机械通气治疗,纠正通气不足。

70. 患者女,38 岁。因高空坠落伤 1 小时来院。查体:神志清、精神差,唇发绀、前胸部压痛明显,听诊双肺布满湿啰音,余未见明显异常。入院时考虑最可能的诊断是肺挫裂伤,肺挫裂伤的常用治疗方法**不包括**

A. 保持呼吸道通畅

B. 止痛

C. 抗感染

D. 解痉

E. 手术

【解析】肺挫裂伤应给予吸氧、止痛、止血、解痉祛痰、控制补液及保持呼吸道通畅等综合治疗。若出现长期持续咯血、感染及其他并发症或进行性胸内出血才考虑手术。

71. 患者男,25 岁。工地施工时胸部挤压伤 2 小时就诊。主诉胸痛、憋气,血压 100/60mmHg,心率 100 次 /min,呼吸 22 次 /min。查体可见前胸部、颜面部散在出血点,胸部 X 线片提示左侧第 7/8 肋骨骨折,轻度移位,左侧少量血胸。根据以上病情以下治疗合适的是

A. 立即剖胸探查

B. 立即肋骨切开复位内固定

C. 胸带固定,观察病情变化

D. 气管内插管,呼吸机辅助呼吸

E. 无创正压通气

【解析】该患者诊断为创伤性窒息合并肋骨骨折。无明显呼吸困难,属于轻症,对

答案: 69. D   70. E   71. C

症处理肋骨骨折,吸氧、镇静镇痛、密切观察,无须特殊治疗。

72. 患者男,30 岁。半小时前右胸被水果刀扎伤。伤后气促,呼吸困难。查体:心率 108 次 /min,呼吸 28 次 /min,血压 90/62mmHg。气管左侧移位,右前胸有 1.5cm 刀口,流血伴气泡,右胸叩诊呈鼓音,听诊呼吸音低。胸部 X 线片显示右侧肺萎陷,气胸,纵隔移位。下列治疗措施**不正确**的是
    A. 紧急清创缝合胸壁伤口
    B. 胸腔穿刺或胸腔闭式引流
    C. 立即开胸探查
    D. 纠正休克
    E. 预防感染
    【解析】张力性气胸刀扎伤导致气管支气管损伤部位与胸膜腔相通引起气胸,应先缝合胸壁不再漏气,间断穿刺或持续引流放出已经漏进肺的气体。

73. 患儿男,7 岁。6 小时前由货车上跌下,伤后即有呼吸困难,并逐渐加重。查体:呼吸 22 次 /min,心率 130 次 /min,血压 90/60mmHg。颜面发绀,颈、胸部有皮下气肿,吸气性呼吸困难,气管向左移位,右侧呼吸音消失。最关键的治疗措施是
    A. 立即输血补液抗休克
    B. 开胸检查
    C. 胸腔闭式引流
    D. 大量吸氧
    E. 呼吸机辅助呼吸
    【解析】货车上跌下,受伤后出现呼吸困难。查体:有发绀、皮下气肿、气管移位,考虑因气管损伤导致张力性气胸,此时首先应用胸腔闭式引流。

74. 患者男,22 岁。搬重物时不小心手滑,被重物砸到胸部后右侧胸痛,呼吸困难,伴刺激性咳嗽,继之出现皮下气肿,进行性加重,血压 100/65mmHg。最可能的诊断是
    A. 肺栓塞
    B. 气管损伤
    C. 主动脉夹层
    D. 肋间神经痛
    E. 心肌梗死
    【解析】该男子受到钝性伤,出现呼吸困难、刺激性咳嗽、皮下气肿等典型气管、支气管损伤的表现。

75. 患者男,28 岁。背部刀割伤 1 小时急诊。查体:心率 100 次 /min,呼吸 25 次 /min,血压 90/60mmHg。面色略苍白,左侧脊柱旁可见长约 3cm 伤口,有空气进出声响,未见血液外溢,胸部 X 线片可见少量液气胸。此时最主要的处理措施是
    A. 气管插管,呼吸机支持
    B. 开腹探查
    C. 吸氧
    D. 封闭伤口,胸腔闭式引流
    E. 清创缝合
    【解析】刀割伤导致该男性气管、支气管损伤,进而引起张力性气胸。首先应行胸腔闭式引流。

76. 患者男,50 岁。2 小时前遭遇车祸,随后出现呼吸困难,伴刺激性咳嗽,继而出现皮下气肿,进行性加重,血压 100/65mmHg,到医院就诊。首先应行的检查是
    A. 纤维支气管镜
    B. 胸部 CT

答案: 72. C　73. C　74. B　75. D　76. C

C. 胸部 X 线片

D. 开胸探查

E. 3D 重建

【解析】胸部 X 线片对气管、支气管损伤有早期诊断作用，也是诊断气管、支气管损伤最常用的方法。

77. 患者女，25 岁。半小时前右胸被水果刀扎伤，伤后气促，呼吸困难。查体：心率 130 次 /min，呼吸 28 次 /min，血压 90/62mmHg，体温 39℃。气管左侧移位，右前胸有 1.5cm 刀口，流血伴气泡，右胸叩诊呈鼓音，听诊呼吸音低。下列治疗措施最佳的是

A. 立即输血、补液，抗休克

B. 给予抗生素后手术治疗

C. 胸腔闭式引流

D. 大量吸氧

E. 呼吸机辅助呼吸

【解析】患者受到穿透伤后，导致气管、支气管损伤，但出现心率快、发热、血压下降的现象，此时应考虑患者感染出现脓毒血症现象，应及时手术治疗。

78. 患者男，33 岁。30 分钟前发生交通事故。咯血，呼吸困难。到医院查体：血压 107/78mmHg，脉搏 96 次 /min。右前胸有轻度皮下气肿，发现患者声音嘶哑。目前怀疑患者是

A. 甲状腺受损

B. 气管、支气管损伤

C. 气胸

D. 肺气肿

E. 肋骨骨折

【解析】患者受到钝性伤后出现呼吸困难、咯血、皮下气肿，均为气管、支气管损伤的典型表现，患者出现声音嘶哑则考虑因喉

返神经紧贴颈部气管，气管损伤时伤及单侧喉返神经，造成声音嘶哑。

79. 患者男，36 岁。不小心被石头砸中，出现呼吸困难，刺激性咳嗽，咯血。体检示右胸叩诊呈鼓音。该患者最可能出现的胸部 X 线片表现是

A. 膈疝

B. 气胸

C. 少量胸腔积液

D. 肺气肿

E. 巨大肺大疱

【解析】患者受到钝性伤后，出现右胸叩诊呈鼓音。高度怀疑该患者气管、支气管损伤导致气胸。

80. 患者男，30 岁。被汽车撞伤后送至医院。查体：左胸有皮下气肿，气管移向右侧，虽吸氧但呼吸急促加重，有发绀，左胸廓饱满，呼吸音消失，叩诊鼓音。首先考虑的诊断是

A. 多根多处肋骨骨折

B. 进行性气胸

C. 气管、支气管损伤

D. 左肺不张

E. 肺气肿

【解析】患者受到钝性伤后，出现张力性气胸的表现，考虑该男子因气管、支气管损伤引起张力性气胸。

81. 患者男，31 岁。在工地工作时胸部突然遭受水泥撞击，后出现显著的咳嗽、呼吸困难及咯血症状。送医院行 X 线侧位片检查提示脊椎前缘呈现透光带，考虑支气管损伤。下列主支气管损伤的临床特点，**错误**的是

A. 钝性伤为该患者主要致伤因素

答案：　77. B　78. B　79. B　80. C　81. B

　B. 完全断裂的主支气管导致肺膨胀不全,容易继发感染

　C. 该患者咳嗽、咯血、呼吸困难症状提示主支气管损伤

　D. 纤维支气管镜可明确该患者诊断

　E. 分为完全断裂和非完全断裂

【解析】完全断裂的支气管可因黏膜回缩、血凝块和增生肉芽封闭残端,导致完全肺不张,由于细菌不能经支气管进入远端肺,故少发生感染。但部分断裂的残端可因纤维组织增生导致管腔瘢痕性狭窄和肺膨胀不全,细菌进入引流不畅的支气管内,则容易继发感染。

82. 患儿男,3岁。剧烈呛咳,憋气,面色发绀5分钟。无哮喘病史。父母诉5分钟前其独自在房间玩玩具。该男童最可能发生的疾病是
　A. 气管异物
　B. 支气管肺炎
　C. 咳嗽变异性哮喘
　D. 支气管扩张
　E. 急性喉炎

【解析】异物吸入史(目击误吸异物后剧烈呛咳)是气道异物最重要的诊断依据。

83. 患儿男,2岁。剧烈呛咳,憋气,面色发绀5分钟,其奶奶诉5分钟前男童食用圆形硬质糖果。此时,诊断最可靠的方法是
　A. 胸部X线
　B. 胸部听诊
　C. 支气管镜检查
　D. 胸部透视
　E. 胸部CT

【解析】支气管镜、纤维支气管检查为气道异物确诊的金标准。内镜检查可直接明确是否存在气道异物以及异物所在部位和损伤程度等,适用于明确诊断气道异物的患者,同时是取出异物的有效治疗方法。

84. 患儿男,6岁。在食用糖果时与小伙伴嬉戏打闹,突然无法说话,用手指着喉咙部位。此时他最先发生的表现应是
　A. 呼吸困难
　B. 剧烈咳嗽、憋气
　C. 肺部听诊哮鸣音
　D. 心力衰竭表现
　E. 肺部听诊干啰音

【解析】吸入异物瞬间,患者立刻出现咽喉反射,剧烈呛咳,引起反射性痉挛以导致憋气,甚至可能发生窒息死亡。

85. 患儿男,6岁。在食用糖果时与小伙伴嬉戏打闹,突发剧烈咳嗽、憋气、面色发绀。此时旁人首选的措施是
　A. 海姆立克急救法
　B. 安慰患儿,观察病情
　C. 行环甲膜穿刺术
　D. 行心肺复苏术
　E. 倒置患儿,尝试将异物倒出

【解析】对于成年人和1岁以上儿童的清醒患者,通过用力拍背、腹部冲击和胸部冲击可以解除部分气道异物梗阻病例,为现场首选治疗措施。

86. 患儿男,7岁。慢性咳嗽伴气喘3个月。CT扫描显示隆突上方气管下部有异物,此时首选的治疗方法是
　A. 海姆立克急救法
　B. 经支气管镜取出异物
　C. 气管切开术取出异物

答案:　82. A　83. C　84. B　85. A　86. B

D. 开胸手术取出异物

E. 观察、消炎治疗,不采取手术治疗

【解析】支气管镜取出异物是最常用的有效治疗手段。对于儿童气道异物,临床广泛应用金属硬质支气管镜加异物钳在直视下取出异物。

二、多选题

1. 恐怖袭击中,居民急忙下楼,前方有人跌倒,后面居民接着跌倒,立即发现一些居民面颈、胸有许多出血点,但无呼吸困难,且无其他损伤表现。**不应常规使用**的治疗是

A. 胸腔镜探查

B. 肋间神经封闭

C. 止血药物应用

D. 输液、输血

E. 吸氧、镇静、镇痛等对症治疗

【解析】"颈胸有许多出血点"是创伤性窒息的典型体征,病程往往为自限性。常需对症支持治疗即可。该病例无合并胸腔脏器损伤、大量失血、肋骨骨折、低血容量性表现等,故 ABCD 不应作为常规治疗措施。

2. 患者女,42 岁,做饭时突发煤气罐爆炸,患者顿时左耳听力丧失,呼吸困难伴有呼吸频率的增快。患者被紧急送至医院就诊,胸部 CT 检查最可能发现的影像学表现是

A. 蝴蝶样征象

B. 蝙蝠样征象

C. 肺实变

D. 支气管充气征

E. 片状磨玻璃影

【解析】蝴蝶样征象或蝙蝠样征象为肺爆震伤的典型 X 线及 CT 表现。

3. 关于肺挫裂伤的预后,正确的是

A. 大多数轻微肺挫伤 5~7 日可以明显缓解

B. 胸部 X 线片上 7~10 日可以看到肺损伤明显好转

C. 最常见的并发症是肺炎。大多数肺炎将会随着抗生素的应用和各种支持治疗在 2~4 周好转

D. 部分患者可能形成肺间质纤维化,病情持续进展,危及生命

E. 如果肺挫伤或挫裂伤的面积较大,就会引起肺炎、肺实变、肺萎缩等比较严重的并发症

【解析】肺挫裂伤病情较重时可致肺间质纤维化,但往往会慢性化,一般不会进行性加重而危及生命。

4. 患者男,50 岁。酒后驾驶,80km/h 追尾前方车辆。被紧急送往医院救治。胸部 X 线检查:双肺内可见肺纹理增粗、斑片状阴影、透光度减低。患者无明显外伤,生命体征平稳。下一步的治疗是

A. 吸氧、镇痛

B. 鼓励咳痰

C. 早期、足量、足疗程应用激素

D. 不应镇痛,以免掩盖患者症状

E. 抗生素预防应用

【解析】单纯性肺挫裂伤无须特殊治疗,只需吸氧、镇痛、鼓励咳痰、预防并发症、早期密切监测。

5. 关于肺挫伤,叙述正确的有

A. 锐性伤最常见

B. 局部的肺挫伤不会影响肺的其他部位

C. 肺挫伤可能导致 ARDS

D. 目前诊断肺挫伤最常用的检查手段是胸部 X 线

答案: 1. ABCD　2. AB　3. ABCE　4. AB　5. CDE

E. 单纯性肺挫伤无须特殊治疗，且预后较好

【解析】肺挫伤的病因以钝性伤最常见。局部的肺挫伤可能导致气胸、血胸、肺内出血、局部通气或血流异常而导致其他肺组织受影响。

6. 气道异物的病因包括
   A. 婴幼儿口中含异物嬉戏打闹
   B. 全身麻醉患者护理不当误吸
   C. 儿童咽喉保护性反射不健全
   D. 幼儿声门狭小，声门下组织疏松
   E. 气管内假膜脱落

【解析】婴幼儿的咽喉反射功能较差，保护作用不健全，进食或口含异物时哭闹、欢笑或玩耍奔跑等，是婴幼儿气道异物发生的重要原因。麻醉状态下、昏迷、醉酒等状态的患者或老年人由于咽喉反射迟钝，气道灵敏度差，气道异物发生率较高。根据异物来源，可分为内源性和外源性异物，内源性异物常为呼吸道假膜、血块、脓液等；外源性异物常为糖果、坚果、弹珠等。

7. 当发生气道异物，应考虑气管切开的情况是
   A. 患者严重呼吸困难，病情危急
   B. 现场缺乏必要的内镜设备或技术条件
   C. 较大的异物，估计难以通过声门
   D. 长时间停留的喉、声门下异物患者
   E. 支气管镜检查术后患者病房内突发呼吸困难

【解析】出现下列情况应考虑经气管切开取出异物：患者严重呼吸困难，病情危急；现场缺乏必要的内镜设备或技术条件；

较大或形状特殊、估计难以通过声门的异物；刚做过支气管镜检查而病情又不允许推迟手术，或术前患者已有明显声嘶，或较长时间停留的喉、声门下区异物，估计已有明显炎症者。

8. 下列主支气管损伤的救治，正确的是
   A. 保持呼吸道通畅、抗休克、缓解张力性气胸
   B. 术式往往采取气管修复术
   C. 对不能复张的肺应做肺叶或全肺切除术
   D. 防止支气管狭窄、支气管胸膜瘘和脓胸等术后并发症
   E. 术后应用抗生素

【解析】A 是非手术治疗的关键；当采取手术治疗，多采取气管修复术，对不能复张的肺应做肺叶或全肺切除术。手术后应用抗生素可防止感染，避免发生脓胸。

三、共用题干单选题

（1~3 题共用题干）

患者男，42 岁。汽车司机。因车祸致前胸部遭受撞击，伤后前胸部、颜面部散在出血点，患者诉心悸、胸痛、气喘。胸部 X 线片提示肋骨多发骨折，中等量血胸。生命体征尚稳定。

1. 据以上病情，此时应
   A. 立即开胸探查
   B. 气管插管呼吸机辅助呼吸
   C. 胸带固定，密切观察
   D. 无创呼吸机辅助呼吸
   E. 气管切开

2. 根据患者目前情况，初诊为创伤性窒息。其发生是由于

答案：6. ABCE　7. ABCDE　8. ABCDE
　　　1. C　2. A

A. 胸腔内压骤然升高
B. 强大冲击波的超压和动压
C. 空间缺氧
D. 胸部受到撞伤
E. 多发性肋骨骨折

3. 胸部 X 线片示中等量血胸。给予胸腔闭式引流术后 5 小时内，引流量平均 200ml/h，则应行的处理措施为
A. 剖胸探查
B. 继续观察
C. 输血
D. 大量补液
E. 吸氧，镇静

【解析】单纯创伤性窒息者仅需在严密观察下给予对症治疗，半卧位休息、保持呼吸道通畅、吸氧、适当镇痛和镇静，以及应用抗生素预防感染等。创伤性窒息是瞬间或严重的钝性暴力作用于胸部和 / 或上腹部所致，胸内压骤然升高所致。引流量平均 200ml/h，考虑有活动性出血，建议手术治疗。

（4~6 题共用题干）
患者男，35 岁。三轮车侧翻，胸腹部受压约 1 小时。入院时神志清，诉胸痛并呼吸困难，测血压 133/84mmHg，脉搏 105 次 /min，心脉率一致，呼吸 32 次 /min。查体：见颈静脉怒张，双侧眼结膜充血，前胸皮肤瘀斑，腹软，无压痛，尿常规正常。

4. 最可能的诊断是
A. 早期创伤性休克
B. 创伤性窒息
C. 挤压综合征
D. 开放性气胸
E. 眼结膜损伤

5. 检查过程中，胸部 X 线片提示血胸。欲行胸腔闭式引流术的最佳引流位置是
A. 腋前线第 6~8 肋间
B. 腋前线与脑中线之间第 6~8 肋间
C. 腋中线第 8~10 肋间
D. 腋中线与腋后线之间第 6~8 肋间
E. 腋后线第 8~10 肋间

6. 患者胸腔闭式引流考虑有活动性出血。给予剖胸探查，发现肺脏裂伤出血，予以部分肺叶切除术。术后 8 小时，患者胸引流管引流液量突然增加，则最有可能的是
A. 自发性血气胸
B. 切口渗血
C. 胸内活动性出血
D. 肺挫伤
E. 支气管胸膜瘘

【解析】三轮车侧翻，胸腹部受压，结合病史和症状，考虑创伤性窒息。血胸最佳引流位置是腋中线与腋后线之间第 6~8 肋间，太低或太高可能引流不畅，甚至穿刺伤及腹腔脏器。术后 8 小时胸引流管引流液量突然增加，高度怀疑胸腔活动性出血，必要时再次外科手术。

（7~10 题共用题干）
患者男，40 岁。建筑工人。因施工现场出现塌方，胸腹部受到挤压，伤后出现头颈部皮肤出血点。紧急送至就近医院诊治。生命体征：呼吸 30 次 /min，心率 126 次 /min，血压 103/91mmHg。

7. 本患者最可能的诊断是
A. 创伤性窒息
B. 肺爆震伤
C. 头颈部皮肤擦伤
D. 出血性疾病
E. 胸部外伤

答案： 3. A 4. B 5. D 6. C 7. A

8. **不属于**本病常见合并伤的是
   A. 胸壁软组织挫伤
   B. 胸骨骨折、锁骨骨折、肋骨骨折
   C. 肝、脾挫伤甚至破裂
   D. 下肢出血点，甚至骨折
   E. 眼球突出，视网膜出血

9. 关于本疾病的治疗，说法正确的是
   A. 患者均不会有生命危险
   B. 出血点及瘀斑，一般于 1 周左右自行吸收消退
   C. 病程往往是自限性的
   D. 平卧位休息是最重要的治疗措施
   E. 患者均需要急诊手术

10. 患者在观察过程中，胸闷气喘加重。胸部 X 线片提示胸内积血增加，则急救措施首先是
    A. 镇静吸氧，继续观察
    B. 肋间插管引流
    C. 开胸探查
    D. 迅速封闭胸壁伤口
    E. 气管插管辅助呼吸

    【解析】胸腹部受到挤压，考虑创伤性窒息，很少出现下肢病变。单纯创伤性窒息者仅需在严密观察下给予对症治疗，治疗手段涉及多方面：半卧位休息、保持呼吸道通畅、吸氧、适当镇痛和镇静，以及应用抗生素预防感染等。皮肤黏膜的出血点或瘀斑无须特殊处理，2~3 周可自行吸收消退。胸部 X 线片提示胸内积血增加，首先考虑胸腔闭式引流。

    （11~14 题共用题干）
    患者女，55 岁。做饭时突发煤气罐爆炸，顿时左耳听力丧失，胸闷气喘，呼吸急促。查体：患者前胸壁皮下握雪感，压触痛

明显。双肺呼吸音减弱，叩诊浊音，可闻及肺泡湿啰音。上肢可见瘀斑。

11. 患者最可能的诊断是
    A. 创伤性窒息
    B. 肺爆震伤
    C. 肺挫裂伤
    D. 出血性疾病
    E. 胸部外伤

12. 患者上肢瘀斑最有可能的原因是
    A. 爆炸后继发损伤
    B. 爆炸后第三级损伤
    C. 全身缺氧的局部表现
    D. 静脉系统血栓栓塞
    E. 动脉系统空气栓塞

13. 为了明确诊断，应首先完善的检查是
    A. 胸部 X 线
    B. 胸部 CT
    C. 血管超声
    D. 头颅 MRI
    E. 纤维支气管镜

14. 关于此类患者的补液治疗，下列说法**错误**的是
    A. 及时稳定循环，维持组织的灌注
    B. 尽量避免过度、过快补液
    C. 临床上只推荐使用晶体液
    D. 临床上推荐使用胶体液或血制品
    E. 补液时应尽可能监控液体容量

    【解析】做饭时突发煤气罐爆炸，属于冲击波本身直接作用于人体所造成的损伤，考虑肺爆震伤。肺爆震伤的主要病理改变是肺泡破裂和肺泡内出血，其次是肺水肿和气肿，有时伴肺破裂，气体进入肺静脉可能引起体循环动脉栓塞，引起瘀斑样改变。根据爆炸伤史、临床表现和 X 线检查，肺爆震伤

答案： 8. D 9. C 10. B 11. B 12. E 13. A 14. C

容易确诊。X 线片可见肺纹理增粗、斑片状阴影、透光度减低以至大片状致密影，亦可有肺不张和血气胸的表现。在循环稳定的前提下，对患者补液治疗一定要控制速度，避免晶体液过多引起肺水肿，加重病情。

（15~19 题共用题干）

患者男，28 岁。高空坠落伤 1 小时入院。查体：血压 110/65mmHg，脉搏 124 次 /min，呼吸 40 次 /min，SaO$_2$ 86%，神志清醒，痛苦面容，呼吸急促，结膜、上胸及颈部可见瘀斑，左胸有捻发音，胸廓挤压试验阴性，左肺呼吸音减弱。胸部 X 线片示左侧液气胸，左肺压缩 50%。

15. 该患者可能的胸外伤**不包括**
    A. 张力性气胸
    B. 创伤性窒息
    C. 心脏压塞
    D. 肺挫裂伤
    E. 血胸

16. 肺挫裂伤的常用治疗方法**不包括**
    A. 保持呼吸道通畅
    B. 止痛
    C. 抗感染
    D. 解痉
    E. 手术

17. 该患者需要马上进行的处理是
    A. 胸腔闭式引流术
    B. 气管切开术
    C. 剖胸探查术
    D. 气管插管呼吸机辅助呼吸
    E. 进一步检查

18. 经胸腔闭式引流后，患者呼吸困难减轻，但血氧饱和度无明显好转。再次胸

部 X 线片检查示左肺压缩带已明显减少，两肺可见斑片状模糊阴影，考虑为创伤性窒息合并肺挫裂伤。患者进一步治疗**不包括**
    A. 气管插管
    B. 加快补液
    C. 应用肾上腺皮质激素
    D. 使用利尿药
    E. 机械通气治疗

19. 与严重的肺挫裂伤引起低氧血症关系**不大**的因素是
    A. 肺间质水肿
    B. 肺泡表面活性物质合成减少，肺顺应性降低
    C. 有效循环血量降低
    D. 肺不张
    E. 炎症细胞的释放

【解析】结合病史，考虑肺挫裂伤合并创伤性窒息，循环尚稳定，并没有心脏压塞症状。若无明显活动性出血，暂不考虑手术治疗，以内科保守治疗维护呼吸和循环功能。患者胸部 X 线片示左侧液气胸，左肺压缩 50%，建议闭式引流。及时补充血容量维持循环稳定，但要控制速度，合理搭配晶体与胶体液比例，防止肺水肿加重。该患者循环尚稳定，无血容量不足证据，肺挫裂伤主要病理改变为肺泡和毛细血管损伤并有间质及肺泡内血液渗出及间质性肺水肿，使肺实质含气减少而血管外含水量增加，通气和换气功能障碍，肺动脉压和肺循环阻力增高。

（20~22 题共用题干）

患者男，30 岁。30 分钟前被刀刺伤右前胸部。咳血痰，呼吸困难。体检：血压 107/78mmHg，脉搏 96 次 /min。右前胸有轻度皮下气肿，吸气时可听到"吸吮声"。

答案： 15. C 16. E 17. A 18. B 19. C

20. 该患者气管的位置是
    A. 右偏
    B. 左偏
    C. 在左侧与正中间或右侧摆动
    D. 在右侧与正中间或左侧摆动
    E. 正中位
    【解析】穿透伤导致气管损伤引起张力性气胸,气管向健侧移位。

21. 首选的诊断方式为
    A. 胸部 X 线片
    B. 胸部 CT
    C. 纤维支气管镜
    D. 开胸探查
    E. PET/CT
    【解析】气管、支气管损伤首先考虑胸部 X 线片诊断,也是最常用方法。

22. 该患者半小时后收入病房。患者呼吸困难加重,轻度发绀,右胸部皮下气肿明显加重。纤维支气管镜检查示气管裂伤超过1/3。正规处理是
    A. 立即输血
    B. 行手术治疗
    C. 伤口清创并行胸腔闭式引流
    D. 用注射器穿刺排气
    E. 继续观察
    【解析】气管、支气管裂伤超过1/3时,应行手术治疗。

(23~24题共用题干)
    患者男,38岁。高处坠落伤9小时。生命体征不平稳,呼吸不稳定,血氧饱和度87%,右侧呼吸音弱。外院行胸腔闭式引流术并初步诊断支气管断裂伤。

23. 诊断外伤性较大支气管断裂伤的主要依据

    A. 引流管有较多鲜血流出
    B. 水封瓶内负压波动很大
    C. 有皮下气肿
    D. 有胸腔感染症状
    E. 引流管内持续漏气,病情无好转
    【解析】较大支气管断裂,胸腔内漏气严重,虽经闭式引流处理,引流管内仍会持续大量漏气,病情无好转。

24. 可以明确诊断支气管断裂伤的检查是
    A. 气管镜
    B. CT
    C. 胸部 X 线片
    D. 胸部彩超
    E. 胃镜
    【解析】明确有无支气管损伤需要气管镜检查确诊。

(25~26题共用题干)
    患者男,20岁。左侧前胸刀扎伤1小时来诊。血压60/40mmHg,面色苍白,呼吸困难,颈静脉怒张,心音遥远,伤口在左侧锁骨中线第4肋间。

25. 此患者最可能的诊断是
    A. 张力性气胸
    B. 肺扎伤
    C. 血胸
    D. 开放性气胸
    E. 心脏压塞
    【解析】左侧前胸刀扎伤,患者出现休克表现,颈静脉怒张,心音遥远,都提示心包腔内积血导致的心脏压塞。

26. 此患者需要进一步处理方式
    A. 闭式引流术
    B. 心包穿刺
    C. 开胸探查

D. 保守观察

E. 呼吸机支持

【解析】心脏压塞需要手术探查，止血并清理心包腔，根据具体情况处理心脏损伤。

（27~28 题共用题干）

患者男，30 岁。车祸伤，送到急诊时呼吸困难，面色苍白，大汗淋漓。查体提示左侧呼吸音消失，气管右偏。考虑为张力性气胸，紧急闭式引流后，排出大量气体。

27. 此患者在院外急救措施首先

A. 输血

B. 用升压药

C. 抗休克同时开胸探查

D. 患侧胸腔排气减压

E. 气管插管辅助呼吸

【解析】张力性气胸最重要的措施是排气减压，尤其是院外急救时，患者入院后可再予以闭式引流术处理。

28. 此患者经闭式引流后呼吸困难不见好转，最大可能是由于

A. 大气管断裂

B. 肺挫伤

C. 食管破裂

D. 引流层周围进气

E. 肠疝并有消化道穿孔

【解析】大气道损伤时，经过引流胸腔内气体仍会大量排出，患者症状缓解不明显。

（29~31 题共用题干）

患者女，32 岁。40 分钟前骑电动车发生车祸时上腹部受到冲击。查体：痛苦面容，头颈及前胸部可见广泛皮下出血点，呼吸急促。双肺听诊呼吸音减弱并细湿啰音。胸部 X 线片：未见明显异常。丙氨酸转氨酶（ALT）、天冬氨酸转氨酶（AST）水平升高。

29. 根据患者情况，最可能的诊断是

A. 气胸

B. 膈肌破裂

C. 创伤性窒息

D. 肋骨骨折

E. 心脏压塞

【解析】创伤性窒息是指瞬间或严重的钝性暴力作用于胸部和 / 或上腹部所致的上半身广泛皮肤、黏膜、末梢毛细血管扩张、淤血及出血性损害。表现为面、颈、上胸部皮肤出现针尖大小的紫蓝色瘀斑、水肿，颈部、口唇发绀，颜色可为蓝红色到蓝黑色之间，以面部与眶部最为明显。本病例患者上腹部受到冲击后，头颈及前胸部可见广泛皮下出血点，符合创伤性窒息诊断。

30. 以下急救措施正确的是

A. 吸氧、镇静、监测生命体征

B. 气管插管，呼吸机辅助呼吸

C. 抗生素治疗

D. 输血治疗

E. 急诊手术治疗

【解析】创伤性窒息的治疗措施包括：迅速解除胸部及上腹部的压迫，吸氧；患者病情较重时，动脉血气分析提示低氧血症或二氧化碳潴留时，需要给予支持治疗，如气管内插管、呼吸机辅助呼吸等。而一般状况良好的患者在严密观察下对症处理即可。本病例患者症状较轻，给予吸氧、镇静、监测生命体征即可。

31. 患者出现血压下降、意识障碍，最可能的原因是

A. 患者合并肺挫伤

B. 患者合并颅脑损伤

C. 患者合并肋骨骨折

答案： 27. D 28. A 29. C 30. A 31. E

D. 补液不及时

E. 患者合并肝、脾破裂

【解析】创伤性窒息的治疗中值得注意的是有些伤员在压力移除后可发生心搏、呼吸停止，应做好充分抢救准备。而一般状况尚可的患者在严密观察下对症处理，有并发症者应针对具体伤情给予积极处理。本病例患者 AST、ALT 水平升高，可能合并有肝脾损伤。

（32~33 题共用题干）

患者男，35 岁。警察。1 小时前执行任务时被歹徒骑摩托撞击上腹部。查体：意识清，痛苦面容，气促，头、颈可见广泛皮下出血点。听诊双肺闻及细湿啰音。胸部 X 线片未见明显异常。

32. 根据患者情况，最可能的诊断是

　　A. 肺爆震伤

　　B. 肋骨骨折

　　C. 创伤性窒息

　　D. 膈肌破裂

　　E. 肝脾破裂

【解析】创伤性窒息是指瞬间或严重的钝性暴力作用于胸部和 / 或上腹部所致的上半身广泛皮肤、黏膜、末梢毛细血管扩张、淤血及出血性损害。表现为面、颈、上胸部皮肤出现针尖大小的紫蓝色瘀斑、水肿，颈部、口唇发绀，颜色可为蓝红色到蓝黑色之间，以面部与眶部最为明显。本病例患者被摩托撞击上腹部后出现头颈部广泛皮下出血点，符合创伤性窒息诊断。

33. 下列处理措施中正确的是

　　A. 急诊剖腹探查

　　B. 吸氧，心电监护

　　C. 头颅 MRI 检查

　　D. 行胸腔闭式引流术

E. 止血药物应用

【解析】创伤性窒息的治疗措施，包括迅速解除胸部及上腹部的压迫，吸氧；患者病情较重时，动脉血气分析提示低氧血症或二氧化碳潴留时，需要给予支持治疗，如气管内插管、呼吸机辅助呼吸等。而一般状况良好的患者在严密观察下对症处理即可。本病例患者症状较轻，给予吸氧、心电监护即可。

（34~35 题共用题干）

患者男，34 岁。1 小时前因车祸导致胸部受挤压，来院急诊。体格检查：神志清，气急，脉率增快，眼睑及头面部皮下有瘀斑，血压降低，双肺听诊有散在湿啰音。摄胸部 X 线片未见明显异常。

34. 最可能的诊断是

　　A. 心脏挫伤

　　B. 创伤性窒息

　　C. 心脏压塞

　　D. 气胸

　　E. 血胸

【解析】创伤性窒息是钝性暴力作用于胸部所致的上半身广泛皮肤、黏膜、末梢毛细血管淤血及出血性损害。伤后多数患者有暂时性意识障碍、烦躁不安、头昏、谵妄，甚至四肢痉挛性抽搐，瞳孔可扩大或极度缩小，上述表现可能与脑内轻微点状出血和脑水肿有关。若有颅内静脉破裂，患者可发生昏迷或死亡。本病例患者因车祸后出现眼睑及头面部皮下瘀斑，符合创伤性窒息的诊断。

35. 该患者基本的病理生理变化为

　　A. 肺泡和小支气管破裂

　　B. 肺内压力增高，纵隔移位

　　C. 胸部受挤压，使肺组织撞击胸壁

答案：　32. C　33. B　34. B　35. D

D. 毛细血管破裂

E. 胸腔积液

【解析】创伤性窒息的病理生理:当胸部或上腹部突然受到剧烈挤压,反射性引起深吸气,会厌紧闭,声门痉挛,胸腔内压骤然升高,心脏及大血管受压,尤其是上腔静脉缺乏完整的瓣膜,突然高压导致右心血液逆流到上腔静脉所属的引流区域而出现广泛的静脉过度充盈和血液淤滞,并发广泛的毛细血管破裂和点状出血,甚至小静脉破裂出血。

(36~37题共用题干)

患者男,36岁。因锅炉爆炸时被气浪掀倒,导致胸部损伤,咯血,明显呼吸困难,口吐白沫。体格检查:全身多处软组织挫伤,烦躁不安,无明显伤口。

36. 最可能的诊断是

A. 张力性气胸

B. 血胸

C. 创伤性窒息

D. 肺爆震伤

E. 多根多处肋骨骨折

【解析】肺爆震伤:爆炸瞬间产生的高压气浪冲击胸部使胸壁撞击肺组织,紧随高压后的负压波使肺脏碰撞胸壁而产生肺挫伤,肺毛细血管出血,小支气管和肺泡破裂,肺组织广泛性渗出,肺水肿,严重者可有血气胸,危及生命。

37. 该患者治疗的重点在于

A. 预防肺部继发感染

B. 补充血容量

C. 大量补液

D. 开胸探查

E. 维持良好的氧合,必要时机械通气

【解析】肺爆震伤的治疗在于维护呼吸

和循环功能,包括保持呼吸道通畅、给氧,必要时行气管切开和人工呼吸器辅助呼吸以及输血、补液、抗休克。有血气胸者尽早做胸腔闭式引流。给予止血药物。应用足量的抗生素预防感染。对合并其他器官损伤进行相应的处理。本病例患者一般情况尚可,可给予维持良好的氧合,必要时机械通气。

(38~39题共用题干)

患者女,36岁。因车祸后呼吸困难20分钟来院。查体:口唇发绀,呼吸浅快,双肺布满湿啰音。入院时考虑最可能的诊断是肺挫裂伤。

38. 肺挫裂伤主要的病理生理变化为

A. 感染性休克

B. DIC

C. 出血

D. 低氧血症

E. 呼吸性酸中毒

【解析】肺挫裂伤:当强大的暴力作用于胸壁,使胸腔容积缩小,增高的胸内压压迫肺脏,引起肺实质出血及水肿;当外力消除,变形的胸廓弹回,在产生胸内负压的一瞬间又可导致原损伤区的附加损伤。主要病理改变为肺泡和毛细血管损伤并有间质及肺泡内血液渗出及间质性肺水肿,使肺实质含气减少而血管外含水量增加,通气和换气功能障碍,肺动脉压和肺循环阻力增高。

39. 该患者诊断为肺挫裂伤,其主要的胸部X线表现为

A. 呈多发边缘锐利高密度影

B. 呈肺野磨玻璃样变或面纱征

C. 呈纵隔向健侧移位,一侧胸腔一片致密均匀阴影

答案: 36. D　37. E　38. C　39. B

D. 呈大量气胸,纵隔气肿

E. 呈心脏各弧消失,心影明显增大

【解析】肺挫裂伤X线胸片为面纱征/毛玻璃征:肺野呈较为均匀一致的云雾状影,似一层薄纱覆盖肺野,其内纹理清晰,气管通畅。病理上为肺泡内和间质内的弥漫渗出。胸部X线片是诊断肺挫伤的重要手段,程度可由斑点状浸润、弥漫性或局部斑点融合浸润以至弥漫性单肺或双肺大片浸润或实变阴影。

(40~41题共用题干)

患者男,27岁。面粉工厂火灾爆炸炸伤。初始仅有短暂胸痛、胸闷、呼吸困难,后呼吸困难逐渐加重,伴有咯血,2日后出现休克症状。X线示弥漫性斑片状影,左肺可见大片致密影。

40. 最可能的诊断为

A. 左侧进行性血胸

B. 肺爆震伤

C. 创伤性窒息

D. 肺部感染

E. 阻塞性肺不张

【解析】肺爆震伤指爆炸瞬间产生的高压气浪冲击胸部使胸壁撞击肺组织,紧随高压后的负压波使肺脏碰撞胸壁而产生肺挫伤,肺毛细血管出血,小支气管和肺泡破裂,肺组织广泛性渗出,肺水肿,严重者可有血气胸,危及生命。

41. 急救处理**不正确**的是

A. 左侧胸膜腔穿刺

B. 抗休克

C. 气管插管

D. 高流量吸氧

E. 呼吸机辅助呼吸

【解析】肺爆震伤的治疗在于维护呼吸和循环功能,包括保持呼吸道通畅、给氧,必要时行气管切开和人工呼吸器辅助呼吸以及输血、补液、抗休克。有血气胸者尽早做胸腔闭式引流。给予止血药物。应用足量的抗生素预防感染。对合并其他器官损伤进行相应的处理。本病例患者左肺大片状致密影无须左侧胸膜腔穿刺。

(42~44题共用题干)

患者男,40岁。刀刺伤2小时后送医院。生命体征波动不稳,广泛皮下气肿,呼吸困难,伴有闭合性气胸、咯血。右胸伤口直径2.5cm,已经闭合,较污秽,有血渍和泥土。胸部X线片示右肺呈落肺征。

42. 此时考虑患者是

A. 气管、支气管损伤

B. 张力性气胸

C. 肋骨骨折

D. 血气胸

E. 闭合性气胸

【解析】主要支气管的完全或接近完全横断会导致胸部X线片上的落肺征,这是胸内支气管断裂的特征性表现。

43. 为明确诊断,该患者下一步应做的检查是

A. 胸部X线片

B. 胸部CT

C. 纤维支气管镜

D. 3D重建术

E. 手术探查

【解析】纤维支气管镜是诊断气管支气管损伤的金标准。

44. 该患者半小时后收入病房。患者呼吸困难加重,轻度发绀,右胸部皮下气肿

答案: 40. B 41. A 42. A 43. C 44. C

明显加重。胸部 X 线片示右肺完全萎陷,纵隔向左侧偏移,右侧平膈肌水平可见液平面。正确处理是

A. 立即输血
B. 准备行手术探查
C. 伤口清创并行胸腔闭式引流
D. 用注射器穿刺排气
E. 继续观察

【解析】张力性气胸的首要处理方式是胸腔闭式引流。

(45~47 题共用题干)

患儿女,7 岁。慢性咳嗽伴喘气 3 个月。患儿先后接受过喉炎、哮喘和过敏性咳嗽的治疗。在相继效果不明显的情况下,患儿也开始服用抗结核药物,但咳嗽并未见减轻。体格检查未见明显异常。胸部两侧听诊清晰,呼吸正常,无杂音。详细询问病史,患儿回忆说,3 个月前因与朋友玩某种哨子不小心误吸,出于恐惧,患儿没有和父母谈及此事。

45. 此时,应考虑患者有
A. 气管异物
B. 支气管肺炎
C. 咳嗽变异性哮喘
D. 支气管扩张
E. 急性喉炎

【解析】异物吸入史是气道异物最重要的诊断依据。

46. 此时,诊断最可靠的方法是
A. 胸部 X 线
B. 胸部听诊
C. 支气管镜检查
D. 胸部透视
E. 胸部 CT

【解析】支气管镜、纤维支气管检查为气道异物确诊的金标准。内镜检查可直接明确是否存在气道异物以及异物所在部位和损伤程度等,适用于明确诊断气道异物的患者,同时是取出异物的有效治疗方法。

47. CT 扫描显示隆突上方气管下部有异物,此时首选的治疗方法是
A. 海姆立克急救法
B. 经支气管镜取出异物
C. 气管切开术取出异物
D. 开胸手术取出异物
E. 观察、消炎治疗,不采取手术治疗

【解析】支气管镜取出异物是最常用的有效治疗手段。儿童气道异物临床广泛应用金属硬质支气管镜加异物钳在直视下取出异物。

(48~50 题共用题干)

患者男,18 岁。车祸伤及胸部 2 小时。查体:意识烦躁,面部及上胸部广泛紫蓝色瘀斑,听力障碍,X 线未见明显异常。

48. 造成以上表现的原因**不包括**
A. 瞬间声门紧闭
B. 胸内压骤升
C. 上半身静脉血逆流
D. 毛细血管破裂出血
E. 小支气管和肺泡破裂

【解析】创伤性窒息发生时,患者由于恐惧反应声门紧闭来抵抗来自胸壁的压力,从而导致胸内压骤然剧增,右心房血液经无静脉瓣的上腔静脉系统逆流,造成末梢静脉以及毛细血管过度充盈扩张并破裂出血。

49. 其并发症**不包括**

答案: 45. A　46. C　47. B　48. E　49. E

A. 脑水肿

B. 视网膜损伤

C. 肺挫伤

D. 鼓膜破裂

E. 脑出血

【解析】创伤性窒息表现为面、颈、上胸部皮肤出现针尖大小的紫蓝色瘀斑、水肿，颈部、口唇发绀，颜色可为蓝红色到蓝黑色之间，以面部与眶部最为明显。口腔、球结膜、鼻黏膜瘀斑，甚至出血。视网膜或视神经水肿或出血可产生暂时性或永久性视觉障碍。鼓膜破裂可致外耳道出血、耳鸣，甚至听觉障碍。

50. 对于该病，下列治疗措施**错误**的是

A. 迅速解除胸部及上腹部的压迫，头侧抬高 30°

B. 吸氧

C. 心电监护

D. 止痛，镇静

E. 激素冲击

【解析】创伤性窒息的治疗措施包括：迅速解除胸部及上腹部的压迫，头侧抬高 30°，吸氧；动脉血气分析提示顽固性的低氧血症或二氧化碳潴留时，需要迅速给予支持治疗；气管内插管，呼吸机辅助呼吸；重新建立良好的氧合和血流灌注后，患者预后一般较好。值得注意的是有些伤者在压力移除后可发生心搏、呼吸停止。应做好抢救的充分准备。一般患者在严密观察下对症处理，有并发症者应针对具体伤情给予积极处理。

(51~53 题共用题干)

患者女，32 岁。驾车时急刹车被方向盘挤压上胸部。查体：头颈、胸部发绀，有点状出血，口腔黏膜及球结膜淤血，血压

100/65mmHg，无明显呼吸困难，双肺呼吸音稍低，无明显啰音。

51. 该患者应采取的主要治疗措施是

A. 吸氧、镇静镇痛、密切观察

B. 应用止血药，补充胶体液

C. 胸带固定包扎，肋间神经阻滞

D. 胸腔穿刺或胸腔闭式引流

E. 急诊剖胸探查

【解析】该患者诊断为创伤性窒息，无明显呼吸困难，属于轻症，给予吸氧、镇静镇痛、密切观察，无须特殊治疗。

52. 观察过程中发现患者呼吸困难明显加重，复查胸部 X 线片提示左侧液气胸，则首要的急救措施为

A. 增加吸氧浓度，增加止血药物剂量

B. 急诊剖胸探查

C. 胸腔闭式引流

D. 立即复查动脉血气分析，准备有创正压通气

E. 立即以粗针头穿刺胸腔，降低胸腔压力

【解析】创伤性窒息合并液气胸，须胸腔闭式引流处理合并症。

53. 继续观察发现患者憋气加重，复查胸部 X 线片提示左侧血胸增加，给予胸腔闭式引流后，引流液约 200ml/h。下一步应该采取的措施为

A. 继续观察

B. 输液、补液，抗休克

C. 反复应用止血药物

D. 急诊剖胸探查

E. 吸氧，镇静

【解析】创伤性窒息胸腔活动性出血，须积极处理合并症，即急诊剖胸探查。

答案： 50. E 51. A 52. C 53. D

四、案例分析题

【案例1】患者男,48岁。高处坠落伤6小时。生命体征不平稳,呼吸不稳定,血氧饱和度89%,左侧呼吸音弱,外院行胸腔闭式引流术后引流瓶内大量漏气。头部、腹部、骨盆、下肢未见异常。外院胸部X线片提示左侧胸腔大量积液积气。

第1问:为明确诊断,需要进一步做的检查是

A. 支气管镜

B. CT

C. 胸部X线片

D. 胸部彩超

E. 胃镜

F. 上消化道造影

【解析】患者高处坠落伤,伤情较重,胸引流瓶里仍大量漏气,需要进一步完善胸部CT、支气管镜检查,了解胸腔内积气、积液及肺部损伤情况,明确有无支气管损伤等。

第2问:经检查发现左侧舌段支气管撕裂,长约1cm,需要手术治疗,可能的手术方式是

A. 上叶切除

B. 全肺切除

C. 舌段切除

D. 裂伤部位修补缝合术

E. 下叶切除

F. 固有上叶切除

【解析】舌段支气管裂伤1cm,需要手术探查,缝合裂伤,或者根据裂伤情况切除舌段或者上叶。

第3问:患者手术过程顺利,术中发现左肺大面积挫伤和渗出,术后正确的治疗方案包括

A. 保护性肺通气

B. 激素

C. 抗生素

D. 单腔插管

E. 双腔插管

F. 痰培养

【解析】对于肺挫裂伤严重的患者,术后应予以保护性肺通气,并预防感染。根据痰培养结果选择敏感的抗生素。为了避免一侧肺的分泌物流入另一侧肺,双腔插管是正确的做法。激素的使用应慎重。

【案例2】患者男,32岁。不慎从8米高处摔下,1小时后被送至急救中心。体检:血压30/15mmHg,神志清、气促、面色苍白、四肢发凉、脉细弱,左侧胸压痛明显,胸廓塌陷、有骨擦感及反常呼吸征,左胸有一长约3.0cm创口,可听到气体出入创口响声,左侧呼吸音消失,右侧呼吸音减低。

第1问:根据病历摘要,可以明确的诊断是

A. 多发性肋骨骨折

B. 开放性气胸

C. 血胸

D. 张力性气胸

E. 外伤性膈疝

F. 心脏压塞

G. 创伤性休克

H. 颅脑损伤

第2问:需要紧急的处理措施有

A. 快速输血、输液

B. 给氧

C. 气管切开

D. 开胸探查

E. 左胸闭式引流

答案:【案例1】 1. AB　2. ACD　3. ACEF　【案例2】 1. ABG　2. ABFH

F. 浮动胸壁加压包扎

G. 半坐卧位

H. 左胸封闭开放性伤口

第 3 问：伤后无昏迷、呕吐，曾咯血两口，瞳孔正常，颈静脉无怒张，气管右移，左胸壁少量皮下气肿，心浊音界右移，心率 120 次 /min，律齐，心音弱，无杂音；腹不胀，无压痛，肝浊音界存在，肠鸣音存在。Hb70g/L。仰卧位胸部 X 线片显示左侧中等量血胸，双肺可疑肺挫裂伤，左侧多根、多处肋骨骨折。根据胸部 X 线片报告及提示，你认为胸部 X 线片的表现是

A. 纵隔向右移位

B. 左下胸外高内低弧形致密阴影

C. 多根、多处肋骨骨折

D. 双侧膈影清晰

E. 右肺散在密度不均阴影

F. 双肺大片毛玻璃样阴影

G. 左胸可见气液平面

H. 心影增大各弧度清晰可见

第 4 问：入院第 1 天，经胸部加压包扎，固定浮动胸壁，左胸闭式引流，封闭胸部开放性创口及快速补足血容量后，血压逐渐升高，并稳定在 96/60mmHg（12.8/8kPa）以上，心率 124 次 /min，但呼吸困难依存，呼吸 24 次 /min，有时咳血痰。动脉血气分析：pH7.45，$PaCO_2$ 3.5kPa，PaO_2 9kPa，BE-3mmol/L，SaO_2 94%。此时呼吸困难的最可能原因是

A. 连枷胸处理不理想

B. 肺挫裂伤

C. 呼吸性酸中毒 + 代谢性酸中毒

D. 血气胸未消除

E. 心脏压塞

F. 感染

G. 休克未纠正

第 5 问：该伤员确诊为肺挫裂伤。下列措施合理的是

A. 尽快补充胶体液（以白蛋白为主）

B. 应用大量激素

C. 加强抗生素

D. 应用呼吸机时使用 PEEP

E. 定期使用两种以上呼吸兴奋剂

F. 定期肺灌洗，清除血块及分泌物

第 6 问：呼吸机治疗 5 日后，病情稳定，顺利脱离呼吸机并拔除气管导管。患者咳嗽乏力，开始进食后次日突发呼吸困难，鼻翼扇动。体温 38.8℃，气管左偏，左侧呼吸音消失。最可能的原因是

A. 肺出血

B. 伤口感染

C. 心力衰竭

D. 左肺不张

E. 左侧自发性气胸

F. 呼吸机依赖（戒断现象）

第 7 问：积极的处理措施应是

A. 压迫气管，刺激咳嗽排痰

B. 鼻导管吸痰

C. 经气管切口导管吸痰或纤维支气管镜吸痰

D. 肺灌洗

E. 加强抗生素

F. 停止进食

G. 静脉高营养

【解析】肺挫裂伤为常见的肺实质损伤。当强大的暴力作用于胸壁，使胸腔容积缩小，增高的胸内压力压迫肺，引起肺实质出血及水肿；当外力消除，变形的胸廓弹回，在产生胸内负压的一瞬间又可导

答案：　3. ACE　4. AB　5. CD　6. D　7. CE

致原损伤区的附加损伤。病理变化在伤后12~24小时呈进行性发展。肺挫伤往往合并其他损伤，如胸壁骨折、连枷胸、血胸、气胸及心脏和心包损伤。胸部 X 线片是诊断肺挫裂伤的重要手段。范围可由小的局限区域到一侧或双侧，程度可由斑点状浸润、弥漫性或局部斑点融合浸润，以至弥漫性单肺或双肺大片浸润或实变阴影。经治疗后一般在伤后 2~3 日开始吸收，完全吸收需 2 或 3 周以上。重型肺挫伤是引起胸部伤后急性呼吸衰竭的最常见因素，治疗在于维护呼吸和循环功能以及适当处理合并伤。当出现急性呼吸衰竭的先兆时即应及时给予机械通气治疗。成年人急性或慢性肺不张的主要原因是支气管腔内阻塞，常见原因为黏稠支气管分泌液形成黏液栓、肿瘤、肉芽肿或异物。支气管镜检查是肺不张最有价值的诊断手段之一，可用于大部分病例。

【案例 3】患者男，35 岁。2 小时前胸部遭受重创，出现头面部、颈部皮肤出血点，就诊于我院急诊。

第 1 问：患者诊断考虑
　A. 创伤性窒息
　B. 肺爆震伤
　C. 肺挫裂伤
　D. 胸腔积液
　E. 气胸
　F. 皮下气肿
　G. 皮下血肿

第 2 问：此类患者还可能会出现的症状和体征有
　A. 口腔、球结膜、鼻黏膜瘀斑
　B. 视网膜或视神经水肿或出血可产生暂时性或永久性视觉障碍
　C. 鼓膜破裂可致外耳道出血、耳鸣，甚至听觉障碍
　D. 下肢皮下出血点
　E. 瞳孔可扩大或极度缩小
　F. 昏迷或死亡
　G. 烦躁不安、头晕、谵妄

第 3 问：此类患者可能存在的合并伤有
　A. 胸壁软组织挫伤
　B. 胸骨骨折、锁骨骨折、多发肋骨骨折
　C. 脓胸、肺脓肿
　D. 肺挫裂伤
　E. 肝、脾破裂
　F. 眼底出血
　G. 不会出现意识障碍、昏迷

第 4 问：预防创伤性窒息的方式包括
　A. 开车须系好安全带，其他乘客无须系安全带
　B. 鼓励在工厂使用附加的固定装置
　C. 农场机械操作室不需要附加固定装置
　D. 制定严格的安全操作规程
　E. 父母注意较重家具的摆放和加固
　F. 安全操作的全程监督
　G. 安全操作时的助手配合

【解析】创伤性窒息是钝性暴力作用于胸部所致的上半身广泛皮肤、黏膜、末梢毛细血管淤血及出血性损害，是闭合性胸部伤中一种较为少见的综合征。其发生率占胸部伤的 2%~8%，多见于胸廓弹性较好的青少年和儿童，多数不伴胸壁骨折。但当外力过强时，除可伴有胸骨和肋骨骨折以外，尚可伴有胸内或腹内脏器损伤，以及脊柱和四肢损伤，亦可发生呼吸困难或休克。

答案：【案例 3】 1. A　2. ABCEFG　3. ABDEF　4. BDEFG

【案例4】患者女,68岁。2小时前家中煤气罐爆炸,就诊于当地医院。胸部CT示:双肺密度增高的云絮状阴影。

第1问:患者诊断考虑
A. 创伤性窒息
B. 肺爆震伤
C. 肺挫裂伤
D. 胸腔积液
E. 气胸
F. 皮下气肿
G. 皮下血肿

第2问:此种疾病的发病机制是
A. 肺部微血管内膜破坏
B. 血管壁的通透性增加
C. 水分和胶体成分渗出到血管外
D. 继发肺泡萎缩
E. 肺内动静脉分流增加
F. 通气/血流比例失调
G. 肺间质水肿

第3问:此患者需要完善的检查有
A. 支气管镜
B. 胸部MRI
C. 胸部CT
D. 气管镜
E. 胸腔镜探查
F. 胸腔诊断性穿刺
G. 血气分析

第4问:本病最常见的并发症有
A. 肺部感染
B. 急性呼吸窘迫综合征(ARDS)
C. 胸腔积液
D. 血气胸
E. 肺脓肿
F. 气管或支气管破裂

G. 器官功能不全综合征(MODS)

【解析】肺爆震伤是由于高压锅炉、化学药品或瓦斯爆炸以及烈性炸药或核爆炸,瞬间释放出巨大的能量,使爆心处的压力和温度急剧增高,从而形成一种超声速的高压波,即冲击波。空气冲击波或水下冲击波的连续超压-负压,作用于人体,使胸腹部急剧地压缩和扩张,发生一系列血流动力学变化,造成心、肺和血管损伤;体内气体在超压-负压作用下产生内爆效应,使含气组织(如肺泡)发生损伤;压力波透过不同密度组织时在界面上发生反射引起碎裂效应,造成损伤;以及密度不同组织受相同的压力波作用后,因惯性作用不同而速度发生差异,在连接部位发生撕裂和出血。

【案例5】患者男,64岁。2小时前被滚落的山石击中上腹部和胸部。就诊时患者意识模糊,烦躁不安,呼吸急促。查体:胸部软组织瘀斑,头颈部、眼结膜、鼻腔及外耳道可见出血。脉搏108次/min,血压90/53mmHg。

第1问:患者最可能的诊断是
A. 创伤性窒息
B. 肋骨骨折
C. 肝脾破裂
D. 膈肌破裂
E. 胃肠穿孔
F. 胸骨骨折

第2问:下列处理措施**错误**的是
A. 头侧抬高30°,吸氧
B. 心电监护
C. 完善相关检查
D. 急诊手术胸腔探查
E. 呼吸机辅助呼吸
F. 气管切开

答案:【案例4】 1. B 2. ABCDEFG 3. CG 4. ABG 【案例5】 1. A 2. DEF

第 3 问：若查体见右侧胸部饱满，肋间隙增宽，触诊胸壁握雪感，此时应采取的急救措施是

A. 气管切开

B. 胸带束缚

C. 气管插管呼吸机辅助呼吸

D. 右侧锁骨中线第 2 肋间粗针头穿刺排气

E. 开胸探查

F. 继续观察

第 4 问：关于头颈部瘀斑及眼结膜、鼻腔及外耳道出血，**不恰当**的处理措施是

A. 申请输血

B. 具有自限性，一般于 2~3 周自行吸收消退

C. 止血药物应用

D. 活血化瘀药物应用

E. 糖皮质激素冲击治疗

F. 输注血小板

【解析】创伤性窒息常见的致伤原因有坑道塌方、房屋倒塌和车祸等挤压。对单纯创伤性窒息者仅需在严密观察下给予对症治疗，半卧位休息、保持呼吸道通畅、吸氧、适当镇痛和镇静，以及应用抗生素预防感染等。一般应限制静脉输液量和速度。皮肤黏膜的出血点或瘀斑无须特殊处理，2~3 周可自行吸收消退。对于合并损伤应采取相应的急救和治疗措施，少数伤员在压力移除后可发生心跳、呼吸停止，应做好抢救的充分准备。创伤性窒息本身并不引起严重后果，其预后取决于胸内、颅脑及其他脏器损伤的严重程度。

【案例 6】患者男。20 分钟前在高速公路上追尾前车，被挤压在驾驶室中并昏迷。120 现场急救后送回我院。查体：体温 36.6℃，心率 97 次 /min，呼吸 19 次 /min，血压 139/83mmHg，SpO_2 98%（吸氧 3L/min）。浅昏迷，头、颈部及上胸部发绀明显，多处瘀斑，额面部、前胸、右膝可见条状及片状擦裂伤，双侧球结膜出血，外耳道可见血迹，左侧瞳孔直径 2.5mm，对光反应灵敏，右侧瞳孔直径 4mm，对光反应差。颈软，气管居中，前胸部可见方向盘压痕，胸骨畸形伴骨擦感。呼吸浅快，双肺呼吸音粗，右下肺可闻及散在细湿啰音。心脏听诊律齐，无杂音。腹平软，无移动性浊音，肠鸣音 3 次 /min。四肢肌张力正常，神经反应无异常。

第 1 问：针对该患者病情，初步考虑诊断有

A. 创伤性窒息

B. 肺挫裂伤

C. 胸骨骨折

D. 脑出血

E. 颅底骨折

F. 连枷胸

第 2 问：需要完善的检查是

A. 胸部 CT

B. 胸部 MR

C. 头部 CT

D. 胸腹部超声

E. 骨扫描

第 3 问：关于肺挫裂伤正确的是

A. 肺挫裂伤多数可以自愈

B. 严重的可造成血气胸

C. 经常并发肺部感染

D. 严重的可能需要切除部分肺组织

E. 经常造成失血性休克

F. 大部分需胸腔探查

第 4 问：关于创伤性窒息，以下说法正确的是

答案： 3. D 4. ACDEF 【案例6】 1. ABC 2. ACD 3. ABCD 4. ABCDE

A. 病程多是自限性的,2~3 周可自愈

B. 动脉血气分析时,如发现顽固性低氧血症或者二氧化碳潴留,尽早给予气管插管,呼吸机辅助呼吸

C. 患者预后取决于原始肺功能状态和承受压力大小、持续时间长短及有无合并伤

D. 须完善颈静脉回流系统,眼、耳、口、鼻、喉部的详细检查,做出正确处理

E. 部分患者会出现大脑缺氧所致的神经系统后遗症

【解析】创伤性窒息常见的致伤原因有坑道塌方、房屋倒塌和车祸等挤压。当胸部和上腹部遭受暴力挤压时,伤者声门突然紧闭,气管及肺内空气不能外逸,两种因素同时作用引起胸内压骤然升高,压迫心脏及大静脉。由于上腔静脉系统缺乏静脉瓣,这一突然高压使右心血液逆流而造成末梢静脉及毛细血管过度充盈扩张,并发广泛的毛细血管破裂和点状出血,甚至小静脉破裂出血。临床表现为面、颈、上胸部皮肤出现针尖大小的紫蓝色瘀斑,以面部与眼眶部为明显;口腔、球结膜、鼻腔黏膜瘀斑,甚至出血;视网膜或视神经出血可以产生暂时性或永久性视力障碍;鼓膜破裂可致外耳道出血、耳鸣,甚至听力障碍。伤后多数患者有暂时性意识障碍、烦躁不安、头昏、谵妄,甚至四肢痉挛性抽搐,瞳孔可扩大或极度缩小。上述表现可能与脑内轻微点状出血和脑水肿有关。若有颅内静脉破裂,患者可发生昏迷或死亡。

【案例 7】患者男,48 岁。主诉发热,咳嗽,咳少量黄脓痰 7 日就诊。既往体健,吸烟 20 年,每日 1 包。胸部 X 线片提示左下肺大片浓密阴影,距离膈 2cm 处有一 2.5cm×2.0cm 空洞,伴液平;纤维支气管镜检查显示左肺下叶支气管口可见一肉芽样突起,黏膜充血水肿,管腔狭窄,有脓性分泌物,活检病理提示炎性改变。追问病史,患者诉 1 个月余前曾有鱼骨哽喉、呛咳,当时喉镜检查未见明显异物。

第 1 问:此患者应诊断为

A. 支气管异物

B. 继发性肺脓肿

C. 阻塞性肺脓肿

D. 慢性肺脓肿

E. 坏死性肺脓肿

F. 肺结核空洞

【解析】根据患者主诉、病史及辅助检查,此患者应诊断为支气管异物,阻塞性肺脓肿;继发性肺脓肿指的是继发于其他疾病,如金黄色葡萄球菌和肺炎杆菌性肺炎、空洞性肺结核、支气管扩张、支气管囊肿和支气管癌等继发感染。慢性肺脓肿有慢性咳嗽、咳脓痰、反复咯血、继发感染和不规则发热等,常呈贫血、消瘦等慢性消耗病态。

第 2 问:此患者可能发生的并发症有

A. 脓胸

B. 气胸

C. 支气管扩张、咯血

D. 肺不张

E. 大出血

F. 纵隔气肿

【解析】支气管异物可并发阻塞性通气障碍及缺氧,引起肺循环阻力增加,心脏负担加重而并发心力衰竭。此外,可引起支气管炎、肺炎、肺不张、肺气肿、肺脓肿、脓胸等,阻塞性肺气肿明显或剧烈咳嗽时,可使细支气管或肺浅表组织破裂,发生气胸、纵隔或皮下气肿。但一般不会引起大出血。

答案:【案例 7】1. AC　2. ABCDF

第3问：进一步实验室检查及治疗措施包括

A. 血培养

B. 痰液培养

C. 咽拭培养

D. 脓液引流治疗

E. 抗生素治疗

F. 纤维支气管镜治疗

【解析】咽拭培养用于明确诊断咽部感染病原体。

答案：3. ABDEF

第二章 胸壁、胸膜疾病

一、单选题

1. 儿童胸壁畸形中第二常见病为
 A. 叉状肋
 B. 漏斗胸
 C. 肋外翻
 D. 鸡胸
 E. 窒息性胸廓发育不良
【解析】鸡胸的发病率排在漏斗胸之后，为胸壁畸形中第二常见病。

2. 鸡胸最常见的类型是
 A. 胸骨弓状前凸形
 B. 非对称型
 C. 胸骨柄前凸型
 D. 胸骨抬举型
 E. 胸骨旋转型
【解析】胸骨弓状前凸型表现为胸骨体呈弓状前凸，两侧肋软骨对称性向后、向下呈沟状塌陷。临床多见，约占67.6%。

3. 鸡胸的最佳手术年龄
 A. 3~6岁
 B. 7~9岁
 C. 10~16岁
 D. 15~18岁
 E. 5~12岁
【解析】10~16岁的青少年胸、肋骨弹性好，所需要的压力小，手术操作简单，对手术耐受力、术后恢复及效果均较青春后期与成年人好。

4. 鸡胸常见的手术并发症**不包括**
 A. 气胸
 B. 心包损伤
 C. 支架移位
 D. 伤口感染
 E. 支架脱出
【解析】气胸、伤口感染、支架移位、支架脱出均为鸡胸手术并发症。但鸡胸手术操作一般不侵入胸膜腔，故B选项心包损伤为错误选项。

5. 以下**不是**胸壁畸形患儿常见合并症的是
 A. 脊柱侧弯
 B. 先天性肺气道畸形
 C. 马方综合征
 D. 隔离肺
 E. 肠系膜囊肿
【解析】胸壁畸形患儿常见合并症有脊柱侧弯、马方综合征、先天性肺气道畸形、隔离肺等，肠系膜囊肿极少见。

6. 关于漏斗胸和鸡胸的描述，**错误**的是
 A. 是儿童较易发生的胸壁畸形
 B. 漏斗胸的发病率男多于女
 C. 鸡胸的发病率女多于男
 D. 漏斗胸的发病率男女比约4:1

答案：1. D　2. A　3. C　4. B　5. E　6. C

E. 鸡胸需要手术矫正的少于漏斗胸

【解析】结合鸡胸的发病原因，发病率尚无性别区分。其余选项均正确。

7. 漏斗胸的病变范围多是
   A. 第2肋软骨至第4肋软骨
   B. 第3肋软骨至第7肋软骨
   C. 第1肋软骨至第3肋软骨
   D. 第6肋软骨至第9肋软骨
   E. 第5肋软骨至第10肋软骨

【解析】漏斗胸是部分胸骨、肋软骨及肋骨向脊柱呈漏斗状凹陷的一种畸形，是儿童时期最为常见的胸壁畸形之一。漏斗胸多自第3肋软骨开始到第7肋软骨，向内凹陷变形，一般在剑突的上方凹陷最深。

8. 正常人平均 Haller 指数为
   A. 2.52
   B. 2.32
   C. 2.65
   D. 2.45
   E. 2.35

【解析】Haller 指数是指胸壁凹陷最低点的胸廓横径/凹陷最低点到椎体前的距离。正常人平均指数为 2.52。常用于漏斗胸、鸡胸等客观评价指标。

9. 漏斗胸的发病率在
   A. 1/400~1/300
   B. 1/100~1/50
   C. 1/3 000~1/2 000
   D. 1/2 000~1/1 000
   E. 1/600~1/500

【解析】漏斗胸的发病率参考国内外多个研究中心文献报道在 1/400~1/300，男女比约 4:1。86% 的漏斗胸 1 岁以内就被发现，37% 有家族遗传史。

10. 漏斗胸最常见的胸骨出现凹陷的部位是
    A. 胸骨上 1/3
    B. 胸骨下 3/4
    C. 胸骨上 1/4
    D. 胸骨下 1/3
    E. 胸骨下 1/4

【解析】大多数的漏斗胸患者体形瘦长，最为常见的是胸骨下 3/4 出现对称性或非对称性的凹陷，绝大多数伴有前胸凹、后背弓、双肩收、腹膨隆的表现。

11. 中度漏斗胸的 Haller 指数
    A. 3.2~3.5
    B. 3.0~3.3
    C. 2.8~3.1
    D. 3.3~3.6
    E. 3.4~3.7

【解析】Haller 指数是指胸壁凹陷最低点的胸廓横径/凹陷最低点到椎体前的距离。正常人平均指数为 2.52。常用于漏斗胸、鸡胸等客观评价指标。Haller 指数 <3.2 为轻度，3.2~3.5 为中度，>3.5 为重度。

12. 漏斗胸手术矫治比较好的年龄为
    A. 12~16 岁
    B. 5~7 岁
    C. 8~15 岁
    D. <3 岁
    E. 3~12 岁

【解析】3 岁以内小儿由于体弱、骨质较软、肋软骨易变形，应先观察或试行负压吸盘等保守治疗。3 岁以上如症状、体征显著，凹陷非常严重的可选择手术矫正，轻到中度的、范围比较局限的漏斗胸仍可以选择观察或保守治疗。大多数学者认为，手术矫治比较好的年龄为 3~12 岁。因为此年龄

答案：7. B 8. A 9. A 10. B 11. A 12. E

段患者有一定的配合能力，畸形范围相对局限，导致脊柱侧弯的胸源性应力未发生，手术塑形较容易，效果也好。

13. 多少漏斗胸有家族遗传史
    A. 25%
    B. 30%
    C. 46%
    D. 37%
    E. 50%

【解析】漏斗胸的病因至今尚不十分清楚。最早的研究者认为，与膈肌中心腱纤维挛缩牵拉胸骨末端及剑突有关；也有人认为是骨生成和软骨生成失败；多数学者认为，下部肋软骨发育过快，胸骨发育较慢而被向下挤压形成漏斗胸。畸形有家族性倾向，其中37%患者有家族遗传史。

14. 漏斗胸的分型有
    A. 对称型和非对称型
    B. 轻型和重型
    C. 陡坡型和弛缓型
    D. 单纯型和混合型
    E. 胸骨型和肋软骨型

【解析】漏斗胸的分型较多。有学者根据漏斗胸外观畸形形态和凹陷的范围把漏斗胸分为四型：广泛型、普通型、局限型和不规则型。2004年Park等用CT将漏斗胸分为对称型和非对称型，再将它们分为9种亚型。也有学者将Park分型简化为对称型、偏心型和不均衡型。临床均可参考。

15. 以下关于胸壁肿瘤说法正确的是
    A. 乳腺癌也属于胸壁肿瘤
    B. 胸壁原发肿瘤的发病率要显著高于继发肿瘤
    C. 原发骨组织的胸壁肿瘤，胸骨肿瘤的

发病率显著高于肋骨肿瘤
    D. 原发肋骨的胸壁肿瘤，发生于后胸壁显著多于前胸壁和侧胸壁
    E. 转移至肋骨的肿瘤，往往造成局部肋骨破坏或者病理性骨折，引起疼痛，但肿块大多不明显

【解析】胸壁肿瘤是指除皮肤、皮下组织、乳腺外的胸壁深层组织肿瘤，包括骨骼、骨膜、肌肉、血管、脂肪、淋巴、结缔组织等部位的肿瘤，分为原发性和继发性两大类。原发于骨组织者，20%发生于胸骨，80%发生于肋骨。发生于前胸壁及侧胸壁者多于后胸壁。胸壁继发性肿瘤占胸壁肿瘤的50%以上，以转移至肋骨最为多见，常造成肋骨的局部破坏或病理性骨折，引起疼痛，但肿块多不明显。

16. 以下关于胸壁肿瘤的诊断，**错误**的是
    A. X线提示肥皂泡样透亮区，骨皮质薄如蛋壳往往提示骨肉瘤
    B. PET/CT对于提示肿瘤的良恶性和局部淋巴结和远处脏器是否转移具有较高的价值
    C. MRI对于判断锁骨下血管和臂丛神经侵犯具有非常重要的价值
    D. 肋骨骨髓瘤可见本周蛋白阳性
    E. 血清碱性磷酸酶增高，往往提示恶性且骨质广泛破坏

【解析】肋骨巨细胞瘤X线表现为肥皂泡样透亮区、骨皮质薄如蛋壳。

17. 关于胸壁肿瘤的治疗原则，正确的是
    A. 良性的胸壁肿瘤都不需要进行手术
    B. 恶性胸壁肿瘤的切除范围为切缘距离肿瘤2~3cm
    C. 原发肋骨恶性肿瘤切除范围为该肋骨全长及上、下肋间肌

答案： 13. D 14. A 15. E 16. A 17. D

D. 继发性的肋骨肿瘤预示疾病晚期,往往没有手术指征

E. 胸壁肿瘤的手术方式根据不同的部位、大小和病理特征而不同

【解析】只要患者条件许可,无论胸壁的良性、恶性肿瘤,排除恶性胸壁肿瘤远处转移时,均应手术切除。胸壁转移性肿瘤,如原发病灶已切除时亦可考虑手术治疗。良性肿瘤仅须切除病变的肋骨,恶性或具有恶性生物学行为的肿瘤,需切除包括病变上下各 1 根正常肋骨、所有附着肋骨及肿瘤的肌肉软组织和壁层胸膜,其前后方切缘应距肿瘤边缘 3~5cm。

18. 以下关于胸壁肿瘤的判断,**错误**的是

A. 肿瘤直径大于 5cm 的往往恶性的可能较大

B. 胸骨肿瘤往往是恶性的

C. 发生在肋骨和肋软骨交界处的往往为肋软骨瘤

D. 恶性肿瘤往往边界模糊,外形不规则,固定于胸壁无移动

E. 转移性骨肿瘤往往以出现肿块为首发症状

【解析】胸壁继发性肿瘤占胸壁肿瘤的 50% 以上,以转移至肋骨最为多见。常造成肋骨的局部破坏或病理性骨折,引起疼痛,但肿块多不明显。

19. 关于胸壁肿瘤的实验室检查,**错误**的是

A. X 线检查如有明显软组织肿块影并有骨质破坏考虑恶性可能大

B. X 线检查如有广泛骨质破坏,又有放射状新骨形成,多考虑骨肉瘤

C. X 线检查发现肥皂泡样透亮区,骨皮质薄如蛋壳,多考虑软骨肉瘤

D. X 线检查上软骨瘤和骨软骨瘤表现

肿块密度增高,并且有点片状骨质形成,但没有骨质破坏

E. X 线在胸壁肿瘤诊断中的价值非常重要

【解析】肋骨巨细胞瘤 X 线表现为肥皂泡样透亮区。

20. 以下关于胸壁结核的说法,**错误**的是

A. 胸壁结核是常见的肺外结核病,是全身结核病表现的一部分

B. 胸壁结核往往继发于肺结核或者胸膜结核感染

C. 胸壁结核好发于中年患者

D. 胸壁结核可以单独发生,不伴其他地方结核

E. 胸壁结核可表现为冷脓肿或者慢性窦道等多种形式

【解析】胸壁结核多发生于青年。

21. 以下关于胸壁结核的临床表现,**错误**的是

A. 胸壁结核的全身症状大多不明显

B. 如果结核病灶活动,可出现疲倦、盗汗、低热、虚弱等症状

C. 局部病灶往往出现脓肿伴红、肿、热、痛

D. 如脓肿穿破皮肤,常排出水样浑浊脓液,无臭,伴有干酪样物质

E. 可出现细菌混合感染情况,并且可出现急性炎症症状

【解析】单纯胸壁结核为冷脓肿,没有红、肿、热、痛等表现。

22. 关于胸壁脓肿的诊断**错误**的是

A. 胸壁出现无痛性软块,按压有波动,首先考虑胸壁结核可能

B. 胸部 CT 可以发现胸壁软组织增厚,

答案: 18. E 19. C 20. C 21. C 22. D

软组织中心可发现低密度液化区

C. 胸部 CT 有时还可以发现肺内和胸膜是否存在结核病以及骨质是否破坏

D. 穿刺抽的脓液普通细菌培养阳性多可确诊诊断,穿刺部位应该选在脓肿波动最明显处

E. 胸部 X 线可以出现肺、胸膜、肋骨结核病变,但 X 线阴性并不能排除胸壁结核的诊断

【解析】穿刺部位应选在脓肿的上方,避免垂直刺入而致脓液沿针道流出形成瘘管。

23. 关于胸壁结核,正确的是

A. 只要确诊胸壁结核,无论是否活动性需要立即手术

B. 手术无须彻底切除病变组织,以免创面过大影响愈合

C. 手术完毕可以向创面撒入青霉素、链霉素粉剂等预防感染

D. 伤口尽量不要加压包扎,以免影响血供及伤口愈合

E. 术后不可放置引流,以免窦道形成

【解析】由于胸壁结核是全身结核的一部分,故首先应注意全身治疗,如休息、营养及正规的抗结核药物治疗。抗结核治疗的方案选择根据不同情况和不同患者制定个性化的抗结核治疗方案,一般情况下至少抗结核治疗 2 周,最好 4 周以上。有活动性结核时不可进行手术治疗,此时手术容易导致手术失败、病灶复发,故要等待肺部结核稳定后才行手术治疗。手术治疗胸壁结核的原则是彻底清除病灶、消灭残腔、加压包扎。手术中不能留死腔,术毕加压包扎,防止血液积聚。必要时安放引流,24 小时拔除引流后再加压包扎。

24. 关于胸壁结核的临床表现,**错误**的是

A. 胸壁脓肿为寒性脓肿

B. 患者一般多有明显的临床症状

C. 可形成屈曲、分叉较多的窦道

D. 有黄白色稀薄脓液,内含干酪样物质

E. 皮下破溃形成经久不愈的溃疡

【解析】胸壁结核全身症状多不明显。若原发结核病灶尚有活动,则可有疲倦、盗汗、低热、虚弱等症状。多数患者除有局部不红、不热、无痛的脓肿外,几乎没有症状,故称为寒性脓肿。

25. 关于胸壁结核,**错误**的是

A. 以青少年和老年体弱者多见

B. 诊断明确后即可手术治疗

C. 结核菌可以经淋巴途径侵入胸壁组织

D. 胸内结核可直接累及胸壁淋巴结

E. 结核菌也可经过血循环侵入胸壁组织

【解析】由于胸壁结核是全身结核的一部分,故首先应注意全身治疗,如休息、营养及正规的抗结核药物治疗。抗结核治疗的方案选择根据不同情况和不同患者制定个性化的抗结核治疗方案,一般情况下至少抗结核治疗 2 周,最好 4 周以上。有活动性结核时不可进行手术治疗,此时手术容易导致手术失败、病灶复发,故要等待肺部结核稳定后再行手术治疗。

26. 关于胸壁结核,**错误**的是

A. 胸壁结核是胸壁的原发病变

B. 以青少年和年老体弱者多见

C. 胸壁结核尚在活动性期间,术前需要抗结核治疗

D. 胸壁结核可经过淋巴途径、血循环途径和直接侵犯的途径,侵入胸壁组织

答案: 23. C　24. B　25. B　26. A

E. 胸壁结核性脓肿是冷脓肿

【解析】胸壁结核是常见的肺外结核病，往往是继发于肺结核或胸膜结核感染的肋骨、胸骨、胸壁软组织的结核性病变，是全身结核病表现的一部分。

27. 关于张力性气胸的病理生理改变，**错误**的是
    A. 气管、支气管或肺损伤处形成活瓣，气体随每次吸气进入胸膜腔并积累增多，导致胸膜腔压力高于大气压
    B. 引起纵隔扑动
    C. 患侧肺严重萎缩，纵隔显著向健侧移位，健侧肺受压，导致腔静脉回流障碍
    D. 高于大气压的胸内压，驱使气体进入纵隔形成纵隔气肿
    E. 进入胸壁软组织，形成面、颈、胸部的皮下气肿

【解析】纵隔扑动常见于连枷胸时的反常呼吸。但在开放性气胸时，由于患侧的胸腔压力始终与大气压一致，因此吸气时健侧胸腔呈负压，纵隔向健侧移位，呼气时健侧胸腔呈正压，纵隔向患侧移位，随呼吸运动也可出现纵隔扑动。

28. 关于血胸的病理生理特点，**错误**的是
    A. 丢失血容量出现休克征象
    B. 血液积聚，压力增高，迫使肺萎陷，并将纵隔推向健侧，影响呼吸和循环功能
    C. 由于肺、心和膈肌运动的去纤维蛋白作用，积血多凝固
    D. 血块机化后，形成纤维组织束缚肺和胸廓，限制呼吸运动，损害呼吸功能
    E. 积血容易并发感染，形成脓胸

【解析】肺、心和膈肌运动有去纤维蛋

白作用，胸腔内积血多不凝固。但短期内大量积血，去纤维蛋白作用不完善，即可凝固成血块。

29. 少量自发性气胸患者，查看胸部 X 线片时重点应注意
    A. 胸顶部和侧胸壁部
    B. 肺门区
    C. 肺下野
    D. 肋膈角
    E. 纵隔区

【解析】气胸典型 X 线表现为气体聚集于胸腔顶部或胸腔外侧，局部透亮度增加，无肺纹理，肺向肺门萎陷呈密度增高阴影。气胸延及肺下部时肋膈角显示锐利；如有液气胸则见液平面。少量气胸时积气多局限于肺尖和腋部，易被锁骨影遮掩。此时，深呼气相的 X 线征象有助于诊断

30. 多房液气胸的形成原因是
    A. 感染
    B. 外伤
    C. 肺转移瘤
    D. 出血
    E. 胸膜粘连

【解析】部分老年患者气胸发作类似于哮喘发作，严重呼吸困难的同时肺部可闻哮鸣音。此类患者多系重度肺气肿、肺功能不全，又有胸膜粘连而多房分隔。这类患者在气胸引流后气急和哮鸣音迅速消失。

31. 原发性自发性气胸的最常见的原因是
    A. 胸膜下肺大疱破裂
    B. 紧邻胸膜病变坏死，局部肺、胸膜破裂

答案：27. B　28. C　29. A　30. E　31. A

C. 外伤

D. 气管插管

E. 胸膜腔负压增大

【解析】原发性自发性气胸最常见的原因是肺尖部胸膜下肺大疱破裂,多发生于16~30岁。

32. 张力性气胸的急救处理

　　A. 吸氧

　　B. 补液,抗休克

　　C. 紧急胸腔镜探查

　　D. 锁中线第2肋间粗针头穿刺排气

　　E. 胸腔闭式引流术

【解析】如果肺被压缩,考虑张力性气胸。因其引起严重的病理生理改变,故紧急排出胸腔内高压力的气体十分重要,应当尽快抽气减低患者胸腔压力。在紧急情况下,可用 18 号套管针经锁骨中线第 2 肋间刺入,抽气。

33. 可采取保守治疗的气胸是

　　A. 阻塞性肺气肿明显,肺压缩 20%

　　B. 创伤性血气胸,肺压缩 40%

　　C. 无明显症状,肺压缩 20%

　　D. 憋气明显,肺压缩 30%

　　E. PaO_2 50mmHg,肺压缩 20%,阻塞性肺疾病患者

【解析】 对于初诊时轻度气胸(压缩<30%),如果患者身体状态良好且无症状,可以观察。

34. 闭合性气胸的临床表现**除外**

　　A. 突然发生

　　B. 纵隔向患侧偏移

　　C. 多见于年轻人

　　D. 患侧叩诊鼓音

　　E. 患侧呼吸音减弱

【解析】闭合性气胸纵隔居中或向健侧偏移。

35. 开放性气胸的主要病理生理变化是

　　A. 肺水肿,肺不张

　　B. 呼吸衰竭

　　C. 胸腔内压急剧升高

　　D. 呼吸时出现纵隔扑动

　　E. 反常呼吸运动

【解析】纵隔扑动常见于连枷胸时的反常呼吸。但在开放性气胸时,由于患侧的胸腔压力始终与大气压一致,因此吸气时健侧胸腔呈负压,纵隔向健侧移位,呼气时健侧胸腔呈正压,纵隔向患侧移位,随呼吸运动也可出现纵隔扑动。

36. 对张力性气胸病理生理改变的描述,**错误**的是

　　A. 肺表面破损处形成活瓣,气体随着每次吸气进入胸膜腔并逐渐积累增多,导致胸膜腔压力高于大气压

　　B. 患侧肺严重萎陷,纵隔向健侧移位,健侧肺受压

　　C. 瘘口持续开放,或因支气管狭窄、部分阻塞而形成活瓣,以致吸气时空气进入胸腔,呼气时仍积留于此,胸腔压力可超过 1.96kPa(20cmH_2O)

　　D. 引起纵隔扑动

　　E. 高于大气压的胸膜内压,可形成纵隔气肿

【解析】D 选项为开放性气胸的表现。纵隔扑动常见于连枷胸时的反常呼吸,但在开放性气胸时,由于患侧的胸腔压力始终与大气压一致,因此吸气时健侧胸腔呈负压,纵隔向健侧移位,呼气时健侧胸腔呈正压,纵隔向患侧移位,随呼吸运动也可出现纵隔扑动。

答案:　32. D　33. C　34. B　35. D　36. D

37. 降低气胸复发的说法，**错误**的是
    A. 胸膜摩擦固定可以降低气胸复发
    B. 胸膜摩擦固定可使胸膜腔完全粘连
    C. 滑石粉等粘连剂可引起限制性通气障碍
    D. 防止气胸复发的根本措施是处理所有大疱
    E. 气胸复发多由于新生大疱的产生

【解析】气胸术中对于胸膜，防止气胸复发最简单的是胸膜摩擦固定。但研究发现，胸膜摩擦固定并不能完全消灭胸膜腔，因纵隔胸膜及胸膜和膈肌表面难以摩擦处理，往往导致不均匀粘连。还有就是术中粘连剂的使用：如滑石粉，虽然可以形成良好的粘连，但缺点是可发生限制性通气障碍。减少气胸复发的措施在于充分处理所有肺大疱。多数复发再手术的患者在术中发现新生肺大疱产生。

38. 短期内肺复张过快可导致复张性肺水肿，以下**不符合**的是
    A. 剧烈咳嗽
    B. 出现口唇发绀，呼吸困难加重
    C. 可出大量粉红色泡沫痰
    D. 出现休克
    E. 纵隔扑动

【解析】短期内快速肺复张，会造成肺毛细血管通透性强，出现间质性肺水肿。临床常见剧烈咳嗽，咳出大量白色或粉红色泡沫痰或液体伴有明显呼吸困难，严重可伴有口唇发绀，甚至呼吸衰竭。心率增快，肢体湿冷。

39. 闭合性肋骨骨折，提示可能合并张力性气胸的是
    A. 患侧肺有湿啰音
    B. 患侧肺呼吸音减弱
    C. 患侧胸部触诊有捻发音
    D. 患侧胸部剧痛
    E. 患侧胸腔积液

【解析】张力性气胸是指较大的肺气泡破裂或较大较深的肺裂伤或支气管破裂，裂口与胸膜腔相通，且形成单向活瓣，又称高压性气胸。吸气时空气从裂口进入胸膜腔内，而呼气时活瓣关闭，腔内空气不能排出，致胸膜腔内压力不断升高，压迫肺使之逐渐萎陷，并将纵隔推向健侧，挤压健侧肺，产生呼吸和循环功能的严重障碍。胸膜腔内的高压空气若被挤入纵隔，扩散至皮下组织，形成颈部、面部、胸部等处皮下气肿。

40. 创伤性血气胸呼吸困难的主要原因是
    A. 回心血量减少
    B. 肺表面活性物质减少
    C. 肺换气功能障碍
    D. 贫血
    E. 肺通气量不足

【解析】创伤性血气胸导致气体及血液积存在胸膜腔内，压迫肺组织，导致患侧肺通气量受限，引起呼吸困难。

41. 原发性自发性气胸最常见的原因是
    A. 胸膜下肺大疱破裂
    B. 紧邻胸膜病变坏死，局部肺、胸膜破裂
    C. 外伤
    D. 气管插管
    E. 胸膜腔负压增大

【解析】原发性自发性气胸最常见的原因是肺尖部胸膜下肺大疱破裂，多发生于16~30岁。

42. 开放性气胸的主要病理生理变化是
    A. 肺水肿，肺不张

答案：37. B　38. E　39. C　40. E　41. A　42. D

B. 呼吸衰竭

C. 胸腔内压急剧升高

D. 呼吸时出现纵隔扑动

E. 反常呼吸运动

【解析】开放性气胸的病理生理改变为：①患侧胸膜腔负压消失，肺被压缩而萎陷，两侧胸膜腔压力不等而使纵隔移位，健侧肺扩张因而受限；②吸气时，健侧胸膜腔负压升高，与患侧压力差增大，纵隔向健侧进一步移位；呼气时，两侧胸膜腔压力差减少，纵隔移回患侧，这种反常运动称为纵隔扑动。纵隔扑动能影响静脉血流回心脏，引起循环功能严重障碍。此外，吸气时健侧肺扩张，吸进气体不仅来自从气管进入的外界空气，也来自患侧肺排出含氧量低的气体；呼气时健侧肺呼出气体不仅从上呼吸道排出体外，同时也有部分进入患侧肺。含氧低的气体在两侧肺内重复交换将造成严重缺氧。

43. 张力性气胸的急救处理首先应该

A. 剖胸探查

B. 输血输液纠正休克

C. 气管插管机械通气

D. 解除胸膜腔高压状态

E. 气管切开

【解析】张力性气胸的急救治疗原则为立即排气，降低胸膜腔内压力。在紧急状况下，可用粗针头在患侧第2肋间锁骨中线处刺入胸膜腔，有喷射状气体排出，即能收到排气减压效果。

44. 张力性气胸致死的主要原因

A. 纵隔移位

B. 缺氧

C. 气管受压

D. 皮下气肿

E. 肺不张

【解析】张力性气胸：肺或支气管裂口呈活瓣状，每当吸气时气体进入胸腔，呼气时不能排出，故患侧肺进行性压缩，纵隔明显移位，健侧肺也受压迫，迅速发生呼吸循环衰竭致死。

45. 关于开放性气胸的病理生理改变，**错误**的是

A. 患侧胸膜腔负压消失

B. 患侧肺萎陷

C. 纵隔移向健侧

D. 患侧反常呼吸

E. 纵隔扑动

【解析】开放性气胸的病理生理改变为：①患侧胸膜腔负压消失，肺被压缩而萎陷，两侧胸膜腔压力不等而使纵隔移位，健侧肺扩张因而受限；②吸气时，健侧胸膜腔负压升高，与患侧压力差增大，纵隔向健侧进一步移位；呼气时，两侧胸膜腔压力差减小，纵隔移回患侧，这种反常运动称为纵隔扑动。纵隔扑动能影响静脉血流回心脏，引起循环功能严重障碍。此外，吸气时健侧肺扩张，吸进气体不仅来自从气管进入的外界空气，也来自患侧肺排出含氧量低的气体；呼气时健侧肺呼出气体不仅从上呼吸道排出体外，同时也有部分进入患侧肺。含氧低气体在两侧肺内重复交换将造成严重缺氧。

46. 以下**不是**原发性自发性气胸手术指征的是

A. 复发性气胸

B. 血气胸

C. 行胸腔闭式引流术后持续漏气大于24小时

D. 特殊职业气胸（高空、潜水等）

E. 首次发作张力性气胸

答案：43. D　44. B　45. D　46. C

【解析】原发性自发性气胸的手术指征：同侧复发性气胸，首次发作对侧复发性气胸，血气胸，特殊职业气胸，张力性气胸，双侧气胸同时发作，引流后持续漏气5~7日肺无法完全复张等。

47. 正常情况下胸膜腔内每日液体形成和吸收的量为
    A. 100ml
    B. 100~200ml
    C. 200~500ml
    D. 500~1 000ml
    E. 1 000~1 200ml
    【解析】正常情况下胸膜腔内每日有500~1 000ml液体形成和吸收。

48. 胸腔积液LDH水平为多少提示恶性肿瘤或并发细菌感染
    A. 小于200U/L
    B. 大于200U/L
    C. 200~500U/L
    D. 小于500U/L
    E. 大于500U/L
    【解析】胸腔积液LDH水平与胸膜炎症程度相关。LDH>500U/L提示恶性肿瘤或并发细菌感染。

49. 腺苷脱氨酶（ADA）诊断结核性胸腔积液的敏感度较高。结核性胸腔积液中ADA水平常常为
    A. 小于25U/L
    B. 大于25U/L
    C. 25~45U/L
    D. 小于45U/L
    E. 大于45U/L
    【解析】炎性渗出液常低于45U/L，恶性胸腔积液常低于25U/L，结核性胸腔积液中ADA多高于45U/L，其诊断结核性胸腔积液的敏感度较高。

50. 诊治胸腔积液最直接准确的方法是
    A. 胸腔积液常规
    B. 胸腔积液生化
    C. 胸腔积液穿刺
    D. 胸腔镜或开胸活检
    E. 胸部CT
    【解析】胸腔镜或开胸活检是诊治胸腔积液最直接准确的方法。有些胸腔积液病因诊断较为困难，应用胸腔镜检查。

51. 脓胸伴支气管胸膜瘘的患者，治疗**不正确**的是
    A. 使用2%碳酸氢钠或生理盐水反复冲洗胸腔，使脓液稀释便于引流
    B. 抗菌药物使用足疗程
    C. 充分引流
    D. 给予高热量、高蛋白质及富含维生素食物
    E. 纠正水电解质紊乱及维持酸碱平衡，必要时少量多次输血
    【解析】不宜冲洗胸腔，可能会导致感染播散。

52. 以下符合漏出液特点的是
    A. 乳样，乙醚试验苏丹Ⅲ染成红色
    B. 草黄微浊，细胞数>500×10⁶/L，蛋白30g/L，LDH 300U/L
    C. LDH>500U/L，LZM（溶菌酶）与ADA（腺苷脱氨酶）正常
    D. 胸液蛋白/血清蛋白<0.5，LDH<200U/L，胸液LDH/血LDH<0.6
    E. RBC>5×10⁹/L，细胞数<400×10⁶/L
    【解析】根据教材中Light标准可知选项D正确。

答案： 47. D 48. E 49. E 50. D 51. A 52. D

53. 关于恶性胸腔积液说法正确的是
 A. 与肿瘤分期无关
 B. 胸腔积液检查 ADA 常常显著增高
 C. 少数患者仍有根治手术机会
 D. 大量胸腔积液需反复抽液缓解压迫症状
 E. 胸腔积液检查一定为渗出液
【解析】恶性胸腔积液与分期有关；恶性胸腔积液 ADA 常小于 25U/L；一旦产生恶性胸腔积液则无根治手术机会；D 选项，若反复出现胸腔积液压迫症状，反复抽胸腔积液缓解症状；E 选项过于绝对。

54. 关于胸腔积液的描述，正确的是
 A. 中等量积液常有纵隔移位
 B. 显示斜裂间积液，常以侧位片为佳
 C. 立位胸部 X 线片，肺底积液为外高内低的高密度弧线影
 D. 包裹性积液多位于前胸壁
 E. 后前位胸部 X 线片可显示 100ml 以下胸腔积液
【解析】中等量胸腔积液，纵隔常不表现移位；肺底积液常通过平卧前后位或患侧卧位显示；包裹性积液多位于胸下部侧后胸壁；100ml 胸腔积液前后位胸部 X 线片不易看出，肋膈角变钝时，胸腔积液就已达 200ml。

55. 关于胸导管解剖相关问题，正确的是
 A. 起自胸部乳糜池
 B. 经食管裂孔进入胸腔
 C. 位于中纵隔内
 D. 位于胸主动脉与奇静脉之间
 E. 在第 3 胸椎平面斜行向左
【解析】胸导管起自相当于第 1、第 2 腰椎水平的乳糜池；在第 10~12 胸椎水平穿主动脉裂孔入胸腔；第 5~7 胸椎水平由脊柱右侧转向左侧。

56. 胸导管下段的毗邻
 A. 后方为右肋间后动脉
 B. 前方为右肋间后动脉
 C. 后方为食管
 D. 左侧有奇静脉
 E. 右侧有胸主动脉
【解析】胸导管下段位于食管后方，主动脉和奇静脉之间，右肋间后动脉的前方。

57. 关于真性乳糜胸与假性乳糜胸，正确的是
 A. 真性乳糜外观等于乳状
 B. 真性乳糜胸细菌培养为阳性
 C. 真性乳糜胸苏丹Ⅲ染色呈阳性
 D. 假性乳糜胸细菌培养为阴性
 E. 假性乳糜胸苏丹Ⅲ染色呈阳性
【解析】假性乳糜胸的胸液中含有卵磷脂 - 球蛋白复合物，故也呈乳白色，但仅含微量脂肪，苏丹Ⅲ染色无脂肪颗粒，胆固醇和蛋白质含量低于乳糜液。

58. 对乳糜胸的叙述，**错误**的是
 A. 多发生在术后 10~12 日
 B. 患者常表现为胸闷、气急、心悸、血压上升
 C. 乳糜液 95% 以上为脂肪、蛋白质、胆固醇、酶、抗体和电解质
 D. 细菌培养为阴性
 E. 可先行保守治疗
【解析】乳糜胸多发生在术后 7~8 日。

59. 乳糜胸的营养治疗饮食应选择
 A. 高蛋白、高糖类、低脂、低钠饮食
 B. 低蛋白、高脂肪、高糖类、高维生素饮食
 C. 低盐饮食低脂
 D. 低蛋白

答案：53. D 54. B 55. D 56. A 57. C 58. A 59. A

E. 正常饮食

【解析】膳食管理：减少口腔及肠内脂肪摄入以减少乳糜液的产生。

60. 胸腔内手术不慎损伤胸导管上段可造成
   A. 左乳糜胸
   B. 右乳糜胸
   C. 左、右乳糜胸
   D. 整个胸腔积液
   E. 心包积液

【解析】胸导管由第 5~7 胸椎水平由脊柱右侧转向左侧，故胸导管在第 5 胸椎水平以下损伤，多发生右乳糜胸，在此水平以上的损伤，多引起左乳糜胸。

61. 脓胸最多见于
   A. 血气胸
   B. 胸壁穿透伤
   C. 肺部感染
   D. 膈下脓肿
   E. 术后感染

【解析】脓胸基本上是由邻近胸膜的组织器官化脓性感染引起。其中 50% 以上继发于肺部感染。

62. 儿童脓胸最多见的致病菌为
   A. 厌氧菌
   B. 肺炎链球菌
   C. 铜绿假单胞菌
   D. 金黄色葡萄球菌
   E. 大肠埃希菌

【解析】儿童脓胸患者，约 92% 培养出的细菌为葡萄球菌。

63. 脓胸并发症多发生在
   A. 炎性渗出期

   B. 纤维化脓期
   C. 慢性期
   D. 过渡期
   E. 急性期

【解析】在整个脓胸发病过程的任何时期，均可产生并发症，但临床上更多出现在脓胸的慢性期。

64. 脓胸最常见的并发症是
   A. 支气管胸膜瘘
   B. 肺纤维化
   C. 胸壁窦道
   D. 纵隔脓肿
   E. 肋骨骨髓炎

【解析】脓胸最常见的并发症是引起肺纤维化。

65. 有关急性脓胸的治疗方法，**错误**的是
   A. 胸腔穿刺抽脓液
   B. 选用有效抗生素
   C. 全身支持疗法
   D. 开放引流
   E. 胸腔闭式引流术

【解析】开放引流是慢性脓胸的治疗方法。

66. **不适用**于治疗慢性脓胸的术式是
   A. 胸膜纤维板剥脱术
   B. 胸壁开窗术
   C. 脓腔灭菌术
   D. 胸廓成形术
   E. 肋骨切除胸腔引流术

【解析】肋骨切除胸腔引流术是急性脓胸的治疗方案。

67. 对急性脓胸抗生素治疗的描述，正确的是

答案： 60. A 61. C 62. D 63. C 64. B 65. D 66. E 67. D

A. 抗生素的使用必须根据药敏结果

B. 可用小剂量抗生素冲洗胸腔

C. 不建议全身抗生素的使用

D. 胸腔内局部使用抗生素浓度必须足够高

E. 可以不需要痰培养

【解析】抗生素使用可以在药敏结果未回来之前经验治疗，使用大剂量抗生素冲洗胸腔，建议全身广谱抗生素使用，同时留痰培养，胸腔冲洗浓度必须高，不然容易出现耐药。

68. 脓胸进入慢性期常出现下列情况，**除外**

A. 消耗性体质

B. 贫血、低蛋白血症

C. 低热、气促、咳嗽

D. 患侧胸廓饱满

E. 患侧呼吸音减低或消失

【解析】慢性脓胸胸廓萎缩。

69. 引起胸膜间皮瘤的固体致癌物是

A. 氯乙烯

B. 苯

C. 己烯雌酚

D. 石棉

E. 4- 氨基联苯

【解析】石棉接触是诱发恶性胸膜间皮瘤的主要危险因素。

70. 关于胸膜转移瘤的原发灶，以下最常见的是

A. 食管癌

B. 乳腺癌

C. 胸腺瘤

D. 淋巴瘤

E. 甲状腺癌

【解析】胸膜转移瘤最常见的原发灶为

支气管肺癌、乳腺癌，其次是胃癌、胰腺癌和原发于子宫的恶性肿瘤，少见于淋巴瘤，特别是霍奇金病、淋巴肉瘤和慢性淋巴性白血病。

71. 恶性胸膜间皮瘤目前疗效最好的化疗方案是

A. 雷替曲塞＋顺铂

B. 雷替曲塞＋奥沙利铂

C. 培美曲塞＋顺铂

D. 培美曲塞＋奥沙利铂

E. 吉西他滨＋顺铂

【解析】培美曲塞联合顺铂是目前一线治疗恶性胸膜间皮瘤的标准方案。

72. 关于局限性胸膜间皮瘤的说法，正确的是

A. 来源于胸膜的间皮细胞

B. 患者多有石棉接触史

C. 大多数良性胸膜间皮瘤患者没有症状

D. 一旦出现胸腔积液，则手术意义不大

E. 手术治疗后复发率高

【解析】局限性胸膜间皮瘤细胞来源是未成熟的间质细胞，不是胸膜的间皮细胞。局限性胸膜间皮瘤患者无石棉接触史。大多数良性胸膜间皮瘤患者没有症状。约10%的局限性胸膜间皮瘤合并胸腔积液，但不说明预后欠佳。手术切除肿瘤是最有效的治疗方法，术后复发率低。

73. 以下说法正确的是

A. 局限性胸膜间皮瘤均为良性

B. 大多数弥漫性胸膜间皮瘤为恶性

C. 大多数弥漫性胸膜间皮瘤为良性

D. 局限性胸膜间皮瘤手术治疗效果好

E. 弥漫性胸膜间皮瘤首选手术治疗

【解析】局限性胸膜间皮瘤包括良性及

答案：　68. D　69. D　70. B　71. C　72. C　73. D

恶性两类。弥漫性胸膜间皮瘤也被称为恶性胸膜间皮瘤。单纯的外科手术不能治愈弥漫性胸膜间皮瘤。手术切除局限性胸膜间皮瘤是最有效的治疗方法,治疗效果好。

74. 按照恶性胸膜间皮瘤国际 TNM 新分期法,"肿瘤累及同侧壁胸膜(包括壁胸膜、纵隔胸膜、膈胸膜和脏胸膜),并累及胸内筋膜"为
   A. T_x
   B. T_1
   C. T_2
   D. T_3
   E. T_4
   【解析】恶性胸膜间皮瘤国际 TNM 新分期法,"肿瘤累及同侧壁胸膜(包括壁胸膜、纵隔胸膜、膈胸膜和脏胸膜),并累及胸内筋膜"为 T_3 期,任意 T_3 即为 Ⅲ 期。

75. 按照 IMIG 制订的恶性胸膜间皮瘤国际 TNM 新分期法,"孤立病灶发展至侵犯胸壁软组织和心包,但可完全切除,隆突下淋巴结转移,无远处转移"分期为
   A. $T_2N_1M_0$
   B. $T_3N_1M_0$
   C. $T_2N_2M_0$
   D. $T_3N_2M_0$
   E. $T_4N_2M_0$
   【解析】孤立病灶发展至侵犯胸壁软组织,但尚可完全切除为 T_3,隆突下淋巴结转移为 N_2,无远处转移为 M_0。

76. 手术切除最有效的胸膜肿瘤是
   A. 肺癌
   B. 乳腺癌
   C. 淋巴瘤
   D. 胸膜良性间皮瘤

   E. 胸膜恶性间皮瘤
   【解析】胸膜良性间皮瘤手术切除最有效。

77. 提示局限性胸膜间皮瘤恶性可能性大的是
   A. 出现肥大性肺性骨关节病
   B. 胸腔积液
   C. 无任何感染指征的发热
   D. 肿瘤长入肺内
   E. 出现低血糖综合征
   【解析】绝大多数的良性局限性胸膜间皮瘤位于脏层胸膜或叶间胸膜,呈结节状缓慢生长。突入胸膜腔带蒂生长,也有无蒂而附着于胸膜表面者。向肺实质内生长者不常见,长入肺内常提示为恶性。

78. 局限性胸膜间皮瘤的 CT 征象中,**错误**的是
   A. 多发生于肋胸膜,也可发生于胸膜的其他部位
   B. 呈类圆形或分叶状的肿块,边缘光滑锐利
   C. 与胸膜可呈锐角或钝角相交
   D. 肿瘤内偶可见钙化及出血坏死
   E. 胸膜呈较广泛的结节状或不规则状增厚
   【解析】恶性胸膜间皮瘤多表现为较广泛的不规则结节。

79. **不属于**恶性间皮瘤的副瘤综合征症状的是
   A. 杵状指(趾)
   B. 高钙血症
   C. 低血糖
   D. 血小板计数减少
   E. 自体免疫性溶血性贫血

答案: 74. D 75. D 76. D 77. D 78. E 79. D

【解析】恶性间皮瘤的副瘤综合征，包括肺性骨关节病、杵状指（趾）、抗利尿激素分泌失调综合征、自体免疫性溶血性贫血、高凝状态、高钙血症、低血糖及周身淋巴结转移、血小板计数增多。

80. 引起恶性胸腔积液最常见的肿瘤是
    A. 肺癌
    B. 乳腺癌
    C. 淋巴瘤
    D. 胸膜良性间皮瘤
    E. 胸膜恶性间皮瘤

【解析】胸膜转移瘤占胸膜肿瘤的95%，最常见的原发灶为支气管肺癌、乳腺癌，其次是胃癌、胰腺癌和原发于子宫的恶性肿瘤，少见于淋巴瘤，特别是霍奇金病、淋巴肉瘤和慢性淋巴性白血病。

81. 最容易引起胸腔积液呈乳糜样的肿瘤是
    A. 肺癌
    B. 乳腺癌
    C. 淋巴瘤
    D. 胸膜良性间皮瘤
    E. 胸膜恶性间皮瘤

【解析】乳糜液常见于淋巴瘤。

82. 胸腔积液中硫酸软骨素水平明显升高的肿瘤是
    A. 肺癌
    B. 乳腺癌
    C. 淋巴瘤
    D. 胸膜良性间皮瘤
    E. 胸膜恶性间皮瘤

【解析】胸膜恶性间皮瘤胸腔积液硫酸软骨素的含量比肺癌高出11~87倍。

83. 胸腔积液中透明质酸水平明显升高的

肿瘤是
    A. 肺癌
    B. 乳腺癌
    C. 淋巴瘤
    D. 胸膜良性间皮瘤
    E. 胸膜恶性间皮瘤

【解析】胸膜恶性间皮瘤胸腔积液测定透明质酸含量增高，可>80mg/L，比肺腺癌的胸腔积液要高40~230倍，硫酸软骨素的含量也比肺癌高出11~87倍。

84. 患儿男，6岁。体形偏瘦，主因发现前胸壁凸起畸形半年就诊。查体：胸骨中下部及肋骨凸出，既往无外伤及手术史。诊断为
    A. 马方综合征
    B. 漏斗胸
    C. 鸡胸
    D. 佝偻病
    E. 叉状肋

【解析】患儿病史发现前胸壁凸起畸形半年。查体可见胸骨中下部及肋骨凸出，既往无外伤及手术史，因此考虑鸡胸诊断成立。

85. 患儿男，4岁。因发现前胸壁凸起畸形2年，加重半年就诊。查体可见胸骨中下部及肋骨凸出，双侧肋缘稍外翻，平日无喘憋、胸痛、呼吸困难等不适。既往无外伤及手术史。目前最佳治疗方案为
    A. 观察随诊
    B. Ravitch 手术
    C. 佩戴矫形支具治疗
    D. 加强补钙
    E. 胸骨沉降术

【解析】对于小儿鸡胸的治疗，3~10岁的可以用支具治疗，9岁以上可以手术治

答案： 80. A 81. C 82. E 83. E 84. C 85. C

疗,如鸡胸外观畸形较重,对心肺有影响者,3 岁以上均可手术治疗。10~16 岁的青少年胸、肋骨的弹性好,所需要的压力小,手术操作简单、对手术耐受力、术后恢复及效果均较青春后期及成年人好。鉴于此患者 4 岁,无受压畸形等症状,首选矫形支具治疗。

86. 患儿男,15 岁。体形瘦高。主因发现前胸壁凸起畸形 5 年,加重 1 年余就诊。查体:可见前胸壁胸肋骨凸出明显,双侧轻度肋外翻,近 1 年剧烈运动后出现气短,既往无外伤及手术史。建议最佳治疗方案为
    A. 佩戴矫形支具治疗
    B. Ravitch 手术
    C. 加强体育锻炼,继续观察随诊
    D. 加强补钙
    E. 胸骨沉降术
【解析】对于小儿鸡胸的治疗,9 岁以上可以手术治疗,如鸡胸外观畸形较重,对心肺有影响者,3 岁以上均可手术治疗。10~16 岁的青少年胸、肋骨的弹性好,所需要的压力小,手术操作简单、对手术耐受力、术后恢复及效果均较青春后期及成年人好。鉴于此患者 15 岁,外观突起较重,近 1 年剧烈运动后出现气短,首选手术治疗。胸骨沉降术为最佳方案。

87. 患儿男,7 岁。体形偏瘦。主因发现前胸壁凹陷 3 年,加重半年就诊。查体:前下胸壁凹陷明显,双侧肋外翻,既往无外伤及手术史。诊断为
    A. 马方综合征
    B. 漏斗胸
    C. 鸡胸
    D. 佝偻病
    E. 叉状肋
【解析】结合患儿前胸壁凹陷 3 年,加重半年的病史,查体可见前下胸壁凹陷明显,双侧肋外翻,考虑漏斗胸的诊断。

88. 患儿男,2 岁。因出生后发现前胸壁凹陷就诊。查体:可见前下胸壁凹陷,双侧肋缘稍外翻,平日无呼吸道感染、呼吸困难等不适,既往无外伤及手术史。目前最佳治疗方案为
    A. 加强补钙
    B. Ravitch 手术
    C. 漏斗胸 Nuss 手术
    D. 观察随诊
    E. 胸骨沉降术
【解析】3 岁以内小儿由于体弱、骨质较软、肋软骨易变形,应先观察或试行负压吸盘等保守治疗。鉴于该患儿无呼吸道感染、呼吸困难等症状,首先可考虑保守观察。如凹陷加重,可试行负压吸盘治疗。

89. 患儿男,8 岁。因前胸壁进行性凹陷 2 年就诊。查体:可见前下胸壁凹陷,双侧肋外翻,既往无外伤及手术史。为评价凹陷程度,需要进行的检查是
    A. 胸部平扫 CT+ 胸廓重建
    B. 胸部增强 CT
    C. 胸部 X 线片
    D. 胸部超声
    E. 胸部 MRI
【解析】CT 扫描能更准确评价漏斗胸的凹陷程度、对称性、心脏受压和移位程度、肺受压程度和合并症,如先天性肺气道畸形、隔离肺、肺气肿和右胸主动脉等。胸部平扫 CT+ 胸廓重建有助于围手术期的客观凹陷程度的评估。

答案: 86. E 87. B 88. C 89. A

90. 患儿男，11岁。体形瘦高。因发现前胸壁凹陷5年，加重1年就诊。查体：可见前下胸壁凹陷明显，双侧肋外翻，近2年易患呼吸道感染，剧烈运动后出现气短，既往无外伤及手术史。建议最佳治疗方案为

    A. 负压吸盘治疗

    B. Ravitch手术

    C. 加强体育锻炼，继续观察随诊

    D. 前胸壁悬吊手术

    E. 漏斗胸Nuss手术

    【解析】手术矫治最佳年龄为3~12岁。此年龄段患者有一定的配合能力，畸形范围相对局限，导致脊柱侧弯的胸源性应力未发生，手术塑形较容易，效果也好。此患儿胸壁凹陷较重，已出现易患呼吸道感染，剧烈运动后出现气短等症状，保守治疗往往效果不佳，Nuss手术为最佳治疗方案。

91. 患者男，20岁。无意中发现右侧胸壁肿块，逐渐增大伴疼痛，术后病理显示尤因肉瘤。以下说法正确的是

    A. 该类肿瘤虽然是恶性肿瘤，但是不容易发生远处转移

    B. 手术切除范围为原发肋骨加上、下各1根肋骨，前后切缘距离肿瘤3cm

    C. 只要切除范围足够，单纯手术切除就足够

    D. 手术切除+术后放、化疗能够明显提高患者存活率

    E. 发生于胸壁的尤因肉瘤较发生于四肢长骨的预后好

    【解析】胸壁肿瘤，如尤因肉瘤用放、化疗加手术的综合治疗能明显提高长期生存率，5年生存率达24%。若单纯手术，则80%患者在2年内死于远处转移。

92. 患者女，22岁。发现胸骨逐渐隆起并出现疼痛，诊断为胸骨肿瘤。以下说法**不正确**的是

    A. 原发胸骨肿瘤占胸壁肿瘤的少部分，而且绝大部分为恶性

    B. 浆细胞瘤单纯手术效果非常有限，往往术后随访中出现多发性骨髓瘤，因此在术后需要进行辅助治疗

    C. 胸骨肿瘤如果切除范围小，可以利用双侧胸大肌拉拢覆盖，不需要使用人工材料

    D. 切除肋软骨和整个胸骨者往往胸壁缺损范围较大，可以使用marlex网进行重建

    E. 骨巨细胞瘤为高度恶性肿瘤，术后需要辅助放、化疗，一般情况下预后较骨肉瘤更差

    【解析】骨肉瘤恶性程度高，预后差。一旦诊断，目前建议行多柔比星联合其他化疗药物的诱导化疗，残余的病灶在排除有远处转移病灶的前提下行外科手术切除，尽量保持肿瘤和切缘有充足的距离。

93. 患者男，30岁。5年前患有活动性肺结核，间断性抗结核治疗后自行停药。3个月前发现前胸壁肿块，逐渐增大，皮肤破溃一直不愈合，间歇性流出黄白色稀薄脓液，伴干酪样物质。查体发现患者肿块红、肿、热、痛比较明显。对于该患者的治疗正确的是

    A. 患者皮肤经久不愈，直接手术治疗

    B. 口服抗结核药物都能治愈，不需手术

    C. 术前脓液培养是否混合有细菌感染非常重要，术前需要抗结核治疗，如有细菌感染需要切开引流，感染好转后考虑手术

    D. 术后不需要加压包扎，以免影响血供

答案： 90. E　91. D　92. E　93. C

E. 术前准备完善,术中切除干净后,一般无须术后抗结核治疗

【解析】若怀疑有混合细菌感染者需要等待脓液的培养和药物敏感试验结果,选用针对性的抗生素或者先引流,等待感染控制后行病灶清除术。

94. 患者男,27岁。既往患者有肺结核病史,未正规治疗。近日发现胸壁出现脓肿,皮肤破溃不愈合,诊断为胸壁结核性脓肿。以下关于胸壁结核描述正确的是
A. 红
B. 肿
C. 痛
D. 可有窦道形成
E. 无脓液

【解析】单纯胸壁结核冷脓肿,经久不愈,形成溃疡或窦道,且其边缘往往有悬空现象。

95. 患者男,36岁。突发胸痛、胸闷3小时就诊。查体呼吸急促,气管左偏,右侧肋间隙增宽,右侧胸部无压痛,右侧叩诊呈鼓音,右肺呼吸音消失。以下处理措施**不恰当**的是
A. 胸腔闭式引流
B. 吸氧、心电监护
C. 粗针头穿刺排气
D. 急诊胸腔镜探查
E. 避免剧烈活动

【解析】患者有明确外伤史,症状、体征考虑张力性气胸,张力性气胸非急诊胸腔镜探查的指征。

96. 患者男,22岁。突发胸痛、胸闷4小时就诊。胸部X线片提示左侧气胸,肺压缩约90%。该患者不会出现的情况是
A. 颈静脉怒张
B. 皮下气肿
C. 纵隔摆动
D. 气管移位
E. 胸廓膨隆

【解析】纵隔摆动为开放性气胸表现。

97. 患者男,25岁。潜水运动员。突发胸痛、胸闷1日,加重3小时就诊。胸部X线片提示左侧液气胸,肺压缩约80%,气管右偏。既往有左侧气胸行胸腔闭式引流的病史。以下**不属于**该患者胸腔镜探查手术指征的情况是
A. 气胸发作类型
B. 职业
C. 既往有左侧气胸发作病史
D. 经胸腔闭式引流后持续漏气超过72小时
E. 液气胸

【解析】原发性自发性气胸的手术指征:同侧复发性气胸、首次发作对侧复发性气胸、血气胸、特殊职业气胸、张力性气胸、双侧气胸同时发作、引流后持续漏气5~7日肺无法完全复张等。

98. 患者男,36岁。突发胸痛、胸闷2小时就诊。胸部X线片提示右侧气胸,肺压缩约90%。查体:呼吸急促,气管左偏,右侧肋间隙增宽,右侧叩诊呈鼓音,右肺呼吸音消失。心电监护:心率120次/min,SaO_2 90%,血压90/50mmHg。以下紧急处理措施应优先考虑的是
A. 吸氧
B. 胸腔闭式引流
C. 锁骨中线第2肋间粗针头穿刺排气

答案： 94. D 95. D 96. C 97. E 98. C

D. 紧急胸腔镜探查

E. 开放静脉通路，补液

【解析】张力性气胸紧急处理原则：行胸腔穿刺排气减轻胸腔压力，改善呼吸循环。

99. 患者男，26 岁，潜水运动员。胸痛、胸闷 2 日，加重 3 小时就诊。胸部 X 线片提示左侧气胸，肺压缩约 50%。以下处理措施**不恰当**的是

A. 胸腔闭式引流

B. 吸氧、心电监护

C. 胸腔穿刺抽气

D. 胸腔镜探查，肺大疱切除

E. 继续观察

【解析】气胸发作时如气胸量>30%，应行胸腔闭式引流术。

100. 患者男，22 岁。突发胸痛、胸闷 3 小时就诊。胸部 X 线片提示左侧液气胸，肺压缩约 40%，行胸腔闭式引流术后，引流量 200ml/h，连续 3 小时。此时应采取的处理措施是

A. 继续观察

B. 止血药物治疗

C. 胸腔镜探查

D. 增加引流管引流

E. 输血、补液

【解析】进行性血胸诊断标准：①持续脉搏增快，血压降低或虽经补充血容量，血压仍未回升或持续下降；②胸腔闭式引流量每小时大于 200ml，且连续 3 小时；③血红蛋白、红细胞数量进行性下降，引流胸腔积血的血红蛋白和红细胞数量与周围血相近，且迅速凝固。如果出现以上情况，则考虑进行性血胸，须急诊开胸探查止血。根据该患者情况考虑存在进行性血胸，需急诊探查止血。

101. 患者男，16 岁。突发胸痛、胸闷 5 小时就诊。胸部 X 线片示左侧气胸，肺压缩约 30%。最可能的病因是

A. 胸膜下肺大疱破裂

B. 外伤

C. 胸膜疾病

D. 肺恶性肿瘤

E. 过度运动

【解析】原发性自发性气胸最常见的原因是肺尖部胸膜下肺大疱破裂，多发生于 16~30 岁。

102. 患者男，26 岁。健身时突发胸痛、胸闷，休息后未缓解，遂就诊于急诊。胸部 X 线片示左侧气胸，肺压缩约 10%。应选择的处理措施是

A. 休息，吸氧，根据情况复查胸部 X 线片

B. 胸腔穿刺抽气

C. 胸腔闭式引流

D. 胸腔镜手术

E. 腋下小切口手术

【解析】对于初诊时轻度气胸（压缩<30%），如果患者身体状态良好且无症状，可以观察。

103. 患者男，20 岁。突发胸痛、胸闷 2 小时就诊。胸部 X 线片提示右侧气胸，肺压缩约 50%。既往有右侧气胸病史，计划行胸腔镜手术。以下**不属于**胸腔镜手术禁忌证的是

A. 医院条件无法进行全身麻醉或单肺通气

B. 患者体质无法耐受全身麻醉或单肺通气

C. 严重传染病

D. 恶性肿瘤疾病

答案：99. E　100. C　101. A　102. A　103. D

E. 胸腔严重粘连

【解析】胸腔镜手术禁忌证,包括医院条件无法进行全身麻醉或单肺通气,患者体质无法耐受全身麻醉或单肺通气,严重传染病,胸腔严重粘连等。

104. 患者男,22 岁。突发胸痛、胸闷 3 小时就诊。查体:呼吸急促,气管左偏,右侧肋间隙增宽,右侧叩诊呈鼓音,右肺呼吸音消失。该患者首选的检查方法是
   A. 胸部 X 线片
   B. 胸部彩超
   C. 胸部 CT
   D. 胸部 MRI
   E. 心电图
【解析】气胸患者首选检查方法为胸部 X 线片。

105. 患者男,56 岁。慢性阻塞性肺疾病病史 10 年。突发胸痛,呼吸困难,口唇发紫。首先考虑的诊断是
   A. 心力衰竭
   B. 肺栓塞
   C. 自发性气胸
   D. 肺大疱
   E. 心肌梗死
【解析】疼痛和呼吸困难为气胸最常见的临床表现,较少见的征兆有端坐呼吸、咯血和干咳。较重的患者可以有患侧呼吸力度减弱或消失。张力性气胸病变可有发绀和明显呼吸困难,纵隔皮下气肿,颈静脉怒张,纵隔向健侧移位。根据患者症状及体征,首先考虑气胸。

106. 患者男,18 岁。因剧烈咳嗽后左侧胸痛 1 小时就诊。查体:气管轻度右偏,

左侧胸廓饱满,叩诊鼓音,呼吸音减低,应首先考虑
   A. 肺气肿
   B. 左侧肺不张
   C. 右肺肺炎
   D. 左侧胸腔积液
   E. 左侧气胸
【解析】疼痛和呼吸困难为气胸最常见的临床表现,较少见的征兆有端坐呼吸、咯血和干咳。较重的患者可以有患侧呼吸动度减弱或消失,呼吸音减弱或消失。张力性气胸病变可有发绀和明显呼吸困难,纵隔皮下气肿,颈静脉怒张,纵隔向健侧移位。根据患者症状及体征,首先考虑气胸。

107. 患者男,22 岁。起床后自觉右侧胸部隐痛,呈持续性,跑步后胸部憋气明显加重,进行性呼吸困难,家人送至急诊。查体:神志清楚,气管左移,右胸饱满,肋间隙明显增宽,叩诊鼓音,呼吸音消失。血压 90/60mmHg,呼吸 30 次 /min,心率 110 次 /min。急诊室需紧急处理方式
   A. 完善胸部 X 线片
   B. 机械通气
   C. 给予血管活动药物
   D. 胸腔闭式引流术
   E. 粗针头穿刺排气
【解析】张力性气胸紧急处理原则:行胸腔穿刺排气减轻胸腔压力,改善呼吸循环。

108. 患者男,65 岁。进食后不慎呛咳出现剧烈咳嗽,随即出现左侧胸痛,伴进行性呼吸困难。既往有慢性支气管炎、阻塞性肺疾病。查体:桶状胸,左肺呼吸音减弱,可闻及少许哮鸣音。血氧

答案: 104. A 105. C 106. E 107. E 108. E

饱和度 80%。胸部 X 线片提示左肺压缩 20%。下列治疗方式**错误**的是

A. 吸氧

B. 卧床休息

C. 少许镇静剂及止咳

D. 穿刺抽气或胸腔闭式引流术

E. 保守治疗

【解析】根据患者慢性阻塞性肺疾病病史，临床表现，结合影像学检查，诊断为继发性气胸，压缩 20%，这部分患者往往少量气胸即出现低氧血症。一般治疗包括卧床休息，限制活动，给予吸氧，镇痛、止咳，必要时给予小剂量镇静药，有感染时给予抗感染治疗。临床症状重的仍需要胸腔闭式引流术。

109. 患儿女，14 岁。右侧胸闷憋气不适 3 日，胸部憋气症状逐渐加重，无发热，无干咳。既往右侧股骨骨肉瘤术后，放、化疗病史，目前骨肉瘤肺转移，口服阿帕替尼 2 个月余。1 个月前胸部 CT 提示：左肺上叶尖后段胸膜下实性结节较前变为薄壁空泡。查体：右肺呼吸音减弱，叩诊鼓音。下列措施中**错误**的是

A. 暂停阿帕替尼

B. 复查胸部 CT

C. 吸氧

D. 必要时胸腔闭式引流术

E. 肺功能检测

【解析】此题考查考生对于近年来，随着靶向及免疫治疗的进展，肺癌，尤其是肺转移瘤病灶因抗肿瘤治疗有效而出现坏死空洞形成，胸膜下空洞破裂造成气胸的发生率较前增加。根据病史，确诊为继发性气胸明确。临床怀疑有气胸者不宜进行肺功能项目检查，用力呼吸动作会导致病情恶化。

110. 患者男，60 岁。咳嗽后胸闷憋气加重 1 日就诊。既往半年左侧气胸发作，外院行胸腔镜探查，左肺楔形切除术。术后半年间断左侧气胸发作 3 次，均给予高糖等粘连剂处理。查体：神志清楚，口唇发绀，呼吸急促，左侧胸廓饱满，叩诊鼓音，呼吸音消失。血压 110/70mmHg，心率 90 次 /min，呼吸 33 次 /min。诊治过程中**错误**的措施是

A. 胸部 CT

B. 血气分析

C. 肺功能检测

D. 锁骨中线第 2 肋间穿刺排气

E. 吸氧

【解析】此题考查考生的是关于气胸患者的辅助检查。其中临床怀疑有气胸者不宜进行肺功能项目检查，用力呼吸动作会导致病情恶化。

111. 患者男，22 岁。晨起排便后出现胸痛，伴胸闷不适，呈进行性加重。就诊医院确诊为左侧气胸。行胸腔闭式引流术，术后 3 日呼吸时仍有大量气泡溢出。复查胸部 X 线片仍可见气胸线，压缩约 30%。下一步治疗方案中最佳措施为

A. 继续保留闭式引流术

B. 胸腔镜探查

C. 更换粗的引流管

D. 胸腔内注射粘连剂

E. 吹气球

【解析】此题考查气胸的外科手术指征：对于复发性气胸、双侧同时或异时发生过气胸、张力性气胸、血胸、首次发作但胸部 X 线片可见明显大疱者，或者特殊职业气胸及就医不便，如飞行员、潜水员、偏远地区生活者，一旦复发气胸无法得到及时治疗者，需要行手术探查。

答案： 109. E 110. C 111. B

112. 患者男, 70 岁。确诊慢性阻塞性肺疾病 20 余年, 1 日前着凉出现剧烈咳嗽, 咳嗽后突觉气喘加重, 伴左侧胸痛, 给予平喘等治疗后无改善。到医院就诊后确诊为左侧气胸, 压缩 40%, 计划行胸腔闭式引流术。主要目的是
　　A. 尽早复张肺, 防止纵隔摆动
　　B. 尽早复张肺, 防止血胸发生
　　C. 尽早复张肺, 减少住院时间
　　D. 尽早复张肺, 避免呼吸衰竭
　　E. 判断是否合并血胸
　　【解析】此题考查考生针对继发性气胸的治疗目的。慢性阻塞性肺疾病患者, 往往压缩 20% 左右出现明显临床症状, 若处理不及时, 可能引起低氧血症, 严重的可引起呼吸衰竭。

113. 患者女, 18 岁。游泳后突觉右侧胸痛、胸闷、憋气。查体:右肺呼吸音降低, 叩诊鼓音。患者行胸部 X 线片检查提示气胸, 下列描述错误的是
　　A. 气胸线外无肺纹理
　　B. 气胸线外透亮度减低
　　C. 向肺门萎陷
　　D. 少量气胸时易被锁骨影遮挡
　　E. 纵隔移位
　　【解析】胸部 X 线片是诊断气胸最简单、最可靠的方法。可显示肺萎缩程度、有无胸膜粘连、纵隔移位及胸腔积液等, 甚至有时可显示肺大疱轮廓。气胸典型 X 线表现为气体聚集于胸腔顶部或胸腔外侧, 透亮度增加, 无肺纹理, 肺向肺门萎陷呈密度增高阴影。气胸延及肺下部时肋膈角显示锐利;如有液气胸则见液平面。少量气胸时积气多局限于肺尖和腋部, 易被锁骨影遮掩。

114. 患者女, 26 岁。慢跑后出现左侧胸痛,

伴呼吸困难, 家中休息 2 日, 自觉呼吸困难加重, 喘憋明显, 被家人送至急诊。查体:神情, 面色苍白, 左侧胸廓饱满, 左肺呼吸音消失, 叩诊鼓音。以下关于 X 线表现描述正确的是
　　A. 左侧肋间隙增宽
　　B. 纵隔左移
　　C. 肺野内可见圆形薄壁空腔, 肺组织受压
　　D. 膈肌上抬
　　E. 外高内低弧形阴影
　　【解析】此题考查考生对于张力气胸的 X 线描述:肺萎陷至肺门、患侧肋间隙增宽、膈肌下压、气管及纵隔偏向健侧、患侧胸腔体积较健侧增大。

115. 患者男, 30 岁。马拉松中途自觉胸闷、憋气, 休息后症状无改善, 送往医院。完善检查, 确诊为右侧气胸, 压缩 40%。入院后急诊行胸腔闭式引流术。既往右侧气胸发作 2 次, 保守治疗好转。下一步最佳治疗方案为
　　A. 胸腔镜探查
　　B. 开胸探查
　　C. 注射粘连剂
　　D. 继续保留胸腔闭式引流管
　　E. 胸膜固定术
　　【解析】此题考查气胸的外科手术指征:对于复发性气胸、双侧同时或异时发生过气胸、张力性气胸、血胸、首次发作但胸部 X 线片可见明显大疱者, 或者特殊职业气胸及就医不便, 如飞行员、潜水员、偏远地区生活者, 一旦复发气胸无法得到及时治疗者, 需要行手术探查。

116. 患者女, 25 岁。3 日前因右侧气胸就诊当地医院, 抽气后离开医院。今晨

答案: 112. D　113. B　114. A　115. A　116. E

起床后呼吸困难明显加重,面色苍白,家人送往急诊。胸部 X 线片提示:肺萎陷至肺门,肋间隙明显增宽,气管及纵隔明显左移,急诊行右侧胸腔闭式引流术,警惕复张性肺水肿。以下**不属于**肺水肿表现的是

A. 剧烈咳嗽

B. 粉红色泡沫痰

C. 呼吸困难加重,低氧血症

D. 影像学可见双肺弥漫片状阴影

E. 气管右移

【解析】此题考查考生复张性肺水肿临床表现方面知识点:肺复张后快速出现剧烈咳嗽、咳出大量白色或粉红色泡沫样痰或液体,伴严重的呼吸困难,严重者可有口唇发绀,甚至呼吸衰竭。肺部听诊可闻及单侧或双侧肺部细小水泡音,心率增快,血压下降,肢体湿冷。氧饱和度早期不稳定,继而持续下降,吸氧不能明显缓解。影像学检查可见患者肺部遍布点片状模糊阴影。

117. 患者男,40 岁。饮白酒后 2 小时,呕吐后突发左胸痛,伴胸闷、心悸 2 小时就诊。入院时查体:呼吸急促,心率 120 次 /min,体温 37.8℃,血压 100/60mmHg。胸部 X 线片提示左侧液气胸。最可能的诊断是

A. 自发性食管破裂

B. 急性胃肠炎

C. 急性胃扩张

D. 左侧自发性血气胸

E. 食管炎

【解析】自发性食管破裂多发于青壮年,也可发生于 50 岁以上患者,男性明显多于女性。病初症状为剧烈恶心、呕吐,继之出现胸痛、上腹痛。部分患者有呕血或血性呕吐物。疼痛呈撕裂样,难以忍受,大剂量镇痛剂也不易缓解。疼痛位置多为上腹部、胸骨后、两季肋部、下胸部。有时疼痛放射至肩背部。症状严重时有明显气短,呼吸困难,发绀,甚至休克。X 线胸部透视具有重要价值,不少患者经急诊胸部透视发现一侧液气胸而引起注意。胸部侧位 X 线片可见纵隔气肿、颈部皮下气肿影,后前位有时可见后下纵隔一侧气肿阴影,呈三角形。

118. 患者男,36 岁。因自发性血气胸就诊于急诊。胸腔闭式引流后有大量气体逸出,胸引流量 200ml/h,持续 3 小时以上。此时应采取的处理措施为

A. 密切观察

B. 给予止血药物

C. 输血补液

D. 夹闭胸腔引流管

E. 胸腔镜探查

【解析】胸腔活动性出血的表现有:①脉搏逐渐增快,血压逐渐下降;②血压虽然短暂回升,但是又迅速下降;③血红蛋白、红细胞计数、血细胞比容持续下降;④胸腔引流量>200ml/h,并且持续 2~3 小时;⑤胸腔穿刺抽血很快凝固或血凝固抽不出,而且胸部 X 线片提示胸膜腔阴影持续增大。胸腔活动性出血需要立即进行胸腔镜或剖胸探查止血。

119. 患者男,78 岁。既往 COPD,突发呼吸困难,入院胸部 X 线片提示左肺压缩约 20%。血气分析提示 I 型呼吸衰竭。查体端坐呼吸,三凹征。以下处理正确的是

A. 吸氧、补液等继续观察

B. 气管插管、呼吸机辅助通气

C. 气管切开

D. 胸腔闭式引流

E. 急诊开胸探查

【解析】对于低肺功能患者，即使气胸量较少，但影响患者通气功能，应积极行胸腔穿刺抽气或胸腔闭式引流排气。

120. 患者男，26 岁。剧烈咳嗽后出现左侧胸痛，伴呼吸困难。查体：神清，面色苍白，左侧胸廓饱满，左肺呼吸音消失，叩诊鼓音。以下关于 X 线表现描述正确的是

A. 左侧肋间隙增宽

B. 纵隔左移

C. 左侧肋间隙变窄

D. 膈肌上抬

E. 外高内低弧形阴影

【解析】张力性气胸患者可表现为极度呼吸困难，端坐呼吸。缺氧严重者出现发绀、烦躁不安、昏迷，甚至窒息。体格检查可见患侧胸部饱胀，肋间隙增宽，呼吸幅度减低，可有皮下气肿。叩诊呈鼓音。听诊呼吸音消失。胸部 X 线检查示胸膜腔大量积气，肺可完全萎陷，气管和心影偏移至健侧。

121. 慢性纤维空洞型肺结核并发自发性气胸，患者呈现高度呼吸困难，发绀，烦躁不安，大汗淋漓，脉速、血压偏低。在急诊处理时，最关键是应该采用

A. 立即使用呼吸兴奋剂

B. 输液扩容

C. 急诊胸腔镜探查

D. 给予激素冲击治疗

E. 立即胸腔穿刺排气减压

【解析】张力性气胸患者可表现为极度呼吸困难，端坐呼吸。缺氧严重者出现发

绀、烦躁不安、昏迷，甚至窒息。急救处理首要措施是胸腔穿刺排气减压。

122. 患者男，23 岁。公司程序员。身高180cm，体重 50kg。经常加班、熬夜，工作期间突发左侧胸痛、气短，轻度咳嗽，急诊就诊。心电监护提示：心率 110 次 /min，SaO_2 97%，血压100/70mmHg。根据以上表现，该患者最可能的诊断为

A. 心绞痛

B. 自发性气胸

C. 急性肺炎

D. 肋间神经痛

E. 主动脉夹层

【解析】疼痛和呼吸困难为气胸最常见的临床表现。较少见的征兆有端坐呼吸、咯血和干咳。较重的患者可以有患侧呼吸动度减弱或消失，呼吸音减弱或消失。张力性气胸患者可有发绀和明显呼吸困难，纵隔皮下气肿，颈静脉怒张，纵隔向健侧移位。根据患者症状及体征，首先考虑气胸。气胸好发于 16~30 岁瘦高体形的人群。

123. 患者女，70 岁。慢性阻塞性肺疾病病史 20 余年。剧烈咳嗽 2 日，无发热。1 小时前突发胸痛，呼吸困难，不能平卧，伴口唇发绀。急诊就诊。查体：脉搏 110 次 /min，呼吸 30 次 /min，血压150/90mmHg，左肺呼吸音低。以上表现最可能的诊断是

A. 急性心肌梗死

B. 自发性气胸

C. 反流性食管炎

D. 胸腔积液

E. 肺栓塞

【解析】疼痛和呼吸困难为气胸最常见

答案： 120. A　121. E　122. B　123. B

的临床表现，较少见的征兆有端坐呼吸、咯血和干咳。较重的患者可以有患侧呼吸动度减弱或消失，呼吸音减弱或消失。张力性气胸病变可有发绀和明显呼吸困难，纵隔皮下气肿，颈静脉怒张，纵隔向健侧移位。根据患者症状及体征，首先考虑气胸。

124. 患者男，61 岁。吸烟史 30 年。胸痛 1 个月。胸部 X 线片显示左侧胸腔积液，左肺门阴影增大表现。胸腔积液检查：血性，比重 1.020，白蛋白 30g/L，白细胞 $0.8×10^9$/L，多核细胞比例 0.72，单核 0.28。最可能的诊断是
    A. 淋巴瘤合并胸腔积液
    B. 结核性胸膜炎
    C. 病毒性肺炎合并胸腔积液
    D. 肺炎合并反应性胸腔积液
    E. 肺癌合并胸腔积液

125. 患者男，65 岁。胸闷、喘息进行性加重半个月。听诊右侧呼吸音低，检查发现右侧大量胸腔积液，积液性质为血性。最有助于诊断的影像学检查首选
    A. 抽胸腔积液后常规胸部 X 线片检查
    B. 胸部 CT
    C. 胸部 MRI
    D. PET/CT
    E. 胸部超声
    【解析】胸部 CT 有利于发现胸部原发病变，而且显像清晰；其他几个选项不作为首选。

126. 患者女，58 岁。右侧胸痛 2 个月，伴咳嗽、血痰、消瘦，近 2 周气促明显，夜间不能平卧。胸部 X 线片提示左侧大量胸腔积液，胸腔穿刺胸腔积液找到腺癌细胞。目前处理正确的是
    A. 不用镇痛药，以免产生药物依赖

B. 胸腔内可以注射抗肿瘤药物
C. 应尽早手术治疗原发肿瘤
D. 胸腔内注射抗生素预防感染
E. 抽胸腔积液会丢失大量蛋白，不应反复进行
【解析】晚期肿瘤患者应合理使用镇痛药；恶性胸腔积液无根治手术机会；不应胸腔内注入抗生素，容易产生耐药感染；如果反复产生大量胸腔积液，应抽胸腔积液缓解症状。

127. 患者中等量胸腔积液，进行胸穿抽液治疗。缓慢抽出草黄色液体 200ml 后，患者突然出现头晕、大汗，面色苍白，四肢厥冷，脉细数，血压下降，首先考虑
    A. 复张性肺水肿
    B. 胸膜反应
    C. 刺破血管导致血胸
    D. 穿刺导致张力性气胸
    E. 麻醉药物过敏
    【解析】缓慢抽液不应首先考虑复张性肺水肿。草黄色胸腔积液，不应考虑血胸；上述症状并非张力性气胸典型症状。

128. 患者女，26 岁。近 1 周出现右侧胸痛、呼吸困难伴发热。查体：体温 38.3℃，右下肺叩诊浊音，呼吸音减低，行抽液治疗后感到呼吸困难症状减轻。但抽液到 1 200ml 时，患者气促加重，伴剧烈咳嗽，咳大量泡沫样痰。最可能的原因是
    A. 胸膜反应
    B. 并发气胸
    C. 复张性肺水肿
    D. 纵隔摆动
    E. 过敏反应
    【解析】该操作，第 1 次抽胸腔积液过多，每次不应超过 1 000ml。

答案： 124. E 125. B 126. B 127. B 128. C

129. 患者男，78 岁。2 日前因食管癌接受手术。术后右侧胸腔引流量 1 000ml，乳白色。考虑可能是损伤了
    A. 食管
    B. 气管
    C. 胸导管下段
    D. 胸导管上段
    E. 纵隔淋巴结
    【解析】由于第 5~7 胸椎水平由脊柱右侧转向左侧，故胸导管在第 5 胸椎水平以下损伤，多发生右侧乳糜胸，在此水平以上的损伤，多引起左侧乳糜胸。

130. 患者男，56 岁。右肺上叶鳞癌术后第 3 天。胸腔闭式引流液量突然增多，量约 500ml，乳白色。应立即采取的措施是
    A. 即刻禁食水，静脉营养支持治疗
    B. 立即行胸导管结扎术
    C. 胸腔注射粘连剂
    D. 继续观察引流变化
    E. 夹闭胸引流管
    【解析】术后乳糜胸引流量不多时可先行保守治疗。

131. 某患者右肺上叶鳞癌术后第 3 天。胸腔闭式引流液量突然增多，量约 1 000ml，乳白色。禁食水 3 日后，每日胸引流量仍约 1 000ml，颜色仍为乳白色。应立即采取的措施是
    A. 继续禁食水，静脉营养支持治疗
    B. 立即行胸导管结扎术
    C. 胸腔注射胸膜粘连剂
    D. 加用负压吸引
    E. 夹闭胸引流管
    【解析】术后乳糜胸引流量不多时可先行保守治疗，待不见好转后需尽早外科治疗。

132. 某患者右肺上叶鳞癌术后第 3 天。胸腔闭式引流液量突然增多，量约 500ml，乳白色。禁食水 3 日后，每日胸引流量仍约 400ml，颜色仍为乳白色。应立即采取的措施是
    A. 继续禁食水，静脉营养支持治疗
    B. 立即行胸导管结扎术
    C. 胸腔注射胸膜粘连剂
    D. 加用负压吸引
    E. 立即夹闭胸引流管
    【解析】术后乳糜胸引流量不多时，可考虑铜绿假单胞菌或无菌滑石粉胸腔注药。

133. 患者男，56 岁。食管癌术后第 6 天。出现胸痛、胸闷、呼吸困难。诊断为乳糜胸。以下措施**错误**的是
    A. 予输血治疗
    B. 行胸腔闭式引流
    C. 予肠外营养支持
    D. 持续胸腔闭式引流
    E. 予抗感染治疗
    【解析】乳糜液是乳白色，无异味的碱性液体，富含脂类、蛋白质、电解质和淋巴细胞等多种成分，通常不会导致贫血。

134. 患者男，25 岁。脓胸行闭式引流术后已经 3 个月，现每日引流量约 10ml，脓腔约 20ml，患者一般情况尚可。下一步治疗是
    A. 拔出引流管
    B. 开放引流，逐渐拔管
    C. 继续闭式引流
    D. 胸廓成形术
    E. 胸膜纤维板剥脱术
    【解析】脓腔 20ml 以下可以开放引流。

答案： 129. C　130. A　131. B　132. C　133. A　134. B

135. 患者男,27 岁。脾切除术后第 9 天,发热伴有左上腹疼痛,3 日后出现胸痛。胸部 X 线片提示左侧膈肌升高,穿刺引出黄色浑浊液体,血培养(−),左侧胸腔积液。考虑为
   A. 反应性积液
   B. 手术时损伤膈肌污染胸腔引起脓胸
   C. 膈下感染经过膈肌淋巴管致脓胸
   D. 细菌经过血运到胸腔引起脓胸
   E. 细菌经过血运到右肺,形成肺脓肿,破溃形成脓胸

   【解析】膈下感染通过淋巴管迁延至胸腔引起脓胸。

136. 患者女,67 岁。2 周前因左侧脓胸行胸腔闭式引流术后 10 日拔管。近 3 日高热,伴胸痛。入院时精神状态差。查体:体温 38.8℃,脉搏 115 次/min,呼吸 35 次/min,血压 90/58mmHg。气管略右移,左胸叩诊呈浊音,呼吸音弱。胸部 X 线片示左胸有一气液面。入院后的主要处理是
   A. 胸穿抽出积液
   B. 胸腔闭式引流
   C. 胸廓成形术
   D. 开放引流术
   E. 胸膜纤维板剥脱术

   【解析】急性脓胸必须充分引流,可行胸腔闭式引流术。

137. 患者男,56 岁。局限性胸膜间皮瘤术后局部复发,首选治疗为
   A. 手术切除
   B. 放疗
   C. 化疗
   D. 胸腔热灌注化疗
   E. 靶向治疗

   【解析】手术后约 10% 的病例需再次手术治疗,其疗效也很满意。有些患者在初次手术 10 年后才复发。故建议术后应每年做胸部 X 线片检查,出现复发指征,应再次手术。

138. 患者男,59 岁。检查发现右胸膜多发结节,穿刺考虑为间皮瘤。以下情况表明该患者失去手术机会的是
   A. 巨大局限性胸膜间皮瘤伴杵状指、踝部水肿
   B. 局限性胸膜间皮瘤伴咯血与胸腔积液
   C. 弥漫性胸膜间皮瘤脏层胸膜融合并向肺实质播散
   D. 弥漫性胸膜间皮瘤侵犯心包脏层
   E. 肿瘤侵犯肋骨及肋间肌

   【解析】侵犯心包脏层说明肿瘤已进展到Ⅳ期,无法手术。

139. 患者男,69 岁。因胸腔积液入院。CT 见右胸中量积液伴胸膜多发结节,拟行胸腔穿刺术。胸腔积液检查哪项结果将高度怀疑恶性胸膜间皮瘤可能
   A. 血性胸腔积液
   B. 胸腔积液透明质酸含量超过 80mg/L
   C. 硫酸软骨素的含量减少
   D. 细胞学可见恶性细胞,呈桑葚样表现
   E. 胸腔积液和血清蛋白含量的比值>0.5

   【解析】恶性胸膜间皮瘤胸腔积液测定透明质酸含量增高,可>80mg/L,相比肺腺癌高 40~230 倍,硫酸软骨素的含量也比肺癌高 11~87 倍。

140. 患者男,68 岁。因反复右胸痛 1 个月入院。曾从事石棉生产工作 30 年。

答案:　135. C　136. B　137. A　138. D　139. B　140. C

CT 检查发现右胸膜下多发结节伴少量胸腔积液。下列最佳确诊检查为

A. 胸腔积液细胞学检查

B. 细针穿刺活检

C. 胸腔镜活检

D. PET/CT

E. 开胸探查

【解析】当临床和放射学检查怀疑存在胸膜间皮瘤时,胸腔镜检查是最好的确诊方法。因其可获得更多病理学信息,阳性确诊率达 90% 以上。

141. 患者男,67 岁。诊断恶性胸膜间皮瘤,拟行放射治疗。其放疗的主要目的是

A. 缩小肿瘤

B. 减少胸腔积液

C. 缓解疼痛

D. 减少术后复发

E. 胸膜固定

【解析】胸膜间皮瘤放疗的主要目的是缓解疼痛,对于因侵及胸壁而引起疼痛的患者,可考虑应用。

142. 患者男,50 岁。右胸膜下多发结节伴胸腔积液。细胞学提示恶性胸膜间皮瘤的可能。下列相关治疗方案中,正确的是

A. 尽早行胸膜固定,无须等待病理结果

B. 胸膜固定术后再次出现胸腔积液,应积极反复抽液

C. 如伴有呼吸困难,禁用阿片类药物

D. 吸氧须在血氧饱和度降低时才开始使用

E. 优先考虑行靶向治疗

【解析】不推荐仅依靠细胞学检查结果来诊断恶性胸膜间皮瘤。对于细胞学检查

提示的间皮瘤疑似病例,应行进一步组织学检查。胸膜固定术如果失败或拟行诊断性开胸的患者,应考虑做胸膜剥脱术。中晚期表现为大量胸腔积液,胸壁塌陷,呼吸困难,此时应使用氧疗。恶性胸膜间皮瘤的呼吸困难因胸腔积液合并胸廓塌陷引起,若伴有胸痛,可使用阿片类药物。靶向治疗很少有研究报道适用于恶性间皮瘤。

143. 患者男,66 岁。右胸痛 1 个月入院。诊断为恶性胸膜间皮瘤。下列诊断要点**错误**的是

A. 血性胸腔积液

B. CT 提示胸膜结节均匀强化

C. 胸廓变形,纵隔移位

D. 胸膜弥漫性、结节样增厚

E. 胸膜局限性肿块

【解析】恶性胸膜间皮瘤的胸腔积液大多为血性;CT 提示胸膜结节均匀强化;体格检查可发现胸廓变形、纵隔移位。影像学检查可发现胸膜弥漫性、结节样增厚。恶性胸膜间皮瘤呈弥漫性生长,非局限性肿块。

144. 患者男,48 岁。因右胸痛 2 个月入院。诊断恶性胸膜间皮瘤,拟行手术治疗。其中**不属于**手术适应证的是

A. 病变无远处转移

B. 肿瘤穿透膈肌侵及腹腔

C. 患者相对年轻,能承受手术创伤,预期术后能接受辅助治疗和较好的生活质量

D. 伴有难以忍受的胸部疼痛

E. 反复难以控制的胸腔积液而其他治疗无效

【解析】弥漫性恶性胸膜间皮瘤肿瘤穿透膈肌侵及腹腔提示 T_4 期,无手术适应证。

答案: 141. C 142. D 143. E 144. B

145. 患者男，68 岁。右侧胸膜多发结节。经胸腔镜活检，病理诊断为恶性胸膜间皮瘤（上皮型）。以下选项中，支持恶性胸膜间皮瘤诊断，而**不是**肺腺癌的是
    A. CEA+
    B. TTF-1+
    C. MOC-31+
    D. P53+
    E. CK5/6+

    【解析】支持胸膜间皮瘤的标志物，包括钙网蛋白、CK5/6、WT-1、D2-40 等。

146. 患者男，62 岁。因持续胸痛 1 年，加重伴呼吸困难 1 个月入院。低热，无咳嗽。4 个月前有一次右侧肺炎病史，经抗感染治疗后好转。30 余年前有明确石棉接触史 6 个月，吸烟史 30 年。胸部 X 线片提示右侧大量胸腔积液，曾在其他医院行胸腔穿刺，胸腔积液中未找到肿瘤细胞。胸腔镜活检后考虑为胸膜间皮瘤。该患者免疫组化染色表现为阳性的标志物可能有
    A. CEA
    B. TTF-1
    C. CK5/6
    D. 波形蛋白
    E. CK7

    【解析】支持胸膜间皮瘤的标志物有钙网蛋白、CK5/6、WT-1、D2-40 等。

147. 患者男，65 岁。因反复右胸痛 6 个月入院。6 个月前 CT 检查发现右胸膜下多发结节，近期复查结节增大。30 余年前有明确石棉接触史 1 年，吸烟史 30 年。穿刺提示恶性胸膜间皮瘤可能性大。该患者的 CT 检查中**最不可能**出现的征象
    A. 胸膜呈结节性增厚
    B. 大量胸腔积液
    C. 右侧膈肌抬高
    D. 肋骨破坏
    E. 纵隔淋巴结增大

    【解析】恶性胸膜间皮瘤 CT 检查可出现胸膜呈结节性增厚、大量胸腔积液、右侧膈肌抬高、肋骨破坏等。

148. 患者男，68 岁。胃癌。胸痛 1 个月，进行性加重，呼吸困难 1 周，咳嗽，低热。胸部 X 线片见左胸大量胸腔积液。胸腔穿刺抽出淡黄色微浑胸腔积液。抽液后复查 CT，发现左侧多发散在的胸膜结节。最可能的诊断为
    A. 并发结核性胸膜炎
    B. 并发液气胸
    C. 并发肺转移瘤
    D. 并发胸膜转移瘤
    E. 弥漫性胸膜间皮瘤

    【解析】胃癌患者发现左侧多发散在胸膜结节，最可能并发胸膜转移瘤。

149. 患者男，55 岁。因胸痛 1 个月，加重伴呼吸困难 1 周入院。低热，无咳嗽。吸烟史 30 年。胸部 X 线片提示右侧大量胸腔积液。CT 平扫发现左侧多发散在的胸膜结节，并见大量胸腔积液。曾在其他医院行胸腔穿刺，胸腔积液中未找到肿瘤细胞。下列检查方法能进一步区别胸膜转移瘤与弥漫性胸膜间皮瘤的是
    A. PET/CT
    B. 胸部 MRI 增强扫描
    C. 痰检
    D. 胸膜活检
    E. 支气管镜检查

答案： 145. E 146. C 147. E 148. D 149. D

【解析】胸膜活检可以获得活组织病理学资料,可以区别胸膜转移瘤与弥漫性胸膜间皮瘤。

150. 患者男,70岁。因右胸痛1个月就诊。以前是管道安装工,有石棉接触史,吸烟史40年。结合CT检查(图2-1),最可能的诊断是

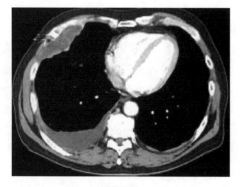

图 2-1

A. 胸膜肥厚
B. 胸膜间皮瘤
C. 石棉肺
D. 神经源性肿瘤
E. 肺癌

【解析】患者有石棉接触史。CT检查发现右侧胸腔积液,胸膜增厚,最可能是胸膜间皮瘤。

151. 患者男,52岁。胸痛1个月就诊。近3个月体重下降明显,无发热,无咳嗽。结合胸部X线片(图2-2),最可能的诊断是
A. 包裹性胸腔积液
B. 肺部感染
C. 肺结核
D. 肺癌
E. 胸膜间皮瘤

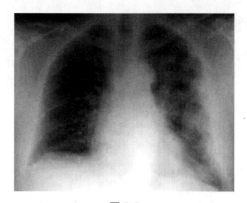

图 2-2

【解析】阅片可发现左侧胸膜多发大小不一结节,未发现胸腔积液、肺部感染、肺结核及肺癌征象。最可能的是恶性胸膜间皮瘤。

二、多选题

1. 鸡胸可产生的生理影响包括
A. 胸廓前后径加大
B. 影响心肺血管功能
C. 肺组织弹性减退
D. 呼吸幅度减弱
E. 心搏出量增加
【解析】鸡胸可产生的生理影响有胸廓前后径加大、肺组织弹性减退、呼吸幅度减弱,畸形严重者会造成心搏出量减少。

2. 鸡胸的分型包括
A. 胸骨弓状前凸形
B. 非对称型
C. 胸骨柄前凸形
D. 胸骨抬举型
E. 胸骨旋转型
【解析】鸡胸分型:胸骨弓状前凸型、非对称型、胸骨柄前凸型、胸骨抬举型。

3. 鸡胸的鉴别诊断包括
A. 肋外翻
B. 叉状肋

答案: 150. B   151. E
　　　1. ACD   2. ABCD   3. BCE

C. 纵隔肿瘤

D. 脊柱侧弯

E. 骨骼发育障碍疾病

【解析】鸡胸表现为胸肋骨突起畸形，需要和叉状肋等畸形相鉴别。但鸡胸可以是某些疾病的表现之一，如马方综合征、神经纤维瘤、黏多糖病及一些骨骼发育障碍的疾病，要引起外科医师的注意。同时鸡胸也可合并其他先天性疾患，如先天性脊柱侧弯、先天性心脏病、先天性肺囊性病、先天性膈疝等。手术前也要注意这些疾病的诊断。

4. 鸡胸的手术指征包括

A. CT Haller 指数小于 2.30

B. 肺功能提示限制性或阻塞性气道病变等

C. 畸形进展或合并明显症状

D. 外观的畸形使患者不能忍受

E. EKG 和超声心动检查结果异常

【解析】鸡胸手术指征包括以下 2 个或 2 个以上标准：① CT Haller 指数小于 2.30；②肺功能、EKG 和超声心动检查提示限制性或阻塞性气道病变等异常；③畸形进展或合并明显症状；④外观的畸形使患者不能忍受。

5. 鸡胸的病因包括

A. 先天发育异常

B. 维生素 D、钙供给不足

C. 钙磷吸收障碍

D. 下部肋软骨发育过快，胸骨被缓慢而向上挤压

E. 激素分泌异常

【解析】鸡胸的病因包括先天发育异常，维生素 D、钙供给不足，钙磷吸收障碍，下部肋软骨发育过快，胸骨被缓慢而向上挤压等。尚未有研究表明激素分泌异常与鸡胸的关系。

6. 鸡胸的治疗方式包括

A. 支具治疗

B. 胸骨沉降术

C. Nuss 手术

D. 负压吸盘治疗

E. Ravitch 手术

【解析】小儿鸡胸的治疗：3~10 岁的可以用支具治疗，9 岁以上可以手术治疗，如鸡胸外观畸形较重，对心肺有影响者，3 岁以上均可手术治疗。手术首选微创胸骨沉降术。

7. 漏斗胸的病因包括

A. 膈肌中心腱纤维挛缩牵拉胸骨末端及剑突

B. 缺钙

C. 骨生成和软骨生成失败

D. 下部肋软骨发育过快，胸骨被缓慢而向下挤压

E. 家族遗传倾向

【解析】漏斗胸的病因尚未完全明晰。以下均为可能原因：膈肌中心腱纤维挛缩牵拉胸骨末端及剑突、骨生成和软骨生成失败、下部肋软骨发育过快，胸骨被缓慢而向下挤压，且 34% 的患者有家族遗传倾向。但漏斗胸与缺钙无关。

8. 中重度漏斗胸可引起的生理影响包括

A. 肺的呼吸运动受限，肺功能障碍

B. 残气量增加，肺通气弥散比例异常

C. 心脏搏出量减少

D. P 波双向或倒置，不完全右束支传导阻滞等

E. 心脏搏出量增加

【解析】漏斗胸通常发生于婴儿期，在青春期加重，且在整个成年期仍持续发展。中重度以上畸形时，漏斗胸向下凹陷的胸、肋

答案： 4. ABCDE　5. ABCD　6. AB　7. ACDE　8. ABCD

骨压迫肺部和纵隔脏器。胸腔的整体容量减小，肺的呼吸运动受到限制。畸形严重者，可出现肺功能障碍。肺活量减低，最大通气量下降，残气量增加，肺通气弥散比例异常。心脏受压移位，大血管扭曲，使心脏搏出量减少。出现心电轴旋转，窦性心律不齐，P 波双向或倒置，不完全右束支传导阻滞，二尖瓣脱垂等。E 选项为错误选项。

9. 漏斗胸的临床症状可以有
   A. 上呼吸道感染
   B. 活动后出现心慌、气短
   C. 食量减少
   D. 运动耐量增加
   E. 体形消瘦
   【解析】反复上呼吸道感染、活动后出现心慌气短、食量减少、运动耐量减低、体形消瘦，均为漏斗胸常见非特异性临床症状。

10. 漏斗胸的体征包括
    A. 前胸凹
    B. 后背弓
    C. 高低肩
    D. 双肩收
    E. 腹膨隆
    【解析】漏斗胸的体征包括前胸凹、后背弓、双肩收、腹膨隆。C 选项为错误。

11. 漏斗胸相关的检查包括
    A. 胸廓外观
    B. 胸部 X 线片
    C. 胸部 CT
    D. 心电图
    E. 心、肺功能

12. 漏斗胸的分型包括
    A. 严重型
    B. 对称型
    C. 偏心型
    D. 不均衡型
    E. 锥形
    【解析】漏斗胸的分型较多，有学者根据漏斗胸外观畸形形态和凹陷的范围把漏斗胸分为四型：广泛型、普通型、局限型和不规则型；2004 年 Park 等用 CT 将漏斗胸分为对称型和非对称型，再将它们分为 9 种亚型；也有学者将 Park 分型简化为对称型、偏心型和不均衡型。临床均可参考。

13. 漏斗胸的治疗包括
    A. 负压吸盘治疗
    B. Nissen 手术
    C. Ravitch 手术
    D. Nuss 手术
    E. 补钙
    【解析】根据漏斗胸的发病年龄、疾病程度、临床表现可针对性选择保守治疗、负压吸盘治疗、Ravitch 手术、Nuss 手术等。BE 选项为错误选项。

14. 漏斗胸手术适应证包括
    A. 胸部 CT 显示心脏受压、移位或肺受压，或 Haller 指数>3.25
    B. 肺功能显示限制性或阻塞性通气障碍
    C. 畸形和其他症状随年龄加重，或出现胸痛、气促、运动耐量下降等
    D. 既往矫治手术失败的复发漏斗胸
    E. 严重影响或需要改善外观／精神心理因素和美容要求
    【解析】漏斗胸手术适应证：具有下列两条或以上者即可手术。①胸部 CT 显示心脏受压、移位或肺受压，或 Haller 指数> 3.25；②心脏检查显示心脏受压、二尖瓣脱

答案： 9. ABCE　10. ABDE　11. ABCDE　12. BCD　13. ACD　14. ABCDE

垂、束支传导阻滞或其他继发于心脏受压的病理改变；③肺功能显示限制性或阻塞性通气障碍；④畸形和其他症状随年龄加重，或出现新发症状，如胸痛、气促、运动耐量下降等；⑤既往矫治手术失败的复发漏斗胸；⑥严重影响或需要改善外观/精神心理因素和美容要求。

15. 患者男，30岁。发现左侧胸壁肿块半年。逐渐增大伴疼痛，大小约5.5cm，推之不动，没有波动感。关于该疾病的说法**错误**的是
    A. 肿瘤过大，明确诊断后行放、化疗为主
    B. 切除范围为肿瘤原发的肋骨和上、下各1根肋骨，前后切缘距离肿瘤2cm
    C. 胸壁缺损范围过大，可用钛合金片或者Marlex网作为人工替代品
    D. 对于原发恶性胸壁肿瘤R1切除的，原则上术后都要放疗
    E. 原发肋骨肿瘤，发生于前胸壁和侧胸壁的情况较后胸壁多
    【解析】根据病史考虑胸壁恶性肿瘤的可能性比较大，原则上以手术切除为主。良性肿瘤仅需切除病变的肋骨，恶性或具有恶性生物学行为的肿瘤，需切除包括病变上、下各1根正常肋骨、所有附着肋骨及肿瘤的肌肉软组织和壁层胸膜，其前后方切缘应距肿瘤边缘3~5cm。

16. 对于肋骨软骨瘤以下说法正确的有
    A. 为良性胸壁肿瘤
    B. 不需要手术治疗
    C. 术后需要辅助放疗和化疗
    D. 切除范围为肿瘤原发肋骨和上、下各1根肋骨，前后切缘距离肿瘤至少5cm

E. 该疾病一般预后良好，切除干净很少复发
    【解析】肋骨软骨瘤为良性肿瘤。良性肿瘤彻底切除病灶即可。一般预后较好。

17. 关于张力性气胸，正确的有
    A. 外界大气与胸膜腔短暂相通，气体不能自由出入
    B. 外界大气与胸膜腔持续相通，气体自由出入
    C. 外界大气与胸膜腔间断相通，气体不能自由出入
    D. 胸膜腔内持续高压力状态
    E. 胸膜腔内逐步出现高压力状态
    【解析】张力性气胸指胸膜腔的漏气通道呈单向活瓣状，吸气时胸膜腔内压降低，活瓣开放，气体进入；呼气时胸膜腔内压升高，活瓣关闭，气体不能排出。创伤性气胸的肺、支气管、胸壁损伤创口可呈单通道活瓣膜作用，自发性气胸的胸膜破口也可形成这样的活瓣。

18. 张力性气胸的表现包括
    A. 剧烈胸痛及胸闷
    B. 呼吸困难
    C. 烦躁不安
    D. 窒息感
    E. 伤口处"嘶嘶"声
    【解析】大量气胸或张力性气胸的临床表现有时酷似肺梗死或心肌梗死，烦躁不安，早期即可出现剧烈的胸痛、胸闷、呼吸困难、心慌、大汗等。

19. 以下提示进行性血胸的征象为
    A. 血压降低、脉搏加快
    B. 血红蛋白量、红细胞计数及血细胞比容进行性下降

答案： 15. AB　16. AE　17. CE　18. ABCD　19. ABCD

C. 胸腔闭式引流量大于 150~200ml/h，持续 2~3 小时

D. 穿刺出的血很快凝固

E. 体温、血象及 C 反应蛋白均升高

【解析】当具备以下征象时，则提示存在进行性血胸，应当采取积极措施：①持续脉搏加快、血压降低，虽经补充血容量血压仍不稳定；②闭式胸腔引流量每小时超过 150~200ml，持续 2~3 小时；③血红蛋白量、红细胞计数和血细胞比容进行性降低，引流胸腔积血的血红蛋白量和红细胞计数与周围血象接近，且迅速凝固。

20. 根据病因不同自发性气胸分类为
　　A. 闭合性气胸
　　B. 张力性气胸
　　C. 开放性气胸
　　D. 原发性自发性气胸
　　E. 继发性自发性气胸

【解析】根据病因不同，自发性气胸分为原发性自发性气胸和继发性自发性气胸。

21. 自发性气胸按照病理生理变化分为
　　A. 单纯性气胸
　　B. 开放性气胸
　　C. 张力性气胸
　　D. 继发性气胸
　　E. 月经性气胸

【解析】自发性气胸按病理生理变化可以分为两种类型：单纯性气胸和张力性气胸。

22. 继发性气胸的病因包括
　　A. 肺结核
　　B. 囊性肺纤维化
　　C. 肺癌
　　D. 肺淋巴管平滑肌瘤病
　　E. 慢性阻塞性肺气肿

【解析】继发性自发性气胸多由于肺内原有的病灶破裂所致。如慢性阻塞性肺气肿多见于中老年人，肺结核、肺脓肿、肺癌、肺间质纤维化等均可因贴近胸膜病灶发生坏死、空洞并破裂而导致气胸。除此之外，还有肺淋巴管平滑肌瘤病（LAM）双肺弥漫分布的薄壁小囊肿破裂导致反复发作的气胸。

23. 关于原发性自发性气胸，下列说法正确是
　　A. 多见于青年患者
　　B. 发病率为 (4~9)/10 万
　　C. 最常见原因是肺尖部胸膜下大疱破裂
　　D. 瘦高体形多见
　　E. 桶状胸多见

【解析】原发性自发性气胸多见于青年患者，发病率约 (4~9)/10 万，男女比例为 (3~6):1。瘦高体型或扁平胸廓者多见，最多见原因为肺尖部胸膜下大疱破裂。

24. 关于气胸的说法，下列正确的是
　　A. 呼吸困难症状与气胸程度成正比
　　B. 女性患者中月经性气胸最多见，且与月经周期有关
　　C. 婴儿期的气胸，男婴是女婴的 2 倍
　　D. 胸膜腔内压力各处均不同
　　E. 胸膜腔压力大于 $20cmH_2O$，称为张力性气胸

【解析】气胸症状与气胸程度有关，还与是否是开放性气胸、张力性气胸及基础疾病有关。胸膜腔内正常情况下为负压，当压力大于 $20cmH_2O$ 时，称为张力性气胸。月经期气胸、婴儿气胸等少见。月经期气胸的发生与月经周期变化有关，约占女性自发性气胸的 0.9%，而且常常反复发作；婴儿时期发

答案：　20. DE　21. AC　22. ABCDE　23. ABCD　24. CDE

生的气胸,男婴是女婴的 2 倍,患儿往往是足月产或超过预产期后娩出者。

25. 自发性气胸的外科手术指征包括
　　A. 复发性气胸
　　B. 张力性气胸
　　C. 血气胸
　　D. 慢性阻塞性肺疾病合并气胸
　　E. 特殊职业气胸,如潜水员等
【解析】自发性气胸的手术指征为同侧复发性气胸、首次发作对侧复发性气胸、血气胸、特殊职业气胸、张力性气胸、双侧气胸同时发作、引流后持续漏气 5~7 日肺无法完全复张等。

26. 自发性气胸的病因有
　　A. 支气管哮喘
　　B. 肺大疱
　　C. 肺癌
　　D. 肺结核
　　E. 急性支气管炎
【解析】原发性自发性气胸多因肺大疱破裂引起;继发性自发性气胸可因支气管哮喘、肺癌、肺结核等导致脏层胸膜破裂引起。

27. 首次发作的自发性气胸,应及时进行胸腔镜探查的是
　　A. 自发性血气胸
　　B. 对侧同时或曾经发生过气胸
　　C. 张力性气胸
　　D. 飞行员或潜水员
　　E. 胸腔闭式引流 48 小时后仍有持续漏气
【解析】自发性气胸的手术指征为同侧复发性气胸、首次发作对侧复发性气胸、血气胸、特殊职业气胸、张力性气胸、双侧气

胸同时发作、引流后持续漏气 5~7 日肺无法完全复张等。

28. 胸腔闭式引流指征包括
　　A. 肺压缩 40%
　　B. 张力性气胸
　　C. 血气胸
　　D. 慢性阻塞性肺疾病合并气胸,肺压缩 20%,血气分析提示低氧血症
　　E. 肺压缩 20%
【解析】无明显缺氧表现,肺压缩大于 30% 为胸腔闭式引流指征。

29. 自发性气胸常因哪些疾病导致脏层胸膜破裂所致
　　A. 胸膜下肺大疱
　　B. 肺气肿
　　C. 肺结核
　　D. 肺不张
　　E. 肺水肿
【解析】原发性自发性气胸多因肺大疱破裂引起;继发性自发性气胸可因支气管哮喘、肺癌、肺纤维化、肺气肿、肺结核等导致脏层胸膜破裂引起。

30. 张力性气胸闭式引流后,患者出现剧烈咳嗽,咳粉红色泡沫痰伴呼吸困难,以下处理措施正确的是
　　A. 给予地塞米松或甲泼尼龙入壶
　　B. 症状严重者给予呼吸机正压通气
　　C. 夹闭胸腔引流管
　　D. 嘱积极咳嗽,促肺复张
　　E. 更换更粗引流管,促进引流通畅
【解析】复张性肺水肿的诊疗重点在于维持患者有足够的氧合和血流动力学的稳定。主要措施如下,①保持呼吸道通畅:采用患侧向上的侧卧位,以利于排痰,对病情

答案:　25. ABCE　26. ABCD　27. ABCD　28. ABCD　29. ABC　30. ABC

不同者分别采用吸引器吸痰、纤维支气管镜吸痰、气管插管或气管切开吸痰等方法。②给氧及呼吸支持治疗：对轻度低氧血症者吸氧后即可纠正，鼻导管及面罩给氧时，吸氧浓度≥50%，同时加入祛泡剂，如50%酒精。若病情较严重，已行气管插管和气管切开者，选用呼吸末压正压机械通气，压力为 $5.0cmH_2O（0.49kPa）$，以维持肺泡开放，降低由于肺泡表面活性物质不足所致的肺泡表面张力过大，改善通气/血流比例失衡，并减少肺内分流，减少肺毛细血管跨膜压和血流成分漏出，提高氧分压到临床可以接受的水平。③维持血容量：深静脉置管，监测中心静脉压（CVP），有效控制输液量和输液速度。④应用肾上腺皮质激素：增加肺毛细血管膜的稳定性，同时应用利尿药（呋塞米、氢氯噻嗪）、强心药（西地兰）、茶碱类药物等，并纠正水电解质和酸碱失衡。⑤酌情应用糖皮质激素：控制液体入量，严格监测病情与酸碱平衡。⑥暂时夹闭引流管，防止肺水肿进一步加重。

31. 关于张力性气胸的病理生理改变，正确的是
    A. 引起纵隔扑动
    B. 患侧肺严重萎缩，纵隔显著向健侧移位，健侧肺受压，导致腔静脉回流障碍
    C. 进入胸壁软组织，形成面、颈、胸部的皮下气肿
    D. 气管、支气管或肺损伤处形成活瓣，气体随每次吸气进入胸膜腔并积累增多，导致胸膜腔压力高于大气压
    E. 高于大气压的胸内压，驱使气体进入纵隔形成纵隔气肿
    【解析】张力性气胸是指较大的肺气泡破裂或较大较深的肺裂伤或支气管破裂，

裂口与胸膜腔相通，且形成单向活瓣，又称高压性气胸。吸气时空气从裂口进入胸膜腔内，而呼气时活瓣关闭，腔内空气不能排出，致胸膜腔内压力不断升高，压迫肺使之逐渐萎陷，并将纵隔推向健侧，挤压健侧肺，导致呼吸和循环功能的严重障碍。胸膜腔内的高压空气若被挤入纵隔，扩散至皮下组织，形成颈部、面部、胸部等处皮下气肿。

32. 渗出性胸腔积液最常见的病因是
    A. 结核性胸腔积液
    B. 恶性胸腔积液
    C. 肺炎相关胸腔积液
    D. 心力衰竭
    E. 肝硬化引起
    【解析】DE 为漏出液病因。

33. 胸腔积液产生的病理生理因素，正确的是
    A. 胸膜毛细血管内静水压增高
    B. 壁层胸膜淋巴回流障碍
    C. 胸膜通透性降低
    D. 胸膜毛细血管内胶体渗透压升高
    E. 损伤性疾病，如血胸、乳糜胸等
    【解析】胸腔积液产生的病理生理因素：胸膜通透性升高；胸膜毛细血管内胶体渗透压降低。

34. 中大量胸腔积液的体征，说法**错误**的是
    A. 患侧胸廓饱满，肋间隙增宽
    B. 气管向患侧移位
    C. 语颤减弱或消失
    D. 局部叩诊浊音
    E. 听诊呼吸音绝对减弱或消失
    【解析】选项 B 不对，应向健侧移位；选项 E：液平面以上由于肺组织受压，呼吸音可增强，或听到支气管肺泡呼吸音。

答案： 31. BCDE 32. ABC 33. ABE 34. BE

35. 区分渗出液和漏出液的 Light 标准中，以下哪几项满足其一，可考虑诊断为渗出液
    A. 胸腔积液蛋白／血清蛋白（pleural effusion/serum protein，PE/S pro）>0.5
    B. 胸腔积液蛋白／血清蛋白（pleural effusion/serum protein，PE/S pro）<0.5
    C. 胸腔积液乳酸脱氢酶／血清乳酸脱氢酶（pleural effusion/serum lactate dehydrogenase，PE/S LDH）>0.6
    D. 胸腔积液乳酸脱氢酶／血清乳酸脱氢酶（pleural effusion/serum lactate dehydrogenase，PE/S LDH）<0.6
    E. 胸腔积液乳酸脱氢酶大于正常血清乳酸脱氢酶上限的 2/3（或 200U/L）

36. 脓胸的治疗原则包括
    A. 控制感染
    B. 引流通畅
    C. 支持治疗
    D. 促进积液吸收
    E. 促使肺复张，恢复肺功能
    【解析】选项 D 会加重感染，故不正确。

37. 影响恶性胸腔积液患者生存期的因素包括
    A. 原发肿瘤部位
    B. 病理类型
    C. 分化程度
    D. 转移方式
    E. 治疗效果及患者的一般状况
    【解析】恶性胸腔积液患者预后较差，其生存期取决于原发肿瘤的部位、病理类型、分化程度、转移方式和治疗效果，以及患者的一般状况等。

38. 乳糜胸的形成原因有
    A. 创伤性
    B. 肿瘤性
    C. 先天性
    D. 感染，如丝虫病
    E. 医源性
    【解析】①先天性：先天性乳糜胸通常是先天性胸导管的缺陷（如闭锁、薄弱或胸导管胸膜瘘）引起的。②创伤性：胸导管任何部位都可能因为外来的钝、锐性伤害导致破裂。右侧乳糜胸多见胸导管在第 5 胸椎水平以下损伤，而在此水平以上的损伤，多引起左侧乳糜胸。③医源性操作：胸外科手术或左锁骨下动脉插管术和左心导管术等医疗性操作都可能损伤胸导管引起乳糜胸。④肿瘤性：良、恶性肿瘤若累及胸导管，可引起单侧或双侧胸腔的淋巴液渗漏。⑤感染性疾病，如丝虫病、结核病、真菌性疾病等，导致淋巴管梗阻。

39. 关于乳糜胸的饮食，下面正确的是
    A. 全脂类
    B. 果汁饮料
    C. 蛋清
    D. 豆制品
    E. 精瘦肉
    【解析】乳糜胸的膳食管理主要是减少口腔及肠内脂肪摄入以减少乳糜液的产生。

40. 下列检查对诊断乳糜胸有意义的是
    A. 甘油三酯测定
    B. 苏丹Ⅲ染色
    C. 乳糜试验
    D. 亚甲蓝试验
    E. 脂蛋白电泳
    【解析】乳糜胸的胸腔积液甘油三酯测定常 >2.75mmol/L，且高于血浆含量。乳糜试验是根据脂肪特性，用乙醚等有机溶剂萃取乳糜微粒脂肪小滴，再用脂溶性染料苏丹

答案：　35. ACE　36. ABCE　37. ABCDE　38. ABCDE　39. BCDE　40. ABCDE

Ⅲ对乙醚提取物进行染色。萃取物染色后涂片，镜下可见脂肪颗粒被染成大小不等的橘红色球形小滴。亚甲蓝实验术中经十二指肠肠管注射亚甲蓝观察胸液的颜色变化确定胸导管破口。脂蛋白电泳可见乳糜微粒带亦可协助诊断。

41. 乳糜胸患者实验室检查结果包括
    A. 贫血
    B. 低蛋白血症
    C. 淋巴细胞计数减少
    D. 甘油三酯降低
    E. 谷丙转氨酶升高

【解析】常见于血生化和血常规指标检查。早期各指标可能正常，但是长期渗出会出现低蛋白血症、甘油三酯和电解质降低、淋巴细胞计数减少等。

42. 关于肺炎导致脓胸的发病机制，描述正确的是
    A. 肺部感染通过淋巴回流污染了淋巴液
    B. 肺部感染通过血液传播感染了胸腔
    C. 终末细支气管脓肿形成
    D. 胸膜下肺大疱破裂后感染胸腔
    E. 炎性物质导致肺部淋巴管阻塞

【解析】B选项中肺部感染通过淋巴管传播感染了胸腔。

43. 脓胸主要的致病菌为
    A. 曲霉菌
    B. 肺炎链球菌
    C. 厌氧菌
    D. 金黄色葡萄球菌
    E. 革兰氏阴性菌

【解析】脓胸最主要的致病菌为革兰氏阴性菌、金黄色葡萄球菌、厌氧菌。

44. 适用于G试验早期检测的真菌是
    A. 曲霉菌
    B. 念珠菌
    C. 隐球菌
    D. 毛霉菌
    E. 根霉菌

【解析】G试验适用于除隐球菌和接合菌（包括毛霉菌、根霉菌等）外的所有深部真菌感染的早期诊断，尤其是念珠菌和曲霉菌。

45. 脓胸的鉴别诊断，描述正确的是
    A. 胸部X线检查气管若移向健侧，则提示为胸腔积液；若移向患侧，则提示为肺脓肿
    B. 胸部X线检查气-液平面可以用来鉴别肺脓肿和脓胸
    C. 胸部X线片上实变的肺和脓胸的密度表现相似
    D. 肺脓肿和脓胸的治疗原则都是抗感染和脓液引流
    E. CT扫描对肺脓肿和脓胸的鉴别价值较大

【解析】胸部X线片对肺脓肿和脓胸的判定有一定难度，即使出现了气-液平面，对两者的鉴别也无太大帮助。因为不仅肺脓肿内可以有气-液平面，而且气-液平面同样可出现在脓胸的分隔内，这可能由于脓胸内的产气杆菌、以前未完全吸收的气胸、支气管胸膜瘘或胸腔穿刺等造成。

46. 急性脓胸的治疗原则正确的是
    A. 查找病因，控制感染
    B. 合理应用抗生素
    C. 充分引流排出胸腔内积液
    D. 促使肺膨胀，消灭脓腔
    E. 支持治疗

答案： 41. BCD 42. ACDE 43. CDE 44. AB 45. ACDE 46. ABCDE

47. 关于拔除闭式胸腔引流管的指征，描述**错误**的是
    A. 患者的临床症状改善，体温和血白细胞必须正常
    B. 拔管前必须做影像学检查
    C. 24 小时以上胸腔积液引流量不超过 50ml
    D. 若合并存在肺炎时，不允许拔管
    E. 患者咳嗽时，引流管无波动

【解析】拔除闭式胸腔引流管的指征是：①患者的临床症状改善，包括体温和血白细胞正常等。但若有明确的其他部位感染（如持续的肺炎）的存在，且胸膜腔引流已经非常满意的前提下，并不绝对要求血白细胞和体温必须正常才能拔管。②拔管前必须先做影像学检查，如果 CT 或胸部 X 线片等证实仍有积液存在，且临床症状改善不彻底，就不要拔管。③24 小时以上的胸腔积液引流量不超过 20ml。

48. 胸廓成形术的并发症有
    A. 支气管胸膜瘘
    B. 心力衰竭
    C. 脊柱侧弯
    D. 皮肤感觉异常
    E. 残腔未闭合

49. 胸膜纤维板剥脱术的并发症主要有
    A. 支气管胸膜瘘
    B. 出血
    C. 脓胸
    D. 细支气管肺泡漏气
    E. 伤口感染

50. 目前国内对恶性胸膜间皮瘤的病理分型包括
    A. 上皮型

B. 淋巴母细胞型
    C. 肉瘤型
    D. 混合型
    E. 间皮型

【解析】目前国内将恶性胸膜间皮瘤病理类型分为三型：上皮型、肉瘤型和混合型。

51. 以下符合恶性胸腔积液的表现是
    A. 血性
    B. 胸腔积液和血清蛋白含量的比值>0.5
    C. 胸腔积液和血清 LDH 的比值<0.6
    D. 葡萄糖浓度<3.3mmol/L
    E. 蛋白质含量低于 30g/L

【解析】胸膜转移瘤引起的胸腔积液多为恶性。胸腔穿刺抽取的胸液颜色多为血性，化验可发现胸腔积液和血清蛋白含量的比值>0.5，LDH 的比值>0.6，葡萄糖浓度<3.3mmol/L（或<50% 血糖值），有 60%~80% 胸膜转移瘤患者可在胸腔积液中查到癌细胞。

52. 顽固性恶性胸腔积液的治疗方法包括
    A. 壁层胸膜切除及胸膜剥脱术
    B. 全胸膜肺切除术
    C. 电视胸腔镜胸膜粘连术
    D. 全肺切除术
    E. 胸膜放射治疗

【解析】单纯全肺切除不能用于治疗顽固性恶性胸腔积液。放疗的主要目的是缓解疼痛，也不是顽固性恶性胸腔积液的治疗方法。

53. 患者男，50 岁。诊断恶性胸膜间皮瘤，拟行根治性手术治疗。手术的切除范围包括
    A. 全肺

答案：　47. ACD　48. ABCDE　49. ABCDE　50. ACD　51. ABD　52. ABC　53. ABD

B. 心包

C. 胸腺

D. 淋巴结

E. 膈肌

【解析】根治性手术的定义是指从半侧胸廓去除所有肉眼可见的肿瘤。通过胸膜外肺切除术切除整个胸膜、肺、心包膜、膈膜，并进行系统淋巴结清扫，可达到此目的。不包括胸腺和膈肌。

54. 关于恶性胸膜间皮瘤治疗，下列说法正确的是

A. 肿瘤仅累及心包壁层，单纯手术后复发率极低

B. 术后高剂量放疗可显著改善远期生存

C. 化疗对恶性胸膜间皮瘤普遍无效

D. 姑息性手术优先考虑 VATS 完成

E. 靶向治疗是新的有效方法

【解析】恶性胸膜间皮瘤术后复发率较高，约为 50%。放疗的主要目的是缓解疼痛，胸膜切除术或剥离术后不推荐进行放射治疗。化疗对恶性胸膜间皮瘤效果不佳，蒽环类药物缓解率不超过 15%，铂类药物治疗恶性间皮瘤的缓解率为 8%~16%，培美曲塞联合顺铂是目前一线治疗恶性胸膜间皮瘤的标准方案。姑息性手术的目的是通过去除脏层肿瘤组织以解除压迫所致肺不张。通过去除壁层肿瘤组织可缓解限制性通气不足和胸壁痛，手术方式应优先考虑VATS。生物靶向治疗目前尚无药物适用于恶性间皮瘤。

55. 恶性胸膜间皮瘤姑息性手术的目的包括

A. 去除脏层肿瘤组织以解除压迫所致肺不张

B. 去除壁层肿瘤组织以缓解限制性通气不足

C. 去除壁层肿瘤组织以缓解胸壁痛

D. 去除所有肉眼可见的肿瘤以减少复发

E. 缓解疼痛

【解析】恶性胸膜间皮瘤姑息性手术的目的是通过去除脏层肿瘤组织以解除压迫所致肺不张。通过去除壁层肿瘤组织可缓解限制性通气不足和胸壁痛。胸膜部分切除术 / 胸膜剥离术达不到治愈目的，术后复发率较高，约为 50%。

56. 关于恶性胸膜间皮瘤的临床表现，正确的是

A. 胸痛起初为模糊钝痛，当肿瘤侵袭肋间神经时，疼痛局限

B. 疼痛常常出现于病变局部，不向其他部位放射

C. 晚期可出现胸壁塌陷，纵隔被牵拉移向患侧

D. 早期常见症状包括呼吸困难、剧烈胸痛、干咳和气短

E. 晚期部分患者可出现腹部膨隆

【解析】胸痛起初为模糊钝痛，当肿瘤侵袭肋间神经时，疼痛局限；疼痛常常出现于病变局部，或放射至上腹部、肩部，一般镇痛药难以缓解。病程晚期，胸膜间皮瘤生长很大，充满整个胸膜腔时，胸腔积液却变少，肺容量减小，病侧胸壁塌陷，肋间隙变窄，纵隔被牵拉移向患侧。中晚期表现为大量胸腔积液，如不经治疗，患者可出现体重减轻、进行性衰竭、恶病质、腹水以及胸腹部畸形，最后终因极度呼吸困难窒息死亡。

57. 关于胸膜转移瘤的说法，正确的是

A. 比胸膜原发性肿瘤少见

答案：　54. CD　55. ABCE　56. ACDE　57. BCE

B. 增强 CT 扫描可见胸膜处病灶多明显强化

C. 大量胸腔积液时,病灶难以在 CT 上显示

D. 提示疾病晚期,无治疗意义

E. 最常见原发灶为肺癌

【解析】胸膜转移瘤占胸膜肿瘤的 95%。最常见的原发灶为支气管肺癌、乳腺癌,其次是胃癌、胰腺癌和原发于子宫的恶性肿瘤,少见于淋巴瘤,特别是霍奇金病、淋巴肉瘤和慢性淋巴细胞白血病。增强 CT 扫描可见胸膜处病灶多明显强化。胸部 CT 检查在胸膜转移瘤不伴胸腔积液时易于诊断,但在一侧大量恶性胸腔积液密度较高时,或胸膜转移瘤多为粟粒或小结节状时,或脏层胸膜结节可能与受到胸腔积液压迫的不张肺组织融合在一起时,胸膜转移瘤难以显示。出现胸膜转移瘤,说明疾病已经处于全身播散的晚期,某些原发类型的肿瘤对化疗敏感,如小细胞肺癌、恶性淋巴瘤、睾丸癌、乳腺癌、胚胎细胞瘤等,有可能取得一定的治疗效果。

58. 关于胸膜良性间皮瘤的描述,说法**错误**的是

A. 绝大部分长自壁层胸膜

B. 常呈结节状缓慢生长

C. 常有缺乏血管的包膜

D. 不侵犯肺脏和胸壁

E. 手术治疗效果好

【解析】绝大多数的良性局限性胸膜纤维瘤位于脏层胸膜或叶间胸膜,呈结节状缓慢生长。突入胸膜腔带蒂生长,也有无蒂而附着于胸膜表面者。胸膜良性间皮瘤为质硬有包膜,色黄呈茎样的肿瘤,表面有众多血管分布,主要是静脉,有时肿瘤在局部侵犯肺脏和胸壁。

59. 弥漫性胸膜间皮瘤的病理组织学特征包括

A. 多位于壁层胸膜或膈胸膜

B. 病灶大小不等,可使整个胸膜增厚

C. 主要发生血行转移,淋巴转移少见

D. 以上皮型者最为多见,细胞表现多种变异

E. 可分为上皮型、肉瘤型和混合型

【解析】弥漫性胸膜间皮瘤患者 40% 有纵隔淋巴转移,血行转移也颇常见。尸检发现患者中 50% 有血源性转移,但临床甚少提及。

60. 胸膜间皮瘤的外科手术适应证包括

A. 肿瘤孤立、有完整包膜

B. 肿瘤穿透膈肌侵及腹腔,对侧胸膜受侵

C. 肿瘤基底部侵及胸壁

D. 肿瘤侵及肺

E. 有远处转移

【解析】胸膜间皮瘤的外科手术适应证包括肿瘤孤立、有完整包膜,肿瘤基底部侵及胸壁,肿瘤侵及肺。若恶性胸膜间皮瘤侵及腹腔或对侧胸膜,或有远处转移,则不是手术适应证。

61. 弥漫性胸膜间皮瘤的叙述,**错误**的是

A. 是胸膜的原发性肿瘤

B. 可分为良性或恶性

C. 有多个胸膜结节或肿块

D. 有大量胸腔积液

E. 不规则胸膜肥厚,呈波浪状

【解析】弥漫性胸膜间皮瘤是胸膜原发肿瘤中最多见的类型,也被称为恶性胸膜间皮瘤。某些患者可发现胸壁肿块,胸部 CT 扫描不适合用来确诊,但是对于弥漫性或结节性的胸膜增厚胸部 CT 可能具有提示意义,中晚期可表现为大量胸腔积液。

答案: 58. ACD 59. ABDE 60. ACD 61. BC

62. 恶性胸膜间皮瘤,胸部 CT 的特征性表现包括
    A. 胸廓塌陷
    B. 胸膜不规则增厚
    C. 胸膜多发结节
    D. 胸膜钙化
    E. 大量胸腔积液

【解析】恶性胸膜间皮瘤的胸部 CT 特征性表现是胸膜不规则增厚,胸膜多发结节,多伴有中 - 大量胸腔积液。病程晚期胸膜间皮瘤生长很大,充满整个胸膜腔时,胸腔积液却变少,肺容量减小,病侧胸壁塌陷。但胸廓塌陷不属恶性胸膜间皮瘤的特征性 CT 表现。

63. 患者男,62 岁。因持续胸痛 1 年,加重伴呼吸困难 1 个月入院。30 余年前有明确石棉接触史 6 个月,吸烟史 30 年。胸部 X 线片提示右侧大量胸腔积液,曾在其他医院行胸腔穿刺,胸腔积液中未找到肿瘤细胞。胸腔镜活检后考虑为胸膜间皮瘤。该患者免疫组化染色表现为阳性的标志物可能有
    A. CEA
    B. TTF-1
    C. CK5/6
    D. 波形蛋白
    E. 钙网蛋白

【解析】胸膜间皮瘤免疫组化染色表现为阳性的标志物包括 CK5/6、钙网蛋白等。

64. 胸膜间皮瘤治疗手段包括
    A. 外科手术
    B. 放射治疗
    C. 化学治疗
    D. 靶向治疗
    E. 综合治疗

【解析】胸膜间皮瘤治疗手段包括手术治疗、放射治疗、化学治疗、生物调节治疗、靶向治疗、综合疗法。

三、共用题干单选题

（1~3 题共用题干）

患儿男,14 岁。瘦高体形。因前胸壁进行性凸起畸形 1 年余就诊。查体:前下胸壁胸骨及肋骨明显凸起畸形,无头颅、四肢畸形等,无喘憋及呼吸困难。无外伤及手术史。

1. 结合患者症状体征,考虑初步诊断是
    A. 胸壁肿瘤
    B. 肋骨畸形
    C. 鸡胸
    D. 肋骨外翻
    E. 佝偻病

【解析】患儿发现前胸壁凸起畸形 1 年余。查体可见胸骨中下部及肋骨凸出明显,既往无外伤及手术史,因此考虑鸡胸的诊断成立。

2. 为进一步评估患儿病变情况,应进一步做的检查**不包括**
    A. 胸部 CT+ 胸壁重建
    B. 心脏彩超
    C. 肺功能
    D. 腹部 MRI
    E. 脊柱正侧位片

【解析】患儿诊断鸡胸基本明确。CT 扫描能更准确评价漏斗胸的凹陷程度、对称性、心脏受压和移位程度、肺受压程度和合并症,如先天性肺气道畸形、隔离肺、肺气肿等。心脏彩超有助于评估心脏功能及是否合并主动脉窦病变。肺功能可评估术前

答案: 62. BCE 63. CE 64. ABCDE
　　　 1. C 2. D

肺功能情况。脊柱正侧位片可评估是否存在脊柱侧弯等畸形。腹部 MRI 尚无检查的必要。

3. 针对此患者，相关治疗及手术方案的选择，**错误**的是
   A. 术前应充分评估心脏、脊柱等病变情况
   B. 如保守治疗不佳，可选微创胸骨沉降术治疗
   C. 为防止术后复发，手术首选截骨手术为佳
   D. 青春期患者生长发育快，补钙方案效果差
   E. 如畸形严重且患者心理压力明显，手术治疗为首选

【解析】截骨手术有正中较大的切口、术中需要游离肌肉、切断肋软骨和胸骨等缺点，而且切除过长的肋软骨后减小了胸腔的容积。微创胸骨沉降术不但增加了胸腔的容积，同时具有没有大的正中切口、不游离双侧肌肉、不截胸骨和肋软骨等优点，为优选方案。C 选项错误。

（4~6 题共用题干）

患儿男，11 岁。室间隔缺损术后 10 年，胸骨凸起畸形并进行性加重 8 年余。查体：胸骨正中手术切口遗留瘢痕，胸骨及双侧肋软骨凸起明显，双侧基本对称，无喘憋及胸痛等不适。

4. 该患儿首先应考虑
   A. 佝偻病
   B. 漏斗胸
   C. 术后正常改变
   D. 继发性鸡胸
   E. 叉状肋

【解析】结合患儿 10 年前曾行先天性心脏病手术，前胸壁进行性突起畸形，诊断继发性鸡胸成立。

5. 针对鸡胸的手术指征，说法**不正确**的是
   A. 畸形进展或合并明显症状
   B. 胸 CT 提示鸡胸 CT Haller 指数小于 2.30
   C. 矫正支具保守治疗无效
   D. 肺功能、EKG 和超声心动检查提示限制性或阻塞性气道病变等异常
   E. 单纯为了改善外观

【解析】鸡胸手术不仅仅是为了改善外观，获得正常的心肺功能同时兼具外观矫治。E 选项描述错误。

6. 针对鸡胸手术方式选择及患儿围手术期管理，说法**不正确**的是
   A. 微创胸骨沉降术损伤小，恢复快，鸡胸治疗首选
   B. 为避免鸡胸复发，钢板放置时间至少 3 年
   C. 截骨手术风险大，仅适用于少数病例
   D. 术后镇痛能够有效避免并发症的出现
   E. 如鸡胸畸形较重，对心肺有影响者，3 岁以上即可手术治疗

【解析】鸡胸术后 1 年半年以上，胸廓足以支撑胸骨时就可以拔出支撑架。钢板放置时间不宜过长，过长反而会影响胸壁发育。漏斗胸一般在手术后 3 年取出钢板。B 选项错误。

（7~10 题共用题干）

患儿男，14 岁。瘦高体形。因前胸壁进行性凹陷 1 年、双肩不等高半年余就诊。查体：前下胸壁明显凹陷，双侧肋外翻，双肩不等高，Adam 征阳性；脸形狭长，手指关节松弛，身高 187cm，体重 49kg。无外伤及

程度和合并症,如先天性肺气道畸形、隔离肺、肺气肿等。心电图、心脏彩超有助于评估心脏功能及是否合并心律失常、主动脉窦病变。肺功能可评估术前肺功能情况。脊柱正侧位片可评估是否存在脊柱侧弯等畸形。脑 MRI 尚无须检查。

16. 下列有关此患儿的治疗,说法**不正确**的是
    A. Haller 指数 2.10 提示鸡胸程度具备手术治疗指征
    B. 胸壁畸形矫治手术方案首选微创胸骨沉降术
    C. 结合患儿既往病史及 CT 提示合并肺部病变,可与鸡胸同期手术
    D. 患儿目前无气胸征象,且手术复发概率高,首选保守治疗
    E. 胸腔镜手术安全有效,为防止复发可行病变切除+胸膜腔闭锁术

【解析】该患儿诊断鸡胸合并肺大疱,手术指征明确,鸡胸首选微创胸骨沉降术。鉴于合并左上肺尖多发肺大疱,同期手术有助于减少手术创伤,降低气胸的复发概率。D 选项错误。

(17~19 题共用题干)

患者男,30 岁。发现右侧颈胸交界处前胸壁肿块 2 年。逐渐增大,近 3 个月出现右上肢疼痛。

17. 以下说法正确的是
    A. 肿瘤可能压迫喉返神经
    B. 肿瘤可能压迫膈神经
    C. 肿瘤可能压迫臂丛神经
    D. 肿瘤可能压迫脊髓
    E. 肿瘤可能压迫主动脉

【解析】压迫臂丛神经表现为上肢疼痛、麻木、活动障碍等。

18. 对于是否侵犯神经诊断价值最大的是
    A. X 线
    B. B 超
    C. 胸部增强 CT
    D. 胸部 MRI
    E. PET/CT

【解析】对于神经等软组织是否侵犯,MRI 具有特殊的优势。

19. 手术切除后发现为胸壁纤维瘤,对于今后复发最为关键的是
    A. 术前诱导化疗
    B. 术前诱导放疗
    C. 术前诱导放、化疗
    D. 彻底切除肿块,保证充足的切缘
    E. 该病为良性疾病,只要切除肿瘤,一般情况下不会复发。

【解析】对于生物学行为具有浸润生长特点的肿瘤(如软骨瘤、纤维瘤和神经纤维瘤),局部切除后易复发,应保证充足切缘,彻底切除肿块。

(20~22 题共用题干)

患者女,65 岁。发现左侧腋中线第 6 肋间肿块并且逐渐增大半年,约 4cm,固定不能推动,按压无疼痛,没有红肿,没有破溃。既往有高血压,无糖尿病,无肺结核病史。2 年前肺腺癌行右上肺切除术,术后化疗 6 次。

20. 关于肿瘤临床表现的说法,**错误**的是
    A. 良性肿瘤病程长,都没有临床症状
    B. 有持续局限性压痛,并逐渐加重者常提示为恶性病变
    C. 恶性肿瘤早期症状不明显,最常见的主诉是,局部疼痛(压痛)和胸部包块
    D. 低龄和高龄者恶性可能性大,生长较快的肿瘤恶性可能性大

答案: 16. D 17. C 18. D 19. D 20. A

E. 当有肋间神经痛、臂丛及交感神经痛、肢体麻木、Horner 征或上腹部的放射痛，多提示肿瘤已压迫和侵犯周围组织

【解析】良性肿瘤病程长，症状缺乏特异性，少数可有疼痛等临床症状。

21. 关于该患者的治疗方案正确的是
    A. 继续随访观察
    B. 考虑肿瘤转移，无手术指征，放疗
    C. 考虑肿瘤转移，无手术指征，化疗
    D. 考虑肿瘤转移，在排除其他转移病灶和原发灶稳定的情况下，可考虑手术
    E. 考虑肿瘤转移，无手术指征，放、化疗

【解析】胸壁转移性肿瘤，如原发病灶已切除稳定，没有其他地方转移时，亦可考虑手术治疗。

22. 患者行 PET/CT 检查，显示左侧胸壁占位，直径 4.2cm，SUV: 13.2。考虑肌肉间转移，累及第 6 肋骨。结合病史考虑转移性胸壁肿瘤可能大，原发肿瘤术区稳定，无复发迹象。评估手术可切除，关于手术的说法**错误**的是
    A. 只要切缘阴性即可
    B. 切除包括病变上、下各 1 根正常肋骨、所有附着肋骨及肿瘤的肌肉软组织和壁层胸膜
    C. 一般来说胸壁肿瘤不侵犯皮肤及浅肌层，可以选择做肿瘤底部弧形切口，分离足够的肌皮瓣以覆盖胸壁缺损
    D. 前后方切缘应距肿瘤边缘 3~5cm
    E. 大面积缺损则需要不锈钢板、钛合金片及 Marlax 网等人工替代品重建。皮肤软组织缺损可用带蒂皮瓣、肌瓣及乳房组织做填充

【解析】胸壁良性肿瘤一般只要切除干净，切缘阴性即可。恶性肿瘤的切除范围包括病变上、下各 1 根正常肋骨、所有附着肋骨及肿瘤的肌肉软组织和壁层胸膜。前后方切缘应距肿瘤边缘 3~5cm。

（23~25 题共用题干）
患者男，27 岁。左侧前胸壁肿块逐渐增大 3 个月。按压有明显波动感，皮肤表面破溃迁延不愈，肿块没有明显疼痛，有时流出黄白色稀薄脓液，伴少量干酪样物质。

23. 病史询问中，最具有提示意义的是
    A. 有没有肿瘤病史
    B. 有没有既往肺结核和其他脏器结核病史
    C. 有没有明显消瘦
    D. 有没有糖尿病史
    E. 有没有高血压病史

【解析】胸壁结核的诊断需结合病史、辅助检查（超声、胸部 X 线、胸部 CT）和 PPD 试验等。必要时行穿刺活检。

24. 以下检查**不是**必需的是
    A. PPD 实验
    B. 脓液细菌或者结核菌培养
    C. 胸部 X 线
    D. 胸部 CT 检查
    E. 手术切除活检

【解析】PPD 实验、胸部 X 线、CT、超声、脓液培养等都是必需的检查手段。

25. 关于治疗的叙述，**错误**的是
    A. 经久不愈，需要手术治疗
    B. 术前需要抗结核治疗 2~4 周
    C. 脓液培养如有细菌感染，则需要切开引流，等到炎症好转后考虑手术治疗

答案：21. A 22. A 23. B 24. E 25. D

D. 如果考虑穿刺排脓, 一般选择在脓肿中央波动最为明显处

E. 术后仍然需要抗结核治疗

【解析】穿刺部位应选在脓肿的上方, 避免垂直刺入而致脓液沿针道流出形成瘘管。

（26~27 题共用题干）

患者男, 30 岁。突发右胸痛 4 小时入院。胸部 X 线片示右侧液气胸。观察 4 小时, 血压由 90/60mmHg 降至 75/45mmHg, 血细胞比容 30%, 脉搏 130 次 /min, 右胸后下呼吸音消失。

26. 最可能的诊断是

A. 张力性气胸

B. 自发性血气胸

C. 胸壁软化, 反常呼吸

D. 创伤性休克

E. 支气管近端断裂

【解析】胸腔活动性出血的表现有: ①脉搏逐渐增快, 血压逐渐下降; ②血压虽然短暂回升, 但是又迅速下降; ③血红蛋白、红细胞计数、血细胞比容持续下降; ④胸腔引流量>200ml/h, 并且持续 2~3 小时; ⑤胸腔穿刺抽血很快凝固或血凝固抽不出而且胸部 X 线片提示胸膜腔阴影持续增大。考虑存在胸腔内活动性出血, 故此题选 B。

27. 以下处理措施**错误**的是

A. 输血、补液、抗休克

B. 胸腔闭式引流术

C. 动态监测血常规

D. 准备紧急手术

E. 立即呼吸机支持呼吸

【解析】自发性血气胸, 胸腔内活动性出血, 需急诊胸腔探查止血, 术前积极补液、抗休克治疗, 监测生命体征及血红蛋白变化。

（28~30 题共用题干）

患者男, 22 岁。100 米跑步后突觉左侧胸痛明显, 进行性呼吸困难, 急诊就诊。查体: 神志清楚, 呼吸急促, 左侧胸廓饱满, 左肺呼吸音消失, 叩诊鼓音。

28. 首先考虑诊断为

A. 气胸

B. 血胸

C. 心肌梗死

D. 肺栓塞

E. 胸膜

【解析】自发性气胸常见于年轻人, 突发胸痛伴呼吸困难。查体患者呼吸音减弱或消失, 叩诊鼓音。张力性气胸可表现为患侧肋间隙增宽, 胸廓饱满, 患侧呼吸音消失。

29. 明确诊断最简单的方法是

A. 胸部 CT

B. 肺功能

C. 血气分析

D. 心肌酶及 BNP

E. 胸部 X 线检查

【解析】胸部 X 线片是诊断气胸最简单、最可靠的方法。可显示肺萎缩程度、有无胸膜粘连、纵隔移位及胸腔积液等。

30. 该患者行胸腔闭式引流术过程需警惕胸膜反应, 以下**不是**的是

A. 脉搏纤细

B. 面色苍白、四肢发凉

C. 咳粉红色泡沫痰

D. 发热

E. 一过性胸闷、憋气加重

【解析】胸膜反应是指因诊断或治疗胸膜疾病行胸膜腔穿刺的过程中, 患者出现的连续咳嗽、头晕、胸闷、面色苍白、出汗, 甚至昏厥等一系列反应。

答案: 26. B 27. E 28. A 29. E 30. D

（31~34题共用题干）

患者女,68岁。如厕后出现气急显著加重,伴左侧胸痛就诊。既往慢性阻塞性肺疾病15年。长期吸烟40余年,40支/d,近期少量吸烟。

31. 病史需要特别注意
    A. 疼痛部位、性质、持续时间
    B. 有无高血压
    C. 近期有无规律口服支气管扩张剂
    D. 有无下肢血栓病史
    E. 家族史
    【解析】针对胸痛的病史采集,需要明确胸痛的部位、性质以及持续时间,需要与气胸、心肌梗死、COPD加重相鉴别等。

32. 诊治过程中应**避免**的检查或化验是
    A. 血气分析
    B. 心电图
    C. 心肌酶
    D. 胸部X线片
    E. 肺功能
    【解析】临床怀疑有气胸者不宜进行肺功能项目检查,用力呼吸的动作会导致病情恶化。

33. 该患者诊断为气胸,**不需要**鉴别的疾病是
    A. COPD加重期
    B. 心肌梗死
    C. 肺栓塞
    D. 支气管哮喘
    E. 结核性胸膜炎
    【解析】本题考查考生继发性气胸的鉴别诊断:COPD加重期、胸腔积液、心肌梗死、肺动脉栓塞、支气管哮喘等。

34. 提示存在气胸的影像学征象是

A. 心脏移位
B. 肺大疱
C. 左心缘透亮增加,左膈压低
D. 圆形或椭圆形透亮区
E. 双侧肺透亮度均增加,肺门纹理稀疏
【解析】气胸典型X线表现为气体聚集于胸腔顶部或胸腔外侧,透亮度增加,无肺纹理,肺向肺门萎陷呈密度增高阴影。张力性气胸可出现膈肌下压等表现;肺大疱的胸部X线片也可见肺被压缩,表现为病变区透亮度增高,呈圆形或类圆形。

（35~37题共用题干）

患者女,25岁。因左侧胸痛伴呼吸困难就诊。半年前左侧自发性气胸,压缩20%,保守治疗后好转。

35. 首先考虑诊断为
    A. 复发性气胸
    B. 主动脉夹层
    C. 心肌梗死
    D. 肺栓塞
    E. 胸膜炎
    【解析】自发性气胸好发于瘦高型年轻人,易反复发作。

36. 急诊首选检查方法是
    A. 胸部CT
    B. 胸部X线片
    C. 主动脉CTA
    D. 胸腔MRI
    E. 胸腔B超
    【解析】胸部X线片是自发性气胸首选的检查方法。

37. 本患者行胸腔镜探查,肺大疱切除术后第5天,突发呼吸困难加重,咳嗽时术侧引流可见水柱波动良好,无明显气泡

答案: 31. A　32. E　33. E　34. C　35. A　36. B　37. C

逸出,首先考虑的处理措施是

A. 吸氧,继续观察

B. 加强镇痛治疗

C. 复查胸部 X 线片,明确胸腔情况

D. 二次胸腔镜探查

E. 嘱积极咳嗽,促肺复张

【解析】自发性气胸患者双侧均可发作气胸。

(38~39 题共用题干)

患者男,36 岁。消瘦,喘息憋气。听诊:右侧呼吸音低,语颤减弱,右下肺叶胸壁叩诊浊音,吸气时脾下缘位于肋下缘 3cm。胸部 X 线片提示:右侧中、大量胸腔积液。

38. 目前拟行穿刺,最好的定位方法

A. 胸部 X 线片

B. 胸部超声

C. 胸部 CT 平扫

D. 胸部 CT 强化

E. 胸部 MRI

【解析】超声定位,无创、简便、易行。

39. 测定血清 - 胸腔积液的清蛋白差值,若为多少则考虑为漏出液

A. 小于 5g/L

B. 大于 5g/L

C. 5~12g/L

D. 小于 12g/L

E. 大于 12g/L

【解析】Light 推荐对于临床考虑为漏出液而 Light 标准符合渗出液时,应予测定血清 - 胸腔积液的清蛋白差值,若超过 12g/L,则诊断为漏出液。

(40~42 题共用题干)

患者女,60 岁。间断咳嗽、咳痰,呼吸

困难,无发热,听诊右侧胸部呼吸音低,语颤减弱,胸部 X 线片提示右侧胸部大量胸腔积液,超声定位下行胸腔穿刺引流。

40. 胸腔穿刺抽液,每次穿刺抽液量应

A. 尽量抽净缓解症状

B. 不超过 600ml

C. 不超过 800ml

D. 不超过 1 000ml

E. 不超过 1 200ml

【解析】为避免复张性肺水肿,每次穿刺抽液应不超过 1 000ml。

41. 胸腔积液 pH 值为多少时应考虑行胸腔闭式引流

A. <7.0

B. <7.2

C. <7.5

D. >7.5

E. 7.2~7.5

【解析】在肺炎相关胸腔积液中,低 pH 和葡萄糖含量提示较高的可能性需要留置胸管引流,英国胸科学会建议胸腔积液 pH<7.2 提示需放置胸管引流。

42. 复杂性肺炎相关胸腔积液、恶性胸腔积液、结核性胸腔积液、类风湿胸膜炎、食管破裂等疾病胸腔积液的 pH 及葡萄糖含量具有的特点是

A. pH(>7.3)和葡萄糖含量(<3.3mmol/L)

B. pH(<7.3)和葡萄糖含量(>3.3mmol/L)

C. pH(>7.3)和葡萄糖含量(>3.3mmol/L)

D. pH(<7.3)和葡萄糖含量(<3.3mmol/L)

E. pH 和葡萄糖含量与以上疾病没有必然联系

【解析】较低的胸腔积液 pH(<7.3)和葡萄糖含量(<3.3mmol/L)见于复杂性肺炎相关胸腔积液、恶性胸腔积液、结核性胸腔

答案:　38. B　39. E　40. D　41. B　42. D

积液、类风湿胸膜炎、食管破裂、系统性红斑狼疮等。

（43~45题共用题干）

患者男，59岁。胸痛，咳嗽、咳痰，无发热，憋气3周。听诊左侧呼吸音低，语颤减弱。胸部CT：左侧中、大量胸腔积液，左上叶尖可见短毛刺状阴影，纵隔淋巴结多发肿大。

43. 下一步最应采取的治疗办法是
    A. 完善心肺功能检查，评价全身情况，制订下一步治疗计划
    B. 胸腔穿刺引流，胸腔积液沉淀送病理
    C. 根据痰培养药物敏感试验给予抗生素治疗
    D. 营养支持治疗，静脉补液，补充白蛋白，减少胸腔积液产生
    E. 胸腔镜手术或胸膜活检
    【解析】首先考虑肺癌伴恶性胸腔积液的可能，希望从胸腔积液中获得病理。

44. 对于反复出现的恶性胸腔积液，常见的首选办法是
    A. 反复胸腔穿刺引流
    B. 胸腹腔分流术
    C. 粗管胸腔闭式引流
    D. 化学性胸膜固定术
    E. 胸腔镜手术
    【解析】化学性胸膜固定术，可减少胸腔积液的产生。

45. 目前认为化学性胸膜固定术，最有效的硬化药是
    A. 滑石粉混悬液
    B. 博来霉素
    C. 灭活铜绿假单胞菌注射液
    D. 高渗糖

E. 顺铂
【解析】很多医院对硬化药的选择取决于经验，目前常用的硬化药有滑石粉、四环素、博来霉素等，其中以滑石粉最为有效。

（46~48题共用题干）

某患者食管胸下段鳞癌，行右胸腹两切口切除术。目前术后第3天，胸腔闭式引流液量突然增多，量约500ml，乳白色。

46. 患者目前最可能的诊断是
    A. 脓胸
    B. 乳糜胸
    C. 结核性胸腔积液
    D. 吻合口瘘
    E. 胃残端瘘
    【解析】患者食管癌术后出现乳白色液体，结合病史首先考虑医源性损伤胸导管所致。

47. 患者造成目前情况的原因是
    A. 创伤性
    B. 肿瘤性
    C. 先天性
    D. 感染，丝虫病
    E. 医源性
    【解析】结合病史首先考虑医源性损伤胸导管所致。

48. 患者下一步的治疗方案是
    A. 停止肠内营养，转为静脉营养支持治疗
    B. 立即行胸导管结扎术
    C. 胸腔注射胸膜粘连剂
    D. 加用负压吸引
    E. 立即夹闭胸腔引流管
    【解析】乳糜胸多发生在术后7~8日，引流量不多时可先行保守治疗，低脂饮食甚至禁食，转为肠外营养。

答案：43. B　44. D　45. A　46. B　47. E　48. A

（49~51题共用题干）

某患者右肺上叶鳞癌术后第3天,胸腔闭式引流液量突然增多,量约1 000ml,乳白色。禁食水3日后,每日胸引流量仍约1 000ml,颜色仍为乳白色。

49. 应立即采取的措施是
    A. 继续禁食水,静脉营养支持治疗
    B. 立即行胸导管结扎术
    C. 胸腔注射胸膜粘连剂
    D. 加用负压吸引
    E. 立即夹闭胸腔引流管

【解析】术后乳糜胸引流量不多时可先行保守治疗。不见好转后,需尽早外科治疗。

50. 患者胸导管结扎术术前准备,**不正确**的是
    A. 术前3~4小时口服高脂饮食
    B. 术前2~3小时经胃管注入100~200ml橄榄油
    C. 手术中临时在精索部淋巴管穿刺注射1%伊文思蓝水溶液
    D. 手术应采用原右侧切口进胸
    E. 无论患者状态如何,都应立即手术治疗

【解析】术前应充分纠正营养不良和水、电解质紊乱,给予输血或血浆、高蛋白饮食、控制呼吸道感染。为明确胸导管损伤部位,术前3~4小时口服高脂饮食(奶油制品)或术前2~3小时经胃管注入100~200ml橄榄油,有助于术中寻找胸导管的破损部位。手术中临时在大腿皮下或精索部淋巴管穿刺注射1%伊文思蓝水溶液,可在5~12分钟内使胸导管染色。同时也使胸导管破口周围的组织染成蓝色,术中一旦找到瘘口,在其上、下方结扎胸导管,若未找到则在膈上低位结扎胸导管。

51. 哪些患者**不宜**行胸导管结扎术
    A. 患者经静脉营养治疗后引流仍未见减少
    B. 患者经胸腔内注药后引流未见减少
    C. 患者目前血压90/60mmHg
    D. 患者血生化检查提示白蛋白300g/L
    E. 患者腹腔引流亦为乳白色

【解析】患者胸导管结扎后会导致腹腔乳糜管压力增大。若术前即有乳糜腹的情况,则不宜胸导管结扎。

（52~54题共用题干）

患者女,22岁。寒战、高热、咳脓痰2日。体温39℃,左肺闻及湿啰音。胸部X线片见大片实变影。给予抗生素治疗,症状加重,胸痛合并呼吸困难,左侧呼吸音低。胸部X线片提示左侧胸腔积液。

52. 进一步诊断最有价值的方法
    A. 胸部CT
    B. 胸部超声检查
    C. 结核菌素试验
    D. 左侧胸腔穿刺
    E. 痰培养加药敏

【解析】穿刺是诊断脓胸的金标准。

53. 下列检查**错误**的是
    A. 应用广谱抗生素
    B. 全身支持治疗
    C. 胸膜腔穿刺
    D. 开放引流
    E. 胸腔闭式引流术

【解析】开放引流只适用于慢性脓胸。

54. 为防止病情演变为慢性,最重要的方法是
    A. 增加营养,提高抵抗力
    B. 更换抗生素

答案：49. B 50. E 51. E 52. D 53. D 54. D

C. 防止合并结核菌感染

D. 尽早排尽胸腔积液

E. 防止肺部出现感染

【解析】急性脓胸治疗原则之一是充分引流，防止急性脓胸向慢性脓胸发展。

（55~57题共用题干）

患儿男，5岁。发热、咳痰2周。体温在38~39℃波动，胸部X线片见右肺下叶大片致密影，右侧胸腔积液。

55. 目前诊断考虑

A. 肺炎合并肺脓肿

B. 肺炎合并急性脓胸

C. 重症肺炎

D. 肺炎合并反应性胸腔积液

E. 结核性渗出性胸腔积液

【解析】结合病史考虑肺炎合并急性脓胸。

56. 下列治疗方案**不正确**的是

A. 抗感染治疗

B. 开胸清理脓液

C. 闭式引流

D. 胸穿抽脓

E. 支持治疗

【解析】开胸清理脓液为治疗慢性脓胸的方式之一。

57. 最常见的致病菌是

A. 链球菌

B. 厌氧菌

C. 肺炎球菌

D. 金黄色葡萄球菌

E. 大肠杆菌

【解析】儿童最常见的致病菌为金黄色葡萄球菌。

（58~60题共用题干）

患者女，45岁。咳嗽、咯脓痰4个月，加重1个月。4个月前曾放置胸腔闭式引流，现每日引流量约50ml，性质与咳痰相似。胸部CT见右侧胸廓明显变窄，右肺下叶厚壁空洞，胸膜增厚，右侧胸腔包裹性积液，纵隔向右偏移。

58. 下列治疗合理的为

A. 胸壁开窗术

B. 继续胸腔闭式引流加培养

C. 肋骨切除胸腔引流术

D. 脓腔灭菌术

E. 肺叶切除加胸廓成形术

【解析】病史已有4个月，考虑慢性脓胸的诊断。肺叶切除加胸廓成形术是合理的治疗方法。

59. 对于术前准备，**不正确**的是

A. 营养支持，增强体质

B. 维持水、电解质平衡

C. 纠正贫血

D. 增强体质，锻炼肺功能

E. 呼吸道准备，减少排痰

【解析】术前呼吸道准备需要促进排痰。

60. 此患者肌瓣移植填充术常用肌肉可为

A. 胸大肌

B. 胸小肌

C. 前锯肌

D. 肋间肌

E. 胸横肌

【解析】肌瓣移植填充常用肌肉为前锯肌和背阔肌。

（61~63题共用题干）

患者男，55岁。因反复右胸痛伴消瘦6个月入院。年轻时从事石棉行业20年。吸

答案：55. B　56. B　57. D　58. E　59. E　60. C

烟 20 年,20 支 /d,已戒烟 10 年。胸部 CT 检查发现右胸膜增厚伴中量胸腔积液,肺内未见明显肿块,纵隔内可见肿大淋巴结。查血 CEA、NSE 正常。

61. 胸腔穿刺提示血性胸腔积液。可见异形细胞乳头状、结节状分布,呈桑葚样。胸腔积液 CEA 正常。该患者最有可能的诊断是
    A. 淋巴瘤
    B. 胸膜恶性间皮瘤
    C. 肺癌胸膜转移
    D. 胸腺癌胸膜转移
    E. 胸膜良性间皮瘤

【解析】血性胸腔积液提示恶性。胸膜恶性间皮瘤的胸腔积液细胞学检查可见异形细胞乳头状、结节状分布,呈桑葚样。胸腔积液 CEA 正常提示可能不是肺癌转移。

62. 若胸腔积液测定透明质酸含量>80mg/L,CEA 正常,下一步的诊治方案优先考虑
    A. 细针穿刺
    B. 胸腔镜活检
    C. 开胸探查 + 活检
    D. 全肺切除术
    E. 胸腔镜胸膜切除术

【解析】胸膜恶性间皮瘤胸腔积液测定透明质酸含量增高,可>80mg/L,比肺腺癌的胸腔积液要高 40~230 倍。但不推荐仅凭细胞学检查结果来诊断恶性胸膜间皮瘤,对于细胞学检查提示的间皮瘤疑似病例,应行进一步组织学检查。

63. 若该患者反复顽固性胸腔积液,拟采取手术治疗。**不恰当**的治疗方案是
    A. 壁层胸膜切除术
    B. 全胸膜肺切除术
    C. 胸腔镜胸膜粘连术

D. 全肺切除术
E. 胸膜剥脱术

(64~65 题共用题干)
患者男,65 岁。因右胸痛伴胸闷 3 个月入院。年轻时从事石棉制造行业 2 年。吸烟 40 年,20 支 /d。胸部 CT 检查发现右胸壁层膜下多个大小不一的结节,最大者约 3cm×2.5cm,微量胸腔积液。

64. 该患者下一步首选检查是
    A. 细针穿刺活检
    B. 胸腔镜活检
    C. 开胸探查
    D. 纵隔镜活检
    E. 胸腔穿刺抽液

【解析】虽然细针穿刺活检因为其敏感性较低(30%),不推荐检查作为间皮瘤诊断的首选。但该患者尚未确诊,胸腔镜活检或开胸探查创伤过大,综合考虑优先选择细针穿刺活检。少量胸腔积液不适合胸腔穿刺抽液。

65. 若病理诊断为恶性胸膜间皮瘤,下一步的治疗方案**不合适**的是
    A. 化疗
    B. 胸膜全肺切除术
    C. 胸膜部分切除 / 剥离术
    D. 胸腔镜胸膜粘连术
    E. 局部放疗

【解析】胸膜间皮瘤治疗手段包括手术治疗、放射治疗、化学治疗、生物调节治疗、靶向治疗、综合疗法。胸腔镜胸膜粘连术适用于顽固性大量胸腔积液者。该病例仅有微量胸腔积液,不适合该方法。

(66~69 题共用题干)
患儿男,14 岁。漏斗胸术后 3 个月余。

答案:　61. B　62. B　63. D　64. A　65. D

一次意外摔伤后伤口出现红肿疼痛，未予处理。3日后伤口自行裂开，伴较多黄色血性渗液。查体：右侧原手术切口红肿裂开，伤口内可见黄白色肉芽及渗液，胸壁矫正效果可，钢板未见移位。体温正常。

66. 该患儿首先应考虑
    A. 伤口感染
    B. 皮肤浅表挫伤
    C. 钢板排异
    D. 肋骨骨折
    E. 胸壁裂伤

【解析】参考该患儿既往漏斗胸手术病史，意外摔伤后伤口出现红肿疼痛，3日后伤口自行裂开，伴较多黄色血性渗液，查体见右侧原手术切口红肿裂开，伤口内可见黄白色肉芽及渗液，考虑术后出现钢板排异的可能。

67. 为明确诊断并评估损伤情况，入院后进一步做的检查**不包括**
    A. 血常规+CRP
    B. 胸CT
    C. 伤口渗液细菌培养
    D. 胸壁软组织彩超
    E. 脊柱MRI

【解析】鉴于术后出现钢板排异的可能，血常规+CRP、伤口渗液细菌培养可用于鉴别有无合并细菌感染；胸部CT、胸壁软组织彩超可评估胸壁及胸腔内病变情况，有无积液等；脊柱MRI尚无必要。

68. 如血常规及细菌培养均未见感染证据，应采取的最佳处理方案是
    A. 定期伤口换药，据伤口情况清创缝合
    B. 立即手术取出钢板
    C. 抗炎治疗
    D. 尽早手术清创缝合，以避免伤口感染

E. 什么都不做，待其自然愈合

【解析】鉴于血常规+CRP、伤口渗液细菌培养排除细菌感染的可能，漏斗胸术后钢板排异首先选择定期伤口换药，据伤口情况清创缝合为佳。

69. 针对漏斗胸患者围手术期并发症的预防和处理，说法正确的是
    A. 伤口排斥的发生率低，因此不用复查
    B. 漏斗胸术后应多休息，避免任何活动、外伤引发钢板移位
    C. 如术后出现钢板排异，应尽早取出钢板
    D. 术后疼痛需要早期处理，避免出现继发性脊柱侧弯等
    E. 为避免漏斗胸复发，钢板放置时间越长越好

【解析】A.伤口排斥的发生率低，但出现后宜早发现、早处理为佳；定期复查有助于监测病情变化，不能忽略。B.漏斗胸术后应多休息，但在伤口愈合佳、没有疼痛等问题时，适量活动有助于胸壁发育及心肺功能的恢复。避免任何活动为错误观点。C.如术后出现钢板排异，首先选择定期伤口换药，据伤口情况清创缝合为佳，如排异严重保守治疗无效，则应取出钢板，此项叙述有误。D.术后疼痛需要早期处理，避免出现继发性脊柱侧弯等并发症，此选项正确。E.漏斗胸术后钢板放置时间为3年左右，提前取出增加漏斗胸复发概率，钢板放置时间过长则会影响胸壁进一步发育，此项叙述不正确。

（70~73题共用题干）
患者男，30岁。发现右侧前胸壁肿块并且逐渐增大3个月。查体发现右侧前胸壁第3肋处，触及肿块3cm左右，有轻微压

痛,不能推动,拟诊断为胸壁肿瘤。

70. 关于胸壁肿瘤的说法,**错误**的是
    A. 胸壁肿瘤是指除了皮肤、皮下组织、乳腺外的胸壁深层组织肿瘤,包括骨骼、骨膜、血管、脂肪、淋巴、结缔组织等部位的肿瘤
    B. 原发性胸壁肿瘤约占所有人体肿瘤的 0.5%,分为良性和恶性
    C. 继发性胸壁恶性肿瘤较原发性胸壁肿瘤少见,多为乳腺癌、肺癌、结肠癌、食管癌等转移而来
    D. 继发性转移性肋骨肿瘤,常常造成肋骨局部破坏或病理性骨折,引起疼痛,往往肿块多不明显
    E. 良性胸壁肿瘤病程较长,缺少特异性症状,仅仅少数有轻微疼痛的症状。恶性胸部肿瘤往往以局部疼痛和逐渐增大的包块为主要症状

【解析】继发性肿瘤占胸壁肿瘤的 50%以上,多为乳腺癌、肺癌、肾癌、结肠癌、食管癌、鼻咽癌、甲状腺癌等转移而来。

71. 如果该患者出现手臂麻木,最有意义的检查是
    A. X 线
    B. 增强 CT
    C. 超声
    D. 增强 MRI
    E. PET/CT

【解析】手臂麻木需考虑臂丛神经是否受压迫、受侵犯,增强磁共振进行诊断最有价值。

72. 患者术中探查发现肿块原发于第 3 肋骨前肋,伴周围肋间肌肉组织明显增厚肿胀,关于手术**错误**的是
    A. 考虑肿瘤为恶性可能大,切除 2、3、4 部分肋骨、肋间肌肉和周围软组织
    B. 切缘距离肿瘤 4~5cm
    C. 只要扩大切除,无须进行术后放、化疗
    D. 如果累及胸骨,可进行一并切除,并且可用人工材料进行胸壁重建
    E. 如果前胸壁缺损范围不大,未累及胸骨,可以用胸大肌对缺损进行覆盖,无须重建

【解析】胸壁肿瘤术后是否需要放化疗,需根据肿瘤性质、类型、切除范围、是否切除干净等因素决定。

73. 如果术后病理显示为骨肉瘤,以下说法正确的是
    A. 骨肉瘤为低度恶性肿瘤
    B. 切除干净后,术后一般不需特殊治疗
    C. 无论手术是否切除干净,对患者的预后影响不大
    D. 骨肉瘤尽管手术切除彻底,术后仍然需要化疗
    E. 术前是否行诱导化疗,对于该类肿瘤的意义不大

【解析】对于骨肉瘤这类恶性程度较高的疾病,一旦确诊,目前建议行多柔比星联合其他化疗药物的诱导化疗,残余的病灶在排除有远处转移病灶的前提下行外科手术切除,尽量保持肿瘤和切缘有足够的距离。术前诱导化疗后如果病灶出现明显缩小和坏死,则提示预后较好。

(74~76 题共用题干)

患者男,30 岁。无意中发现胸壁肿块,表面皮肤破溃流脓不愈合,有干酪样物质流出。既往有肺结核病史。

74. 如果患者出现发热,肿块出现红、肿、痛,最有意义的检查是

A. 胸部 X 线片

B. 血常规

C. 胸部 CT

D. 胸部 MRI

E. 脓液细菌和结核菌培养

【解析】红、肿、热、痛往往存在混合感染，行脓液培养进行鉴定。

75. 如果患者结核菌培养（+），金黄色葡萄球菌（+），应该采取的措施是

　　A. 立即手术，术后静脉抗结核治疗联合其他敏感抗生素治疗

　　B. 切开排脓，并且给予抗生素和抗结核药物，感染控制后考虑下一步治疗

　　C. 立刻手术，术后加压包扎

　　D. 立刻手术，口服抗结核药物和局部使用抗生素

　　E. 只需抗结核药物和敏感抗生素就可以治愈

【解析】若怀疑有混合细菌感染者，需要等待脓液的培养和药物敏感试验结果，选用针对性的抗生素或者先引流，等感染控制后再行病灶清除术。

76. 局部切开引流后，考虑手术，关于胸壁结核的手术治疗，正确的是

　　A. 手术无须彻底切除病变组织，以免创面过大影响愈合

　　B. 切口选择一般是在脓肿波动最为明显处

　　C. 术毕可以向创面撒入青霉素、链霉素粉剂等预防感染

　　D. 伤口尽量不要加压包扎，以免影响血供及伤口愈合

　　E. 术后不可放置引流，以免窦道形成

【解析】胸壁结核的原则：彻底清除病灶、消灭残腔、加压包扎。手术切口一般选

择在脓肿上方、沿着肋骨走向方向做弧形切口，如果在脓肿中央做切口则不易愈合。手术中不能留死腔，术毕加压包扎，防止血液积聚。必要时安放引流，24 小时拔除引流后再加压包扎。术毕可以撒入青霉素、链霉素粉剂预防感染（注意药物过敏）。

（77~81 题共用题干）

患者女，16 岁。起床后自觉左侧胸痛，伴轻度胸闷不适，无咳嗽，无发热，未予重视。上课期间自觉胸闷症状进行性加重，呼吸困难，急促，面色苍白，送往当地医院。查体：气管右移，左侧胸廓饱满，左肺呼吸音消失，叩诊鼓音。初步诊断为左侧气胸。

77. 该患者急救措施，**不包括**

　　A. 吸氧

　　B. 胸腔穿刺排气

　　C. 胸腔闭式引流术

　　D. 开胸探查

　　E. 胸部 X 线检查

【解析】气胸的治疗包括卧床休息，限制活动，给予吸氧，镇痛、止咳，必要时给予小剂量镇静药，有感染时给予抗感染治疗以及急诊穿刺抽气或胸腔闭式引流术。

78. 患者行胸腔穿刺病情平稳后，又行胸腔闭式引流术，下列情况**不考虑**复张性肺水肿的是

　　A. 下管后患者剧烈咳嗽不止

　　B. 出现休克

　　C. 呼吸困难加重

　　D. 咳嗽时引流管可见大量气泡

　　E. 低氧血症

【解析】考查复张性肺水肿的临床表现：剧烈咳嗽，咳出大量白色或粉红色泡沫样痰或液体，伴严重的呼吸困难，严重者可有口

唇发绀,甚至呼吸衰竭。肺部听诊可闻及单侧或双侧肺部细小水泡音,心率增快,血压下降,肢体湿冷。氧饱和度早期不稳定,继而持续下降,吸氧不能明显缓解。影像学检查可见患者肺部遍布点片状模糊阴影。

79. 根据题干所提示,考虑患者气胸为
    A. 开放性气胸
    B. 继发性气胸
    C. 张力性气胸
    D. 特发性气胸
    E. 月经性气胸
    【解析】此题考查考生张力性气胸诊断:包括临床表现、查体,以及辅助检查。临床表现:有时酷似肺梗死或心肌梗死,烦躁不安,早期即可出现剧烈的胸痛、胸闷、呼吸困难、心慌、大汗等。查体:患侧胸廓饱满,呼吸音消失,气管移向健侧。胸部 X 线表现:肺萎陷至肺门,患侧肋间隙增宽、膈肌下压、气管及纵隔偏向健侧,患侧胸腔体积较健侧增大。

80. 假设患者行胸腔闭式引流术后,胸引流瓶可见血性液体。下列需要急诊行胸腔镜探查的征象是
    A. 颈部出现皮下气肿
    B. 血性胸腔引流量大于 200ml/h,持续 3 小时
    C. 伤口疼痛明显
    D. 咳嗽可见气泡逸出
    E. 体温波动在 38℃左右
    【解析】此题考查考生对进行性血胸的判断:①持续脉搏加快、血压降低,虽经补充血容量血压仍不稳定;②闭式胸腔引流量每小时超过 150~200ml,持续 2~3 小时;③血红蛋白量、红细胞计数和血细胞比容进行性降低,引流胸腔积血的血红蛋白量和红

细胞计数与周围血象接近,且迅速凝固。

81. 假设患者胸腔闭式引流后仍有持续漏气,家属同意后拟行胸腔探查。表述**不正确**的是
    A. 切除明确肺大疱及漏气部位
    B. 孤立肺大疱可采取结扎方式
    C. 位于肺边缘胸膜下的小疱可用低频电凝处理
    D. 可使用奈维覆盖肺表面
    E. 术中必须行胸膜剥脱
    【解析】此题考查气胸术中的处理原理,对于直径小于 1cm 的孤立肺大疱,可行沿大疱基底肺大疱结扎术;对于多发散在的微小肺大疱,可以低频电凝烧灼,使大疱壁蛋白质变性而萎陷、挛缩,使之进一步瘢痕化;片状修补材料可以贴覆在胸膜表面;而行胸膜剥脱不是必需的。

(82~85 题共用题干)
　　患者男,15 岁。2 日前无明显诱因出现轻微胸闷憋气不适,到医院就诊。行胸部 X 线检查提示左侧气胸。

82. 若患者胸部 X 线片提示肺压缩 20%,下一步最佳诊治方案
    A. 留院观察
    B. 胸腔闭式引流术
    C. 胸腔镜探查
    D. 胸部 CT
    E. 肺功能
    【解析】对于初诊时轻度自发性气胸(<30%),如患者身体状况良好且无症状,可以观察。

83. 假设患者确诊右下肢骨肉瘤肺转移 2 个月,发生气胸。病史中需特别注意的是
    A. 是否口服阿帕替尼等药物

答案:　79. C　80. B　81. E　82. A　83. A

B. 气胸家族史

C. 吸烟史

D. 肺结核病史

E. 有无外伤

【解析】肺转移瘤患者的肿瘤病灶经治疗坏死形成空洞，并进一步破裂形成气胸。近年来，随着靶向及免疫治疗的进展，肺癌，尤其是肺转移瘤病灶因抗肿瘤治疗有效而出现坏死、空洞形成，胸膜下空洞破裂造成气胸的发生率较前增加。

84. 假设既往确诊右下叶骨肉瘤 2 年，治疗期间出现肺转移，治疗方案改为口服阿帕替尼。该患者发生气胸的原因是

A. 剧烈咳嗽

B. 长期化疗后肺部出现纤维化

C. 吸烟

D. 肺部病变形成空洞后进一步破裂

E. 胸膜转移

【解析】肺转移瘤患者的肿瘤病灶经治疗坏死形成空洞，并进一步破裂形成气胸。

85. 患者入院观察第 2 天，自觉憋气症状加重。复查胸部 X 线片提示肺压缩约 50%，拟行胸腔闭式引流术。术前应告知可能出现胸膜反应。下列**不属于**胸膜反应表现的是

A. 呼吸困难加重

B. 面色苍白，大汗

C. 胸痛，四肢发凉

D. 可见大量粉红色泡沫痰

E. 恶心

【解析】此题考查考生胸膜反应的临床表现，其中大量粉红色泡沫痰为肺水肿表现。

（86~88 题共用题干）

患者男，28 岁。右胸痛伴胸闷 6 小时，逐渐加重。出现呼吸极度困难，发绀，出冷汗。检查：血压 80/60mmHg（10.6/8kPa），气管向左侧移位，右胸廓饱满，叩诊呈鼓音，呼吸音消失，颈、胸部有少量皮下气肿等。

86. 该患者急救措施，**不包括**

A. 吸氧

B. 完善胸部 X 线检查

C. 胸腔闭式引流术

D. 开放静脉通路

E. 皮下气肿局部切开引流

【解析】张力性气胸发作期间，皮下气肿局部切开引流非急救措施。

87. 患者行胸腔穿刺后病情平稳后，又行胸腔闭式引流术后，下列情况**不考虑**复张性肺水肿的是

A. 氧饱和度进一步下降

B. 咳粉红色泡沫痰

C. 皮下气肿加重

D. 咳嗽时引流管可见大量气泡

E. 胸痛加重

【解析】复张性肺水肿的临床表现：剧烈咳嗽、咳出大量白色或粉红色泡沫样痰或液体，伴严重的呼吸困难，严重者可有口唇发绀，甚至呼吸衰竭。肺部听诊可闻及单侧或双侧肺部细小水泡音，心率增快，血压下降，肢体湿冷。氧饱和度早期不稳定，继而持续下降，吸氧不能明显缓解。影像学检查可见患者肺部遍布点片状模糊阴影。

88. 根据题干，考虑患者气胸为

A. 开放性气胸

B. 继发性气胸

C. 张力性气胸

D. 特发性气胸

E. 月经性气胸

【解析】张力性气胸患者可表现为极度

答案： 84. D 85. D 86. E 87. D 88. C

呼吸困难,端坐呼吸。缺氧严重者出现发绀、烦躁不安、昏迷,甚至窒息。体格检查可见患侧胸部饱胀,肋间隙增宽,呼吸幅度减低,可有皮下气肿。叩诊呈鼓音。听诊呼吸音消失。胸部 X 线检查示胸膜腔大量积气,肺可完全萎陷,气管和心影偏移至健侧。

(89~92 题共用题干)

患者男,61 岁。进行性气短半个月余。无咳嗽、咳痰,无发热胸痛,WBC $8.5×10^9/L$,N 0.71,Hb 111g/L,ESR 39mm/h,胸部 X 线片显示左侧大量胸腔积液。

89. 目前为明确诊断应行
    A. 支气管镜
    B. 胸腔镜手术
    C. 纵隔镜活检
    D. 胸腔穿刺
    E. 胸部 CT
    【解析】胸腔穿刺进一步获得病理结果。

90. 胸腔穿刺送胸腔积液常规生化,下列指标支持恶性胸腔积液的是
    A. CEA 8μg/L
    B. LDH 800U/L
    C. ADA 60U/L
    D. pH 7.4
    E. Rivalta 试验(-)
    【解析】LDH>500U/L 常提示恶性胸腔积液;ADA>45U/L 常考虑结核性胸腔积液;ADA<25U/L 常考虑恶性胸腔积液;选项 E 考虑漏出液。

91. 该患者胸腔积液沉淀考虑腺癌,下一步治疗应
    A. 手术切除病变,减少瘤负荷
    B. 直接全身化疗
    C. 反复穿刺抽液缓解症状

D. 基因检测,若有突变靶向治疗,若无突变化疗
    E. 化学胸膜固定术
    【解析】选项 A 不正确,晚期肿瘤不考虑手术治疗;综合结合知识点,选项 D 最为客观全面。

92. 该患者反复出现胸腔积液,在补充营养,维持水、电解质平衡的同时,应采取
    A. 继续反复穿刺抽液
    B. 胸腔闭式引流
    C. 补充白蛋白,强心、利尿,减少胸腔积液产生
    D. 胸腔镜手术
    E. 化学胸膜固定
    【解析】化学胸膜固定可控制胸腔积液,缓解症状,减少营养及电解质流失。

(93~96 题共用题干)

患者男,33 岁。半年以来低热盗汗,消瘦,近半个月以来劳力后气短,查体:体温 37.6℃,右下肺语颤减弱,叩诊浊音,呼吸音消失,心尖冲动向左移位,心音正常,心率 99 次/min,律齐,未闻及心脏杂音。超声显示:右侧大量胸腔积液。

93. 患者初步诊断首先考虑
    A. 结核性胸腔积液
    B. 病毒性胸腔积液
    C. 化脓性胸腔积液
    D. 肿瘤性胸腔积液
    E. 支原体性胸腔积液
    【解析】低热盗汗、消瘦、年轻男性,应首先考虑结核的可能。

94. 入院后应采取的最主要诊断措施是
    A. 胸腔积液穿刺抽液检查
    B. 血培养

答案: 89. D 90. B 91. D 92. E 93. A 94. A

C. PPD 试验

D. 胸部 CT 检查

E. 胸腔镜检查

【解析】A 选项最直接、简便、可操作，诊断意义最强。

95. 该患者还可能出现的体征

A. 右侧肺底下移

B. 气管向左移位

C. 右上肺闻及管状呼吸音

D. 双侧胸廓肋间隙变窄

E. 肝界上移

【解析】大量胸腔积液向健侧挤压纵隔，选 B。

96. 该患者胸腔积液较多，结核菌痰检(+)，强化期四联(异烟肼、利福平、吡嗪酰胺、乙胺丁醇)用药时间为

A. 1 个月

B. 2 个月

C. 3 个月

D. 4 个月

E. 6 个月

【解析】胸腔积液量多或双侧胸腔积液、结核性脓胸及痰检阳性的患者，强化期四联(异烟肼、利福平、吡嗪酰胺、乙胺丁醇)用药 2 个月，接着继续应用异烟肼、利福平巩固治疗 4 个月。

(97~99 题共用题干)

患者男，33 岁。巨大土块砸伤右肩背部。感左前胸痛，胸憋气短加重，转来我院。检查：消瘦，贫血，气管右移，左胸明显隆起，皮肤严重水肿、左肺呼吸音消失。胸部 X 线片显示：左胸高密度影，纵隔右移。

97. 患者目前应采取最重要的抢救措施是

A. 吸氧

B. 胸腔闭式引流

C. 急诊开胸探查

D. 胸带加压包扎

E. 冠脉造影检查

【解析】患者左侧胸腔积液，存在张力，需即刻胸腔闭式引流抢救。

98. 假设患者胸腔闭式引流后为血性，第 3 天开始引流逐渐较少，颜色转为乳白色，考虑损伤了

A. 食管

B. 气管

C. 胸导管下段

D. 胸导管上段

E. 纵隔淋巴结

【解析】由于第 5~7 胸椎水平由脊柱右侧转向左侧，故胸导管在第 5 胸椎水平以下损伤，多发生右侧乳糜胸，在此水平以上的损伤，多引起左侧乳糜胸。

99. 假设患者胸腔闭式引流仍为乳白色，每日 1 000ml，已禁食禁饮 2 日未见好转，应考虑的治疗方案为

A. 继续禁食水，静脉营养支持治疗

B. 立即行胸导管结扎术

C. 胸腔注射胸膜粘连剂

D. 加用负压吸引

E. 立即夹闭胸腔引流管

【解析】乳糜胸经保守治疗未见好转，应尽早外科治疗。

(100~102 题共用题干)

患者男，65 岁。3 个月前开始咳嗽，咳少量白色黏液痰，气急，活动时加剧。近 1 个月来症状加重，不能平卧。门诊以左侧胸腔积液原因待查入院。体检：体温 36.2℃，脉搏 96 次/min，呼吸 26 次/min，消瘦。双

答案： 95. B　96. B　97. B　98. D　99. B

侧锁骨上、颈前、双侧腹股沟均可触及多个蚕豆大小的淋巴结,其中左腹股沟处淋巴结约 4cm×4cm,质地较硬、光滑、活动性差、有触痛。气管居中,胸骨角处前凸畸形,右肺及左肺上部语颤增强,左肺下部语颤消失。心(−),腹软,肝、脾未触及,脐左触及一肿块,质中、有触痛、界限不清。实验室检查:Hb 120g/L,WBC $25×10^9$/L。

100. 该患者目前首先考虑的治疗措施为

A. 抗炎治疗

B. 胸腔闭式引流术

C. 腹股沟淋巴结活检术

D. 全身 PET/CT 检查

E. 强心利尿

【解析】患者就诊时症状严重,须即刻胸腔闭式引流改善患者症状,引流液的进一步检查有助于病因的诊断。

101. 假设患者胸腔积液为乳白色,考虑造成的原因是

A. 创伤性

B. 肿瘤性

C. 先天性

D. 感染,丝虫病

E. 医源性

【解析】恶性肿瘤若累及胸导管,可引起单侧或双侧胸腔的淋巴液渗漏。常见有淋巴管瘤、淋巴管肌瘤病、淋巴瘤、淋巴肉瘤、肺癌和纵隔肿瘤等。

102. 与乳糜胸的诊疗没有直接关联的检查是

A. 甘油三酯测定

B. 苏丹Ⅲ染色

C. 乳糜试验

D. 亚甲蓝试验

E. 凝血全项

【解析】乳糜胸的胸腔积液甘油三酯测定常>2.75mmol/L,且高于血浆含量。乳糜试验是根据脂肪特性,用乙醚等有机溶剂萃取乳糜微粒脂肪小滴,再用脂溶性染料苏丹Ⅲ对乙醚提取物进行染色。萃取物染色后涂片,镜下可见脂肪颗粒被染成大小不等的橘红色球形小滴。亚甲蓝试验是术中经十二指肠管注射亚甲蓝观察胸液的颜色变化,确定胸导管破口。

（103~105 题共用题干）

患者女,25 岁。间断发热伴咳嗽 3 日。痰培养为金黄色葡萄球菌,体温 39.2℃。胸部 X 线片见左肺下叶斑片影,给予头孢类抗生素治疗,症状无明显好转伴胸痛,患者呼吸音减弱,复查胸部 X 线片见左侧胸腔积液。血常规:WBC $13.0×10^9$/L,Hb 100g/L。

103. 目前诊断考虑

A. 肺炎合并肺脓肿

B. 肺炎合并急性脓胸

C. 重症肺炎

D. 支气管扩张

E. 肺癌

【解析】病史较短,考虑肺炎合并急性脓胸。

104. 为进一步治疗,正确的为

A. 纤维支气管镜检查,排除支气管新生物

B. 右侧卧、头低脚高体位排痰

C. 左侧胸腔闭式引流

D. 再次痰培养,选择敏感抗生素

E. 加大抗生素用量

【解析】可用胸腔闭式引流术治疗。

105. 假如胸腔闭式引流术 2 日后复查胸部

答案: 100. B 101. B 102. E 103. B 104. C 105. C

X线片积液较前无明显变化,正确的是

A. 继续引流

B. 抗生素胸腔冲洗

C. 使用纤维蛋白溶解物注入

D. 抗结核治疗

E. 剖胸手术探查

【解析】如引流不畅,可考虑纤维蛋白溶解物注入。

106. 如使用纤维蛋白溶解物治疗,则剂量为

A. 尿激酶 100 000U 溶于 250ml 生理盐水

B. 链激酶 100 000U 溶于 250ml 生理盐水

C. 尿激酶 250 000U 溶于 250ml 生理盐水

D. 链激酶 200 000U 溶于 250ml 生理盐水

E. 尿激酶 200 000U 溶于 250ml 生理盐水

【解析】可用尿激酶 100 000U 溶于 250ml 生理盐水反复冲洗。

(107~110题共用题干)

患者男,27 岁。因外伤致右侧血气胸 10 日。既往有肺结核病史。外院行胸腔闭式引流术,已拔管 5 日,昨日患者突发胸痛伴有发热,体温 38.5℃,胸部 X 线片见右侧胸腔积液,右侧呼吸音弱。心率 90 次 /min。血常规 WBC $14.0 \times 10^9/L$, Hb 120g/L。

107. 诊断最可能为

A. 右肺下叶感染

B. 右侧血气胸

C. 右肺结核性胸膜炎

D. 右侧脓胸

E. 右肺下叶肿瘤

【解析】患者血气胸后出现发热、胸痛,考虑急性脓胸。

108. 为明确诊断可行

A. 胸部 B 超

B. 支气管镜

C. 胸部 CT

D. 开胸探查

E. 胸腔穿刺

【解析】为明确诊断必须穿刺。

109. 在穿刺过程中患者突发心悸、出汗、颜面苍白。应该立即给予

A. 50% 葡萄糖

B. 阿托品 1mg 肌内注射

C. 西地兰 0.2ml 加 20ml 葡萄糖静脉注射

D. 肾上腺素 0.5mg 皮下注射

E. 地塞米松 10mg 加 20ml 葡萄糖静脉注射

【解析】穿刺中出现心悸、出汗,考虑胸膜肺休克反应,应给予肾上腺素治疗。

110. 如果穿刺液体为脓血性积液,应如何处理

A. 间断穿刺抽液

B. 急症手术

C. 输血治疗

D. 胸腔闭式引流术

E. 应用广谱抗生素

【解析】如为脓血性积液,必须行胸腔闭式引流术充分引流。

四、案例分析题

【案例 1】患者女,70 岁。因高热、咳嗽来诊。患者反复咳嗽、咳痰 15 余年。入院后雾化祛痰、抗炎治疗后,体温逐渐下降。1 周后突然出现左侧胸痛,伴气促,呈进行

答案: 106. A　107. D　108. E　109. D　110. D

性加重。查体:体温 38.0℃,脉搏 130 次 /min,呼吸 28 次 /min,血压 110/70mmHg。桶状胸,左侧胸廓较饱满,左肺呼吸音减低,可闻及哮鸣音。

第 1 问:为明确诊断应紧急检查的项目包括

　　A. 血常规

　　B. 胸部 X 线检查

　　C. D- 二聚体、心肌酶

　　D. 肺功能

　　E. 胸部 CT

　　F. 心电图

　　G. 消化道造影

【解析】根据题干提供信息初步诊断为继发性气胸。行鉴别诊断所需的检查项目有血常规、胸部 X 线检查、D- 二聚体和心肌酶、心电图,除外消化道造影;临床可疑气胸患者,肺功能检查为禁忌证。

第 2 问:下一步紧急处理是

　　A. 吸氧

　　B. 镇静、镇痛

　　C. 禁食

　　D. 舌下含服硝酸甘油

　　E. 抑酸治疗

　　F. 胸腔闭式引流术

　　G. 抗感染

【解析】初步诊断为继发性气胸。治疗方式包括卧床休息,限制活动,给予吸氧,镇痛、止咳,必要时给予小剂量镇静药,有感染时给予抗感染治疗。应行胸腔闭式引流术以促进肺复张,尽快纠正呼吸困难。如有休克,应尽快救治,除一般抗休克措施外,由张力性气胸引起的休克,应紧急抽气减压;血气胸引起者,应按失血性休克治疗,并积极行手术探查治疗。

第 3 问:进一步处理方案是

　　A. 抗感染治疗

　　B. 保留胸腔闭式引流管

　　C. 增加胸腔闭式引流负压值

　　D. 鼓励其主动咳嗽,排痰

　　E. 下地活动

　　F. 复查胸部 X 线

　　G. 继续禁食

【解析】针对气胸的处理:包括预防感染、留置胸腔闭式引流术、主动咳嗽以及下地活动、促使肺复张以及之后的复查胸部 X 线,了解肺复张情况。

【案例 2】患者男,18 岁。身高 180cm,体重 60kg。因课间操踢足球时,突发左侧胸痛,伴胸闷、憋气来诊。既往体健。查体:神清语利,气管右偏,左侧饱满,叩诊鼓音,无皮下气肿,左肺呼吸音消失。

第 1 问:最可能的诊断是

　　A. 自发性血胸

　　B. 自发性气胸

　　C. 运动性哮喘发作

　　D. 肺栓塞

　　E. 心肌梗死

　　F. 消化道穿孔

【解析】患者既往体健,查体:气管右偏,左侧饱满,叩诊鼓音,无皮下气肿,左肺呼吸音消失等,符合气胸诊断。

第 2 问:最简单、最可靠的检查

　　A. 心电图

　　B. 血气分析

　　C. 凝血功能检查

　　D. 肺功能

　　E. 胸部正位 X 线片

　　F. 胸部 CT

【解析】胸部 X 线片是诊断气胸最简单、最可靠的方法。

答案:【案例 1】1. ABCF　2. ABF　3. ABDEF　【案例 2】1. B　2. E

第3问：此时对该患者采取的紧急处理是

A. 胸腔闭式引流

B. 大量血管活性药物

C. 开胸探查

D. 复查血常规

E. 穿刺抽气

F. 吸氧

G. 肺功能

【解析】根据题干描述，考虑为张力性气胸。急诊处理：穿刺抽气及吸氧等。胸腔闭式引流不属于紧急处理方法。

第4问：查房时需要注意检查

A. 引流管接头处是否漏气

B. 引流瓶是否破损

C. 引流管口是否松动

D. 注意肺部听诊情况

E. 复查胸部 CT

F. 伤口是否有渗出

【解析】放置胸腔闭式引流管后需要注意水封瓶的完整性以及连接处的完好；并复查胸部影像学以了解有无肺大疱以及肺复张情况。

【案例3】患者男，21 岁。因剧烈咳嗽后右侧胸痛伴呼吸困难 6 小时来诊。既往体健。查体：气管左偏，右侧胸部叩诊鼓音，颈部及右侧胸部皮下触及捻发音，右肺呼吸音消失。身高 180cm，体重 60kg。

第1问：最可能的诊断是

A. 自发性血胸

B. 张力性气胸

C. 运动性哮喘发作

D. 肺栓塞

E. 心肌梗死

F. 消化道穿孔

【解析】张力性气胸是指较大的肺气泡破裂或较大较深的肺裂伤或支气管破裂，裂口与胸膜腔相通，且形成单向活瓣，又称高压性气胸。吸气时空气从裂口进入胸膜腔内，而呼气时活瓣关闭，腔内空气不能排出，致胸膜腔内压力不断升高，压迫肺使之逐渐萎陷，并将纵隔推向健侧，挤压健侧肺，导致呼吸和循环功能的严重障碍。胸膜腔内的高压空气若被挤入纵隔，扩散至皮下组织，形成颈部、面部、胸部等处皮下气肿。

第2问：最简单、最可靠的检查是

A. 心电图

B. 血气分析

C. 凝血功能检查

D. 肺功能

E. 胸部正位 X 线片

F. 胸部 CT

【解析】胸部正位 X 线片是气胸最简单且可靠的检查手段。

第3问：该患者进一步治疗措施，正确的是

A. 保守治疗

B. 胸腔镜手术治疗

C. 内科药物治疗

D. 中医中药

E. 内镜下支气管封堵术

F. 开胸探查

【解析】气胸的手术指征：同侧复发性气胸、首次发作对侧复发性气胸、血气胸、特殊职业气胸、张力性气胸、双侧气胸同时发作、引流后持续漏气 5~7 日肺无法完全复张等。

【案例4】患者男，25 岁。低热、盗汗、乏力半个月，体重下降 5kg。2 日前突发胸痛、胸闷、气短就诊。查体：心率 110 次 /min，动脉血氧饱和度 93%，血压 110/70mmHg。气管居中，右肺叩呈鼓音，右肺呼吸音低。

答案：　3. EF　4. ABCDEF　　【案例3】1. B　2. E　3. B

胸部 X 线片提示右侧液气胸,肺压缩约80%。既往无气胸病史。

第1问:首选处理措施是

A. 胸腔穿刺

B. 胸腔闭式引流

C. 吸氧、观察

D. 开放静脉通路,补液、输血

E. 开胸探查

F. 镇痛、退热、支持治疗

【解析】气胸患者肺组织压缩>30%,须行胸腔闭式引流术。

第2问:须进一步行

A. PPD 试验

B. 结核抗体

C. 痰找结核菌

D. 胸部 CT

E. T-SPOT

F. 胸腔积液抗酸染色

【解析】低热、盗汗、乏力、消瘦为典型结核中毒症状,胸部 X 线片提示右侧液气胸,考虑最大可能为肺结核继发液气胸或结核性胸膜炎。故须完善结核相关检查。

第3问:以下**不是**手术指征的是

A. 转变为脓胸

B. 持续漏气超过72小时

C. 服用抗结核药物2周以上仍有漏气,且胸部 CT 可见周围型空洞性病变

D. 合并胸腔内活动性出血

E. 液气胸消失,但经抗结核治疗肺内病变增大

F. 肺不张

【解析】肺结核所引起的气胸常需长期胸腔引流。必须在足量、系统地抗结核治疗后,才能考虑手术治疗。肺不张不能仅通过手术改善。

【案例5】患者男,62 岁。咳嗽、咳痰,低热,近半个月出现胸闷、憋气。听诊左侧呼吸音低,语颤减弱,心音中等,心律齐。WBC 9×10^9/L,N 0.73,Hb 112g/L。

第1问:该患者下一步检查包括

A. 痰查结核菌

B. 痰查瘤细胞

C. 胸部 CT 平扫

D. 支气管镜检查

E. PET/CT

F. 血肿瘤标志物

G. 心电图

H. 超声心动图

I. 肺功能

J. 胸部超声

【解析】D 为有创检查,不首选;PET/CT 价格贵、辐射强,不首选;由于存在胸腔积液,肺功能不准确,不选。胸部超声可定位胸腔积液,可选择。其他为该类患者住院常规检查。

第2问:患者胸部 CT 平扫可见左侧中大量胸腔积液,左下叶背段可见阴影,周围可见少许卫星灶。目前可能的诊断包括

A. 肺部感染

B. 肺癌

C. 肺结核

D. 支气管扩张

E. 胸腔积液

F. 脓胸伴肺感染

G. 支原体肺炎伴胸膜炎

【解析】D 选项无特征表现,不首先考虑;其他选项均有可能。

第3问:患者穿刺引流胸腔积液,沉淀送病理为腺癌。以下结果常常符合恶性胸腔积液的有

答案:【案例4】 1. B　2. ABCDEF　3. BF　　【案例5】 1. ABCGHJ　2. ABCEF　3. ABCDE

A. 胸腔积液葡萄糖含量可<3.3mmol/L

B. LDH>500U/L

C. ADA<25U/L

D. 胸腔积液为血性,增长迅速

E. 积液肿瘤标志物可升高

F. 积液中 pH 和葡萄糖含量较结核性低

【解析】F 不正确。恶性胸腔积液多为血性,量大、增长迅速,胸腔积液中 pH 和葡萄糖含量较结核性高,肿瘤标记物可升高。

第4问:患者胸腔积液找到腺癌细胞,考虑为肺来源。未行进一步全身评价的情况下,分期(AJCC 第8版)至少为

A. ⅡB 期

B. ⅢA 期

C. ⅢB 期

D. ⅢC 期

E. ⅣA 期

F. ⅣB 期

G. V 期

【解析】参考非小细胞肺癌 TNM 分期,AJCC 第8版。

【案例6】患者男,64 岁。食管癌右胸腹两切口根治术后第6天。患者出现胸腔闭式引流液呈乳白色,昨日引流量 800ml。建议进一步检查。

第1问:首先考虑的并发症是

A. 脓胸

B. 吻合口瘘

C. 胃残端瘘

D. 乳糜胸

E. 支气管胸膜瘘

F. 气管食管瘘

【解析】患者食管癌术后出现乳白色液体,结合病史首先考虑医源性损伤胸导管所致。

第2问:患者下一步应进行的检查是

A. 床旁胸部 X 线检查

B. 胸部平扫 CT

C. 胸部增强 CT

D. 胸部 MRI

E. 胃镜

F. 超声内镜

【解析】患者术后乳糜胸,床旁胸部 X 线片可以提示患者胸腔内有无积液以及肺复张情况,有助于指导下一步治疗措施。

第3问:可采取的治疗措施有

A. 禁食、水,静脉营养支持治疗

B. 开胸行胸导管结扎术

C. 胸腔镜胸导管结扎术

D. 胸腔注射胸膜粘连剂

E. 加用负压吸引

F. 夹闭胸导管

【解析】术后乳糜胸引流量不多时可先行保守治疗,保守措施主要是禁食、水以及胸腔注射滑石粉及铜绿假单胞菌。

第4问:假如患者经保守治疗3日后,引流液继续增多,首先考虑的治疗措施

A. 禁食、水,静脉营养支持治疗

B. 开胸行胸导管结扎术

C. 胸腔镜胸导管结扎术

D. 胸腔注射胸膜粘连剂

E. 加用负压吸引

F. 夹闭胸导管

【解析】术后乳糜胸保守治疗不见好转后,需尽快行胸导管结扎术。胸腔镜可以协助发现损伤的胸导管。

第5问:该患者若行手术治疗,最可能发现的损伤部位是

A. 食管

答案:　4. E　　【案例6】1. D　2. A　3. AD　4. C　5. C

B. 气管

C. 胸导管下段

D. 胸导管上段

E. 纵隔淋巴结

F. 肋间血管

【解析】患者为胸下段食管癌，行右侧开胸手术。结合病史以及解剖部位考虑为损伤胸导管下段。胸导管由第5~7胸椎水平由脊柱右侧转向左侧，故胸导管在第5胸椎水平以下损伤，多发生右侧乳糜胸。

【案例7】患者男，56岁。左侧胸隐痛4个月，疼痛位于前下侧胸部。患者近2个月来出现胸闷、气短。3日前疼痛加重，发展至全左侧胸部疼痛，咳嗽，无明显咳痰，遂就诊。胸部X线片见左侧胸膜增厚，左侧肋膈角变钝。既往糖尿病病史4年，空腹血糖控制在7~11mmol/L。

第1问：目前还应完善的检查包括

A. 胸部CT检查

B. 胸部超声检查

C. 支气管镜

D. 胸部MRI

E. 血常规

F. 痰培养

G. 胸腔穿刺

【解析】胸部MRI并不作为脓胸的常规检查。

第2问：患者胸部CT检查提示左侧胸腔较大包裹性积液，左肺上叶舌段、左肺下叶部分肺不张伴有感染。行胸腔穿刺抽液，抽出黄色黏稠积液100ml。接下来治疗措施可选择

A. 胸腔积液细菌培养

B. 胸腔积液抗酸杆菌涂片

C. 痰培养

D. 胸腔穿刺抽液

E. 支气管镜检查

F. 广谱抗生素治疗

G. 胸腔闭式引流术

【解析】胸腔积液黏稠时，胸腔反复抽液效果不佳，且可能会造成继发感染。支气管镜是可行的，目的在于排除肿瘤或吸入性异物，同时可以行毛刷或者灌洗检查获取病原学证据。胸腔闭式引流术可部分引流脓液，是脓胸治疗的关键。

第3问：患者行胸腔闭式引流，每日引流黄色脓性胸腔积液150ml。胸腔积液细菌培养（-），痰培养（-），胸腔积液抗酸杆菌涂片（+）。复查胸部CT见脏层胸膜明显增厚，左肺舌叶及下叶部分实变，胸腔积液无明显改善。下一步可采取的措施是

A. 继续带管观察

B. 拔除胸腔闭式引流管

C. 四联抗结核治疗

D. 营养支持治疗

E. 纤维蛋白溶解物注入

F. 肌瓣网膜填充术

G. 胸膜纤维板剥脱术

【解析】胸膜增厚，肺复张不佳，考虑慢性脓胸形成。胸腔积液结核涂片（+），结核、慢性、脓性，可抗结核治疗，同时行手术治疗，增厚的胸膜已经数周，伴有呼吸困难，可行胸膜剥脱术。

第4问：对于脓胸的描述，**错误**的是

A. 脓胸慢性期发生于细菌感染后7~10日，在4~6周形成

B. 厌氧菌感染所致的脓胸患者临床症状比较明显

C. 尿激酶较链激酶的局部和全身不良反应小

答案：【案例7】　1. ABCEFG　2. ABCEG　3. CDG　4. BEG

D. 胸腔镜手术可在纤维板形成前做胸膜剥脱，以使肺复张

E. 临床上较常采用的是胸膜内胸廓成形术

F. 胸壁开窗术只针对伴有支气管胸膜瘘的全肺切除术后的脓胸患者

G. 纤维板剥脱术有时为了清除感染彻底，不得不切除邻近的肺段或肺叶

【解析】厌氧菌所致脓胸症状隐匿，临床上常用胸膜外胸廓成形术；胸壁开窗术用于一般状况较差不能耐受纤维板剥脱术、经闭合或开放式引流治疗不成功、伴有或不伴有支气管胸膜瘘的全肺切除术后的脓胸患者。如脓胸为肺脓肿穿孔或溃破所致，且无法愈合，则清除脓胸及纤维板后可行肺部的脓肿切除。

第三章　肺　部　疾　病

一、单选题

1. 以下所述**不考虑**肺癌转移的是
   A. 右下叶肺癌伴隆突下、右肺门淋巴结肿大
   B. 左上叶肺癌伴小脑类圆形占位
   C. 右上叶开口肺癌伴左上叶开口支气管内黏膜结节
   D. 右中叶肺癌伴壁脏层胸膜广泛多发小结节
   E. 左下叶肺癌伴双侧甲状腺结节
   【解析】甲状腺不是肺癌的常见转移部位。其他选项分别体现了淋巴结转移、血行转移、气道种植转移、胸膜种植转移的典型表现。

2. **不属于**晚期肺癌的典型表现的是
   A. 咳嗽、咯血
   B. 声音嘶哑
   C. 头晕、眼花、头颈部浮肿，颈部及胸壁静脉怒张
   D. 持续性腰骶部疼痛
   E. 头痛、呕吐
   【解析】咳嗽是肺癌最常见的临床表现，咯血是肺癌最典型的临床表现，但都不是病情发展到晚期的典型表现。其他选项分别提示喉返神经、上腔静脉侵犯，骨转移，脑转移，均为晚期表现。

3. 关于肺癌伴胸腔积液的说法**错误**的是
   A. 肺癌伴恶性胸腔积液行穿刺引流常为淡血性胸腔积液
   B. 肺癌伴大量胸腔积液，常需行胸腔穿刺引流或胸腔闭式引流，一并行胸腔内药物注射控制胸腔积液
   C. 肺癌伴胸腔积液行胸腔积液细胞学检查，如不能找到癌细胞，也不能完全排除恶性胸腔积液
   D. 肺癌伴有胸腔积液，为肿瘤胸膜种植转移的恶性胸腔积液，无外科干预价值
   E. 肺癌伴大量胸腔积液，须行胸腔积液引流后再次复查胸部CT，重新评价肿瘤部位、性质等相关影像学表现
   【解析】中央型肺癌常伴少量胸腔积液，常为炎性渗出性积液，不是外科手术禁忌。

4. 肺癌所致阻塞性肺炎有以下临床征象，**除外**
   A. 患者一般不发热或仅有低热
   B. 患者白细胞计数常不增高
   C. 抗生素治疗后炎症很快吸收消散
   D. 短期内同一部位可反复出现炎症
   E. 经抗生素治疗，炎症部分吸收后出现肿块阴影
   【解析】肺癌所致阻塞性肺炎抗感染治疗后吸收较慢，且易反复出现。

答案：1. E　2. A　3. D　4. C

5. 关于支气管镜检查的描述**不正确**的是

A. 支气管镜检查是肺癌患者的常规术前检查

B. 常规支气管镜检查对肺外周 2/3 呼吸道无法肉眼观察，可采用荧光支气管镜、窄光谱成像支气管镜等新技术弥补此缺陷

C. 光学相干断层扫描、共聚焦显微内镜、细胞内镜这三种支气管镜新技术可实现光学活组织检查，实现虚拟病理学诊断

D. 径向探头支气管内超声（rp-EBUS）较线性（凸面）探头超声支气管内镜（cp-EBUS）直径更细，可实现肺外周结节的穿刺活检

E. 电磁导航支气管镜具有定位精准、导航方便、无须造影剂、无放射性辐射等优点，但价格昂贵，限制了其临床广泛应用

【解析】荧光支气管镜、窄光谱成像支气管镜主要用于支气管黏膜早期病变的识别，但对肺外周 2/3 呼吸道的检查仍无法实现。

6. 以下最易出现术后支气管胸膜瘘的术式是

A. 左肺上叶切除

B. 左肺下叶切除

C. 右肺上叶切除

D. 右肺中叶切除

E. 右肺中、下叶切除

【解析】右肺中、下叶切除需要切断、缝合右肺中间干支气管。右肺中间干支气管管径更粗，该术后支气管胸膜瘘发生率仅次于全肺切除，明显高于单一肺叶切除。

7. 以下肺癌**不需**施行左全肺切除术的是

A. 左肺动脉干近端受累，游离困难

B. 左肺下叶肿瘤较大，靠近肺门，侵犯心包

C. 左肺上叶肿瘤严重侵犯叶间动脉，解剖困难

D. 左肺上、下肺静脉汇合处受累，须切除一小部分左心房壁

E. 左主支气管或分嵴处广泛受侵，无法成形

【解析】左肺下叶肿瘤即使较大，只要没有侵犯叶间动脉及上肺静脉，仍可以通过左肺下叶切除达到完整切除目的。侵犯心包可采取受侵心包部分切除方案达到切除目的，不必进行左全肺切除。

8. 以下关于肺切除术前评估**错误**的是

A. FEV₁ 及 MVV 实际值占预计值 80% 以上，任何形式的肺切除都是安全的

B. FEV₁ 及 MVV 实际值占预计值 40%~60%，不宜施行全肺切除术

C. 通气功能不理想而弥散功能降低者，术后易并发呼吸衰竭

D. 登楼试验是了解临床肺功能状况是否伴有其他心血管疾病的简易方法

E. 术前肺功能是术前评估中唯一准确可靠的检查指标

【解析】术前肺功能是术前重要的检查指标，但不是唯一准确可靠检查指标，有时需结合其他检查方法，例如最大摄氧量测定、血气分析等。

9. 下列有关肺癌放疗剂量的说法正确的是

A. 临床肿瘤灶的标准放射剂量为 60Gy

B. 临床肿瘤灶的标准放射剂量为 70Gy

答案： 5. B 6. E 7. B 8. E 9. A

C. 亚临床灶的标准放射剂剂量为 50~55Gy

D. 亚临床灶的标准放射剂量为 55~60Gy

E. 姑息性放疗的剂量为 50~55Gy

【解析】临床肿瘤灶的标准放射剂量为 60Gy，亚临床肿瘤灶为 45~50Gy。

10. 对于Ⅲ期非小细胞肺癌，同期化、放疗后，可用于维持免疫治疗的药物是
    A. 阿替利珠单抗
    B. 纳武利尤单抗
    C. 度伐利尤单抗
    D. 卡瑞利珠单抗
    E. 帕博利珠单抗

【解析】根据 PACIFIC 研究结果，目前批准用于同期化、放疗后，可用于维持免疫治疗的药物是度伐利尤单抗。

11. 新辅助免疫治疗后，有相当大比例患者出现病理的 MPR，目前 MPR 最常用的定义是残留癌组织的比例小于
    A. 5%
    B. 10%
    C. 15%
    D. 20%
    E. 25%

【解析】目前 MPR 最常用的定义是残留癌组织占瘤床的比例小于 10%。

12. 2018 年 Forde 在《新英格兰医学杂志》发表的新辅助药纳武利尤单抗免疫治疗的Ⅱ期临床研究中，20 例患者中取得 MPR 的比例为
    A. 5%
    B. 15%
    C. 25%

D. 35%

E. 45%

【解析】在新辅助药纳武利尤单抗免疫治疗的临床研究中，9/20（45%）的患者获得 MPR。

13. 下列说法正确的是
    A. Ⅰ期肺癌完全切除术后，辅助放疗能减少局部复发，提高生存率
    B. Ⅱ期肺癌完全切除术后，辅助放疗能减少局部复发，提高生存率
    C. Ⅲ期肺癌完全切除术后，辅助放疗能减少局部复发，提高生存率
    D. Pancoast 瘤术后，术后需放、疗以减少局部复发，提高生存率
    E. 孤立脑转移瘤切除术后，全脑放疗能减少脑转移复发率

【解析】Ⅰ期完全切除术后，辅助放疗能降低生存率；而完全切除后的Ⅱ、Ⅲ期的患者，辅助放疗能减少局部复发，但并不能提高生存率；而孤立脑转移瘤切除术后，全脑放疗能减少脑转移复发率。

14. 肺癌的转移方式中，下列正确的是
    A. 鳞癌发生血行转移出现早
    B. 肺泡细胞癌，早期血行淋巴转移
    C. 腺癌早期发生淋巴转移，血行转移较晚
    D. 未分化癌早期出现血行、淋巴转移
    E. 淋巴转移只发生于肺癌同侧

【解析】未分化癌属于肺癌中分化较差的病理类型。一般预后较差，早期出现血行、淋巴转移。

15. 以下**不属于**肺部良性肿瘤的是
    A. 错构瘤

B. 假性淋巴瘤

C. 软骨瘤

D. 生殖母细胞瘤

E. 肺内畸胎瘤

【解析】生殖母细胞瘤是一类具有高度恶性潜能的肿瘤。其通过血行途径常转移至肺组织，考虑为肺部恶性转移瘤，不属于肺部良性肿瘤的范畴。

16. 以下关于支气管类癌**错误**的是

A. 类癌起源于气管支气管黏膜的 Clara 细胞

B. 病理上分为典型类癌和非典型类癌

C. 类癌对放疗有一定的敏感性

D. 类癌好发于主支气管及其远端支气管

E. 非典型类癌预后相对较差

【解析】类癌起源于支气管黏膜的 Kulchitsky 细胞。

17. 关于支气管腺样囊性癌的说法，**错误**的是

A. 临床上具有生长缓慢的特性

B. 只会在支气管腔内生长，不会出现肺部转移

C. 组织学上分为假腺泡型和髓质型

D. 多发生于女性患者

E. 起源于腺管或者腺体的黏液分泌细胞

【解析】有些恶性程度较高的腺样囊性癌可在气管原发肿瘤被发现之前出现胸膜和肺的转移。

18. 以下关于肺部错构瘤典型影像学表现，**错误**的是

A. 典型 CT 表现为软组织密度肿块，内含脂肪密度区

B. 增强后扫描可轻度强化，周边可有环状强化或完全无增强

C. 肺实质型错构瘤瘤体多紧邻脏胸膜之下，肺门及纵隔无淋巴结增大

D. 所有的软骨型病灶都有点状或者特征性爆米花样钙化

E. 病灶多呈类圆形，边缘光滑，无毛刺，可有分叶

【解析】软骨型病灶伴有点状或者特征性爆米花样钙化，仅占 10%~15%。

19. 肺部炎性假瘤按肿瘤组成的成分不同可分为四型，**不包括**

A. 组织细胞增生型

B. 乳头状增生型

C. 硬化血管瘤型

D. 淋巴细胞为主型

E. 巨核细胞增生为主型

【解析】肺部炎性假瘤按照肿瘤的组成成分可分为组织细胞增生型、乳头状增生型、硬化血管瘤型、淋巴细胞为主型。

20. 下列关于肺部转移瘤手术完全切除标准的描述，**不正确**的是

A. 原发肿瘤已得到有效的控制

B. 身体其他脏器无转移性病变

C. 患者能耐受手术切除，预期有适宜的肺功能储备

D. 减瘤作用

E. 全部肺转移性结节被切除

【解析】肺部转移瘤一般多为血行转移，手术指征为在原发灶得到有效控制的前提下能够实现转移性结节全部切除，减瘤手术不能改变患者的预后。

21. 关于支气管类癌的说法，**不正确**的是

A. 病理起源于支气管壁黏膜分泌腺的

答案： 16. A 17. B 18. D 19. E 20. D 21. B

嗜银细胞

  B. 电镜检查类癌细胞内无神经内分泌颗粒

  C. 一般与周围组织分界清楚

  D. 支气管类癌多为低度恶性肿瘤

  E. 表面有完整的被膜覆盖

  【解析】支气管类癌属于神经内分泌肿瘤,因此一般癌细胞内可见神经内分泌颗粒。

22. 关于肺转移瘤,**不正确**的是

  A. 由于是从其他肿瘤转移来的,因此一律不行手术治疗

  B. 原发肿瘤已治疗无复发,肺内单个转移病灶,身体其他部位无转移,患者一般情况、状态及心肺功能好,可手术治疗

  C. 对于肺转移瘤,一般多做肺局部切除或者肺叶切除

  D. 全肺切除应特别慎重

  E. 其他重要器官功能不全者多不行手术治疗

  【解析】肺转移瘤一般在满足原发灶控制和可完整切除的前提下,考虑手术切除。研究证实,部分肿瘤肺转移后行肺转移瘤切除术后可改善预后。

23. 关于肺硬化性血管瘤,**不正确**的是

  A. 病理结构主要有乳头状结构、实性细胞区、血管瘤样区及硬化区四种组织构成

  B. 好发于中年人群,女性多于男性

  C. 术前诊断较为困难

  D. 一般无须行肺门及纵隔淋巴结清扫

  E. 少数硬化性血管瘤会发生恶变

  【解析】硬化性血管瘤属于常见的肺部

良性肿瘤,一般不会发生恶变。

24. 关于肺部平滑肌瘤,**不正确**的是

  A. 分型主要分为肺间质型、支气管内型及肺血管型

  B. 好发于中青年

  C. 手术切除是首选治疗方式

  D. 多无明显自觉症状

  E. 常伴肺门及纵隔淋巴结肿大

  【解析】肺部平滑肌瘤是罕见的肺部良性肿瘤,一般局限于肺内,不会发生纵隔淋巴结转移,因此一般不会出现纵隔淋巴结肿大。

25. 关于肺转移瘤的观点,**错误**的是

  A. 肺动脉是最常见的转移途径

  B. 胃癌是最常见的原发肿瘤

  C. CT 检出率高于胸部 X 线片

  D. 对肺内小病灶的显示,MRI 不及 CT

  E. 肺尖、胸膜下、肋膈角等处病变,胸部 X 线片易漏诊

  【解析】肺转移瘤多见于绒毛膜癌、乳腺癌,还见于恶性软组织肿瘤、肝癌、骨肉瘤和胰腺癌。

26. 有关肺内错构瘤,**不正确**的是

  A. 在肺的良性肿瘤中,错构瘤较为常见,往往不引起症状

  B. 肿瘤成分可由成熟软骨、脂肪、平滑肌及黏液样纤维结缔组织组成

  C. 有的可见支气管腺体混杂在瘤组织中

  D. 个别可有钙化和固化

  E. 瘤组织内充满炭末成分

  【解析】肺内错构瘤一般由成熟软骨、脂肪、平滑肌及黏液样纤维结缔组织组成,

无炭末沉着成分。

27. 支气管扩张最常发生的肺叶是
    A. 右上叶
    B. 右中叶
    C. 右下叶
    D. 左上叶
    E. 左下叶
    【解析】支气管扩张多见于下叶。左下叶支气管较为细长，与主支气管的夹角大且受心脏、血管压迫，引流不畅，诱发感染的机会较多，故左下叶支气管扩张较右下叶多见。

28. 支气管扩张的临床表现是
    A. 咳嗽，咳大量脓痰，间断咯血
    B. 急起咽痛、流涕、鼻塞、发热
    C. 急起畏寒、发热、咳嗽、胸痛
    D. 缓起低热、乏力、盗汗、食欲减退、干咳，体重下降
    E. 突起胸痛、气促、咳嗽
    【解析】支气管扩张的典型临床表现为慢性咳嗽、咳大量脓痰和反复咯血。

29. 干性支气管扩张是指
    A. 干咳为主
    B. 仅有早晨咳嗽及咳痰
    C. 纤维支气管镜检见支气管黏膜干燥、萎缩
    D. 仅有反复咯血，一般无咳嗽、咳痰
    E. 病变局限于上叶
    【解析】有些患者咯血可能是其首发和唯一的主诉，临床上称为干性支气管扩张。常见于结核性支气管扩张。

30. 肺脓肿的临床表现是
    A. 急性起病，畏寒高热，咳大量脓

臭痰
    B. 低热、盗汗，湿啰音位于锁骨上下、肩胛间区
    C. 反复咳嗽、咳脓痰，时有咯血、杵状指
    D. 反复咳白泡沫痰，以冬春季节交替时明显
    E. 刺激性咳嗽，反复发生或持续痰中带血，伴胸痛、恶病质
    【解析】大多数肺脓肿患者有吸入性肺炎病史。起病急剧，在化脓性坏死性肺炎期有寒战、高热、咳嗽、咳出黏液性脓痰等症状。

31. 容易引起肺脓肿的疾病是
    A. 右中叶综合征
    B. 肺栓塞
    C. 肺炎链球菌肺炎
    D. 慢性阻塞性肺疾病
    E. 原发性肺结核
    【解析】有40%的肺脓肿患者是由化脓性链球菌、肺炎克雷伯菌以及金黄色葡萄球菌等引起的坏死性肺炎所致。

32. 关于原发性肺结核，以下正确的是
    A. 大多发生在儿童
    B. 浸润型多见
    C. 常可并发结核性脑膜炎
    D. 并发肺源性心脏病
    E. 从不发生咯血
    【解析】原发型肺结核（Ⅰ型）常见于小儿，多无症状，有时表现为低热、轻咳、出汗、心率快、食欲差等。少数有呼吸音减弱，偶可闻及干或湿啰音。

33. 肺动脉血栓的病理生理改变，**不正确**的是

答案： 27. E　28. A　29. D　30. A　31. C　32. A　33. C

A. 小的栓子栓塞不会引起肺动脉压力升高

B. 在自身的纤溶机制作用下,部分血栓会在一定程度上自行溶解

C. 多数患者肺动脉栓塞后发生肺梗死

D. 肺动脉主干或一侧肺动脉突然栓塞时,可刺激迷走神经反射

E. 胸痛是由于胸膜渗出导致的

【解析】只有少数患者出现肺梗死改变,因为肺有双重血液供给。

34. 关于肺栓塞描述正确的是

A. 肿瘤患者的肺栓塞主要是肿瘤细胞或组织脱落造成的

B. 孕产妇易发肺动脉血栓,因为纤溶机制减弱

C. 心脏病不是肺动脉栓塞的诱发因素

D. 羊水栓塞主要是严重的过敏反应

E. 口服避孕药不会增加肺动脉血栓的发病

【解析】肿瘤患者的肺栓塞主要是血栓。妊娠时腹腔内压增加和激素松弛血管平滑肌及盆腔静脉受压可引起静脉血流缓慢,改变血液流变特性,是静脉血栓形成的风险因素。心脏病在我国是肺动脉栓塞的诱发因素之一,多见于亚急性细菌性心内膜炎。口服避孕药会增加肺动脉血栓的发病。羊水栓塞是指染有羊水的污染物(胎儿茸毛、角化上皮、胎脂、胎粪)和促凝物质进入母体血液循环,引起母体对胎儿抗原产生的一系列严重的过敏反应,并非机械性的肺动脉栓塞。

35. 肺动脉栓塞最**不常见**的栓子是

A. 血栓

B. 肿瘤栓子

C. 药物颗粒栓子

D. 菌块栓子

E. 脂滴栓子

【解析】血栓最常见。肿瘤栓子见于肿瘤患者,菌块栓子见于心内膜炎患者,脂滴栓子见于骨折患者,唯有药物颗粒栓子很少见,现输液器有滤网。

36. 肺动静脉瘘和下列哪种血管疾病关系最密切

A. 海绵状血管瘤

B. 弥漫性动脉瘤

C. 毛细血管扩张症

D. 广泛性静脉曲张

E. 蔓状血管瘤

【解析】目前发现70%的先天性肺动静脉瘘都伴发遗传性出血性毛细血管扩张症,它是一种常染色体显性遗传病,所以肺动静脉瘘也被认为是遗传性出血性毛细血管扩张症在肺部的表现。

37. 肺动静脉瘘最致命的并发症是

A. 呼吸困难

B. 脑脓肿

C. 发绀

D. 血胸

E. 矛盾性栓塞

【解析】血胸和大咯血是可危及生命的并发症。血胸源于胸膜下肺动静脉瘘破裂,患者常出现失血性休克,甚至死亡。

38. 有关肺隔离症分类的描述,正确的是

A. 大叶型和小叶性

B. 囊性和实性

C. 简单型和复杂型

D. 叶内型和叶外型

E. 单发型和弥漫型

【解析】肺隔离症最早于1946年由

答案:　34. D　35. C　36. C　37. D　38. D

Pryce 描述,他把肺隔离症分为叶内型和叶外型。

39. 肺隔离症最常发生的部位是
    A. 右下叶
    B. 左下叶
    C. 左上叶
    D. 右上叶
    E. 右中叶

【解析】叶内型肺隔离症最多见,占比75%~86%。约 2/3 叶内型的肺隔离症发生在左下叶后基底段。

40. 支气管胸膜瘘是指支气管有小窦道与胸膜腔相通,正确的观念是
    A. 最常见于严重肺感染后
    B. 偶尔手术后会发生
    C. 保守治疗通常都能奏效
    D. 预后良好,极少致命
    E. 近年来发病率有降低的趋势

【解析】支气管胸膜瘘最常见于肺切除手术后。近年来随着外科技术特别是气管机械缝合技术的进步,气管残端闭合的安全性提高,支气管胸膜瘘的发生率有下降趋势,但依然有一定的并发症发生率和死亡率,所以支气管胸膜瘘仍应得到胸外科医师的重视。

41. 术后 1 周发生的支气管胸膜瘘再次手术,**错误**的是
    A. 支气管残端感染严重,再缝合很难成功,余肺切除是首选
    B. 由于支气管残端感染严重,要向近端切除支气管后再缝合
    C. 修补支气管时,要用带蒂的组织包埋加固
    D. 再次手术行隆突成形风险大

E. 经过原切口手术要首先控制胸腔感染

【解析】残端较长但炎症相对较重时,可以考虑再次向近心端切除部分残端后直接缝合,然后用带蒂组织包埋残端。残端过短不能直接关闭时,如瘘口较小,可以尝试直接将带蒂组织缝合包裹于残端周围。如瘘口较大位于右下开口,可以考虑行右中叶切除关闭中间支气管,或行支气管成形或隆突成形术甚至余肺切除,但术后并发症发生率及死亡率较高。经原切口途径主要适用于术后早期发现、胸腔内感染不严重或已经基本得到控制的病例。

42. 特发性肺间质纤维化临床评价疗效最主要指标是
    A. 肺部体征
    B. 胸部 X 线片
    C. 血沉
    D. 血乳酸脱氢酶
    E. 动脉血气分析

【解析】特发性肺间质纤维化临床评价疗效最主要指标是动脉血气分析。

43. 间质性肺疾病最有价值的诊断手段是
    A. 胸部 X 线片
    B. 肺功能
    C. 肺组织活检
    D. 胸部 CT
    E. 血清免疫学

【解析】间质性肺疾病最有价值的诊断手段是肺组织活检。

44. 间质性肺疾病的肺功能特征为限制性通气障碍,主要表现为
    A. FEV_1/FVC 正常或增加,而 TLC 减少
    B. 残气容积(RV)增加或正常

答案:　39. B　40. E　41. A　42. E　43. C　44. A

C. 一氧化碳弥散量（DLCO）增加

D. RV/TLC 明显增加

E. Ⅱ型呼吸衰竭

【解析】间质性肺疾病的通气功能特征是限制性通气障碍。表现为用力肺活量（FVC）和一秒量（FEV$_1$）均下降，但 FEV$_1$ 的下降主要是由于 FVC 下降所导致。因此，FEV$_1$/FVC 可正常或增加。肺总量（TLC）是深吸气后肺内所含气体总量，限制性通气障碍会使 TLC 减少。

45. 监测肺组织纤维化程度最简单、最实用的方法是

　　A. 动脉血气分析

　　B. 肺活检

　　C. 支气管肺泡灌洗

　　D. 肺功能测定

　　E. 放射性核素肺扫描

【解析】监测肺组织纤维化程度最简单、最实用的方法是肺功能测定。

46. 下列**不宜**采用激素治疗的疾病是

　　A. 肺硅沉着病

　　B. 特发性肺纤维化

　　C. 组织细胞增多症 X

　　D. 结节病

　　E. 特发性肺含铁血黄素沉着症

【解析】肺硅沉着病是因长期吸入含大量游离二氧化硅粉尘微粒而引起的以硅结节形成和肺广泛纤维化为病变特征的尘肺。治疗的主要目的为缓解症状。

47. 临床诊断为肺间质纤维化的患者，体格检查最可能出现的异常体征为

　　A. 肺底部 Velcro 音

　　B. 肺下部湿性啰音

C. 叩诊过清音

D. 两下肺支气管呼吸音

E. 语音传导增强

【解析】肺间质纤维化的患者体征特点为双肺基底部捻发音（纤维化），吸气性喘鸣（过敏性肺炎），杵状指，胸腔积液（结缔组织病、淋巴管平滑肌瘤病、结节病），肺动脉高压（尤其是结缔组织病），三尖瓣关闭不全或肺动脉反流杂音，周围水肿，关节炎（结缔组织病或结节病），皮肤结节性红斑（结节病），雷诺现象／硬皮病／毛细血管扩张症（系统性硬化症），淋巴结肿大，肝脾大（结节病），神经系统表现（结节病、血管炎、结缔组织病），眼部体征（结节病、结缔组织病）。

48. 特发性肺纤维化的病理特征是

　　A. 干酪样坏死性肉芽肿

　　B. 非干酪样坏死性肉芽肿

　　C. 见到过碘酸雪夫（PAS）染色阳性物质

　　D. 病变主要以上肺区域为明显

　　E. 同一视野可看到正常、间质炎症、纤维增生和蜂窝肺的变化

【解析】特发性肺纤维化的病理特征同一视野可看到正常、间质炎症、纤维增生和蜂窝肺的变化。

49. 结节病最有特征的影像学改变是

　　A. 双肺弥漫性结节影

　　B. 双下肺斑片状阴影

　　C. 肺门淋巴结肿大并有钙化

　　D. 双侧肺门、纵隔淋巴结肿大

　　E. 肺内结节影并同侧肺门、纵隔淋巴结肿大

【解析】结节病最有特征的影像学改变

答案：　45. D　46. A　47. A　48. E　49. D

是双侧肺门、纵隔淋巴结肿大。

50. 下列有关肺间质疾病叙述,**不正确**的是
    A. 主要累及肺实质内终末气道上皮以外的支持组织、毛细血管及淋巴管组织
    B. 表现为限制性通气功能障碍,而弥散功能不受影响
    C. 患者的两肺底可闻及吸气相高调的湿啰音
    D. 由药物或自身免疫疾病引起
    E. 主要症状是慢性、进行性呼吸困难
    【解析】间质性肺疾病的通气功能特征是限制性通气障碍。但在通气功能和肺容积正常时,弥散功能(DLCO)也可降低。

51. 终末期肺气肿最佳的治疗是
    A. 肺减容术
    B. 肺移植
    C. 经气管镜肺减容术
    D. 药物治疗
    E. 氧疗
    【解析】COPD 终末期最佳治疗方式为肺移植。

52. 肺泡蛋白沉积症肺功能最**不可能**出现
    A. DLCO 降低
    B. 肺总量增加
    C. 肺活量降低
    D. FEV_1/FVC 增高
    E. 残气量降低
    【解析】间质性肺疾病的通气功能特征是限制性通气障碍。表现为用力肺活量(FVC)和第 1 秒用力呼气容积(FEV_1)均下降,但 FEV_1 的下降主要是由于 FVC 下降所导致,因此,FEV_1/FVC 可正常或增加。但

在通气功能和肺容积正常时,DLCO 也可降低。

53. 慢性阻塞性肺疾病并发肺心病患者 X 线检查可出现以下征象,**除了**
    A. 肺纹理紊乱
    B. 右下肺动脉干扩张
    C. Kerley B 线
    D. 两肺透亮度增加
    E. 心影狭长
    【解析】肺静脉压>25~30mmHg 可出现间质性肺水肿,显示 Kerley B 线。Kerley B 线为慢性肺淤血的特征性表现,肺淤血程度可反映左心衰竭的严重程度。

54. 间质性肺病主要累及
    A. 肺泡壁
    B. 小气道
    C. 小血管
    D. 叶间胸膜
    E. 肺泡上皮基膜和毛细血管基膜之间的肺组织细胞及基质成分
    【解析】间质性肺病主要累及肺泡上皮基膜和毛细血管基膜之间的肺组织细胞及基质成分。

55. 肺减容术最常见的并发症是
    A. 支气管胸膜瘘
    B. 肺漏气
    C. 呼吸衰竭
    D. 肺不张
    E. 肺部感染
    【解析】肺减容术最常见的并发症是肺漏气。

56. 反复肺部感染造成肺气肿的主要机制是

答案: 50. B 51. B 52. B 53. C 54. E 55. B 56. E

A. 使 α_1- 抗胰蛋白酶的活性降低

B. 破坏小支气管壁软骨而失去支架作用

C. 使细支气管管腔狭窄而形成不完全阻塞

D. 肺组织供血减少致营养障碍而使肺泡壁弹性减退

E. 使白细胞和巨噬细胞释放的蛋白分解酶增加而形成肺大疱

【解析】反复肺部感染造成肺泡局部中性粒细胞及巨噬细胞的活化和聚集,这些中性粒细胞释放中性粒细胞弹性蛋白酶等多种生物活性物质与多种蛋白分解酶,可降解肺泡基质,导致肺泡结构损毁,形成肺大疱,从而引发肺气肿。

57. 器官捐献供肺感染,最常见的病原体是

A. 表皮葡萄球菌

B. 屎肠球菌

C. 鲍曼不动杆菌

D. 肺炎克雷伯菌

E. 金黄色葡萄球菌

【解析】器官捐献供肺感染,最常见的病原体是金黄色葡萄球菌。

58. 边缘供肺的选择原则,错误的是

A. 边缘供肺可常规使用

B. 尽可能不要超过 60 岁

C. 胸部 X 线检查见局部渗出者

D. 氧合指数<300mmHg 的供肺,需要结合影像学所见综合评估

E. 体积匹配属于大供者小受者,则可以考虑施行肺叶移植

【解析】由于有的受者病情进展迅速乃至危重,肺移植往往成为抢救性手术,此时不得不将边缘供肺纳入选择标准。对于边缘供肺的选择原则是:①边缘供肺只用于病情紧急的患者;②由于我国中年女性吸烟比例较低,供者若为女性,年龄>55 岁时仍可以考虑,但尽可能不要超过 60 岁;③胸部 X 线检查见局部渗出者,如只存在一叶肺渗出(通常是下肺)的供肺,可去除问题肺叶行双肺移植,如体积匹配属于大供者小受者,则可以考虑施行肺叶移植;④氧合指数<300mmHg 的供肺需要结合影像学所见综合评估。但此时若非必需,则多选择单肺移植手术。

59. 下列不属于肺移植的禁忌证的是

A. 活动性肺部或肺外感染

B. 其他脏器尤其肝肾功能损害,冠心病或左室功能不全

C. 恶病质

D. 对侧轻度肺气肿

E. 合并肝癌

【解析】肺移植的禁忌证:活动性肺部或肺外感染,其他脏器尤其肝肾功能损害,冠心病或左室功能不全,恶病质、酗酒、吸毒、嗜烟未戒及精神病等,有恶性疾病史者,无瘤生存期>5 年。对侧有明显肺大疱,应视为单肺移植禁忌证。

60. 下列不能进行单肺移植的是

A. 特发性弥漫性肺纤维化

B. 嗜酸性肉芽肿

C. 外源性过敏性肺泡炎

D. 淋巴管平滑肌瘤病

E. 感染性肺部终末期疾病

【解析】凡合并肺部感染的各种晚期肺实质或肺血管疾病,只要心功能尚好,或右心功能可能恢复,不合并严重的冠心病或心瓣膜病等,都是双肺移植的适应证。感染性肺部终末期疾病,不宜行单肺移植。

答案: 57. E 58. A 59. D 60. E

61. 肺移植术后早期最常见的并发症是
    A. 急性肺水肿
    B. 吻合口裂开
    C. 肺移植术后感染
    D. 肺栓塞
    E. 支气管胸膜瘘
    【解析】肺移植术后早期最常见的并发症为急性肺水肿。

62. 下列哪项疾病进行单肺移植后，容易发生对侧气胸
    A. IPF
    B. 闭塞性细支气管炎
    C. 淋巴管平滑肌瘤病
    D. ARDS
    E. COPD
    【解析】阻塞性肺疾病单侧移植后可引起自体肺过度膨胀，PEEP 进一步加重，从而引起已有的肺大疱破裂，形成气胸。

63. 关于活体肺叶移植术的描述，**错误**的是
    A. 主要适用于儿童和体形较小的成年人（体质量 20~50kg）终末期肺部疾患，主要是囊性肺纤维化
    B. 特别是在急性肺衰竭，又没有合适的供体时，常用肺叶为双侧上肺叶
    C. 术后供体的第 1 秒用力呼气容积、用力潮气量平均下降约 20%
    D. 从与患者 ABO 血型相容的亲属身上取一肺叶进行移植
    E. 要求供者肺叶比受者肺叶大，以适应肺叶移植受者胸腔
    【解析】活体肺叶移植术主要适用于儿童和体形较小的成年人（体质量 20~50kg）终末期肺部疾患，主要是囊性肺纤维化。特别是在急性肺衰竭，又没有

合适的供体时，常用肺叶为双侧下肺叶。术后供体的第 1 秒用力呼气容积、用力潮气量平均下降约 20%。从与患者 ABO 血型相容的亲属身上取一肺叶进行移植，使用较多的是双肺下叶。要求供者肺叶比受者肺叶大，以适应肺叶移植受者胸腔；必须有足够的支气管、肺动脉、肺静脉袖口与患者吻合，术中注意不能钳夹和过多挤压肺组织。

64. 肺移植术后吻合口并发症的诊断主要依靠
    A. 胸部 CT
    B. 支气管造影
    C. 支气管镜
    D. 临床症状
    E. 胸部 X 线
    【解析】肺移植术后吻合口并发症的诊断和治疗主要依赖纤维支气管镜。

65. Ⅰ期中高分化肺鳞癌的最佳治疗方法是
    A. 常规放射治疗
    B. 外科手术治疗
    C. EGFR-TKI 治疗
    D. 同步放、化疗治疗
    E. 免疫治疗
    【解析】外科手术是治疗肺癌的最佳方法。外科手术可以使 95% 以上的Ⅰ期肺癌获得长期生存。

66. 肺癌发病率最高的年龄段是
    A. 30 岁
    B. 40 岁
    C. 50 岁
    D. 60 岁
    E. 70 岁
    【解析】国内、外肺癌流行病学研究资

答案： 61. A 62. E 63. B 64. C 65. B 66. D

料证明，60 岁年龄段是肺癌发病率最高的年龄段。

67. 下列**不是**致肺癌职业因素的是
    A. 石棉
    B. 砷和砷化合物
    C. 铬及化合物
    D. 锡及化合物
    E. 酒精

【解析】酒精是与肝硬化、肝癌发病相关的致癌因素，其他 4 项均为与肺癌发病有关的职业致癌因素。

68. 下列**不属于**癌基因的是
    A. *c-erbB* 基因
    B. *ras* 基因
    C. *myc* 基因
    D. *FHIT* 基因
    E. *c-jun* 基因

【解析】上述所有选项中，*FHIT* 基因是抑癌基因，其他基因均为癌基因。

69. 在肺癌中，与吸烟致癌物有关的 *p53* 基因突变是
    A. G-T 碱基颠换
    B. A-T 碱基颠换
    C. C-G 碱基颠换
    D. C-T 碱基颠换
    E. T-G 碱基颠换

【解析】已有研究证明，烟草导致的 *p53* 基因突变为 G-T 碱基颠换，其他类型的 *p53* 基因突变类型均与吸烟致癌物有关的 *p53* 基因突变无关。

70. 下列**不是**与肺癌遗传易感性相关的Ⅰ相代谢酶基因的是
    A. *CYP1A1*
    B. *CYP2A6*
    C. *CYP2E1*
    D. *GSTM1*
    E. *CYP2D6*

【解析】肺癌遗传易感性相关的代谢酶基因包括Ⅰ相代谢酶基因和Ⅱ相代谢酶基因，*GSTM1* 基因为Ⅱ相代谢酶基因，其余均为Ⅰ相代谢酶基因。

71. 对肺癌大体分型相关的描述，**不正确**的是
    A. 管壁浸润型
    B. 弥漫浸润型
    C. 空洞型
    D. 块型
    E. 管内型

【解析】肺癌大体分型包括管壁浸润型、弥漫浸润型、块型、管内型、球型五类。

72. 对肺癌组织学分型的描述，**不正确**的是
    A. 印戒细胞癌
    B. 鳞癌
    C. 大细胞癌
    D. 小细胞癌
    E. 腺癌

【解析】肺癌组织学分型包括小细胞肺癌和非小细胞肺癌两类。非小细胞肺癌又分为鳞癌、腺癌、大细胞肺癌、腺鳞癌等几种亚类。

73. 对 T_4 肺癌的描述，**不正确**的是
    A. 肺癌侵犯心脏
    B. 肺癌侵犯隆突
    C. 肺癌侵犯脏层胸膜
    D. 肺癌侵犯椎体
    E. 肺癌侵犯食管

【解析】肺癌侵犯隆突、心脏、椎体、

答案：　67. E　68. D　69. A　70. D　71. C　72. A　73. C

食管、上腔静脉均为 T_4 肺癌,只有肺癌侵犯脏层胸膜不是 T_4 肺癌。

74. 患者女,23 岁。无发热、咳嗽等症状。单位体检:胸部 X 线检查提示右肺下叶可疑占位。进一步行胸部断层扫描提示右肺下叶后基底段靠胸膜下一软组织结节,大小约 1.5cm,轻度分叶,伴爆米花样钙化。诊断首先可能为
    A. 肺非小细胞癌
    B. 肺结核球
    C. 肺部错构瘤
    D. 肺部炎性假瘤
    E. 肺脓肿
    【解析】年轻女性,无明显症状,胸膜下软组织结节伴典型爆米花样钙化,首先考虑肺实质型错构瘤。

75. 患者女,48 岁。右乳癌根治术后 4 年,咳嗽半年。3 个月前胸部 CT 显示右肺下叶类圆形病灶,直径约 2cm,此次复查胸部 CT 结节增大至 2.5cm,边界较清,增强后轻度强化。痰找病理细胞及抗酸杆菌均阴性。PET/CT 提示乳腺病灶未见明显复发,右肺下叶肺部结节 $SUV_{max}2.0$,纵隔淋巴结未见肿大,考虑转移瘤不除外。正确的处理为
    A. 3 个月后复查胸部 CT
    B. 化学治疗
    C. 放射治疗 + 中医治疗
    D. 右肺下叶切除术
    E. 抗结核治疗
    【解析】该患者乳腺原发灶无明显复发,同时肺部结节考虑单发转移瘤可完整切除,故首先考虑手术切除治疗。

76. 患者女,72 岁。咳嗽、胸闷、呼吸困难 1 个月余。1 年前行结肠癌根治术。CT 检查见图 3-1。最可能的诊断是

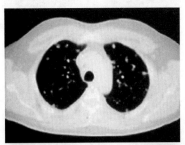
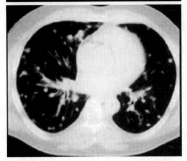

图 3-1

    A. 肺癌
    B. 肺转移瘤
    C. 尘肺
    D. 间质性肺炎
    E. 粟粒性肺结核
    【解析】老年女性,既往有结肠癌手术史,CT 提示双肺多发性类圆形、边界清楚结节,首先考虑结肠癌肺转移的可能性大。

77. 患者男,45 岁。HBV 阳性 10 年。胸痛 1 个月伴咳嗽,咯血 1 日。胸部 X 线片见图 3-2。最可能的诊断是
    A. 肺多发性脓肿
    B. 肺韦氏肉芽肿
    C. HBV 病毒肺部转移
    D. 肺金黄色葡萄球菌感染
    E. 肺转移瘤

答案:　74. C　75. D　76. B　77. E

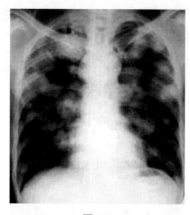

图 3-2

【解析】中年男性，HBV 阳性病史多年，胸部 X 线片提示多发类圆形占位，双肺分布，不除外肝癌肺转移。

78. 患者女，35 岁。近 2 年经常自发性气胸，保守处理后可好转。近 1 个月前气胸再次发作，伴胸闷不适。胸部 X 线片提示肺基底部多发性结节改变，呈蜂巢样改变。伴明显胸腔积液。穿刺胸液化验提示乳糜试验（+）。行胸腔镜探查手术及胸膜腔固定术。术后病理提示肺小叶间隔、胸膜及淋巴管肺平滑肌组织呈结节性增生。诊断首先可能为

A. 肺癌多发胸膜转移

B. 肺结核

C. 肺支气管扩张症

D. 肺淋巴管平滑肌瘤病

E. 肺间质性纤维化

【解析】年轻女性，反复自发性气胸合并乳糜胸，同时胸部 X 线片呈典型蜂巢样改变，病理提示肺小叶间隔，胸膜及淋巴管肺平滑肌组织呈结节性增生，首先考虑肺淋巴管平滑肌瘤病。

79. 患者男，55 岁。咳嗽、咯血伴呼吸困难、

低热 3 个月。胸部 X 线片：左肺上叶不张。为明确诊断，最佳的检查组合是

A. 胸部 CT＋支气管镜＋结核菌素试验

B. 胸部 CT＋支气管镜＋癌胚抗原

C. 胸部 CT＋支气管镜＋痰找癌细胞

D. 支气管镜＋痰找癌细胞＋全身骨扫描

E. 支气管镜＋痰找癌细胞＋癌胚抗原

【解析】老年患者，首先考虑肺癌。胸部 CT＋支气管镜＋痰找癌细胞是首选确诊方法。

80. 患者男，60 岁。咳嗽、咯血、间歇低热伴消瘦 3 个月。有肺结核病史，有长期吸烟史。胸部 X 线片提示：右肺上叶尖部可见 3cm×4cm 球形病灶，3 次痰找癌细胞阴性，PPD 试验（+）。对该患者，诊断首先考虑

A. 肺结核

B. 肺脓肿

C. 肺囊肿

D. 肺癌

E. 肺炎

【解析】老年患者，右上肺占位，首先考虑肺癌。

81. 患者女，42 岁。因系统性红斑狼疮于 3 个月前行甲泼尼龙冲击治疗。其后一直口服泼尼松 30mg/d，病情稳定。2 周前出现发热，体温 38.5~39℃，伴干咳、气短。胸部 X 线片示两肺弥漫性细小结节状影，约 0.8mm，分布较均匀，其中部分融合。该患者最可能

A. 并发真菌感染

B. 发生狼疮肺炎

C. 并发血行播散型肺结核

D. 继发性肺间质纤维化

E. 发生转移癌

【解析】患者有自身免疫系统疾病，长期服用激素治疗，出现呼吸系统症状，结合影像学表现，符合肺纤维化。

82. 患者女，52岁。咳嗽、偶见痰中带血2个月就诊。首选应做的检查是
    A. 胸部CT检查
    B. 支气管造影
    C. 支气管镜检查
    D. 凝血功能检查
    E. 全身PET/CT检查
    【解析】咳嗽、咯血需要排除肺癌，首先行胸部CT检查。

83. 患者男，60岁。咳嗽、反复肺部感染近1年。吸烟史40年。胸部X线片：右肺上叶近肺门处有一4cm×5cm大小块状影，形态不规则，边缘不整齐。为明确诊断，应进一步做的检查是
    A. 经胸壁穿刺活检
    B. 痰细胞学检查
    C. 胸腔镜探查
    D. 开胸探查
    E. 支气管镜检查
    【解析】中央型肺癌确诊首选支气管镜检查及活检。

84. 患者女，35岁。体检时行胸部低剂量薄层CT检查提示右肺上叶前段可见一直径约1.2cm×0.8cm纯磨玻璃结节，PPD试验（++）。经口服头孢呋辛抗感染治疗1周，复查胸部CT较前无明显变化。既往有卵巢畸胎瘤切除病史。诊断首先考虑
    A. 肺结核
    B. 非特异性肺炎
    C. 肺癌

D. 肺错构瘤
E. 肺转移瘤
【解析】经抗感染治疗无明显变化的纯磨玻璃结节首先考虑肺癌。

85. 患者男，65岁。左肺上叶腺癌术后2年。诉头晕、头痛2个月。为明确诊断，首选的检查是
    A. 胸部+头部CT检查
    B. 支气管镜检查
    C. 头颅MRI增强扫描
    D. 全身骨扫描检查
    E. 全身PET/CT检查
    【解析】首先考虑肺癌脑转移，头颅MRI检查是首选。

86. 患者男，62岁。因剧烈头痛1周入院。头颅MRI检查脑实质未见明确占位性病变，脑膜似可见细小结节状改变，胸部CT检查提示右肺下叶外基底段肺实质深部可见一直径约1cm结节，纵隔未见明显肿大淋巴结。支气管镜检查、腰穿脑脊液检查均未见明确恶性证据。为明确诊断，下一步检查首选
    A. 反复痰找癌细胞检查
    B. CT引导下经皮肺穿刺活检
    C. 电磁导航支气管镜检查
    D. EBUS-TBNA
    E. 电视胸腔镜手术探查
    【解析】首先考虑肺癌脑膜转移，对于不宜行肺穿刺、纵隔淋巴结活检、脑脊液穿刺未能确诊者，可考虑电磁导航支气管镜检查。

87. 患者男，55岁。左肺下叶腺癌术后2年，声音嘶哑1周。为明确诊断，下一步检查首选

A. 电子喉镜

B. 纤维支气管镜

C. 胸部 MRI 检查

D. 胸部增强 CT 检查

E. 胸部 PET/CT 检查

【解析】首选胸部增强 CT 检查明确有无纵隔淋巴结肿大所致喉返神经受压。

88. 患者男,70 岁。咳嗽、咳痰半年,头面部肿胀、头晕伴双上肢浮肿 1 个月。胸部 X 线片示右上肺门区倒 S 征,诊断首先考虑

A. 肺癌伴抗利尿激素分泌失调综合征

B. 肺癌伴上腔静脉阻塞综合征

C. 肺癌伴类癌综合征

D. 肺癌伴 Cushing 综合征

E. 肺癌伴 Honor 综合征

【解析】倒 S 征是右上肺中央型肺癌的典型 X 线表现。头面部肿胀、头晕伴双上肢浮肿考虑上腔静脉回流障碍。

89. 患者男,有 20 年吸烟史。近年出现进行性呼吸困难,双下肢水肿,反复晕厥,胸痛和发绀,低氧血症。右心导管检查静息肺动脉平均压 27mmHg,活动后肺动脉平均压 38mmHg,右下肢有深静脉血栓形成存在。最可能的疾病是

A. 慢性阻塞性肺疾病

B. 慢性血栓性肺动脉高压

C. 左心功能不全

D. 间质性肺疾病

E. 原发性肺动脉高压

【解析】活动后肺动脉平均压 38mmHg 可诊断肺动脉高压。患者有进行性呼吸困难及低氧血症,伴下肢深静脉血栓,结合症状及相关检查,考虑下肢深静脉血栓继发慢性肺动脉血栓形成并肺动脉高压形成。

90. 患者女,55 岁。结肠癌术后 3 个月。胸部 CT 检查提示右肺中叶外侧段混合磨玻璃结节影,直径约 2cm,磨玻璃成分 >50%。PPD(+),痰找结核菌(-)。诊断首先考虑

A. 结肠癌肺转移

B. 肺结核瘤

C. 肺结节病

D. 肺炎性假瘤

E. 原发性肺癌

【解析】磨玻璃结节是早期肺癌的典型表现。肺转移瘤的典型表现为肺内、外周的实性结节。

91. 患者女,45 岁。体检发现双肺多发磨玻璃结节影,以右上肺最多,直径最大者约 1cm。无发热、咳嗽症状。临床诊断首先考虑

A. 肺结核

B. 多原发肺癌

C. 肺转移瘤

D. 肺炎

E. 肺癌伴肺内转移

【解析】多发磨玻璃结节影是目前临床常见影像,多为多原发肺癌。

92. 患者男,52 岁。右肩背部疼痛并向右上肢放射 1 个月。胸部 CT 示右上叶尖段 4cm×5cm 肿块影,肺门及纵隔未见明显肿大淋巴结。为评价手术机会,需完善的检查是

A. 右上肢及右颈部血管彩超

B. 全身 PET/CT 检查

C. 颈胸交界区 MRI

D. EBUS-TBNA

E. 电磁导航支气管镜检查

【解析】首先考虑 Pancoast 瘤。颈胸交

答案: 88. B　89. B　90. E　91. B　92. C

界区 MRI 是明确胸顶部血管神经受侵犯的首选检查手段。

93. 患者男，80 岁。检查发现右肺占位 1 个月。胸部 CT 检查提示右肺下叶背段胸膜下 2cm×3cm 肿瘤，纵隔、肺门未见明确肿大淋巴结。头颅 MRI、骨扫描、支气管镜未见异常。临床分期I期。患者心肺功能欠佳，呈I型呼吸衰竭，手术风险高，下一步较恰当的建议是
A. 电磁导航支气管镜确诊指导治疗
B. 经胸壁穿刺活检确诊指导治疗
C. 不建议确诊，直接行 SBRT 治疗
D. 不建议确诊，直接行 EGFR-TKI 治疗
E. 不建议确诊，等待观察
【解析】患者不宜手术，胸膜下肿瘤可考虑穿刺活检后行 SBRT 治疗。

94. 患者男，60 岁。咳嗽、咳痰半年。胸部 CT 示左上肺约 4cm×4cm 占位。行经胸壁肺穿刺活检后，突然出现胸闷、气促、大汗淋漓，听诊左侧呼吸音明显减弱。首先考虑
A. 胸腔内出血
B. 气胸
C. 胸膜反应
D. 心肌梗死
E. 肺动脉栓塞
【解析】首先考虑穿刺引起的气胸。

95. 患者女，48 岁。咳嗽、伴发热半年，体温最高达 40℃。胸部 CT 提示右上肺门区占位，双肺门及上纵隔、隆突下多发肿大融合淋巴结，病灶内无钙化表现。PPD（+），痰找结核菌（−），支气管镜检查未见新生物，两次 EBUS-TBNA 均未能确诊。下一步检查首选

A. 纵隔镜检查术
B. 胸腔镜探查
C. 再次 EBUS-TBNA 检查
D. 荧光支气管镜检查
E. 窄光谱成像支气管内镜
【解析】纵隔镜是纵隔淋巴结诊断的金标准。对于 EBUS-TBNA 未能确诊的高度可疑纵隔淋巴结可行纵隔镜进一步证实。

96. 患者男，65 岁。咳嗽、咯血 2 个月。胸部 CT 检查提示左上肺门区占位。支气管镜检查见左上叶开口处新生物。血清标志物检查提示 SCC 和 CYFRA21-1 正常、CEA 轻度升高、NSE 及 ProGRP 明显升高。临床诊断首先考虑
A. 鳞癌
B. 腺癌
C. 腺鳞癌
D. 大细胞肺癌
E. 小细胞肺癌
【解析】中央型肺占位，并且 NSE 及 ProGRP 明显升高，首先考虑小细胞肺癌。

97. 患者女，55 岁。咳嗽、咯血伴全身多发疼痛 1 个月。胸部 CT 检查提示左下肺门区占位。支气管镜检查提示左下叶支气管开口黏膜粗糙，活检提示分化差非小细胞肺癌。全身骨扫描提示全身多发骨转移。对于病理活检小标本处理的建议，**不正确**的是
A. 尽量保证免疫组化标本需求，明确组织类型
B. 尽量保证分子生物学检测需求，明确靶向治疗机会
C. 可行 ARMS 法明确 EGFR 突变情况、免疫组化方法明确 ALK 融合等情况

答案：93. B　94. B　95. A　96. E　97. A

D. 尽量使用 NGS 二代测序技术行分子病理检测

E. 尽量行 PD-1 及 PD-L1 水平检测、TMB 检测等，明确免疫治疗疗效指标评价

【解析】依据《WHO（2021）肺肿瘤组织学分类》准确诊断，在病理诊断的同时，尽可能保留足够标本进行分子生物学检测，尤其是无法手术切除的中晚期患者。

98. 患者男，60 岁，检查发现右肺下叶背段近肺门处占位。胸部 CT 检查提示右下肺背段支气管旁不规则病灶，大小约 1cm×2cm，病灶内部密度较低，强化不明显。支气管镜检查提示右下叶背段支气管瘢痕样闭锁，余未见特殊异常。PPD（+），T-SPOT（−），痰找结核菌（−）。临床诊断考虑

A. 肺癌

B. 肺脓肿

C. 肺炎

D. 肺结核瘤

E. 肺炎性假瘤

【解析】支气管瘢痕样闭锁常见于结核性陈旧病变。

99. 患者女，24 岁。发现右肺中叶磨玻璃结节 3 个月。其于新型冠状病毒流行期间，有疫区旅居史。无发热、咳嗽等症状。咽拭子新冠病毒核酸检测（−）。PPD（++），T-SPOT（−），痰找结核菌（−）。胸部 CT 示右肺中叶单发磨玻璃结节，直径约 1cm。口服头孢类抗生素治疗 10 日，复查较前无明显变化。临床诊断首先考虑

A. 肺癌

B. 新型冠状病毒感染

C. 肺结核

D. 机化性肺炎

E. 局限性肺纤维化

【解析】经抗感染治疗无明显变化，肺内单发磨玻璃结节，首先考虑早期肺癌。

100. 患者男，52 岁，检查发现双肺多发粟粒样结节 2 日。胸部薄层 CT 见双肺多发结节，结节大小不一，密度均匀，边缘光滑，为明确诊断，首选的检查是

A. 支气管镜检查

B. 全身 PET/CT 检查

C. 经胸壁肺结节穿刺活检

D. 痰细胞学检查

E. 血清肿瘤标志物检查

【解析】密度均匀，边缘光滑的双肺多发结节，首先考虑肺转移瘤，最好行全身 PET/CT 检查寻找原发灶。

101. 患者男，58 岁。胸闷、气促 1 个月入院。胸部 X 线检查提示左侧大量胸腔积液。下一步检查最重要的是

A. 胸部 CT 扫描

B. 支气管镜检查

C. 胸腔积液穿刺引流并行胸腔积液细胞学检查

D. 内科胸腔镜检查

E. 胸腔镜手术探查

【解析】大量胸腔积液需先行胸腔积液引流细胞学检查，胸腔积液引流干净后再行胸部 CT 评价肺内情况。

102. 患者男，60 岁。检查发现左肺下叶及右肺下叶占位 1 个月。10 年前因左上肺鳞癌于我院行左上肺癌根治术。胸部 CT 见左肺下叶周围型实性结节，直径约 1.5cm，边缘见毛刺及分叶；右肺

答案：　98. D　99. A　100. B　101. C　102. C

下叶周围型混合磨玻璃结节（磨玻璃成分>70%）。临床诊断首先考虑

A. 左下肺及右下肺均为原左上肺癌的转移瘤

B. 左下肺为原左上肺癌的转移瘤＋右下肺为第二原发性肺癌

C. 左下肺及右下肺分别为第二及第三原发肺癌

D. 左下肺为右下肺肿瘤的转移瘤

E. 右下肺为左下肺肿瘤的转移瘤

【解析】肺癌术后 10 年。新发肺内实性病灶，不应首先考虑转移，而应首先考虑第二原发癌；磨玻璃结节考虑第三原发癌。

103. 患者女，50 岁。胸腔镜右肺上叶切除，纵隔淋巴结清扫术后第 2 天，患者进食后出现大量乳白色胸腔积液，下列说法**错误**的是

A. 可能为胸导管损伤所导致的乳糜胸，可行淋巴造影予以明确损伤部位

B. 乳糜胸较易合并胸腔感染

C. 成年人乳糜胸每日丢失乳糜大于 1 000ml，非手术治疗 5~7 日，如无减少趋势，则应施行手术

D. 治疗乳糜胸术前应补充白蛋白，纠正水、电解质紊乱

E. 胸导管结扎过程中，如未发现明确瘘口，应在膈上最低位结扎胸导管

【解析】乳糜性胸腔积液为无菌性胸腔积液，并无引发胸腔感染的诱因。此外，乳糜性胸腔积液中卵磷脂和脂肪酸成分较高，具有一定的抑菌作用，因此，乳糜性胸腔积液不易继发感染。

104. 患者男，47 岁。吸烟 20 包／年。诊断右上肺腺癌 $cT_{2a}N_3M_{1c}$（骨）ⅣB 期，

PD-L1 TPS 1%，拟采用帕博利珠单抗联合含铂双药方案。目前推荐的联合化疗方案是

A. 紫杉醇＋卡铂

B. 培美曲塞＋卡铂

C. 多西他赛＋卡铂

D. 长春瑞滨＋顺铂

E. 吉西他滨＋卡铂

【解析】根据 Keynote189 研究，推荐的联合化疗方案为培美曲塞＋卡铂。

105. 患者男，62 岁。因左肺上叶癌行左全肺切除术。患者术后第 7 天出现咳嗽、大量脓痰、发热、气喘等症状。行纤维支气管镜检查发现左侧支气管残端 2mm 大小瘘口。以下关于肺切除术后支气管胸膜瘘的描述，**错误**的是

A. 体温升高为胸腔感染的征象

B. 患者出现的刺激性咳嗽与体位无关

C. 患者咳出与胸液性质相同的痰液

D. 胸腔引流有大量气体逸出

E. 胸部 X 线片提示支气管断端附近出现气液平面

【解析】体位改变常影响支气管胸膜瘘症状的轻重。凡促使脓液经瘘口流入支气管的体位，均使咳嗽及咳脓性痰的症状加重。

106. 患者男，48 岁。发现右肺下叶中心型肿物。支气管镜提示右肺下叶支气管开口肿物，活检行病理检查，结果提示小细胞肺癌。PET/CT 提示右肺门及纵隔隆突下淋巴结肿大，伴 FDG 高代谢，考虑肺门及纵隔隆突下淋巴结转移，无其他器官转移征象。以下描述**错误**的是

A. 如纵隔淋巴结为非融合状态，可考

虑行右肺下叶切除术,同期清扫右肺门及纵隔淋巴结

B. 局部治疗结束后,推荐进行脑预防

C. 如患者手术意愿强烈,可行化疗后再次评估手术指征

D. 患者 PET/CT 提示纵隔淋巴结转移,为 cN_2,不具备手术指征

E. 患者 PET/CT 证实为局限期小细胞肺癌,标准治疗为同步放、化疗

【解析】目前局限期小细胞肺癌的标准治疗为同步放、化疗,只有 $T_{1\sim 2}N_0$ 的小细胞肺癌可考虑手术治疗。纵隔隆突下淋巴结转移为 cN_2,不适合手术治疗。

107. 患者男,65 岁。体检胸部 CT 发现右肺上叶周围型肿物,直径约 1.5cm。PET/CT 提示右肺上叶周围型肿物, SUV_{max} 3.5,考虑恶性肿瘤可能性大。PET/CT 未见肺门及纵隔淋巴结转移征象,未见其他器官转移征象。既往吸烟 40 年,20 支 /d。以下描述正确的是

A. 患者右肺上叶外周型肿物,考虑恶性肿瘤可能性大,应立即行手术治疗

B. 患者既往长期吸烟病史,手术紧急,可不必戒烟,术后鼓励患者咳嗽排痰,并利用支气管镜吸痰

C. 吸烟不但使呼吸道黏膜纤毛运动失去活性,还增加气道阻力,而且血中碳酸血红蛋白明显升高。患者长期吸烟史,应在手术前戒烟 2 周以上再行手术,以降低术后并发症发生率,提高手术安全性

D. 患者如术前肺功能正常,说明吸烟没有对患者造成危害,是否戒烟不影响手术时机的选择

E. 患者长期吸烟史,应戒烟 3 个月以上再行手术治疗,以确保术后顺利恢复

【解析】吸烟不但影响呼吸道黏膜纤毛运动活性,还增加气道阻力,并引起血中碳酸血红蛋白明显升高。已有研究表明,戒烟 2 周以上就可以明显减少痰量和咳嗽次数。对于可疑肺癌的患者,若因戒烟问题等待过久,可能会贻误病情,戒烟时间以 2 周为宜。

108. 患者女,53 岁。因左肺下叶癌行左肺下叶癌根治术。术中发现左胸腔广泛粘连,予以胸腔粘连松解后,行左肺下叶切除术、纵隔清扫术。术后引流液呈鲜红色,下列描述正确的是

A. 如果为肺静脉出血,由于肺静脉血管内压力较低,出血常可自行停止,故采取保守治疗即可

B. 如患者血压正常,则说明出血情况不严重

C. 胸腔引流量每小时超过 200ml,持续 3 小时以上,应考虑存在活动性出血

D. 术后引流液颜色鲜红,考虑活动性出血,继续观察不安全,应立即剖胸探查

E. 如引流液颜色鲜红,且引流量较大,应夹闭胸导管,促进胸腔内血凝块形成,有助于压迫出血点

【解析】如术后出血为肺静脉出血,出血量常较大,需要紧急剖胸止血。即使患者血压正常,仍需严密观察胸腔引流量变化,需鉴别血压正常是否为休克代偿期。胸腔引流量每小时超过 200ml,持续 3 小时以上,应考虑存在活动性出血。如考虑活动性出血、胸腔引流量较大,应剖胸止血。不能依靠血凝块自行压迫止血。

答案: 107. C　108. C

109. 患者男，60 岁。因右肺上叶中心型鳞癌行支气管袖式右肺上叶切除术。既往吸烟 30 年，术前未戒烟。术后第 1 天诉切口疼痛剧烈，咳痰无力。胸部 X 线片提示右肺大片致密影，右侧膈肌升高，纵隔、气管右移，考虑肺不张。出现此情况的诱因**不包括**
    A. 术后支气管内分泌物增多
    B. 术后胸部疼痛限制呼吸运动
    C. 吸烟、气管内插管等综合因素抑制呼吸道的纤毛运动
    D. 术后拔除气管插管过早
    E. 支气管内积血

【解析】术后肺不张是肺叶切除术后最常见的并发症。主要是由于支气管内分泌物增多或有积血，术后滥用大剂量镇痛药抑制了呼吸道的纤毛运动，或术后胸部剧烈疼痛限制了呼吸运动和排痰动作，不能有效地咳嗽排痰，痰液堵塞支气管，引起通气不良和感染，使肺泡有效通气量减少，导致余肺发生肺不张。

110. 患者女，80 岁。因左肺下叶外周型腺癌行左肺下叶切除术。既往有 COPD、反流性食管炎病史。术后第 3 天开始出现体温升高，最高达 39.2℃。听诊双肺散在湿啰音，以右肺下叶为著。胸部 X 线片提示两肺中下野弥漫性斑点状阴影，右肺下叶近膈面可见融合呈斑片影，边缘模糊。血常规提示白细胞计数 18.4×10^9/L，中性粒细胞百分比 94.5%。以下描述**错误**的是
    A. 发热原因可能为术后肺炎
    B. 为确定病原体，应进行痰培养及药物敏感试验
    C. 高龄、COPD 是术后肺炎的高危因素

D. 胃食管反流有可能为术后肺炎的诱因
    E. 左肺下叶切除更容易引发术后肺炎

【解析】术后肺炎高危因素，包括高龄、肥胖、慢性阻塞性肺疾病、长期吸烟、肺功能下降、全身免疫功能减退、术中或术后误吸及呼吸道管理不当等。左肺下叶切除并不比其他术式更易引发术后肺炎。

111. 患者男，56 岁。体检发现左肺上叶周围型占位，穿刺病理提示腺癌。PET/CT 未见转移征象。既往 COPD 病史。吸烟 30 年，30 支/d。完善术前检查，无手术禁忌。遂行手术治疗。术中发现胸腔广泛粘连，松解粘连后行左肺上叶切除术。术后发现胸腔闭式引流瓶较多气体外逸。以下描述**错误**的是
    A. 胸腔闭式引流瓶较多气体外逸，应立即再次手术探查
    B. 如排除支气管胸膜瘘，可先保守治疗
    C. 胸膜广泛粘连，广泛松解粘连、剥离创面是术后肺漏气的危险因素
    D. COPD 是术后肺漏气的危险因素
    E. 应争取余肺尽快扩张

【解析】如排除支气管胸膜瘘，肺漏气可先保守治疗，绝大部分患者可经保守治疗治愈。

112. 患者男，65 岁。咳嗽、痰中带血 3 个月。支气管镜提示右肺上叶开口处新生物。病理活检提示中分化鳞癌。PET/CT 未见转移征象。以下描述正确的是
    A. 由于肿瘤位于右肺上叶支气管开口，所以右肺上叶切除无法将肿瘤切除干净，应选择同步放化疗

答案：　109. D　110. E　111. A　112. C

B. 为保证肿瘤完全切除,应进行右全肺切除术

C. 手术应首选支气管袖式右肺上叶切除术,以保留更多健康肺组织

D. 为减少创伤,可行内镜下治疗

E. 可行右肺上叶切除,如切缘阳性,可术后补救放疗

【解析】右肺上叶中心型肺癌,如有手术指征,首选的治疗方案为支气管袖式右肺上叶切除术。其优点是既切除了累及主支气管的肿瘤,又保留了健康的肺组织。

113. 患者男,65 岁。因刺激性咳嗽 3 个月行胸部 CT 检查,结果显示右肺上叶肿物,大小为 4.2cm×3.8cm,肿物侵犯纵隔胸膜,与上腔静脉关系密切。胸部增强 MRI 检查结果提示,右肺上叶肿瘤侵犯上腔静脉侧壁。PET/CT 未见转移征象。以下描述正确的是

A. 肿瘤侵犯上腔静脉,为手术绝对禁忌证

B. 须进行扩大性上腔静脉切除重建术

C. 切除上腔静脉侧壁后,一定要进行人工血管重建

D. 需详细评估上腔静脉受侵犯情况,再决定手术方案

E. 肿瘤侵犯上腔静脉,手术风险高,可用射频消融治疗

【解析】对于侵犯上腔静脉的肺癌患者,如排除手术禁忌,在手术方案设计上,需要结合上腔静脉受侵犯范围进行综合判断,如侵犯范围小,在 R0 切除、切除后上腔静脉无明显狭窄的前提下,可避免上腔静脉切除及人工血管重建,以减少患者手术创伤。

114. 患者女,63 岁。因痰中带血 1 个月行胸部 CT 检查,结果显示左肺上叶肿物,大小为 3.3cm×2.8cm,肿物侵犯叶间肺动脉干。PET/CT 未见转移征象。以下描述正确的是

A. 肿瘤侵犯叶间肺动脉干,为手术绝对禁忌证

B. 肿瘤侵犯叶间肺动脉干,必须行左全肺切除,方能保证 R0 切除

C. 肿瘤侵犯叶间肺动脉干,不建议手术切除,建议行同步放、化疗

D. 为保留更多肺功能,必须行肺动脉成形术,避免左全肺切除术

E. 需要评估肿瘤侵犯叶间肺动脉干的范围及程度,如实施肺动脉成形术,术中需行冰冻病理,尽量做到 R0 切除,如无法达到 R0 切除,需评估能否耐受左全肺切除。

【解析】肿瘤侵犯叶间肺动脉干并非手术绝对禁忌证,部分患者可实施肺动脉成形术。但术中需评估是否为 R0 切除,对于 R1/R2 切除,如患者能耐受,尽量行左全肺切除,以保证 R0 切除。

115. 患者男,83 岁。术前胸部 CT 提示左肺下叶占位,大小为 4.2cm×3.4cm。完善术前检查,PET/CT 未见转移征象;心肺功能正常,无手术禁忌证。关于手术方案,以下描述正确的是

A. 患者高龄,为保证手术安全,应仅行肺叶切除术,纵隔淋巴结不予探查及清扫

B. 患者高龄,为保证手术安全,应行楔形切除术,尽量避免肺叶切除术

C. 患者高龄,为保证安全,应行开放手术

D. 患者无手术禁忌证,心肺功能正常,应行左肺下叶切除+纵隔淋巴结清扫术

答案:　113. D　114. E　115. D

E. 患者高龄,术中纵隔淋巴结可仅活检肉眼可见肿大的淋巴结

【解析】对于心肺功能正常的老年患者,手术仍推荐按标准治疗方案进行,即肺叶切除术+纵隔淋巴结清扫术。

116. 患者男,45 岁。声音嘶哑 2 周。胸部 CT 提示左肺上叶占位,纵隔 4L 组、7 组淋巴结肿大。完善分期检查,PET/CT 提示左肺上叶肿物,伴 FDG 摄取增高,纵隔 4L 组、7 组淋巴结肿大,伴 FDG 摄取增高。以下描述**错误**的是
    A. 患者声音嘶哑,考虑喉返神经麻痹可能性大
    B. 患者喉返神经麻痹,为手术相对禁忌证
    C. 如通过药物治疗获得淋巴结分期降期效果,仍有手术可能性
    D. 可考虑切除左肺上叶肿物,纵隔淋巴结由同步放、化疗进行控制
    E. 患者为 N_2 病变,可考虑直接进行同步放、化疗治疗

【解析】N_2 病变目前标准治疗为根治性同步放、化疗。如通过术前新辅助治疗达到纵隔淋巴结降期效果,亦可考虑手术治疗。须避免 R1/R2 手术。

117. 患者女,32 岁。ECOG 评分 PS=1,因咳嗽 2 个月入院。后行支气管镜+PET/CT 检查,诊断:右上肺腺癌 $cT_{2a}N_2M_{1c}$(多发脑)ⅣB 期,免疫组化 ALK(+)。患者的优先推荐治疗药物是
    A. 克唑替尼
    B. 奥希替尼
    C. 色瑞替尼
    D. 阿来替尼

E. 吉非替尼

【解析】基于 ALEX 等临床研究,对于 ALK(+)的晚期 NSCLCL,优先推荐阿来替尼作为一线治疗方案。

118. 患者男,56 岁。ECOG 评分 PS=1,因右胸痛 1 周入院。行经皮肺穿刺活检及胸+上腹部增强 CT 及脑 MRI 检查,诊断:右上肺腺癌 $cT_{2a}N_2M_{1c}$(多发脑)ⅣB 期,*EGFR19* 缺失突变。患者的优先推荐 TKIs 治疗药物是
    A. 克唑替尼
    B. 奥希替尼
    C. 色瑞替尼
    D. 阿来替尼
    E. 吉非替尼

【解析】根据 FLUARA 研究,第 3 代 EGFR-TKIs 奥希替尼的 PFS 和 OS 均优于一代的 EGFR-TKIs,因此被推荐作为 EGFR 敏感突变患者的优选一线治疗药物,特别是 EGFR19 外显子缺失。

119. 患者女,45 岁。ECOG 评分 PS=1,因咳嗽,咳痰 2 个月余入院。行锁骨上淋巴结活检及全身 PET/CT 检查,诊断:右上肺腺癌 $cT_3N_3M_{1c}$(多发骨)ⅣB 期。FISH 检测显示:ROS-1 融合。患者的优先推荐治疗药物是
    A. 克唑替尼
    B. 奥希替尼
    C. 阿法替尼
    D. 阿来替尼
    E. 吉非替尼

【解析】对于 ROS-1 融合的患者,目前优先推荐的治疗药物是克唑替尼。

120. 患者男,65 岁。吸烟 30 包/年。

答案: 116. D 117. D 118. B 119. A 120. A

ECOG 评分 PS=1，因咳嗽、血痰 5 日入院。行支气管镜检查与胸 + 上腹部增强 CT 及脑 MRI 检查，诊断：左上肺鳞癌 cT$_4$N$_1$M$_{1c}$（肝）ⅣB 期，PD-L1，TPS75%。患者单独使用的免疫治疗药物是

A. 帕博利珠单抗
B. 纳武利尤单抗
C. 度伐利尤单抗
D. 卡瑞利珠单抗
E. 阿替利珠单抗

【解析】在 Keynote024 研究中，PD-L1 表达 >50% 的患者，帕博利珠单抗优于化疗，并被食品药品监督管理局（FDA）批准用于一线治疗。

121. 患者男，56 岁。吸烟 20 包 / 年。ECOG 评分 PS=1，诊断左上肺鳞癌 cT$_4$N$_1$M$_{1c}$（肝）ⅣB 期，一线白蛋白紫杉醇联合卡铂化疗，二线纳武利尤单抗治疗失败后，可推荐选择的药物是

A. 帕博利珠单抗
B. 安罗替尼
C. 度伐利尤单抗
D. 奥希替尼
E. 阿替利珠单抗

122. 患者男，55 岁。ECOG 评分 PS=1，因咳嗽 1 周入院。行经皮肺穿刺活检与胸、上腹部增强 CT 及脑 MRI 检查，诊断：右上肺腺癌 cT$_{2a}$N$_2$M$_{1c}$（多发脑）ⅣB 期，*EGFR18 L861Q* 缺失突变，优先推荐的治疗药物是

A. 厄洛替尼
B. 奥希替尼
C. 阿法替尼

D. 达克替尼
E. 吉非替尼

【解析】对于 *L861Q* 缺失少见 *EGFR* 突变，根据 LUX-LUNG2，3，6 的结果，优先推荐阿法替尼。

123. 患者女，54 岁。ECOG 评分 PS=1，晚期肺腺癌，EGFR19 缺失突变，一线埃克替尼治疗 10 个月后疾病全面进展，再次活检，NGS 提示：19 缺失 +*T790M* 突变，推荐的药物是

A. 吉非替尼
B. 厄洛替尼
C. 奥希替尼
D. 阿法替尼
E. 达克替尼

【解析】对于第一代 EGFR-TKIs 耐药的患者，推荐再次活检。对有 *T790M* 突变的患者，推荐奥希替尼。

124. 患者女，68 岁。ECOG 评分 PS=2，诊断右上肺腺癌 cT$_{2a}$N$_2$M$_{1a}$（胸腔积液）ⅣA 期，NGS，EGFR，ALK，ROS-1 均为野生型，PD-L1 阴性，推荐的治疗方案是

A. 最佳支持治疗
B. 厄洛替尼
C. 阿法替尼
D. 培美曲塞
E. 紫杉醇 + 卡铂

【解析】对于基因阴性的患者，如果 PS=2，推荐化疗单药。

125. 患者男，66 岁。ECOG 评分 PS=2，诊断右上肺鳞癌 cT$_{2a}$N$_2$M$_{1a}$（胸膜）ⅣA 期，*NGS：KRAS，TP53* 突变，PD-L1 TPS75%。一线免疫治疗过程中，出现免疫相关性肺炎，G3，甲泼尼龙推荐的

维持剂量是

A. 0.5mg/(kg·d)

B. 1.0mg/(kg·d)

C. 1.5mg/(kg·d)

D. 2.0mg/(kg·d)

E. 2.5mg/(kg·d)

【解析】对于 3 级免疫相关性肺炎，甲波尼龙推荐的维持剂量是 1.0mg/(kg·d)。

126. 患者女，42 岁。ECOG 评分 PS=1，因间断咳嗽 3 个月入院，后行支气管镜 +PET/CT 检查，诊断：右上肺腺癌 $cT_{2a}N_2M_{1c}$（多发脑）ⅣB 期，免疫组化 ALK（+），一线克唑替尼治疗 11 个月后，广泛进展，再次活检 NGS 检测提示 G1202R 耐药，推荐的药物是

A. 罗拉替尼

B. 奥希替尼

C. 色瑞替尼

D. 阿来替尼

E. 赛瑞替尼

【解析】对于 G1202R 耐药的 ALK（+）患者，推荐罗拉替尼。

127. 患者男，57 岁。右侧肩背痛 1 个月。入院后完善检查，诊断 Pancoast 瘤（鳞癌）$cT_3N_1M_0$ⅢA 期，拟新辅助化、放疗后手术。目前推荐的新辅助化疗的方案是

A. VP-16 100mg/m² D1-5，29-33+DDP 50mg/m² D1，8，29，36

B. VP-16 100mg/m² D1-3，22-24+DDP 75mg/m² D1，22

C. Docetaxel 75mg/m² D1，22+DDP 75mg/m² D1，22

D. Docetaxel 35mg/m² D1，8，15，22，29，36+DDP 25mg/m² D1，8，15，

22，29，36

E. Gemcitabine 1 250mg/m² D1，8，22，29+DDP75mg/m² D1，22

【解析】对于新辅助化放疗，目前建议采用的化疗方案为 VP-16+DDP，或者紫杉醇＋卡铂方案。

128. 患者男，55 岁。诊断右上肺中央型鳞癌 $cT_{2a}N_1M_0$ⅡB 期。手术后病理发现支气管残端阳性，拟行切缘放疗。放疗的推荐剂量为

A. 60~70Gy

B. 54~60Gy

C. 50~54Gy

D. 45~54Gy

E. 30~45Gy

【解析】对 R1 切除的患者，放疗的推荐剂量为 54~60Gy。

129. 根据 ADJUVANT 研究的结果，有关辅助靶向治疗与辅助化疗的说法，正确的是

A. 与辅助化疗相比，接受辅助靶向治疗患者的 DFS，OS 均有获益

B. 与辅助化疗相比，接受辅助靶向治疗患者的 DFS，OS 均没有获益

C. 与辅助化疗相比，接受辅助靶向治疗患者的 DFS 有获益，OS 没有获益

D. 与辅助化疗相比，辅助靶向治疗患者的 DFS 没有获益，OS 有获益

E. 与辅助化疗相比，辅助靶向治疗患者的有效率，DFS，OS 都没有获益

【解析】根据 ADJUVANT 研究最终结果显示，与辅助化疗相比，接受辅助靶向治疗患者的 DFS 有获益，OS 没有获益。

答案： 126. A 127. A 128. B 129. C

130. 患者男，56 岁。诊断右上肺腺癌 $cT_{2a}N_2M_0$ ⅢA 期。其中隆突下淋巴结增大，短径 3cm 伴结外侵犯，推荐的治疗方案
    A. 手术后化疗
    B. 新辅助化疗后手术
    C. 新辅助化、放疗后手术
    D. 同期化、放疗后免疫维持治疗
    E. 手术后辅助化、放疗
    【解析】对于有结外侵犯的巨块型 N_2 患者，手术不能完全切除，建议化、放疗 + 免疫维持治疗。

131. 患者男，63 岁。诊断右上肺腺癌 $cT_{2a}N_2M_0$ ⅢA 期。给予同期化放疗后，疗效评价 PR，拟行免疫维持治疗。目前推荐的药物是
    A. 阿替利珠单抗
    B. 纳武利尤单抗
    C. 度伐利尤单抗
    D. 伊匹木单抗
    E. 帕博利珠单抗
    【解析】根据 PACIFIC 研究结果，目前批准用于同期化、放疗后，可用于维持免疫治疗的药物是度伐利尤单抗。

132. 患者女，52 岁。诊断右上肺腺癌 $cT_{2a}N_2M_{1a}$（胸腔积液）ⅣA 期，*EGFR 21L858R* 突变，拟行靶向治疗。2020 年肺癌高峰论坛基于综合评分系统推荐的 TKIs 药物是
    A. 厄洛替尼
    B. 奥希替尼
    C. 阿法替尼
    D. 达克替尼
    E. 吉非替尼
    【解析】2020 年肺癌高峰论坛基于综合评分系统推荐的 TKIs 药物是达克替尼。

133. 患者男，66 岁。诊断右下肺小细胞肺癌 $cT_3N_3M_{1c}$（肝）Ⅳ期，推荐的治疗方案包括
    A. 阿替利珠单抗 +VP16+DDP 化疗
    B. 纳武利尤单抗 +VP16+DDP 化疗
    C. 伊匹木单抗 +VP16+DDP 化疗
    D. 帕博利珠单抗 +VP16+DDP 化疗
    E. 卡瑞利珠单抗 +VP16+DDP 化疗
    【解析】IMpower133 研究显示：在广泛期 SCLC，阿替利珠单抗联合化疗显著优于化疗。

134. 患者男，56 岁。诊断左上肺鳞癌Ⅳ期。一线长春瑞滨联合顺铂治疗失败后功能状态好，拟推荐的二线化疗药物是
    A. 吉西他滨
    B. 紫杉醇
    C. 多西紫杉醇
    D. 培美曲塞
    E. 卡铂
    【解析】对于二线化疗方案，鳞癌推荐多西紫杉醇。

135. 患者女，48 岁。因头痛 5 日入院。诊断右上肺腺癌 $cT_3N_2M_{1c}$（多发脑转移）ⅣB 期，基因检测 EGFR WT，拟行全脑放疗。推荐的标准剂量是
    A. 40Gy/20 次
    B. 30Gy/15 次
    C. 20Gy/10 次
    D. 44Gy/22 次
    E. 50Gy/25 次
    【解析】对于全脑放疗，目前推荐的标准剂量为 30Gy/15 次。

答案：　130. D　131. C　132. D　133. A　134. C　135. B

136. 患者女，45 岁。诊断右上肺腺癌。$cT_{2a}N_3M_{1a}$（双肺）ⅣA 期，拟采用含铂双药方案。不作为推荐的联合方案是
    A. 吉西他滨联合顺铂
    B. 紫杉醇联合卡铂
    C. 多西紫杉醇联合卡铂
    D. 培美曲塞联合顺铂
    E. 长春瑞滨联合奥沙利铂
    【解析】目前奥沙利铂并没有批准用于肺癌。

137. 患者男，67 岁。吸烟 40 包 / 年。诊断右上肺腺癌 $cT_{2a}N_3M_{1a}$（双肺）ⅣA 期，PD-L1（+）TPS 20%，拟采用免疫检查点抑制剂联合含铂双药方案。目前推荐的抗 PD-1/PD-L1 免疫检查点抑制剂的是
    A. 阿替利珠单抗
    B. 纳武利尤单抗
    C. 度伐利尤单抗
    D. 伊匹木单抗
    E. 帕博利珠单抗
    【解析】目前帕博利珠单抗联合化疗是一线 NSCLC 的标准治疗方案之一。

138. 患者接受免疫检查点抑制剂治疗后，发生Ⅲ度免疫相关性肺炎，静脉使用甲泼尼龙的推荐剂量是
    A. 0.5~1.0mg/(kg·d)
    B. 1.0~2.0mg/(kg·d)
    C. 2.0~2.5mg/(kg·d)
    D. 2.0~3.0mg/(kg·d)
    E. 5~10.0mg/(kg·d)
    【解析】对于Ⅲ度免疫相关性肺炎，静脉使用甲泼尼龙的推荐剂量是 1.0~2.0mg/(kg·d)。

139. 患者男，54 岁。诊断左上肺中央型鳞癌 $cT_3N_3M_{1c}$（骨、脑）ⅣB 期。拟行一线含铂双药化疗方案。推荐的化疗方案**不包括**
    A. 吉西他滨联合顺铂
    B. 紫杉醇联合卡铂
    C. 多西紫杉醇联合卡铂
    D. 培美曲塞联合顺铂
    E. 长春瑞滨联合顺铂
    【解析】培美曲塞不作为鳞癌的推荐化疗药物。

140. 患者女，52 岁。诊断右下肺腺癌 $cT_{2a}N_2M_{1a}$（胸腔积液）ⅣA 期。*EGFR19* 缺失突变，予吉非替尼治疗 10 个月后，肺部病变维持 PR，但出现脑单发转移，大小 2cm。下一步治疗方案
    A. 脑 r 刀，继续服用吉非替尼
    B. 全脑放疗，继续服用吉非替尼
    C. 停用吉非替尼，改用奥希替尼
    D. 停用吉非替尼，改用阿法替尼
    E. 停用吉非替尼，改用培美曲塞＋顺铂化疗
    【解析】对于靶向治疗后出现脑部局部进展的情况，推荐局部治疗。

141. 患者男，23 岁。1 年前行左侧胫骨骨肉瘤切除术，半年前出现左下肢骨肉瘤复发。1 个月前突发右侧胸闷、气促不适。胸部 CT 提示双肺多发弥漫性结节，以中下叶多见，肺部转移瘤不除外；右侧液气胸，压缩 30%。正确的处理为
    A. 行胸腔穿刺引流等保守治疗
    B. 化学治疗
    C. 放射治疗＋中医治疗

答案： 136. E 137. E 138. B 139. D 140. A 141. A

D. 胸腔镜下肺转移瘤切除术

E. 抗结核治疗

【解析】青年男性，骨肉瘤术后肺转移，目前原发灶复发未控制，肺部转移瘤无法完整性切除，转移瘤破裂引起液气胸，首选穿刺引流对症治疗。

142. 患者女，18 岁。痰中带血 1 周，当地医院行胸部 CT 提示气管下段及左侧主支气管上段增厚狭窄。进一步行支气管镜检查提示气管下段新生物，侵犯隆突及左侧主支气管，触之易出血。活检提示腺样囊性癌。下一步正确的治疗处理为
A. 手术切除
B. 化学治疗
C. 放射治疗
D. 内镜下肿瘤烧灼治疗
E. 中医治疗

【解析】青年女性，气道内占位，活检提示腺样囊性癌，首先考虑手术完整切除。

143. 患者女，60 岁。缓起低热、乏力、盗汗、食欲减退、干咳，体重下降。诊断可能为
A. 大叶性肺炎
B. 支气管扩张
C. 肺脓肿
D. 肺结核
E. 胸膜炎

【解析】典型肺结核起病缓渐，病程经过较长，有低热、乏力、食欲缺乏、咳嗽和少量咯血。

144. 患者男，16 岁。偶有低热、乏力。体检胸部 X 线片见右肺哑铃状阴影。需要进行的检查是

A. 痰抗酸染色
B. 痰菌培养
C. 痰厌氧菌培养
D. 痰真菌培养
E. 痰阿米巴培养

【解析】根据症状及胸部 X 线片，考虑原发复合征，应在痰中找结核杆菌。

145. 患者女，65 岁。诊断为肺结核。以下胸部 X 线片表现最符合的是
A. 胸部 X 线片示片状致密影，呈肺叶或肺段分布
B. 胸部 X 线片示厚壁空洞，病灶周围可见卫星灶
C. 胸部 X 线片示肺纹理增粗、紊乱，有蜂窝状和卷发样阴影
D. 侧位胸部 X 线片示叶间梭形密度增高影
E. 胸部 X 线片示肺动脉段突出，右下肺动脉干横径≥15mm

【解析】慢性纤维空洞性肺结核胸部 X 线片表现为厚壁空洞，伴周围卫星灶。

146. 患者男，20 岁。低热、咳嗽、盗汗，伴胸痛。痰结核菌培养为阳性。胸部 X 线显示大小不等、边缘模糊的云絮状阴影。该患者的结核属于
A. 原发型肺结核
B. 血行播散型肺结核
C. 浸润型肺结核
D. 慢性纤维空洞性肺结核
E. 混合型肺结核

【解析】浸润型肺结核（Ⅲ型）肺部有渗出、浸润及不同程度的干酪样病变。多数发病缓慢，早期无明显症状，后渐出现发热、咳嗽、盗汗、胸痛、消瘦、咳痰及咯血。血常规检查可见红细胞沉降率加快，痰结核

菌培养为阳性，胸部 X 线显示大小不等、边缘模糊的云絮状阴影。

147. 患者女，60 岁。反复出现发热、咳嗽、咯血。痰结核菌培养为阳性。胸部 X 线片显示空洞、纤维化。该患者的结核属于
　　A. 原发型肺结核
　　B. 血行播散型肺结核
　　C. 浸润型肺结核
　　D. 慢性纤维空洞性肺结核
　　E. 混合型肺结核
　　【解析】慢性纤维空洞性肺结核（Ⅳ型）反复出现发热、咳嗽、咯血、胸痛、盗汗、食欲减退等，胸廓变形，病侧胸廓下陷，肋间隙变窄，呼吸运动受限，气管向患侧移位，呼吸减弱。血常规检查可见红细胞沉降率快，痰结核菌培养为阳性，胸部 X 线片显示空洞、纤维化、支气管播散三大特征。

148. 患者男，55 岁。醉酒后 1 周，突然发冷、发热，咳嗽，咳脓性痰。白细胞 20×10^9/L。口服抗生素 1 周后无明显好转。行胸部 X 线片见右上肺大片斑片影伴空洞。诊断可能为
　　A. 小叶性肺炎
　　B. 大叶性肺炎
　　C. 肺脓肿
　　D. 肺结核
　　E. 支气管扩张
　　【解析】大多数肺脓肿患者有吸入性肺炎病史，起病急剧，在化脓性坏死性肺炎期有寒战、高热、咳嗽、咳出黏液性脓痰等症状。一旦肺脓肿与支气管相通，直立位或侧卧位胸部 X 线片可发现气 - 液平面。

149. 患者男，66 岁。2 周前脑梗死发作，曾有意识丧失。康复治疗中突发高热，

伴咳嗽、脓臭痰，其胸部 X 线片典型表现为
　　A. 胸部 X 线片见单个薄壁空洞
　　B. 胸部 X 线片有偏心空洞，内壁凹凸不平
　　C. 胸部 X 线片呈大片状阴影，呈肺叶或肺段分布
　　D. 胸部 X 线片呈大片状阴影，内为单个空洞伴气 - 液平面
　　E. 胸部 X 线片上肺有小片状阴影伴空洞
　　【解析】直立位或侧卧位胸部 X 线片可发现气 - 液平面，这是放射学上肺脓肿的特征性表现。仰卧位或俯卧位均能显示气 - 液平面的存在。肺脓肿病变周围有肺实质浸润带。典型的慢性空洞为中心型空洞，壁厚，外周有炎症及纤维化变化。

150. 患者女，40 岁。肺部 CT 示右下肺脓肿。既往有肝脓肿病史。请问其肺脓肿的感染途径是
　　A. 吸入性
　　B. 血源性
　　C. 邻近器官感染直接蔓延
　　D. 支气管狭窄引起的支气管阻塞
　　E. 支气管扩张
　　【解析】肺部邻近器官化脓性病变，如膈下脓肿、肝脓肿、化脓性纵隔炎、椎旁脓肿等亦可穿越肺与胸膜间的间隙，直接侵入肺组织，继发肺脓肿。

151. 患者男，70 岁。醉酒后 3 日寒战、高热、咳嗽、咳痰，数日后痰量增多，至医院就诊后诊断为肺脓肿。其痰液性状最可能为
　　A. 脓血痰
　　B. 铁锈色痰

答案：　147. D　148. C　149. D　150. C　151. E

C. 粉红色泡沫样痰

D. 砖红色胶冻样痰

E. 脓臭痰

【解析】肺脓肿起病后 1 周左右脓肿穿破支气管后痰量骤然增多,每日可达数百毫升,痰液呈脓性,40%~75% 的患者为腐臭痰。

152. 患者女,65 岁。患肺脓肿后未及时就诊,迁延不愈。与急性期相比,该患者目前更明显的体征是

A. 肺部闻及支气管呼吸音

B. 肺部叩诊呈鼓音

C. 肺部呼吸音减弱

D. 肺部闻及湿啰音

E. 杵状指

【解析】杵状指是许多慢性缺氧性肺部疾病经常存在的体征,肺脓肿患者表现很明显。

153. 患者女,55 岁。长期咳嗽,伴大量浓痰,间歇性咯血。胸部 X 线片可见左肺纹理增多、增粗,排列紊乱,粗乱肺纹理中有多个不规则蜂窝状阴影,伴小液平。诊断可能为

A. 肺脓肿

B. 慢性支气管炎

C. 支气管扩张

D. 肺结核

E. 脓胸

【解析】支气管扩张典型症状为慢性咳嗽、咳大量脓痰和反复咯血。咳嗽、咳痰与体位有关,当体位改变,如起床或就寝时,痰量增多,每日可达 100~400ml。胸部 X 线片可见肺纹理增多、增粗,排列紊乱。囊状支气管扩张在胸部 X 线片上可见粗乱肺纹理中有多个不规则蜂窝状(卷发状)阴影,

或圆形、卵圆形透明区,甚至出现小液平,多见于肺底或肺门附近。

154. 患者女,45 岁。既往诊断为支气管扩张症。近期咳脓痰明显,其肺部听诊音为

A. 双肺满布干啰音

B. 双肺满布湿啰音

C. 局限性湿啰音

D. 局限性干啰音

E. 两肺底湿啰音

【解析】支气管扩张体征无特征性,但肺部任何部位的持续性固定湿啰音可能提示支气管扩张症。

155. 患者女,45 岁。既往诊断为支气管扩张症,近期咳脓痰明显。其胸部 X 线片表现为

A. 大片致密影呈肺叶或肺段分布

B. 大片状阴影内有空洞,液平

C. 有空洞形成,壁较厚,内壁凹凸不平

D. 两肺纹理增强呈蜂窝状或卷发样阴影

E. 有空洞形成,同侧或对侧有小片状条索状阴影

【解析】囊状支气管扩张症在胸部 X 线片上可见粗乱肺纹理中有多个不规则蜂窝状(卷发状)阴影,或圆形、卵圆形透明区,甚至出现小液平,多见于肺底或肺门附近。

156. 患者女,60 岁。因肺癌入院化疗。住院期间诊断轻症肺动脉血栓,需要抗凝治疗。常用抗凝药**不包括**

A. 阿司匹林

B. 华法林

C. 利伐沙班

答案: 152. E 153. C 154. C 155. D 156. A

D. 达比加群

E. 依度沙班

【解析】阿司匹林不是治疗静脉血栓的常用抗凝药。

157. 患者男，55 岁。因肺癌接受手术治疗。术后 5 日用力大便时发生呼吸困难，诊断为肺动脉栓塞，拟抗凝治疗。**错误**的说法是

A. 华法林可作为替代方案，它是维生素 K 的拮抗药

B. 低分子肝素比普通肝素更安全、疗效更好

C. 华法林抗凝，必须检测凝血指标并随时调整剂量

D. 首次口服达比加群抗凝，必须与普通肝素 / 低分子肝素重叠 5 日

E. 利伐沙班作为新型口服抗凝药，通常不需检测凝血指标

【解析】若抗凝选用达比加群或利伐沙班，需要先使用 5 日普通肝素 / 低分子肝素，然后停用肝素改服达比加群或利伐沙班。

158. 患者女，48 岁。因右上肺阴影拟诊肺癌入院。既往有双下肢静脉曲张和十二指肠溃疡病史。右上肺癌切除术后 2 日突发严重呼吸困难，血压下降，经抢救病情平稳，肺动脉 CTA 证实肺动脉左主干血栓，拟行溶栓治疗。中国急性肺栓塞诊断与治疗指南（2020）推荐的首选药物是

A. 立即华法林 5mg 口服，每日 1 次，根据凝血指标调整用量

B. 立即肝素 80U/kg 静脉注射

C. 立即链激酶 150 万 U 静脉注射

D. 立即阿替普酶 50~100mg 静脉注射

E. 立即利伐沙班 15mg，口服 2 次 /d，无须查凝血指标

【解析】口服药起效慢作用弱，尿激酶、链激酶疗效不如阿替普酶，《中国急性肺栓塞诊断与治疗指南》(2020)推荐阿替普酶。

159. 患者男，80 岁。因纵隔阴影入院。术前检查期间发生胸闷、胸痛，临床不除外肺动脉血栓形成，急查 D- 二聚体检测结果为 650μg/L。下列关于 D- 二聚体检测描述**错误**的是

A. D- 二聚体检测是疑诊肺动脉血栓的首选检查

B. D- 二聚体检测>500μg/L 通常作为诊断的阳性值

C. D- 二聚体<500μg/L 通常作为阴性值，对肺栓塞的排除诊断有很大价值

D. 该患者应判断 D- 二聚体检查阳性

E. 由于 D- 二聚体诊断肺动脉血栓的特异性不高，患者还需要进一步检查

【解析】老年人 D- 二聚体可以生理性增高>500μg/L，临床应使用 D- 二聚体年龄校正值，阳性值为年龄×10。

160. 孕妇，妊娠 56 周。近两周因腰痛经常卧床休息，2 小时前突发呼吸困难，疑诊肺动脉血栓。常见的肺动脉血栓临床表现**不包括**

A. 合并下肢深静脉血栓

B. 胸痛

C. 烦躁不安

D. 心电图出现 T 波改变

E. 血气分析 PaO_2 下降，$PaCO_2$ 升高

【解析】肺栓塞后引起生理无效腔增加，通气效率降低，但由于急性肺栓塞可刺激通气，增加呼吸频率和静息每分钟通气

答案： 157. D 158. D 159. D 160. E

量，通常抵消了生理无效腔的增加，保持 $PaCO_2$ 不升高甚至降低。

161. 患者女，65 岁。因右下阴影疑诊肺癌入院。入院后胸穿病理腺癌。骨扫描有胸椎转移。化疗期间突发呼吸困难和胸痛，诊断肺动脉血栓予抗凝治疗。抗凝治疗时间推荐
    A. 1 个月
    B. 2 个月
    C. 3 个月
    D. 6 个月
    E. 终身

    【解析】对伴有恶性肿瘤的肺栓塞患者，建议终身抗凝。

162. 患者男，45 岁。脑胶质瘤开颅手术后 1 周，突发重症肺动脉栓塞，在气管插管呼吸机辅助呼吸、升压药维持血压情况下行肺动脉 CTA，诊断肺动脉骑跨血栓。患者病情持续恶化趋势，下一步最合理的挽救生命的治疗措施是
    A. 经中心静脉阿替普酶 50mg
    B. 经肺动脉导管阿替普酶 100mg
    C. 经中心静脉肝素持续泵入 80U/kg
    D. 经胃管华法林 5mg/ 皮下注射低分子肝素 0.6ml
    E. 体外循环下开胸肺动脉切开取栓

    【解析】患者肺动脉血栓高危，但开颅手术仅 1 周，为溶栓禁忌证，手术取栓相对合理。这样重症病危情况抗凝治疗不能挽救生命。

163. 患儿男，3 岁。发绀伴活动后气促入院。超声心动声学造影注射振荡盐水后 3 个心动周期左心出现大量气泡。该患儿最可能的诊断是

    A. 法洛四联症
    B. 肺动静脉瘘
    C. 肺隔离症异常体动脉供血
    D. 肺发育不良
    E. 埃布斯坦综合征

    【解析】在做超声心动图检查同时，从肘前静脉注射振荡过的生理盐水（含有微小气泡），正常情况下肺泡毛细血管会将微小气泡完全阻止，气泡不会进入左房。但当有肺动静脉瘘存在时，左心房内一般在 3~5 个心动周期之后出现气泡。而先天性心脏病右向左分流发生在心脏内，会在一个心动周期左心内就出现气泡。其他选项 CDE 都没有分流。

164. 患者男，25 岁。因高热、头痛入院。既往曾诊断肺动静脉瘘但无症状。入院检查血细胞五分类 + C 反应蛋白：C 反应蛋白 71.0mg/L、中性粒细胞百分比 91.7%、白细胞计数 $17.74×10^9/L$、超敏 C 反应蛋白 >10.00mg/L，遂予抗炎治疗。第 3 天患者突发癫痫，脑 CT 右侧额叶片状低密度影。患者颅内病变最可能的诊断是
    A. 颅内出血
    B. 脑梗死
    C. 脑脓肿
    D. 药物性癫痫
    E. 颅内肿瘤

    【解析】患者发热、血常规感染表现，结合有肺动静脉瘘病史，故颅内病变首先考虑脑脓肿并诱发癫痫。

165. 患者男，18 岁。体检发现右上肺圆形阴影。胸部增强 CT 诊断单纯型囊性肺动静脉瘘，供血肺动脉口径 4mm。既往无发绀及缺氧症状。患者去医院

答案： 161. E　162. E　163. B　164. C　165. D

就医,医师建议积极治疗,最主要的原因是

A. 减少右向左分流改善缺氧症状

B. 去除病灶获得明确病理诊断

C. 防止肺动静脉瘘进一步增大

D. 预防中枢并发症

E. 预防大咯血发生

【解析】近来的研究发现,很多无症状的或病变很小的患者也可发生严重的神经系统并发症,因此,有学者主张对于供血动脉直径≥3mm 的肺动静脉瘘患者不论有无症状都应进行治疗。

166. 患者女,20 岁。自幼发绀被诊断弥漫性肺动静脉瘘,近来病情恶化,发绀加重,活动后气促明显,经皮血氧饱和度 70%,心率 120 次/min。下列治疗方法能显著改善症状及预后的是

A. 导管栓塞肺动脉供血血管

B. 胸腔镜微创手术切除病灶

C. 双肺移植手术

D. 口服波生坦降低肺动脉压

E. 无创呼吸机持续给氧

【解析】对弥漫型患者由于不可能通过手术将全部病灶都切除或通过导管全部闭塞,对重症患者只有行双肺移植手术才能彻底改善症状。

167. 患儿男,15 岁。因间断咯血入院。入院检查血常规 +C 反应蛋白:WBC 计数 7.74×10^9/L,中性粒细胞百分比 0.717,Hb 180.2g/L,C 反应蛋白 7.0mg/L。胸部 X 线片显示双肺多发大小不一圆形阴影。该患儿最可能的诊断是

A. 肺结核

B. 双肺转移瘤

C. 原发性肺癌

D. 多发肺囊肿

E. 肺动静脉瘘

【解析】患儿肿瘤发病率极低,无感染表现,不支持结核,血红蛋白升高,结合咯血和胸部影像,考虑肺动静脉瘘的可能性大。

168. 患者女,36 岁。因发绀、活动后气促入院。入院后胸部增强 CT 诊断左上肺单纯性囊性肺动静脉瘘。目前临床最常用的治疗方法是

A. 开胸左上叶切除

B. 开胸肺动静脉瘘供血血管结扎

C. 导管介入肺动静脉瘘供血动脉封堵

D. 导管介入肺动静脉瘘回流静脉封堵

E. 导管介入肺动静脉瘘瘤体硬化剂注入

【解析】导管栓塞治疗操作简单、安全、有效。从 1977 年第 1 例导管栓塞治疗肺动静脉瘘成功以来,该技术已取代大部分手术治疗,成为治疗肺动静脉瘘的主要方法。

169. 患者女,18 岁。入职体检发现左下肺脊柱旁囊实性阴影。平素体健,偶有咳嗽。该患者最有可能的诊断是

A. 肺结核

B. 肺动静脉瘘

C. 肺大疱

D. 肺隔离症

E. 先天性膈疝

【解析】叶内型肺隔离症最多见,占比 75%~86%。约 2/3 叶内型肺隔离症发生在左下叶后基底段,多为囊性改变,且 30%~40% 患者无症状,多在体检时发现。其他选项概率很小或不符合。

答案: 166. C 167. E 168. C 169. D

170. 患儿 3 岁。因先天性心脏病入院。无呼吸道症状。术前心脏正位右侧膈上脊柱旁三角形边界清楚的阴影。该患儿最可能的诊断是
    A. 先天性肺发育不良
    B. 叶内型肺隔离症
    C. 叶外型肺隔离症
    D. 右下肺炎
    E. 右下支气管扩张伴感染

    【解析】叶外型肺隔离症的胸部 X 线片常显示均匀、三角形、尖端指向肺门的阴影，50%~60% 叶外型肺隔离症合并其他先天畸形，包括先天性膈疝、囊性腺瘤样畸形、脊柱畸形、先天性心脏病、气管食管瘘、肺发育不良、先天性巨结肠、支气管囊肿等。

171. 患者男，18 岁。因间断咯血、反复右下肺炎入院。自带正位胸部 X 线片显示右心膈角旁阴影，边界模糊。最适合患者的检查是
    A. CT 平扫
    B. CT 增强
    C. 右侧位胸部 X 线片
    D. 右后胸 B 超
    E. 右后胸穿刺取病理

    【解析】结合患者年龄及发病情况，考虑肺隔离症可能性最大。胸部增强 CT 能发现体循环异常供血动脉存在，从而确定诊断。

172. 患者男，26 岁。因发热、间断咯血、右侧胸痛入院。胸部 CT 示右下近脊柱大片肺实变影。入院后抗炎治疗症状缓解，复查胸部 CT 右下实变影大部分吸收，出现边界模糊的囊状影。患者最后可能的诊断是

    A. 肺癌，远端阻塞性肺炎
    B. 支气管扩张伴感染
    C. 肺结核
    D. 肺大疱伴肺炎
    E. 肺隔离症

    【解析】结合患者年龄及发病情况，特别是影像在抗炎治疗后出现囊性改变，考虑肺隔离症可能性最大。

173. 患者男，46 岁。因间断咯血入院。入院正侧位胸部 X 线片提示右心膈角旁阴影，疑诊为右下肺隔离症。最安全、简便和准确的检查是
    A. CT 平扫
    B. CT 增强
    C. 大血管造影
    D. 右后胸 B 超
    E. 右后胸穿刺取病理

    【解析】胸部增强 CT 能发现体循环异常供血动脉存在，从而确定诊断。CT 在选择检查里最安全、简便和准确。

174. 患儿女，1 岁。因进食呛咳、反复右侧肺炎入院。入院胸部 X 线片见右侧心缘旁大片阴影，内见囊性透亮区，食管造影见造影剂于下段食管处进入囊腔。患儿最可能的诊断是
    A. 肺隔离症
    B. 气管食管瘘
    C. 支气管肺前肠畸形
    D. 食管穿孔伴肺感染
    E. 食管憩室

    【解析】支气管肺前肠畸形是指与胃肠道交通的肺隔离症，最常见为肺隔离症的囊腔与食管下段或胃底交通，其病理特点符合叶内型或叶外型肺隔离症。以右侧多见，但多在 1 岁前诊断。

答案： 170. C 171. B 172. E 173. B 174. C

175. 患者男，50岁。左下肺阴影收入院。既往严重的糖尿病史。入院后经皮穿刺诊断肺鳞癌，行左下肺切除术。术后第2天拔除胸腔引流管，术后第3天突发呼吸困难，伴前胸及头面部皮下气肿，咳大量淡血色痰。患者最可能的诊断是
    A. 术后发生严重肺感染
    B. 前期引流管引流不畅，拔管后残余气体在咳嗽时挤入皮下
    C. 肺大疱自发破裂最有可能
    D. 发生支气管胸膜瘘
    E. 大量淡血色痰提示心力衰竭

【解析】支气管胸膜瘘急性发病，表现为突发的呼吸困难、皮下气肿、咳大量血清样痰或脓痰，其他选项都不准确或可能性低。

176. 患者女，75岁。因肺癌行右下肺切除术。术后第3天突发喘憋，伴前胸皮下气肿，胸引流管持续有气体排出，经吸氧等措施后喘憋好转，疑诊为支气管胸膜瘘。下列检查能准确确定诊断的是
    A. 床旁胸部X线片
    B. 床旁B超
    C. 胸部CT
    D. 胸腔注射亚甲蓝
    E. 纤维支气管镜

【解析】支气管镜是目前诊断支气管胸膜瘘的金标准。支气管镜下见到气泡由瘘口逸出可以确诊支气管胸膜瘘。对于较小的瘘口如直视下不能发现，可以向支气管内注入亚甲蓝观察胸腔引流液性状的变化。如仍无法确定支气管胸膜瘘位置，可应用球囊导管将可疑支气管封堵，如漏气减轻或消失，则可以明确诊断。

177. 患者男，67岁。因肺癌行右肺中、下叶切除术。术后第2天突发严重喘憋、呼吸衰竭，伴前胸皮下气肿，胸引流管持续有大量气体排出，气道内大量淡血性分泌物与胸腔积液颜色一致，诊断支气管胸膜瘘。经气管插管呼吸机辅助呼吸，患者病情好转，生命体征稳定，该患者最合理的治疗是
    A. 手术探查，尝试关闭瘘口
    B. 将引流管调整到瘘口附近并加负压吸引
    C. 首选纤维支气管镜下注射生物胶
    D. 加强引流行胸壁开窗术
    E. 无须特殊处理，加强抗炎和营养，等待瘘口闭合

【解析】术后发病快，症状重，考虑支气管瘘口大，保守治疗难奏效，胸腔感染不严重，首选手术，关闭瘘口。

178. 患者男，72岁。因肺癌行左全切除术。术后3周发热、咳大量血性痰。胸部X线片左侧胸见大液平面。纤维支气管镜检查左侧支气管长2cm，远端见瘘口6mm。患者接受手术，术中见胸腔积液浑浊，少许脓苔，拟用带蒂组织包埋残端。下列对该患者最理想的组织是
    A. 肋间肌
    B. 前锯肌
    C. 心包片
    D. 心膈脂肪
    E. 大网膜

【解析】大网膜血供丰富，包埋后可以帮助残端创面建立新生血管，既可以保证残端血液供应，也可以消除感染灶；同时大网膜体积较大，可以有效地填充残腔。该患者有胸腔感染，故大网膜最理想。

答案：175. D 176. E 177. A 178. E

179. 患者女，72 岁。因肺癌、高血压、糖尿病入院。行右下肺切除术。术后 4 周发热，咯血痰。胸部 X 线片及胸部 CT 见右下残腔伴液平，放置胸腔引流管。2 周后仍持续有气体逸出。患者一般状况好，低热，咳嗽，嘱其患侧卧位。下一步最合理的治疗方案是
    A. 继续抗炎治疗
    B. 增加引流管数量加强引流
    C. 胸壁开窗术
    D. 手术探查
    E. 支气管镜治疗

【解析】根据病史和症状，诊断为术后慢性支气管胸膜瘘。瘘口口径应该不是很大，保守支持治疗 2 周无明显效果，应行内镜治疗。手术探查暂无指征。

180. 患者男，67 岁。因肺癌行右肺下叶切除术。术后第 2 天突发严重喘憋、呼吸衰竭，伴广泛皮下气肿，胸引流管持续有大量气体排出，经气管插管呼吸机辅助呼吸，患者病情好转，胸部 X 线片右侧见气胸线，中叶不张，呼吸机指标调整**不合理**的是
    A. 高 PEEP 促进中叶膨胀
    B. 低潮气量
    C. 缩短吸气时间
    D. 尽可能降低呼吸频率
    E. 必要时健侧通气

【解析】调整呼吸机模式以降低瘘口气体流量为目标，可采用低 PEEP、低潮气量、短吸气时间、低呼吸频率的呼吸机参数，使气道压小于或等于瘘口开放的压力，促进瘘口愈合。此外，选择性健肺通气、定时改变体位也可以用于部分严重的支气管胸膜瘘患者。

181. 患者女，40 岁。咳嗽，低热、乏力 3 个月。胸部 X 线片见双肺门增大，双肺网格状影，PPD 皮试阴性。为明确诊断，下列检查最有价值的是
    A. 支气管肺泡灌洗
    B. 肺功能
    C. 胸部 CT
    D. 肺活检
    E. 血清免疫学

【解析】初步考虑为间质性肺病，最佳诊断措施为肺活检。

二、多选题

1. 以下属于肺癌肺外表现的有
    A. 肥大性肺性骨关节病
    B. 抗利尿激素分泌失调综合征
    C. Lambert-Eaton 综合征
    D. 类癌综合征
    E. 黑色棘皮病

2. 常规支气管镜的缺陷包括
    A. 支气管镜风险高，难以普及开展
    B. 支气管活检标本较小，无法满足后续免疫组化、分子病理检测等全面要求
    C. 检查范围有限，对肺外周 2/3 呼吸道无法肉眼观察
    D. 对呼吸道黏膜上皮异型增生及原位鳞状上皮癌等早期病变不敏感
    E. 对支气管壁外病变及淋巴结无法观察

【解析】常规支气管镜检查的不足主要包括：①检查范围有限，对于外周 2/3 的呼吸道无法进行肉眼观察；②对于呼吸道黏膜的上皮异型增生及原位鳞状上皮癌等早期病变的敏感性不高；③对于支气管壁外病变及淋巴结等无法观察，只能靠经验盲穿有限的几组淋巴结区域。

答案： 179. E 180. A 181. D
    1. ABCDE 2. CDE

3. 以下支气管镜新技术中可用于评估细胞水平病变的是
   A. 光学相关断层扫描
   B. 共聚焦显微内镜
   C. 荧光支气管镜
   D. 细胞内镜
   E. 窄光谱成像技术

   【解析】荧光支气管镜与窄光谱成像技术用于评估支气管黏膜的早期病变。

4. 以下关于经 CT 或 B 超引导胸壁下肺穿刺活检的描述正确的是
   A. 胸部 CT 提示贴近壁层胸膜下的肺部结节或肿块，都建议行经胸壁肺穿刺活检确诊
   B. 经皮肺穿刺活检最常见的并发症是气胸和出血
   C. 不宜手术治疗，而其他内科手段又不能确诊的患者建议肺穿刺活检确诊
   D. 肺穿刺活检病理为肉芽肿炎则可排除肺癌诊断
   E. 针道种植转移风险是限制其开展应用的主要原因

   【解析】早期胸膜下肺肿瘤有手术指征者，不是肺穿活检指征；临床高度怀疑肺癌者，肺穿活检未见癌，亦不能完全排除肺癌，如肺癌合并结核；针道种植转移不是限制其应用的原因。

5. 肺癌的鉴别诊断包括
   A. 支气管肺炎
   B. 肺脓肿
   C. 肺部良性肿瘤
   D. 肺转移瘤
   E. 纵隔肿瘤

6. 支气管袖式肺叶切除术包括
   A. 右肺上叶袖式肺叶切除术
   B. 右肺中下叶袖式肺叶切除术
   C. 左肺上叶袖式肺叶切除术
   D. 右肺中上叶袖式肺叶切除术
   E. 左肺下叶袖式肺叶切除术

   【解析】袖式肺叶切除术包括上述所有术式，其中以右肺上叶袖式肺叶切除术最为经典。

7. 局部晚期肺癌的扩大手术包括
   A. 扩大性肺动脉袖式成形术
   B. 扩大性上腔静脉切除重建术
   C. 扩大左心房切除术
   D. 扩大性骨转移灶切除术
   E. 扩大性心包种植灶切除术

   【解析】发生骨转移、心包种植转移为晚期肺癌，不属于局部晚期肺癌的扩大手术术式。

8. 关于扩大左心房切除术的手术适应证，以下描述正确的是
   A. 肺癌侵犯左心房属 T_4 肺癌，该类病变易发生血行转移和癌性心包积液，手术指征的选择应十分慎重
   B. 术前临床检查需包括胸部 CT、MRI、全身放射性核素骨扫描或 PET/CT 等检查，确定肺癌局限于一侧胸腔，而无对侧胸腔和远处转移
   C. 小细胞肺癌侵犯左心房，需选择心肺功能正常患者，方能进行扩大左心房切除术
   D. 术前须排除癌性心包积液、癌性胸膜腔积液
   E. 估计左心房的切除范围小于左心房容积的 1/3

   【解析】扩大左心房切除术适应证的选

答案： 3. ABD 4. BC 5. ABCDE 6. ABCDE 7. ABC 8. ABDE

择应谨慎。小细胞肺癌侵犯心房不是扩大左心房切除术适应证。

9. 一线小细胞肺癌中,目前批准用于联合化疗的免疫治疗药物有
   A. 帕博利珠单抗
   B. 纳武利尤单抗
   C. 度伐利尤单抗
   D. 卡瑞利珠单抗
   E. 阿替利珠单抗
   【解析】目前度伐利尤单抗/阿替利珠单抗联合化疗用于一线小细胞肺癌。

10. 新辅助化疗的主要作用和目的包括
    A. 缩小肿瘤体积
    B. 降低临床分期
    C. 提高手术完整切除率
    D. 作为体内药物敏感试验
    E. 提高化疗的敏感性
    【解析】新辅助化疗的主要目的和作用包括缩小肿瘤体积、降低临床分期、提高手术完整切除率,并可以作为体内药物敏感试验,明确患者对化疗药物的实际疗效。

11. 目前有关 MPR（major pathological response）在肺癌新辅助中的说法,正确的有
    A. MPR 可以作为生存期的替代指标来评价新辅助免疫治疗的疗效
    B. MPR 评估时需包括原发灶和淋巴结
    C. 新辅助化疗后纵隔淋巴结降期是预后更好的因素
    D. 新辅助免疫治疗后通过 RECIST 评估的疗效与病理结果一致
    E. 新辅助免疫治疗的疗效还需要Ⅲ期临床试验验证

【解析】目前临床研究正在探索 MPR 可以作为生存期的替代指标来评价新辅助免疫治疗的疗效,MPR 评估时需要包括原发灶和淋巴结。完全切除和 N2 降期是预后更佳的预测因素。新辅助免疫疗效的评估中病理缓解和 RECIST 的标准存在一定的不一致性,其疗效还需要Ⅲ期临床试验确认。

12. 第一代 EGFR-TKI 耐药的可能原因包括
    A. 小细胞转化
    B. $T790M$ 突变
    C. MET 扩增
    D. HER_2 扩增
    E. $T790M$ 突变并 $EGFR$ 扩增
    【解析】第一代 EGFR-TKI 耐药的可能原因,包括 $T790M$ 突变,$T790M$ 突变并 $EGFR$ 扩增,MET 扩增,HER_2 扩增,小细胞转化。

13. 同期化、放疗中,可选择的化疗方案包括
    A. VP16+DDP
    B. 紫杉醇+卡铂
    C. 多西他赛+顺铂
    D. 培美曲塞+卡铂
    E. 吉西他滨+卡铂
    【解析】同期化、放疗中,可选择的化疗方案包括 VP16+DDP、紫杉醇+卡铂、多西他赛+顺铂、培美曲塞+卡铂,而吉西他滨+卡铂不推荐用于同期化、放疗。

14. 关于肺转移瘤,正确的是
    A. 结肠癌的肺转移比乳腺癌的肺转移少,适用肺切除的多
    B. 骨肉瘤易转移到肺门部
    C. 胃癌的转移灶,即使是双侧的,也适

答案: 9. CE 10. ABCD 11. BCE 12. ABCDE 13. ABCD 14. ADE

于肺切除

D. 肾癌的转移灶，多为孤立性的

E. 甲状腺癌的肺转移，多为播散性的

【解析】肺转移瘤中结肠癌肺转移一般预后较好，常常比乳腺癌肺转移少；骨肉瘤肺转移常呈双肺多发分布，位于中、下叶外周区域；胃癌肺转移如果出现双侧转移，一般不考虑手术治疗；肾癌肺转移常呈单发孤立性转移；甲状腺癌肺转移一般双肺多发，呈播散性。

15. 关于支气管腺瘤，**错误**的是

A. 类癌最多

B. 类癌远处转移多

C. 腺样囊性癌，往往表现为浸润性生长

D. 腺样囊性癌比类癌预后好

E. 有时被误诊为支气管哮喘

【解析】支气管腺瘤一般以类癌最为常见。类癌常见气道内侵犯，远处转移少见，预后较腺样囊性癌好。腺样囊性癌往往表现为浸润性生长；支气管腺瘤常引起气道阻塞，可闻及哮鸣音，有时可被误诊为支气管哮喘。

16. 肺转移瘤的 CT 表现是

A. 两肺多发小结节影

B. 好发于两肺中下野

C. 密度较为均匀

D. 边缘多有毛刺

E. 可形成空洞

【解析】肺转移瘤的 CT 表现常常为双肺多发小结节影，好发于双肺中、下叶，一般边界较为清楚，密度均匀，部分结节可形成空洞样改变。

17. 肺平滑肌瘤的临床类型有

A. 肺间质型

B. 支气管内型

C. 肺血管内型

D. 周围型

E. 中央型

【解析】肺平滑肌瘤的临床类型分为肺间质型、支气管内型以及肺血管型。

18. 气管、支气管腺瘤的病理类型包括

A. 支气管类癌

B. 腺样囊性癌

C. 黏液表皮样癌

D. 黏液腺癌

E. 多形性混合瘤

【解析】气管、支气管腺瘤是一类少见的肿瘤。常见病理类型主要包括支气管类癌、腺样囊性癌、黏液表皮样癌、黏液腺癌以及多形性混合瘤等。

19. 影响肺转移性肿瘤手术治疗效果的因素包括

A. 原发肿瘤病理组织学类型

B. 转移瘤的数目

C. 单侧或者双侧转移

D. 治疗原发肿瘤至出现肺转移的间隔时间

E. 转移瘤病灶的肿瘤倍增时间

【解析】影响肺转移瘤手术效果的因素，包括原发肿瘤病理组织学类型、转移瘤的数目、单侧或者双侧转移、治疗原发肿瘤至出现肺转移的间隔时间、转移瘤病灶的肿瘤倍增时间。

20. 少见的肺部良性肿瘤包括

A. 乳头状瘤

B. 腺瘤

C. 腺泡细胞瘤

D. 良性透明细胞瘤

答案：　15. BD　16. ABCE　17. ABC　18. ABCDE　19. ABCDE　20. ABCD

E. 错构瘤

【解析】常见的肺部良性肿瘤为错构瘤和血管瘤，其他少见的肺部良性肿瘤包括乳头状瘤、腺瘤、腺泡细胞瘤及透明细胞瘤等。

21. 下列关于肺淋巴管平滑肌瘤病的描述正确的是
    A. 以肺、淋巴系统内平滑肌结节性及弥漫性增生为主要特征
    B. 影像学上可呈现蜂巢样肺实质缺损改变
    C. 临床上可形成肺气肿、气胸、乳糜胸、肺出血及咯血
    D. 好发于生育期女性
    E. 其发生可能与雌激素水平相关

【解析】肺淋巴管平滑肌瘤病是一类罕见的肺部疾病。一般好发于育龄期女性。目前病因不明，研究认为其可能与雌激素水平相关。临床表现可有肺气肿、气胸、乳糜胸、肺出血及咯血，影像学上可呈现蜂巢样肺实质缺损改变，病理上以肺、淋巴系统内的平滑肌结节性及弥漫性增生为主要特征。

22. 关于肺部错构瘤的分型方法包括
    A. 按发生部位分为肺实质内型错构瘤和支气管内型错构瘤
    B. 按预后分为良性错构瘤和恶性错构瘤
    C. 按影像学分为中央型和周围型肺错构瘤
    D. 按病理学分为软骨型和平滑肌型肺错构瘤
    E. 按症状分为咯血型和非咯血型肺错构瘤

【解析】肺部错构瘤按发生部位分为肺实质内型错构瘤和支气管内型错构瘤；按

影像学分为中央型和周围型肺错构瘤；按病理学分为软骨型和平滑肌型肺错构瘤。

23. 下列关于肺转移瘤手术治疗正确的包括
    A. 手术切除肺转移瘤一般常规行淋巴结的清扫
    B. 手术方式可采用正中胸骨劈开，后外侧剖胸切口或者 VATS
    C. 对于双侧肺转移瘤患者，可采用同期或者分期手术
    D. 保守性切除是肺转移瘤的手术治疗原则
    E. 全肺切除应特别慎重

【解析】肺部转移瘤的手术治疗一般采取保守性切除的原则，尽量避免创伤较大的全肺切除术；手术方式可根据结节分布及大小采用正中胸骨劈开、后外侧切口或者胸腔镜下切除；对于双侧肺转移瘤患者，可采用同期或者分期手术切除；一般肺转移瘤的患者以完整切除肺部转移瘤为主，不常规清扫纵隔淋巴结。

24. 肺部硬化性血管瘤的组织构型包括
    A. 乳头状结构
    B. 实性细胞区
    C. 纤维组织区
    D. 血管瘤样区
    E. 硬化区

【解析】肺部硬化性血管瘤的组织构型常包括以下四个区域：乳头状结构、实性细胞区、血管瘤样区以及硬化区。

25. 关于肺转移瘤，正确的是
    A. 许多部位的原发性肿瘤可转移至肺内
    B. 肺转移瘤患者少有呼吸道症状

答案： 21. ABCDE 22. ACD 23. BCDE 24. ABDE 25. ABCD

C. 血行转移 X 线表现为双中下肺野散在小结节或棉球样阴影

D. 淋巴结转移 X 线表现为双中下肺野模糊网格状影

E. 肺转移瘤均无法行手术治疗

【解析】肺转移瘤是指肺外肿瘤主要通过血行转移或者淋巴管途径进入肺内组织，可发生于多种类型的肿瘤；一般肺转移瘤患者极少出现呼吸道症状，X 线呈现双肺中下野多发散在小结节或阴影；淋巴结转移时可在 X 线上出现双肺中下野模糊网格状影。

26. 关于支气管扩张患者的肺功能检查，描述正确的是

A. 残气量/肺总量比值增高

B. 表现为限制性通气障碍

C. 肺功能损害为渐进性

D. 后期可有低氧血症

E. FEV_1/FVC 升高

【解析】支气管扩张的肺功能损害为渐进性，表现为阻塞性通气障碍，FEV_1、FEV_1/FVC、PEF 降低。残气量/肺总量比值增高，后期可有低氧血症。

27. 肺脓肿的可能病因包括

A. 上呼吸道感染的脓性分泌物流入肺内

B. 化脓性骨髓炎血行播散

C. 邻近器官直接蔓延

D. 肺穿刺

E. 肺内其他病变的继发感染

【解析】肺脓肿以吸入性肺脓肿最为常见。胸部钝性或穿透性创伤导致肺组织血肿或有异物存留，均可继发化脓性感染而形成肺脓肿。肺部邻近器官化脓性病变，如膈下脓肿、肝脓肿、化脓性纵隔炎、椎旁脓

肿等亦可穿越肺与胸膜间的间隙直接侵入肺组织继发肺脓肿。皮肤创伤、疖痈、骨髓炎、产后盆腔感染、亚急性细菌性心内膜炎等产生的感染性栓子经血循环带入肺内血管，造成局部梗死、组织坏死，亦可引起血行性肺脓肿。

28. 继发性肺结核包括

A. 原发型肺结核

B. 血行播散型肺结核

C. 浸润型肺结核

D. 慢性纤维空洞性肺结核

E. 急性肺结核

【解析】结核病分原发型和继发性，初染时多为原发型（Ⅰ型）；而原发型感染后遗留的病灶，在人体抵抗力下降时，可能重新感染，通过血液循环播散或直接蔓延而致继发感染（Ⅱ~Ⅳ型）。

29. 关于肺动脉血栓流行病学描述正确的有

A. 尽管诊断技术的提高，仅有少数肺动脉血栓的患者被诊治

B. 由于诊断技术的提高，大多数肺动脉血栓的患者都得到诊治

C. 经过医师多年付出，调查发现我国肺动脉栓塞的发病率逐年下降

D. 由于医师多年付出，调查发现我国肺动脉栓塞的发病率逐年上升

E. 包括肺动脉栓塞在内的静脉血栓症是全世界的公共卫生问题

【解析】在美国，肺栓塞每年发病为 63 万~70 万例，其中 11% 死于发病 1 小时以内，得到诊治的仅 29%。通过对近十年国内 90 家医院的病例资料分析，并结合 2010 年我国人口普查数据，我国肺栓塞人群患病率虽然仍远低于欧美国家和地区，但

答案： 26. ACD　27. ABCDE　28. BCD　29. ADE

是已从 2007 年的 1.2/10 万人上升至 2016 年的 7.1/10 万人，各家医院诊治肺动脉血栓与深静脉血栓的病例数都在持续攀升，病例数总体增加了 5 倍。所以，静脉血栓栓塞症已成为包括中国在内的全球范围的重要公共卫生问题。

30. 肺动脉栓塞的常见症状有
    A. 轻症可以没有症状
    B. 胸闷、胸痛
    C. 恶心、呕吐
    D. 烦躁不安
    E. 头晕、头痛
【解析】肺栓塞的临床表现可从无症状到突然死亡。常见的症状为呼吸困难和胸痛，发生率均达 80% 以上。其他症状还有咯血、咳嗽、心悸等。很多患者出现烦躁不安的表现，甚至有濒死感，症状严重者出现低血压或休克、晕厥，甚至猝死。

31. 后天性肺动静脉瘘的发生因素有哪些
    A. 肝硬化
    B. 糖尿病
    C. 肺部手术史
    D. 高血压
    E. 外伤
【解析】肝硬化、外伤和手术均是后天性肺动静脉瘘发生的因素。

32. 肺隔离症常见的表现有
    A. 胸痛
    B. 咳脓痰
    C. 咯血
    D. 血胸
    E. 矛盾性栓塞
【解析】肺隔离症不易发生胸腔自发性出血，虽有异常动脉但没有右向左分流，故没有矛盾性栓塞。

33. 诱发肺切除术后支气管胸膜瘘的诱因有
    A. 支气管残端肿瘤残留
    B. 残端机械缝合
    C. 术后放疗
    D. 术后长时间呼吸机辅助
    E. 合并糖尿病
【解析】机械缝合不是支气管胸膜瘘的诱因，其余都是诱因。

34. 肺移植适用于
    A. 特发性肺间质纤维化
    B. 慢性阻塞性肺疾病
    C. 支气管扩张
    D. 特发性肺动脉高压
    E. 肺部恶性肿瘤
【解析】在肺部恶性肿瘤治疗领域，当常规治疗手段难以达到治疗效果时，肺移植技术为临床医师打开了新的思路，同时也是多种终末期肺病（特发性肺间质纤维化、慢性阻塞性肺疾病、支气管扩张、特发性肺动脉高压）治疗的唯一有效方法。

35. 目前肺移植的临床灌注液主要为
    A. EC 液
    B. UW 液
    C. LDP 液
    D. 高渗溶液
    E. 低渗溶液
【解析】目前，在我国已用于临床的灌注液均为细胞内液型：如改良欧洲柯林液（Euro-Collins，EC）或威斯康星液（University of Wisconsin，UW），为高钾溶液 115mmol/L；另一类为细胞外液型，以 LDP 液为代表，为低钾溶液 4mmol/L。

答案： 30. ABD　31. ACE　32. ABC　33. ACDE　34. ABCDE　35. ABC

36. ECMO 作为肺移植前过渡治疗的**禁忌证**包括

    A. 慢性肺病急性加重

    B. 肝肾脏器功能衰竭

    C. 不能控制的感染

    D. 近期发生的肿瘤

    E. 严重的冠脉病变

【解析】ECMO 可作为移植前过渡治疗，早期使用 ECMO 作为过渡治疗主要应用于移植后 PGD，等待再次移植。近年来大多学者建议 ECMO 作为过渡治疗应用于年轻人的慢性肺病急性加重。禁忌证包括肝肾脏器功能衰竭、不能控制的感染、近期发生的肿瘤、严重的冠脉病变等。

37. 对于肺减容手术适应证，描述正确的是

    A. 年龄 65~75 岁

    B. 停止吸烟>3~6 个月

    C. 核素通气和血流扫描及胸部 X 线片、胸部 CT 显示肺上部及周围区域有明显通气血流不均匀区域（靶区）存在

    D. 肺动脉压<4.8kPa（35mmHg）

    E. 术前需用呼吸机维持呼吸者

【解析】根据文献报道，手术适应证为：①呼吸困难进行性加重，内科治疗无效；②年龄 65~75 岁；③$FEV_1\%<35\%$，残气量（RV）200%~300% 预计值，$PaO_2<6.67kPa$（50mmHg），$PaCO_2>5.33kPa$（40mmHg）；④无严重冠心病史和肝肾等重要脏器病变及精神病；⑤停止吸烟>3~6 个月；⑥核素通气和血流扫描及胸部 X 线片、胸部 CT 显示肺上部及周围区域有明显通气血流不均匀区域（靶区）存在；⑦肺动脉压<4.8kPa（35mmHg）。

38. LVRS 治疗 COPD 的作用机制包括

    A. 肺弹性回缩力增加

    B. 通气/血流比值改善

    C. 呼吸肌作用增强

    D. 心血管血流动力学改善

    E. 无效腔增大

【解析】对 LVRS 治疗 COPD 的作用机制研究很多，归纳为：①肺弹性回缩力增加：LVRS 后余肺扩张使牵引支气管壁的肺弹性回缩力增强，从而减少细小支气管的阻力，增加通气量，改善肺通气功能。②通气/血流比值改善：手术切除过度膨胀的肺泡组织就可以减少死腔，改善通气/血流比值，增加周围正常肺泡换气功能。③呼吸肌作用增强：LVRS 通过切除部分膨胀的肺泡组织，肺容积减少，使得胸廓直径缩小，膈肌也恢复或部分恢复原有的穹顶形状，呼吸肌恢复正常的收缩状态，伸张余地增加，从而改善驱动呼吸的功能。④心血管血流动力学改善：通过 LVRS 切除过度膨胀的肺组织后，余肺组织扩张可使肺毛细血管床得到充分利用，受压的相对正常肺组织的血管阻力下降，肺组织供血增加，同时胸廓内负压增大使体循环回流增加，这样使右心室的前后负荷均能达到较为理想的水平，改善右心功能。

39. 肺减容手术在肺功能改善方面主要包括

    A. FEV_1 升高

    B. 肺总量 TLC 降低

    C. 残气量 RV 降低

    D. 肺总量 TLC 增加

    E. 残气量 RV 增加

【解析】肺减容手术在肺功能改善方面已经取得了实质性的进展，FEV_1 升高，肺总量 TLC 和残气量 RV 均降低，一般情况下术后 FEV_1 在 2.5 年内能提高 50%~60%，在术

答案： 36. BCDE　37. ABCD　38. ABCD　39. ABC

后第 1 年内 FEV_1 改善更加明显,然后会逐渐降到刚才提到的水平。TLC 和 RV 的下降提示过度充气的有效控制。

40. 接受 BLVR 治疗的患者应具备的条件是
    A. 药物治疗效果不佳的 COPD 患者
    B. 胸部影像学检查提示为均质性肺气肿患者
    C. 肺功能检查提示 1 秒用力呼气量(FEV_1)占预测值 15%~45%
    D. 肺总容量(TLC)占预计值超过 100%
    E. 残气量(RV)超过预计值 150%

【解析】临床实践证明,目前适于接受 BLVR 治疗的患者应具备以下条件:①药物治疗效果不佳的 COPD 患者;②胸部影像学检查提示为非均质性肺气肿患者;③肺功能检查提示第 1 秒用力呼气容积(FEV_1)占预测值 15%~45%,肺总容量(TLC)占预计值超过 100%,残气量(RV)超过预计值 150%。其禁忌证包括:CO 弥散量 <20% 预计值;巨大肺大疱或 α_1 抗胰蛋白酶缺陷患者;痰量过多或存在活动性感染者;重度肺动脉高压或心功能不稳定者。

41. 下列属于肺减容手术新进展的是
    A. 支气管镜肺减容术(BLVR):支气管单向阀
    B. 支气管镜肺减容术(BLVR):支气管堵塞
    C. 支气管镜肺减容术(BLVR):支气管打孔
    D. 脏层胸膜折叠
    E. 真空非置入性抽吸泵辅助肺减容术(VALR)

【解析】肺减容手术新进展包括以下几类:
(1)支气管镜肺减容术(BLVR)。①支气管单向阀:通过支气管镜及定位导管将单向阀装置放入预定的支气管中,使气肿远端的肺组织萎陷。减低运动时动力性气肿肺组织的容缩性过度通气。②支气管堵塞:通过气管镜放入塞子(EWS)使远端支气管堵塞,造成气肿肺组织囊性纤维化。③支气管打孔:在气肿边缘肺实质附近的气管上打孔(3~5 个)后,置入冠状支架(1.5cm×3mm),以增加气肿肺组织排气量。术后 FEV_1 由 245ml 升高到 447ml(83%,P<0.001)。这种方法的在体研究尚在进行中。

(2)辅助常规肺减容术的新方法。①脏层胸膜折叠:肺减容术中将气肿肺组织的脏层胸膜反复折叠后再用闭合器夹闭,术后漏气明显降低。②真空非置入性抽吸泵辅助肺减容术(VALR):在常规肺减容术过程中,用袖管状真空抽吸泵抽吸气肿肺组织,然后收紧边口结扎。

42. 捐献供肺评估后的获取标准
    A. 年龄:<55 岁
    B. 病史:无广泛胸部外伤
    C. 通气时间:持续机械通气时间<5 日
    D. 氧合指数:>300mmHg(吸入氧浓度 100%、呼气末正压通气 $5cmH_2O$ 的情况下)
    E. 影像学表现:胸部 X 线片显示肺野相对清晰

【解析】捐献供肺评估后的获取标准除供、受者血型相同,细胞毒性试验阴性等基本要求以外,尚需要满足年龄<55 岁,无广泛胸部外伤,持续机械通气时间<5 日,氧合指数>300mmHg(吸入氧浓度 100%、呼气末正压通气 $5cmH_2O$ 的情况下),胸部 X 线片显示肺野相对清晰,支气管镜检查气道相对干净,痰培养无特别致病菌。

答案: 40. ACDE　41. ABCDE　42. ABCDE

43. 供肺的维护需要
    A. 吸入氧浓度应控制在 40%~50%
    B. 潮气量为 6~8ml/kg
    C. 保持呼气末正压通气为 5cmH$_2$O
    D. 定期吸痰
    E. 膨胀不良的供肺在每次吸痰后均应短时间内增加潮气量

【解析】呼吸机参数的设置对供肺的维护亦相当重要，保护性肺通气策略能够最大限度地使供肺处于较理想的状态。吸入氧浓度应控制在 40%~50%，潮气量为 6~8ml/kg，避免过大潮气量损伤肺泡。保持呼气末正压通气为 5cmH$_2$O，可防止肺泡萎陷，对于膨胀不良的供肺在每次吸痰后均应短时间内增加潮气量及呼气末正压压力，使萎陷的肺泡重新开放，改善氧合。

44. 下列属于边缘供肺的是
    A. 年龄 65 岁
    B. 吸烟史
    C. X 线可见渗出
    D. 氧合指数 200 mmHg
    E. 气管镜可见脓性分泌物

【解析】边缘供肺是指年龄>55 岁、有吸烟史>20 包 / 年、胸部 X 线检查可见局部渗出、氧合指数<300mmHg、气管镜下可见脓性分泌物的供肺。

45. 移植肺高感染率的原因是
    A. 与外界相通，易受感染
    B. 手术本身所造成的积血、淋巴管中断等因素均对移植肺造成损害
    C. 缺乏神经保护机制、咳嗽放射机制，支气管黏膜上皮功能受损，极易发生吸入性及阻塞性肺炎
    D. 免疫抑制

E. 急、慢性排斥反应进一步破坏防御机制

【解析】移植肺高感染率的原因：与外界相通、易受感染、手术本身所造成的积血、淋巴管中断等因素均对移植肺造成损害，缺乏神经保护机制、咳嗽放射机制，支气管黏膜上皮功能受损，极易发生吸入性及阻塞性肺炎，免疫抑制，急、慢性排斥反应进一步破坏防御机制。

46. 肺移植术后抗感染治疗方案是
    A. 先经验性治疗
    B. 选择敏感抗生素
    C. 预防性抗真菌治疗：雾化吸入两性霉素 B 和口服伊曲康唑胶囊 1 个月
    D. 预防性抗病毒治疗：更昔洛韦 250mg，q.12h.×14 日
    E. 使用强效抗生素

【解析】抗感染治疗方案包括：先经验性治疗；随后选择敏感抗生素；预防性抗真菌治疗：雾化吸入两性霉素 B 和口服伊曲康唑胶囊 1 个月；预防性抗病毒治疗：更昔洛韦 250mg，q.12h.×14 日。

47. 肺移植术后气胸、皮下气肿或延长漏气的原因是
    A. 支气管吻合口漏气
    B. 肺粗面漏气
    C. 机械通气
    D. PEEP 应用
    E. 供肺偏小

【解析】术后皮下气肿或延长漏气的原因包括：支气管吻合口漏气、肺粗面漏气、机械通气及 PEEP 应用，供肺偏小。

48. 心肺联合移植术适用于
    A. 原发性肺动脉高压

答案： 43. ABCDE　44. ABCDE　45. ABCDE　46. ABCD　47. ABCDE　48. ABCDE

B. 各种先天性心脏病所致继发性肺动脉高压

C. Eisenmenger 综合征

D. 原发性肺动脉高压继发严重心力衰竭

E. 囊性肺纤维化或双侧支气管扩张所致肺脓毒性感染

【解析】心肺联合移植术主要适用于 55 岁以下原发性肺动脉高压及不能矫正的各种先天性心脏病所致继发性肺动脉高压、晚期肺实质性疾病合并心功能不全、Eisenmenger 综合征、原发性肺动脉高压继发严重心力衰竭、囊性肺纤维化或双侧支气管扩张所致肺脓毒性感染等。

49. 肺移植术后免疫抑制剂主要包括

A. 环孢素 A

B. 硫唑嘌呤

C. 皮质类固醇

D. 他克莫司

E. 霉酚酸酯

【解析】免疫抑制剂的正确使用与否关系着移植手术的成败。1983 年免疫抑制剂特别是环孢素 A 也开始应用于临床，肺移植成功率得到很大的提高，可以说环孢素 A 的临床应用成为了肺移植成败的分水岭。目前临床上肺移植的免疫抑制主要采用环孢素 A、硫唑嘌呤和皮质类固醇三联标准方案。当前他克莫司和霉酚酸酯已用于肺移植，标准方案使用时如果出现有毒性、无效、排斥、复发或存在细支气管阻塞综合征时使用这些药物作为二线或三线药物。西罗莫司、雷帕霉素、依维莫司和来氟米特等也在临床应用，但到现在为止还没有可靠的相关报道。

50. 肺移植术后，支气管吻合口并发症的危险因素主要包括

A. 肺保存技术和缺血时间

B. 移植术中发生休克或低血压，肺动脉循环供应主支气管远端 50% 的血液，休克或低血压将减少支气管血流供应

C. 供肺早期发生排斥或感染

D. 用于包裹吻合口组织的血供质量

E. 肺移植术后早期应用激素的剂量

【解析】支气管吻合口并发症主要包括吻合口狭窄、吻合口裂开、吻合口感染等，其中吻合口狭窄又是吻合口并发症中最常见的。吻合口并发症的危险因素可归纳如下：供肺保存技术和缺血时间；移植术中发生休克或低血压，肺动脉循环供应主支气管远端 50% 的血液，休克或低血压将减少支气管血流供应；供肺早期发生排斥或感染；用于包裹吻合口组织的血供质量；肺移植术后早期应用激素的剂量。

51. 肺癌肿瘤标志物在临床上主要应用于

A. 肺癌复发转移的监测

B. 原发性肺癌的发现

C. 肺癌影像诊断的指标

D. 肺癌高危人群的筛查

E. 肺部良性和恶性肿瘤的鉴别诊断

【解析】临床上检测肿瘤标志物主要用于肺癌复发转移、原发性肺癌的发现、肺癌高危人群的筛查，以及肺部良性和恶性肿瘤的鉴别诊断，故正确答案为 ABDE。

52. 肺癌肿瘤细胞的基本生物学特征为

A. 恶性增殖

B. 分化不良

C. 侵袭与转移

D. 细胞核具有多形性

E. 凋亡过度

【解析】恶性增殖、分化不良、侵袭与转

答案： 49. ABCDE　50. ABCDE　51. ABDE　52. ABCD

移,以及肿瘤细胞核具有多形性,是包括肺癌在内的所有恶性肿瘤的基本生物学特征,故正确答案为 ABCD。

53. 关于肺癌相关抑癌基因,描述正确的是
  A. 对于与肺癌发生相关的抑癌基因,该肺癌的相应正常组织中该基因正常表达
  B. 对于与肺癌发生相关的抑癌基因,该肺癌中这种抑癌基因应有功能失活或结构改变或表达缺陷
  C. 对于与肺癌发生相关的抑癌基因,将这种基因的野生型导入基因异常的肺癌细胞内,可部分或全部改变该肿瘤的恶性表型
  D. 抑癌基因的促癌作用一般是在两个等位基因都丢失或失活后表现出来
  E. 抑癌基因都以缺失或突变的形式失活

【解析】对于与肺癌发生相关的抑癌基因,该肺癌的相应正常组织中该基因正常表达,该肺癌中这种抑癌基因应有功能失活或结构改变或表达缺陷,将与肺癌发生相关的抑癌基因的野生型导入基因异常的肺癌细胞内,可部分或全部改变该肿瘤的恶性表型。已有研究证明抑癌基因的促癌作用一般是在两个等位基因都丢失或失活后表现出来,故正确答案为 ABCD。

54. 以下对转移肺癌细胞的描述,正确的是
  A. 具有较强的运动侵袭能力,可以突破基底膜
  B. 到达远处组织后即开始分裂增殖
  C. 具有抗失巢凋亡能力
  D. 对靶器官无选择性
  E. 经历上皮间质转化(EMT)

【解析】有研究已经证明,转移性肺癌细胞具有较强的运动侵袭能力,可以突破毛细血管基底膜进入血液循环、具有抗失巢凋亡能力和肺癌细胞发生转移前经历上皮间质转化(EMT),具有侵袭潜能等恶性生物学特征,故正确答案为 ACE。

55. 肺癌手术术中冰冻诊断适应证有
  A. 临床怀疑恶性病变
  B. 查找所取组织中有无肿瘤
  C. 术前不能获取组织的病变
  D. 切缘是否干净
  E. 判断肿瘤属于原发或转移

【解析】肺癌外科手术中需要做冰冻快速病理诊断,是为了确定病变性质、是否切除到肿瘤组织(小结节病变),支气管、血管切缘是否有癌瘤组织残留。

56. 制定肺癌的筛查计划,需要满足的条件有
  A. 肺癌是当地主要的健康问题,危害严重
  B. 肺癌的疾病自然史清楚,具有可识别的临床前期
  C. 具有合乎伦理、顺应性好、安全有效的筛查方法
  D. 对早期病变有行之有效的治疗手段
  E. 筛查、诊断及治疗的成本应符合成本效益原则

【解析】流行病学和卫生经济学要求在制定任何肿瘤,包括肺癌筛查、早诊早治计划时,必须考虑:①该肿瘤是当地主要的健康问题,危害严重;②该肿瘤的疾病自然史清楚,具有可识别的临床前期;③具有合乎伦理、顺应性好、安全有效的筛查方法;④对早期病变有行之有效的治疗手段;⑤筛查、诊断及治疗的成本有较好的成本效

答案: 53. ABCD　54. ACE　55. ABCD　56. ABCDE

益。故正确答案是：ABCDE。

57. 下列与肺癌驱动基因分子靶向治疗有
　　关的选项是
　　A. 腺癌伴敏感基因突变
　　B. *EGFR* 基因敏感突变
　　C. *ALK* 和 *ROS-1* 基因敏感融合突变
　　D. 小细胞癌 *p53* 基因突变
　　E. 混合型小细胞癌 *RB* 基因突变
【解析】肺癌驱动基因小分子靶向药物，只适合于具有驱动基因敏感突变的肺癌，故正确答案是：ABC。

三、共用题干单选题

（1~2 题共用题干）
　　患者男，75 岁。因咳嗽 1 年，加重伴呼吸困难、全身多发疼痛 1 周来诊。吸烟 50 余年，戒烟 1 周。胸部 CT 检查提示右侧大量胸腔积液，右下肺不张，右肺门区肿块影；纵隔多发肿大淋巴结。头颅 MRI 未见明确转移。全身骨扫描见多发胸椎、腰椎及骨盆多发骨转移。右侧锁骨上淋巴结活检提示低分化鳞癌。以右肺癌收入院。

1. 首要的处理是
　　A. 以铂类为基础的双药化疗
　　B. 胸腔闭式引流减轻患者症状
　　C. 骨盆转移灶放疗
　　D. 右肺肿瘤的粒子植入治疗
　　E. 支气管动脉灌注化疗
【解析】患者诊断明确，首先引流胸腔积液缓解呼吸困难症状。

2. 下一步的首选治疗方案是
　　A. 胸腔热灌注化疗
　　B. 椎管内介入镇痛治疗
　　C. 对症镇痛治疗，完善基因检测，评价

靶向治疗及免疫治疗条件后抉择治疗
　　D. 先行含铂双药化疗 + 唑来膦酸治疗，待基因检测结果再调整治疗
　　E. EGFR-TKI 治疗
【解析】对症处理，并行基因检测指导Ⅳ期患者治疗抉择。

（3~5 题共用题干）
　　患者女，50 岁。检查发现右肺下叶占位 1 周入院。无吸烟史。无肿瘤史及家族史。查体无明显阳性体征。胸部 CT 检查提示右下肺背段斜裂胸膜下实性占位，直径约 1cm，边缘可见毛刺及分叶，纵隔及右肺门未见明确肿大淋巴结。头颅 MRI 及全身骨扫描未见明显异常。

3. 该患者的诊断首先考虑
　　A. 肺结核瘤
　　B. 肺炎性假瘤
　　C. 肺癌
　　D. 肺错构瘤
　　E. 肺转移瘤
【解析】胸部 CT 影像为早期肺癌的典型表现。

4. 首选的治疗方案是
　　A. 手术
　　B. 放疗
　　C. 化疗
　　D. 靶向治疗
　　E. 免疫治疗
【解析】手术切除是早期肺癌的首选治疗。

5. 该患者如行手术治疗，恰当的手术方案是
　　A. VATS 右肺下叶背段切除 + 淋巴结清

答案：57. ABC
　　1. B　2. C　3. C　4. A　5. E

扫术

  B. VATS 右肺下叶背段切除 + 淋巴结采样术

  C. VATS 右肺下叶肿块扩大楔形切除术

  D. VATS 右肺下叶楔形切除、快速病理，如证实恶性则行 VATS 右肺下叶背段切除 + 淋巴结清扫术

  E. VATS 右肺下叶楔形切除、快速病理，如证实恶性则行 VATS 右肺下叶切除 + 淋巴结清扫术

【解析】胸膜下实性肿瘤，直径较小，可先行局部切除明确病理。实性肿瘤不建议肺段切除，如证实恶性，建议行肺叶切除 + 系统性淋巴结清扫术。

（6~7 题共用题干）

患者男，48 岁。体检发现右肺上叶结节 2 周。胸部 CT 提示右肺上叶结节，大小 2cm。完善分期检查，PET/CT 未见转移征象。遂行右肺上叶切除术，纵隔淋巴结清扫术。术后 4 小时胸腔闭式引流量达 1 200ml，颜色深红色。

6. 下一步处置**错误**的是

  A. 监测生命体征

  B. 检查血常规，检测血红蛋白含量

  C. 检测胸腔引流液血红蛋白含量

  D. 检查凝血功能

  E. 嘱患者多饮水，以纠正循环血量不足

【解析】患者出现术后出血，应该监测生命体征，评估血常规及引流液性质，如有循环血量不足迹象，应输血及静脉输液治疗。

7. 患者血压 145/80mmHg，心率 109 次 /min，血常规提示血红蛋白 90g/L。胸腔引流液检测血红蛋白含量 60g/L。患者下一步处置正确的是

  A. 加大止血药用量

  B. 急诊开胸探查，寻找出血点

  C. 患者血压正常，可继续观察

  D. 只需输血治疗

  E. 行胸部 B 超检查

【解析】患者术后活动性出血，虽然血压尚正常，但已出现心率增快，可能为休克代偿期，应急诊手术，探查出血点，并确切止血治疗。

（8~9 题共用题干）

患者男，44 岁。因痰中带血 2 个月行胸部 CT 检查。结果提示右肺上叶肿物，大小约 5.0cm×4.5cm，纵隔 2R、4R、7 组淋巴结肿大。PET/CT 提示右肺上叶肿物，FDG 代谢活性增高，考虑肺癌的可能性大。纵隔 2R、4R、7 组多发淋巴结 FDG 代谢活性增高，倾向纵隔多发淋巴结转移。

8. 患者下一步应进行

  A. 手术治疗

  B. 放疗

  C. 化疗

  D. 明确右肺上叶原发灶病理结果，争取证实纵隔多发淋巴结病理结果

  E. PET/CT 结果证实为肺癌伴纵隔淋巴结转移，应直接行同步放、化疗

【解析】患者临床分期 $T_{2b}N_2M_0$，应明确病理诊断，并根据病理诊断指导后续治疗。

9. 获得病理诊断的方法**不推荐**

  A. 根据纵隔淋巴结解剖位置，可考虑行支气管内超声引导针吸活检术（EBUS-NA）

  B. 根据纵隔淋巴结解剖位置，可考虑行食管超声引导针吸活检术（EUS-TBNA）

  C. 根据纵隔淋巴结解剖位置，可考虑行纵隔镜手术

答案： 6. E 7. B 8. D 9. E

D. 根据原发灶解剖位置,可考虑 CT 引导下右肺上叶肿物穿刺活检

E. 首选胸腔镜手术,直接行右肺上叶切除及纵隔淋巴结清扫

【解析】对于多站淋巴结转移的 N_2 患者,不建议直接行手术切除,建议多学科综合治疗。

(10~12 题共用题干)

患者男,69 岁。因咳嗽,咯血痰 1 周就诊。PET/CT 显示右上肺尖 2.5cm 大小肿物,右下气管旁淋巴结 SUV_{max}3.2,大小为 1.1cm×1.0cm。临床诊断右上肺腺癌 $cT_{2a}N_2M_0$,ⅢA 期。

10. 对于ⅢA 期非小细胞肺癌,以下说法**错误**的是

A. 根据是否行完全性切除术,可将其分为可完全切除、可能完全切除、无法完全切除三类

B. 术前必须行新辅助治疗

C. 如果有 *EGFR* 敏感突变,术前新辅助治疗的方案可以考虑 EGFR-TKIs

D. 如果术后基因检测发现 *EGFR* 敏感突变,术后辅助治疗的方案可以考虑 EGFR-TKIs

E. 术后诊断 $T_3N_1M_0$ ⅢA,术后不用行辅助放疗

【解析】对于可切除ⅢA-N_2 患者,可选择的治疗方案包括手术+辅助化疗、新辅助化疗/化、放疗+手术。

11. 患者首选推荐的检查方法是

A. EBUS-TBNA

B. EUS

C. 支气管镜活检

D. 经皮肺穿刺活检

E. 纵隔镜检查术

【解析】对于气管周围的 N2 分期,首选手段推荐 EBUS-TBNA。如果 EBUS-TBNA 阴性,可以再行纵隔镜确认。

12. 患者新辅助化疗 3 周期后,行手术治疗,达到完全切除。术后分期右上肺腺癌 $pT_{1b}N_1M_0$,ⅡB 期。有关术后辅助治疗的说法正确的是

A. 继续 3 周期辅助化疗

B. 辅助放疗

C. 定期复查,不用辅助治疗

D. 辅助化放疗

E. 口服化疗

【解析】完全切除术后,不推荐行辅助放疗。如果术前已接受 3 周期新辅助化疗,术后定期复查。

(13~14 题共用题干)

患者女,52 岁。因头痛 3 日入院。脑 MRI 显示顶叶 2cm 大小肿物,伴明显水肿带。胸部 CT 显示右上肺约 2.5cm 大小肿物,伴分叶和毛刺。诊断右上肺癌 $cT_{2a}N_0M_{1b}$ⅣA(孤立脑转移)Ⅳ 期。

13. 对于非小细胞肺癌孤立脑转移的治疗策略中,下列说法**错误**的是

A. 如果脑转移症状不明显,肺部病变可完全切除者,须先切除肺部病变

B. 如果脑转移症状明显,优先处理脑部病变

C. 根据脑转移的部位,可选择手术或者放疗处理脑转移病变

D. 一般来说,手术比放疗能更快减轻脑转移症状

E. 如果合并纵隔淋巴结转移,且 EGFR 敏感突变,可以在 TKIs 基础上行局部治疗

【解析】对于孤立脑转移,如果肺部病

答案: 10. B 11. A 12. C 13. A

变可完全切除者,建议先处理脑部病变,后处理肺部病变。

14. 下一步的治疗方案优先推荐
    A. 脑 γ 刀
    B. 化疗
    C. 阿法替尼
    D. 脑手术
    E. 全脑放疗
    【解析】对于脑转移病灶合并明显水肿,建议优选手术治疗,切除肿瘤,减轻颅内压。

(15~17题共用题干)

患者女,45岁。反复咳嗽 10 余年,伴大量脓痰,偶有咯血。近期体检查血常规示白细胞 $6.5 \times 10^9/L$。胸部 CT:左下肺及左上肺舌段见蜂窝状成簇的小囊腔,管腔内充满黏液时似葡萄珠样。

15. 下面治疗最为合理的是
    A. 鼓励患者有效地咳嗽排痰,充分引流痰液
    B. 手术切除病灶
    C. 抗感染治疗
    D. 使用止血药物
    E. 行支气管动脉栓塞
    【解析】支气管扩张症一经诊断,首先应采取积极的内科治疗。要鼓励患者有效地咳嗽排痰,充分引流痰液。超声雾化吸入、口服祛痰剂和支气管解痉药物,可使痰液稀薄,便于咳出。呼吸道急性感染时,根据最近的细菌培养和药物敏感试验结果,全身或局部合理应用抗生素。

16. 支气管扩张患者发生咯血时,有效的止血药物**不包括**
    A. 垂体后叶素

B. 酚妥拉明
    C. 硝酸异山梨酸酯
    D. 蛇毒凝血酶
    E. 普鲁卡因
    【解析】一般止血药物通常通过改善出凝血机制、毛细血管及血小板功能而起作用。实际上常见的咯血并非或不完全是因上述机制,故它们的治疗效果并不确切,因此不能作为治疗咯血的主要方法。

17. 支气管动脉栓塞术的适应证**不包括**
    A. 致命性大咯血
    B. 生命体征不稳定的失血性休克
    C. 内科治疗无效的咯血
    D. 长期反复咯血
    E. 咯血基础病变广泛,肺功能下降,不能耐受外科手术
    【解析】选择性支气管动脉栓塞作为治疗咯血的一种有效手段,其适应证广泛。一般认为,任何支气管咯血,经内科治疗无效怀疑出血来自支气管动脉而无血管造影禁忌证者均可考虑行支气管动脉栓塞治疗,尤其适用于急性致命性大咯血的急救、长期反复咯血的治疗以及咯血基础病变广泛、肺功能下降、不能耐受外科手术者的治疗。

(18~20题共用题干)

患者女,67岁。咳嗽、咳脓臭痰 6 个月,抗感染治疗 3 个月,无明显好转。既往长期口服免疫抑制剂。胸部 X 线片见右下肺空洞伴液气平。

18. 下面治疗最为合理的是
    A. 提高抗生素级别
    B. 改善体温,引流、祛痰、解痉
    C. 经皮 CT 定位穿刺引流
    D. 胸壁开窗引流
    E. 右下肺切除

答案: 14. D 15. A 16. D 17. B 18. C

【解析】该患者为内科治疗失败的肺脓肿，需要外科引流，最常用的方法是经皮CT定位穿刺引流。

19. 肺脓肿患者**不宜**行手术治疗的情况是
    A. 反复严重咯血
    B. 并发支气管胸膜瘘
    C. 全肺呈毁损表现
    D. 抗感染治疗 2 周后胸部 X 线片无改善
    E. 支气管阻塞怀疑存在肺癌

【解析】肺脓肿治疗后临床症状改善比胸部 X 线片的表现早出现数日或数周。如果患者临床症状改善，尽管有气 - 液平面存在，有或无周围组织浸润，则不需要外科处理。

20. 自抗生素广泛应用以来，肺脓肿病死率已明显下降，下列**不是**预后较差的提示的是
    A. 脓腔直径 > 6cm
    B. 年龄较大
    C. 伴有支气管阻塞性的肺脓肿
    D. 厌氧菌所致肺脓肿
    E. 免疫功能受损

【解析】需氧菌（包括金黄色葡萄球菌和革兰氏阴性杆菌）所致的肺脓肿提示预后较差。

（21~23 题共用题干）

患者男，65 岁。低热、乏力 1 年，偶有咯血。胸部 X 线片显示右上肺空洞形成，周围伴卫星灶。

21. 为明确诊断，应行的检查是
    A. 结核菌素试验
    B. 痰培养
    C. 痰抗酸染色
    D. T-SPOT

E. 胸部增强 CT

【解析】该患者考虑肺结核，应行痰涂片抗酸染色明确病原。

22. 肺结核药物治疗的原则**不包括**
    A. 早期
    B. 联合
    C. 足量
    D. 规律
    E. 全程

【解析】要想彻底治疗必须遵循以下五个原则：早期、联合、适量、规律、全程化学药物治疗。

23. **不是**手术治疗肺结核适应证的是
    A. 中叶综合征
    B. 药物治疗失败
    C. 用于明确诊断
    D. 原发综合征
    E. 之前治疗肺结核的手术发生了并发症

【解析】手术治疗肺结核的适应证：①之前治疗肺结核的手术发生了并发症；②药物治疗失败；③用于明确诊断；④病变瘢痕造成的并发症，如大咯血、肺癌、支气管食管瘘、支气管扩张、中叶综合征等；⑤肺外病变；⑥胸膜结核；⑦非结核分枝杆菌的分枝杆菌感染。

（24~26 题共用题干）

患者女，80 岁。因肺癌口服靶向药物治疗，疗效评价 PR。今早起床活动后突发呼吸困难伴右胸痛，1 小时后急救车送至急诊室。查体血压 150/100mmHg，心率 105 次 /min，律齐，呼吸 28 次 /min。胸部查体胸廓对称，胸壁无压痛，双肺呼吸音可闻及。患者既往有 COPD 病史。

24. 该患者最可能的诊断是
    A. 右侧自发性气胸
    B. 急性心肌梗死
    C. 肺动脉血栓
    D. 肿瘤侵犯右侧胸壁
    E. 右侧胸膜炎

【解析】根据肿瘤病史，结合症状和体征，肺动脉血栓的可能性最大。

25. 该患者病情最简单易行的初筛检查是
    A. 心脏彩超
    B. 心肌酶谱
    C. D-二聚体
    D. 胸部X线片
    E. 右胸B超

【解析】肺动脉血栓最简易的筛查方法是D-二聚体，对于轻症患者，其他化验检查结果很可能都没有阳性发现。

26. 在等待检查结果的过程中，最佳治疗措施是
    A. 口服阿司匹林
    B. 静脉输注肝素
    C. 卧床吸氧
    D. 静脉快速补液
    E. 舌下含服硝酸甘油

【解析】对于可疑肺动脉血栓轻症患者，宜等待检查结果确定诊断后，再开始抗凝治疗。

（27~28题共用题干）
患儿女，5岁。因鼻出血、活动后气喘加重入院。追问病史，3岁时，剧烈运动后出现发绀，4岁时家长发现有杵状指。

27. 下列能更准确地诊断非先天性心脏病引起的右向左分流的检查是
    A. 增强心脏CT
    B. 胸部增强CT

C. 胸部MRI
D. 超声心动图
E. 超声心动+声学造影

【解析】在做超声心动图检查同时，从肘前静脉注射振荡过的生理盐水（含有微小气泡），正常情况下肺泡毛细血管会将微小气泡完全阻止，气泡不会进入左房。但当有先天性心脏病右向左分流时，左心房内一般1个心动周期之后就出现气泡，因为分流部位在心脏，而肺动静脉瘘存在时左心房内一般在3~5个心动周期之后才出现气泡。

28. 如果心脏超声不支持先天性心脏病，下列检查对患儿最适合的是
    A. 胸部X线片
    B. 胸部平扫CT
    C. 胸部增强CT
    D. 肺灌注核素扫描
    E. 肺动脉造影

【解析】胸部增强CT是临床诊断肺动静脉瘘最常用的手段。由于分辨率高，增强CT对肺动静脉瘘诊断的准确性可高达95%，肺动静脉瘘的检出率较肺动脉造影高2倍多，后期三维成像在显示异常血管解剖结构方面明显优于肺动脉造影。由于CT检查无创、简便，可在基层医院普遍开展，而肺动脉造影有创，肺同位素灌注扫描不能了解肺动静脉瘘的大小、结构等细节。

（29~30题共用题干）
患者女，26岁。因间断咯血、左下肺反复感染3年入院。胸部CT平扫提示左下肺内后基底段阴影，边界不清，疑诊为左下肺隔离症。

29. 对于肺隔离症的诊断，最简便、准确的检查是
    A. 胸部PET/CT

B. 后胸壁 B 超

C. 肺血管造影

D. 胸部增强 CT

E. 后胸穿刺取病理

【解析】对于肺隔离症,胸部增强 CT 能发现体循环异常供血动脉存在,从而确定诊断。CT 相比血管造影更安全、简便和准确。胸穿刺取病理不安全。

30. 对于反复咯血、感染的肺隔离症,最适当的治疗是

A. 持续抗炎治疗直至病灶消退

B. 手术切除病灶或左下叶

C. 手术寻找并切断异常体循环供血血管,病肺功能可逐渐恢复

D. 介入治疗栓塞异常体循环供血血管

E. 介入治疗向异常体循环供血血管内注射硬化剂

【解析】对于反复咯血、感染的肺隔离症,手术切除病灶或左下叶是合理的治疗方案。介入治疗适合仅有咯血的患者,采取栓塞的方法。

(31~32 题共用题干)

患者女,75 岁。因肺癌行右下肺切除术。术后第 6 天突发喘憋,伴前胸皮下气肿。胸部 X 线片见右侧气胸及液平。放置胸引流管持续有气体排出,患者喘憋好转

31. 患者的诊断最可能是

A. 重症肺炎

B. 前期引流管引流不畅发生急性胸膜炎

C. 隐匿性肺大疱自发破裂

D. 支气管胸膜瘘

E. 拔管后,引流管口封闭不严,大量漏气导致气胸

【解析】结合手术肺切除病史,支气管胸膜瘘急性发病,表现为突发的呼吸困难、皮下气肿、引流管持续漏气。其他选项都不准确或可能性低。

32. 能确定诊断的检查是

A. 再次床旁胸部 X 线片

B. 床旁 B 超

C. 胸部 CT

D. 胸部 MRI

E. 纤维支气管镜

【解析】根据病史和体征患者首先考虑支气管胸膜瘘。支气管镜是目前诊断支气管胸膜瘘的金标准。支气管镜下见到气泡由瘘口逸出可以确诊支气管胸膜瘘。对于较小的瘘口,如直视下不能发现,可以向支气管内注入亚甲蓝观察胸腔引流液性状的变化。如仍无法确定支气管胸膜瘘位置,可应用球囊导管将可疑支气管封堵,如漏气减轻或消失,则可以明确诊断。

(33~36 题共用题干)

患者男,52 岁。患者胸闷、气急、呼吸困难,间断发生喘憋,逐年加重。3 年前出现下肢浮肿,近 1 年加重并不能平卧。胸部 X 线片及胸部 CT:肺气肿,两肺散在肺大疱,最大者 11cm。右心导管检查:右房压 16/11 mmHg,右室压 46/4 mmHg,肺动脉压 36/24(29)mmHg。肺功能:

	Ref	Pre	Pre/Ref %
FVC	3.33	0.68	20
FEV_1	2.64	0.29	11
FVC/FEV_1	82	43	

答案: 30. B 31. D 32. E

33. 下面治疗最为合理的是
    A. 肺移植
    B. LVRS
    C. 经支气管镜肺减容术
    D. 药物治疗
    E. 氧疗
    【解析】初步诊断：①阻塞性肺气肿；②双肺多发肺大疱；③Ⅱ型呼吸衰竭，终末期COPD最佳治疗方式为肺移植。

34. **不宜**行单肺移植治疗的是
    A. Eisenmenger 综合征
    B. 硬皮病
    C. ARDS
    D. α_1- 抗胰蛋白酶缺乏症
    E. COPD 合并感染
    【解析】COPD 合并感染需要进行双肺移植。

35. 若肺移植时应用 ECMO，其适应证为
    A. 年轻的慢性阻塞性肺疾病患者
    B. 终末期肿瘤患者
    C. 严重的出血性疾病
    D. 严重免疫抑制状态
    E. 不可逆的多脏器功能衰竭
    【解析】ECMO 基本没有绝对禁忌证，相对禁忌证主要考虑如何平衡患者的风险和获益。这些相对禁忌证包括：①终末期肿瘤患者；②严重的出血性疾病；③严重的神经系统并发症；④严重免疫抑制状态；⑤不可逆的多脏器功能衰竭；⑥不能接受血制品患者；⑦移植等待遥遥无期；⑧高龄；⑨明确诊断的主动脉夹层患者等。对于这些禁忌证的把握需要根据具体情况具体分析。

36. 肺移植术后晚期死亡的主要原因是
    A. 感染

B. 吻合口狭窄
    C. 免疫排斥
    D. 支气管胸膜瘘
    E. 肺栓塞
    【解析】在肺移植中，60% 以上的晚期死因是感染。

(37~41题共用题干)
    患者男，62 岁。因咳嗽、咯血 1 个月入院。既往体健。吸烟 40 余年，20 支 /d，入院戒烟。查体生命体征平稳，右肺上野呼吸音减低，未闻及明显啰音。胸部 X 线片提示右上肺倒 S 征。胸部 CT 检查提示右肺上叶肺门区肿块影并右上肺不张、右肺门淋巴结稍增大，纵隔淋巴结无明显肿大。

37. 该例患者明确诊断最关键的检查是
    A. 痰细胞学检查
    B. 支气管镜检查及活检
    C. 全身 PET/CT 检查
    D. EBUS-TBNA 检查
    E. 经胸壁右上肺病灶穿刺活检
    【解析】中央型肺癌首先支气管镜及活检确诊。

38. 如支气管镜检查见右上叶开口新生物，病理活检提示鳞癌。头颅 MRI 及全身骨扫描未见转移。下一步首选治疗是
    A. 手术
    B. 放疗
    C. 化疗
    D. 靶向治疗
    E. 免疫治疗
    【解析】临床分期 N1，可考虑直接手术治疗。

39. 该患者如选择手术治疗，最佳的手术方案是

答案： 33. A 34. E 35. A 36. A 37. B 38. A 39. D

A. 开胸右全肺切除+淋巴结清扫术

B. 开胸右肺上叶袖式切除+淋巴结清扫术

C. VATS 右全肺切除+淋巴结清扫术

D. VATS 右肺上叶袖式切除+淋巴结清扫术

E. VATS 支气管楔形切除成型+右肺上叶切除+淋巴结清扫术

【解析】袖式切除是中央型肺癌的最佳选择。有条件的单位可考虑胸腔镜下手术减轻患者痛苦。

40. 术后病理结果回报：右上肺中分化鳞癌，肿瘤大小 3cm×4cm，脉管内可见癌栓；淋巴结（2组）0/2、（4组）0/3、（7组）0/4、（8组）0/2、（9组）0/1、（10组）2/3、（11组）3/5、（12组）1/2；右主支气管残端及右中间支气管残端均未见癌。术后病理分期为

A. $T_{2a}N_1M_0$ ⅡA 期

B. $T_{2a}N_1M_0$ ⅡB 期

C. $T_{2b}N_1M_0$ ⅡA 期

D. $T_{2b}N_1M_0$ ⅡB 期

E. $T_2N_2M_0$ ⅢA 期

41. 按上述病理分期结果，下一步的最佳治疗方案是

A. 术后 4 周期辅助化疗

B. 术后 4 周期辅助化疗+免疫治疗

C. 术后辅助放、化疗

D. 术后辅助放、化疗+免疫治疗

E. 术后免疫治疗

【解析】ⅡB 期的标准治疗是手术+术后辅助化疗。

（42~45 题共用题干）

患者男，65 岁。体检发现右肺下叶占位 2 周。胸部 CT 提示右肺下叶占位，大小约 2.8cm×2.5cm，纵隔第 7 组淋巴结肿大，淋巴结短径 3cm。完善分期检查，PET/CT 提示右肺下叶肿物，伴 FDG 摄取增高，纵隔第 7 组淋巴结肿大，伴 FDG 摄取增高。无其他器官转移征象。

42. 患者下一步应进行的检查是

A. 直接行手术治疗，切除右肺下叶，并行纵隔淋巴结清扫

B. 直接行同步放、化疗

C. 行 CT 引导下右肺下叶肿物穿刺活检，或 EBUS-TBNA 纵隔第 7 组淋巴结活检，明确病理诊断

D. 直接行射频消融治疗

E. 完善腹部 B 超检查

【解析】该患者临床诊断肺癌的可能性大，临床分期为 $cT_1N_2M_0$。在进行抗肿瘤治疗之前，应该明确病理诊断。

43. 患者行 EBUS-TBNA 检查，提示纵隔第 7 组淋巴结为腺癌转移，基因检测未见敏感突变。下列描述**错误**的是

A. 直接行手术治疗，切除右肺下叶，并行纵隔淋巴结清扫

B. 直接行同步放、化疗

C. 如患者有手术意愿，可行新辅助化疗两周期后，再次评估手术指征

D. 新辅助化疗后如 N 分期降期，可考虑手术治疗

E. 新辅助化疗后如病情进展，需行同步放、化疗

【解析】该患者临床诊断右肺下叶腺癌，纵隔淋巴结转移，临床分期为 $cT_1N_2M_0$。根据美国国立综合癌症网络（NCCN）、中国临床肿瘤学会（CSCO）等诊疗指南，不建议直接行手术治疗。

44. 该患者行新辅助化疗 2 周期后,再次临床分期为 $cT_{1c}N_0M_0$,遂行右肺下叶切除 + 纵隔淋巴结清扫术。下列描述**错误**的是
    A. 患者的术后分期,还需要参考病理结果
    B. 术后病理如果为 $ypT_{1c}N_0M_0$,术后可不继续治疗,仅定期复查随访
    C. 尽管术前临床分期为 $cT_{1c}N_0M_0$,但术后分期也有可能为 $ypT_0N_0M_0$
    D. 尽管术前临床分期为 $cT_{1c}N_0M_0$,但术后分期也有可能为 $ypT_{1c}N_2M_0$
    E. 如果术后病理分期为 $ypT_{1c}N_2M_0$,则说明术前新辅助治疗失败,对患者毫无益处

【解析】即使术后病理分期结果没有降期,不等于没有从术前新辅助治疗中受益。如果手术实现了 R_0 切除,从循证医学角度,术前新辅助治疗后进行手术,生存情况优于直接手术。

45. 如果该患者行 EBUS-TBNA 检查,提示纵隔第 7 组淋巴结为小细胞肺癌转移。下列描述正确的是
    A. 直接行手术,切除右肺下叶,并行纵隔淋巴结清扫
    B. 直接行同步放、化疗
    C. 直接行射频消融治疗
    D. 直接行伽马刀治疗
    E. 先进行基因检测,寻找靶向治疗靶点

【解析】局限期小细胞肺癌的标准治疗为同步放、化疗。

(46~49题共用题干)
患者男,65 岁。因刺激性咳嗽、痰中带血 3 个月行胸部 CT,发现右肺下叶占位,大小约 2.8cm×2.5cm。CT 引导下穿刺活检,病理提示腺癌。PET/CT 未见转移征象。既往 COPD 病史。吸烟 40 年,40 支 /d。完善术前检查,无手术禁忌。遂行手术治疗。术中发现胸腔广泛粘连,松解粘连后行右肺下叶切除,纵隔淋巴结清扫术。术后发现胸腔闭式引流瓶较多气体外逸。

46. 患者体温正常,胸部 X 线片提示纵隔及气管无偏移,右肺复张尚可,可见右侧胸壁广泛皮下气肿。考虑患者病因为
    A. 支气管胸膜瘘
    B. 术后肺炎
    C. 肺漏气
    D. 切口愈合不良
    E. 呼吸衰竭

【解析】支气管胸膜瘘及肺漏气均可表现为胸腔闭式引流瓶气体外逸,但体温正常,右肺复张好等信息提示为肺漏气。

47. 如果患者术后第 3 天出现体温升高,最高达 39.2℃,吸氧 10L/min,血氧饱和度维持在 89%~92%。胸部 X 线片提示右肺不张,右胸腔可见气液平。此时考虑患者病因为
    A. 支气管胸膜瘘
    B. 术后肺炎
    C. 肺漏气
    D. 切口愈合不良
    E. 呼吸衰竭

【解析】该患者术后出现高热,肺不张,血氧饱和度下降,胸部 X 线片见气 - 液平面,支气管胸膜瘘可能性更大。

48. 患者术后第 1 天出现胸腔闭式引流瓶较多气体外逸。胸部 X 线片提示纵隔及气管无偏移,右肺复张尚可,可见右侧胸壁广泛皮下气肿。经支气管镜检查

排除支气管胸膜瘘,诊断为肺漏气。以下描述正确的是

A. 应立即再次手术探查

B. 可先保守治疗

C. 右肺下叶切除是术后肺漏气的危险因素

D. COPD 与术后漏气无相关性

E. 如未清扫纵隔淋巴结,可降低肺漏气风险

【解析】肺漏气可先保守治疗,绝大部分患者可经保守治疗治愈。

49. 经保守治疗 2 周后,患者皮下气肿已消失,胸腔闭式引流瓶气体外逸明显好转,仅在咳嗽时有少量气体外逸。下一步描述正确的是

A. 应立即再次手术探查

B. 可直接拔除胸引流管

C. 可行胸引流管夹闭试验

D. 可行肺减容手术,改善 COPD

E. 可行大网膜胸腔填塞

【解析】对于肺漏气患者,当病情好转,胸腔内粘连固定后,如胸腔闭式引流瓶仍有少量气体外逸,可试行胸引流管夹闭,夹闭后复查胸部 X 线片,观察是否有肺不张、张力性气胸等,如胸引流管夹闭后无异常,可予拔除。

(50~52 题共用题干)

患者男,57 岁。既往吸烟 3 包 / 年,已戒烟 15 年。诊断左下肺腺癌 $cT_3N_2M_{1c}$(骨、腹膜后淋巴结)ⅣB 期。

50. 需要进一步完善的检查,**不包括**

A. EGFR 基因突变

B. ALK 基因融合

C. ROS-1 基因融合

D. PD-L1 免疫组化

E. PD-1 免疫组化

【解析】对于晚期腺癌,推荐 EGFR、ALK、ROS-1 等基因检测和 PD-L1 检测,PD-1 不作为常规检查。

51. 患者在免疫检查点抑制剂治疗过程中,出现气促,伴发热 38.5℃。下列说法正确的是

A. 需使用抗生素抗感染

B. 如果白细胞低,需使用升白细胞药物

C. 检查胸部 CT,了解是否出现免疫相关性肺炎

D. 使用静脉激素诊断性治疗

E. 口服激素治疗

【解析】免疫检查点抑制剂治疗过程中,出现气促等症状,需要注意免疫相关性肺炎的发生。

52. 如果出现以下Ⅲ度或者Ⅳ度不良反应,**不需要**使用糖皮质激素处理的是

A. 大疱性皮炎

B. 甲状腺功能减退

C. 垂体炎

D. 间质性肺炎

E. ALT/AST 转氨酶升高

【解析】严重的免疫相关性甲状腺功能减退,推荐补充甲状腺素,不需要使用糖皮质激素。

(53~54 题共用题干)

患者女,44 岁。经过 PET/CT 及 EBUS-TBNA 检查,诊断:右上肺腺癌 $cT_{2a}N_3M_0$ⅢB 期,ALK(+)。

53. 目前的标准治疗是

A. 如果有 ALK 融合,可以考虑长期使用 ALK-TKIs 直到疾病进展或者不可耐受

答案: 49. C　50. E　51. C　52. B　53. B

B. 化、放疗

C. 化、放疗后手术

D. 化、放疗后 ALK-TKIs 靶向治疗

E. ALK-TKIs 靶向治疗后手术

【解析】对于 ALK（+）局部晚期 NSCLC，目前的标准治疗仍为化、放疗。虽然已有研究开始探讨 ALK-TKIs 后局部治疗的疗效，但仍不能作为临床常规治疗方案。

54. 如果患者 2 年后出现双肺和肝脏多发转移，目前推荐的优选治疗方案是

A. 培美曲塞＋卡铂化疗

B. 克唑替尼

C. 色瑞替尼

D. 阿来替尼

E. 罗拉替尼

【解析】对于 ALK 融合的晚期 NSCLC，目前推荐的优选治疗药物是阿来替尼。

（55~58 题共用题干）

患者男，68 岁。因反复咳嗽、胸闷 1 个月就诊。既往 2 年前行直肠癌根治术。查体：体温 37.2℃，脉搏 80 次 /min，呼吸 24 次 /min，血压 110/70mmHg。双下肺呼吸音稍低。胸部 X 线片提示双下叶纹理增粗，双下肺可疑结节影。血常规提示：WBC 9.6×10^9/L，中性粒细胞 0.72。肿瘤常规提示 CEA 增高。拟诊肺部感染。

55. 该患者给予五水头孢唑林钠 1.5g/ 次，2 次 /d，静脉滴注。治疗 10 日胸闷症状无明显缓解，其原因为

A. 诊断不正确

B. 抗感染时间不足

C. 抗生素剂量不够

D. 未行药物敏感试验

E. 未使用氧疗

【解析】从病历资料反映该患者经肺部抗感染治疗后未见好转，其原因为诊断不正确。

56. 根据题干所提供的线索，该患者可能的病因为

A. 肺结核

B. 肺脓肿

C. 大叶性肺炎

D. 肺部转移瘤

E. 原发性肺癌

【解析】男性，既往肿瘤病史，双下肺结节影伴 CEA 升高，从病历资料反映该患者可能的病因为直肠癌肺转移。

57. 假设患者胸部 CT 提示双肺下叶数枚类圆形边界清楚结节影，大小 0.7~1cm，双侧上叶及中叶未见明显结节影，考虑肺部转移瘤不除外。下一步检查最应包括

A. PET/CT

B. 肺功能检查

C. 经皮肺穿刺活检术

D. PPD 试验

E. 支气管镜检查

【解析】目前患者高度怀疑直肠癌肺转移，PET/CT 可以明确原发病灶是否复发及排除肺外转移。

58. 假设此患者 PET/CT 提示腹部原发灶未见明显复发及排除肺外转移，心肺功能正常，以下应选择的治疗方式为

A. 双肺移植

B. VATS 肺部楔形切除术 / 肺叶切除术

C. 化学治疗

D. 放射治疗

E. 靶向治疗

【解析】目前肺部转移瘤局限于双肺下

答案： 54. D　55. A　56. D　57. A　58. B

叶，且直肠癌原发灶未见明显复发，心肺功能良好，可考虑手术切除取得长期生存获益。

（59~62题共用题干）

患者男，50岁。长期咳脓痰，近1个月反复咯血。HRCT示左下肺蜂窝状成簇的小囊腔，内可见液平。血常规：RBC $3.7×10^{12}/L$，Hb 110g/L，WBC $11.8×10^9/L$，中性粒细胞0.80，淋巴细胞0.16。拟诊为支气管扩张。

59. 此患者给予阿莫西林抗感染治疗2周，患者发热伴白细胞继续上升。下一步的措施是
    A. 手术治疗
    B. 痰培养及药物敏感试验
    C. 支气管动脉栓塞
    D. 合用祛痰剂
    E. 使用支气管解痉剂

【解析】抗感染效果不佳，应行痰培养及药物敏感试验调整药物。

60. 为治疗咯血，**不恰当**的治疗是
    A. 支气管动脉栓塞
    B. 左下肺叶切除
    C. 垂体后叶素
    D. 凝血蛇毒酶
    E. 纤维支气管镜滴入肾上腺素

【解析】一般止血药物通常通过改善出凝血机制、毛细血管及血小板功能而起作用，实际上常见的咯血并非或不完全是因上述机制，故它们的治疗效果并不确切，因此不能作为治疗咯血的主要方法。

61. 假设该患者行支气管动脉栓塞后双下肢感觉减退，应考虑
    A. 栓塞操作时间过长
    B. 合并椎管狭窄
    C. 合并腰椎间盘突出
    D. 脊髓动脉栓塞
    E. 合并颈腰综合征

【解析】选择性支气管动脉栓塞作为治疗咯血的一种创伤性技术，其不良反应和并发症也应引起临床高度重视，主要为脊髓动脉栓塞，可造成脊髓横断性损伤。

62. 假设此患者需要手术治疗，首先离断的结构应当是
    A. 肺动脉
    B. 肺静脉
    C. 支气管
    D. 支气管动脉
    E. 离断顺序没有影响

【解析】支气管扩张症患者手术切除肺组织时应首先离断增生的支气管动脉。

（63~66题共用题干）

患者男，55岁。发热、咳嗽2周，近1周咳脓臭痰。血常规：WBC $22.6×10^9/L$，中性粒细胞0.90，淋巴细胞0.08。胸部X线片见右上肺斑片影。1个月前曾行口腔手术。

63. 根据题干提供的信息，该患者最可能的诊断是
    A. 肺炎
    B. 支气管扩张
    C. 脓胸
    D. 肺结核
    E. 肺脓肿

【解析】患者有口腔手术病史，发热、咳嗽、咳脓臭痰等为肺脓肿典型症状。其胸部X线表现缺乏肺脓肿的特征和气-液平面。

64. 为了进行治疗，下一步必须要做的检查是

答案： 59. B　60. D　61. D　62. D　63. E　64. B

A. 胸部增强 CT

B. 痰培养及药物敏感试验

C. 血气分析

D. 胸部高分辨率 CT

E. 结核菌素试验

【解析】肺脓肿急性期首先考虑抗感染治疗,行细菌培养和药物敏感试验决定抗感染方案。

65. 假设抗感染治疗无效,迁延不愈,应考虑

A. 经皮 CT 定位穿刺引流

B. 胸壁切开置管引流

C. 胸壁开窗引流

D. 肺叶切除术

E. 体外引流

【解析】内科治疗失败的肺脓肿,需要外科引流,最常用的方法是经皮 CT 定位穿刺引流。

66. 假设此患者未行口腔手术,胸部 X 线片示脓肿壁厚且不规则,脓腔内壁可见到壁内结节,对治疗无明显反应,应考虑

A. 空洞性肺结核继发感染

B. 支气管癌

C. 肺囊肿继发感染

D. 肺大疱继发感染

E. 肺包虫病继发感染

【解析】某些肺脓肿对适当治疗无明显反应,也可能是支气管肺癌阻塞了支气管,以致远端发生肺脓肿,或大的肿瘤本身发生缺血性坏死形成癌性空洞。影像学提示脓肿壁厚且不规则,脓腔内壁可见到壁内结节,应怀疑癌性空洞。

（67~70 题共用题干）

患者男,70 岁。肺癌骨转移化疗间期

在家休养,突发呼吸困难,胸痛收入急诊室。检查血压 100/66mmHg,心率 118 次 /min,呼吸 32 次 /min,经皮血氧饱和度 85%,肺部听诊双肺呼吸音可闻及。临床疑诊肺动脉栓塞。

67. 临床医师为患者化验 D- 二聚体。对此患者 D- 二聚体诊断意义正确的是

A. D- 二聚体<500μg/L 为阴性,但对排除肺动脉栓塞意义不大

B. D- 二聚体>500μg/L 为阳性,需要进一步检查

C. D- 二聚体<700μg/L 为阴性,但对排除肺动脉栓塞意义不大

D. D- 二聚体<700μg/L 为阴性,可基本排除肺动脉栓塞

E. D- 二聚体>700μg/L 为阳性,可基本确定肺动脉栓塞

【解析】D- 二聚体检测是疑诊肺动脉血栓的首选检查。大于 50 岁时,D- 二聚体值小于年龄 ×10 时可认为阴性,二聚体阴性作为肺栓塞的排除诊断有很大价值。

68. 此患者 D- 二聚体检测高度提示血栓形成,下一步最佳检查方法是

A. 床旁胸部 X 线片

B. 超声心动图

C. 下肢静脉超声

D. 胸部 CT 平扫＋增强

E. 同位素肺灌注扫描

【解析】增强 CT 及肺血管三维重建,又称 CT 肺动脉造影,目前逐渐成为诊断肺动脉栓塞的金标准。该检查快速、简便、随时进行且结果可靠,可以清楚显示血栓部位、形态、与管壁的关系及腔内受损状况。临床对于高度怀疑肺动脉血栓的患者,可直接进行胸部 CT 检查。

答案：　65. A　66. B　67. D　68. D

69. 患者经过上述方法诊断肺动脉栓塞，但病情进一步恶化，血压持续下降为80/55mmHg，心率128次/min。下一步最佳治疗方案是
    A. 肺动脉造影及导管溶栓
    B. 皮下注射低分子肝素
    C. 阿替普酶50mg静脉输注
    D. 利伐沙班15mg 2次/d
    E. 肺动脉切开取栓
    【解析】患者病情恶化转为高危，应予溶栓治疗，指南推荐阿替普酶。

70. 此患者经抗血栓抢救治疗后病情逐渐缓解，复查CT肺动脉血栓绝大部分溶解，下肢静脉超声无新发血栓，出院前改为口服抗凝药物。出院后口服抗凝药应如何调整
    A. 停用抗凝药，穿弹力袜并加强下肢运动
    B. 继续服用抗凝药3个月，复查无新发血栓可以停药
    C. 继续服用抗凝药6个月，复查无新发血栓可以停药
    D. 继续服用抗凝药12个月，复查无新发血栓可以停药
    E. 继续服用抗凝药，无出血风险不停药
    【解析】对伴有恶性肿瘤的肺栓塞患者，《中国急性肺栓塞诊断与治疗指南》(2020)建议终身抗凝。

(71~74题共用题干)
患者女，36岁。因突发胸闷、气短1小时入院。立即给予生命体征监测，血压80/60mmHg，心率118次/min，呼吸28次/min，SaO_2 90%。查体：结膜略苍白，皮肤可见扩张毛细血管，左胸叩诊浊音，呼吸音低。急拍床旁卧位胸部X线片：左侧中大量胸腔积液。

71. 为迅速明确病因，下列措施最合理的是
    A. 进一步申请胸腔B超检查
    B. 继续等待血常规和血生化结果
    C. 床旁胸腔穿刺，判断胸腔积液性质
    D. 放置胸腔引流管进行胸腔引流
    E. 立即胸腔探查手术
    【解析】患者起病急，休克症状，存在胸腔出血的可能性，要尽快诊断，穿刺抽液最简单、最安全。

72. 患者诊断自发性血胸，经快速补液患者一般情况好转，血压100/70mmHg，心率106次/min。为明确出血来源，最佳检查方法是
    A. 胸部X线片
    B. 胸部平扫CT
    C. 胸部增强CT
    D. 肺灌注核素扫描
    E. 肺动脉造影
    【解析】胸部增强CT及血管三维成像是临床诊断胸部出血最常用的手段。由于分辨率高，增强CT对出血特别是肺动静脉瘘诊断的准确性可高达95%，后期三维成像在显示异常血管解剖结构方面明显优于肺动脉造影。由于CT检查无创、简便，可在基层医院普遍开展。

73. 患者经检查考虑双侧多发囊性肺动静脉瘘，左侧病灶破裂出血，目前虽经补液、输血，血压85/55mmHg，心率128次/min，血红蛋白62.1g/L。下列措施对患者治疗最合理的是
    A. 再次复查胸部X线片
    B. 再次复查血常规
    C. 胸腔闭式引流
    D. 胸腔穿刺抽液

答案： 69. C 70. E 71. C 72. C 73. E

E. 手术探查止血

【解析】肺动静脉瘘破裂活动性出血保守治疗很难成功，手术治疗最合理。

74. 患者治疗后病情好转出院。下一步针对右肺肺动静脉瘘(病灶 20mm，输入动脉直径 4mm)的合理治疗方案和正确观念是
    A. 择期导管栓塞治疗预防其他并发症
    B. 择期导管注射硬化剂治疗预防其他并发症
    C. 手术切除预防其他并发症
    D. 目前无缺氧症状，无须处理病灶也不会发生严重并发症
    E. 给患者透视检查，如发现肺动静脉瘘搏动，提示发生并发症的风险很大，要近期治疗

【解析】传统观念认为，并不是所有的肺动静脉瘘都需要治疗，只有那些病变进行性增大的、低氧血症、发生矛盾性栓塞以及有中枢系统并发症的患者才有必要治疗。近年来的研究发现，很多无症状或病变很小的患者也可发生严重的神经系统并发症，因此有作者主张对于供血动脉直径≥3mm 的肺动静脉瘘患者不论有无症状都应进行治疗。治疗目的是改善可能存在的缺氧症状，更重要的是预防中风、脑脓肿、咯血等严重并发症的出现。治疗一般首选导管栓塞。手术创伤相对大，一般不首选。透视下病灶搏动是常见现象。

(75~78 题共用题干)

患者女，36 岁。因间断咯血 1 个月入院。胸部 CT 平扫提示右下肺内基底段阴影，边界清楚，内含囊腔。

75. 为进一步明确诊断，下列检查最简便、准确的是

A. PET/CT
B. 胸部增强 CT
C. 胸部大血管造影
D. 右后胸部 B 超
E. 右后胸穿刺取病理

【解析】患者囊样病变且无明显变化，肿瘤可能性小，故 PET 不是首选，最有可能的诊断是肺隔离症，胸部增强 CT 能发现体循环异常供血动脉存在，从而确定诊断。CT 相比动脉造影更安全、简便。患者咯血，胸穿刺取病理不安全。

76. 通过上述检查发现病灶有发自膈肌附近降主动脉的血管供血，患者的诊断是
    A. 肺癌
    B. 支气管扩张症伴感染
    C. 肺隔离症
    D. 肺脓肿
    E. 肺慢性炎症

【解析】根据病灶有来自体循环供血这个特点，可以确诊肺隔离症。

77. 如果该患者选择手术治疗，最重要的步骤是
    A. 术前抗炎治疗直至咯血完全停止
    B. 术中首先夹闭气管防止血液进入对侧肺
    C. 术中仔细区分病灶和正常肺分界，避免过多切除正常肺组织
    D. 术中寻找并妥善处理异常血管
    E. 术后应用止血药预防再次咯血

【解析】肺隔离症手术中要特别注意寻找和处理异常血管，一旦异常血管损伤退缩回腹腔或纵隔内，就会造成大出血，处理也非常棘手。

78. 如果该患者选择介入治疗，适当的理

答案：74. A 75. B 76. C 77. D 78. E

由是

A. 手术出血的风险很高

B. 手术步骤复杂经常失败

C. 介入技术日趋成熟可替代手术

D. 患者体弱

E. 仅有咯血症状

【解析】患者 36 岁,没有感染发生,仅有咯血症状,所以可以考虑介入栓塞异常供血血管。

(79~82题共用题干)

患者男,65 岁。因右下肺阴影、糖尿病入院。纤维支气管镜检查见右下叶背段开口外新生物,病理结果为鳞癌。患者接受右肺中、下叶切除术,术后第 6 天突发严重喘憋、呼吸衰竭,伴广泛皮下气肿,放置胸引流管持续有大量气体排出,胸部 X 线片右侧见大量气胸。

79. 经气管插管呼吸机辅助呼吸,但胸引流管仍大量持续漏气,呼吸机指标调整**不合理**的是

A. 尽可能降低呼吸频率

B. 低潮气量

C. 缩短吸气时间

D. 高 PEEP 促进肺膨胀

E. 必要时健侧通气

【解析】调整呼吸机模式以降低瘘口气体流量为目标,可采用低 PEEP、低潮气量、短吸气时间、低呼吸频率的呼吸机参数,使气道压小于或等于瘘口开放的压力,促进瘘口愈合。此外,选择性健肺通气、定时改变体位也可以用于部分严重的支气管胸膜瘘患者。

80. 通过胸腔引流和呼吸机辅助呼吸,患者病情好转,下一步最可靠及准确的诊断方法是

A. 肺通气灌注扫描

B. 床旁 B 超

C. 纤维支气管镜

D. 胸部 MRI

E. 胸部 CT

【解析】根据患者的病史和体征,首先考虑支气管胸膜瘘,支气管镜是目前诊断支气管胸膜瘘的金标准。支气管镜下见到气泡由瘘口溢出可以确诊支气管胸膜瘘。对于较小的瘘口如直视下不能发现,可以向支气管内注入亚甲蓝观察胸腔引流液性状的变化。如仍无法确定支气管胸膜瘘位置,可应用球囊导管将可疑支气管封堵,如漏气减轻或消失,则可以明确诊断。肺通气灌注扫描不能判断瘘口大小,且耗时不方便。

81. 患者诊断支气管胸膜瘘,结合病史和体征,患者最可能的情况是

A. 发病早期,瘘口小

B. 发病早期,瘘口大

C. 发病晚期,瘘口小

D. 发病早期,瘘口大

E. 发病中期,瘘口小

【解析】依据支气管胸膜瘘发生的时间,术后瘘分为早期(1~7 日)、中期(8~30 日)和晚期瘘(超过 30 日)。患者症状严重,考虑瘘口很大。

82. 根据病情,对于患者**不合理的**治疗是

A. 加强抗炎

B. 支持营养

C. 持续引流

D. 内镜注射生物胶封堵

E. 及早手术探查关闭瘘口

【解析】对身体状况较好、术后早期发生的支气管胸膜瘘,特别是瘘口较大、起病紧急、严重呼吸困难的患者,在得到充分引

答案: 79. D 80. C 81. B 82. D

流、气道通气支持下病情平稳后,可考虑采取积极的外科治疗。对身体状况较差、发病晚、瘘口较小的患者,才考虑内镜下治疗。

(83~87题共用题干)

患者女,57岁。1个月前查体时胸部X线片发现右肺上叶结节,自诉无咳嗽、发热等症状。在当地医院行胸部CT平扫显示右肺上叶后段可见一约2.1cm×1.8cm结节,略呈分叶状,边缘不光滑、有毛刺,内可见血管穿行,局部有小支气管截断。余双肺未见明显异常,纵隔及双肺门未见明显肿大。头部强化MRI未发现颅内转移,腹部CT无异常,全身骨扫描未见明确转移征象。患者既往体健。

83. 根据该患者的胸部CT影像表现,临床上高度怀疑为右肺上叶周围型肺癌的可能。该患者下一步诊治措施正确的是

    A. 经皮肺穿刺活检
    B. 如无手术禁忌,该患者首选的治疗方法是手术切除治疗
    C. 胸部PET/CT扫描
    D. 术前新辅助化疗
    E. 术前新辅助放疗

【解析】该患者为早期肺癌,$cT_{1c}N_0M_0$。按诊疗规范应以手术治疗为最佳治疗。

84. 患者入院后完成各项检查。血常规和生化全项未见明显异常;心肺功能检查正常;支气管镜检查显示双肺各级支气管未见明显异常,于右肺上叶后段支气管行细胞学灌洗查到腺癌细胞。根据各项检查结果和病理诊断,目前该患者的肿瘤分期为

    A. cIA期
    B. pIA期

C. cIB期
D. pIB期
E. cIIA期

【解析】TNM分期包括(治疗前)临床分期和(手术后组织病理)病理分期。前者是依据治疗前或决定不做任何治疗前所获取的所有诊断和评估信息对病变范围的临床估计,包括体格检查、实验室检查、影像学检查和活检结果等,主要用于制定治疗计划;后者除了依据临床分期信息以外,还依据手术切除和切除标本病理检查时所获取的信息,主要用于预后评估和确定是否需要辅助治疗。该患者尚未手术,目前的分期只能是临床分期,不能因为有病理诊断就误认为是病理分期。该患者的肿瘤为周围型、直径为2.1cm、没有发现胸膜受累的证据,其T分期为T_{1c};胸部CT没有发现纵隔及肺门淋巴结受累和远处转移,其N分期和M分期分别为N_0和M_0;因此,目前该患者的肿瘤分期应当为临床IA期($T_{1c}N_0M_0$)。

85. 经充分术前准备后,于全身麻醉下行右侧胸腔镜肺癌切除手术。术中探查见:胸膜腔内未发现明显积液,脏壁层胸膜未见明显异常结节,右肺上叶后段结节大小为2.1cm×2.0cm,表面脏层胸膜未见明显皱缩。遂于胸腔镜下行右肺上叶切除并系统性肺门和纵隔淋巴结清扫手术。术后病理诊断(肉眼所见):于右肺上叶后段可见2.1cm×2.0cm×1.8cm结节,切面灰白,未累及叶段支气管,周围肺未见明显异常。诊断为右肺上叶中分化黏液腺癌,少部分呈微乳头型及附壁型,肿瘤未累及叶段支气管及脏层胸膜,支气管切缘未见癌,周围肺未见明显异常。淋巴结

答案: 83. B 84. A 85. D

转移性癌(2/28),转移淋巴结位于肺内段支气管旁淋巴结(2/6),其余纵隔及肺门淋巴结未见转移。根据术中所见和术后病理诊断,该患者的病理分期为

A. ⅠA 期

B. ⅠB 期

C. ⅡA 期

D. ⅡB 期

E. ⅢA 期

【解析】该患者的肿瘤最大径为 2.1cm、未累及叶段支气管和脏层胸膜,其病理 T 分期为 T_{1c};术后病理检查发现肺内段支气管旁淋巴结转移,该淋巴结为第十二站淋巴结,其病理 N 分期为 N_1;术中未发现胸膜腔转移,其病理 M 分期为 M_0;因此该患者的病理分期为 $T_{1c}N_1M_0$,属ⅡB 期。

86. 该患者的术后综合治疗模式应当为

A. 仅定期复查

B. 免疫增强剂治疗

C. 术后辅助化疗

D. 术后辅助放射治疗

E. 术后辅助化疗 + 放射治疗

【解析】对于切缘阴性、术后病理分期为Ⅱ期的非小细胞肺癌患者,术后辅助化疗能提高患者的生存。术后放射治疗能提高 N_2 非小细胞肺癌患者的生存,但不能提高 N_1 或 N_0 患者的生存。

87. 对于该患者而言,应该选择的术后辅助治疗方案是

A. 易瑞沙

B. 克唑替尼

C. 吉西他滨 + 培美曲塞 + 贝伐珠单抗

D. 多西他赛 + 培美曲塞

E. 培美曲塞 + 顺铂

【解析】非小细胞肺癌的术后辅助化疗

方案一般选用含顺铂的双药方案。在没有驱动基因阳性的情况下不推荐应用 EGFR-TKI 药物。

(88~90题共用题干)

患者男,49 岁。咳嗽伴痰中带血 4 个月,加重 1 个月。前往当地医院就诊,拍胸部 X 线片发现右下肺 3.0cm×4.0cm 包块,可见毛刺和分叶,考虑恶性的可能性大。行纤维支气管镜检查右肺下叶开口可见隆起菜花状新生物,周围黏膜红肿,并累及中叶开口。活检病理诊断为中分化鳞癌。吸烟 20 年,每日 1 包,已戒烟 1 年。偶尔饮少量白酒。查体右下肺呼吸音减轻,语震减弱,双肺未闻及干湿啰音。双手轻度杵状指。肺功能检查提示轻度限制性通气障碍,$FEV_1/FVC = 75\%$。全身 PET/CT:右下肺可见长径 4.5cm 软组织肿物,可见毛刺和分叶,右肺下叶支气管开口明显狭窄,远端可见斑片影,肿物 SUV_{max} 9.8,考虑肺癌。纵隔 2R、4R 区可见 3 枚短径 1~1.3cm 肿大淋巴结,SUV_{max} 4.2,考虑为转移。余未见明显转移征象。头部强化 MRI 未见明显异常。

88. 以下检查有助于明确纵隔淋巴结是否有转移的是

A. 锁骨上区 B 超

B. 肾上腺 B 超

C. 纵隔 MRI

D. 纵隔镜和 EBUS-TBNA

E. 腹部 CT

【解析】PET/CT 对于 NSCLC 纵隔淋巴结假阳性率约 20%,特别是伴阻塞性炎症时,故若患者有根治性手术的可能时,仍需细胞学或病理证实纵隔淋巴结是否有转移。

89. 经 EBUS-TBNA 细胞学检查证实纵隔

答案: 86. C 87. E 88. D 89. C

2、4 区淋巴结转移,该患者最适宜的治疗方案是

A. 阿莱替尼治疗

B. 右中下肺叶切除 + 纵隔淋巴结清扫术

C. 新辅助化疗 + 免疫治疗后考虑手术

D. EGFR-TKI 治疗

E. 克唑替尼治疗

【解析】对于纵隔多站淋巴结转移的ⅢA 病变不适合于直接外科手术治疗,一般建议新辅助治疗 + 手术 + 辅助治疗的模式。近年来,几项研究显示新辅助化疗 + 免疫较新辅助化疗明显提高治疗反应率。

90. 给该患者吉西他滨 + 顺铂 + 帕博利珠单抗治疗 2 周期后,评估疗效为 PR。于是在全麻下施行右肺中下叶切除 + 系统性淋巴结清扫术。术后病理诊断为中分化鳞癌,分期为 $T_1N_2M_0$,ⅢA 期。分子病理学检查肿瘤 *KRAS* 野生型,驱动基因检测阴性。术后辅助治疗的最佳方案是

A. 吉西他滨联合顺铂辅助化疗 + 免疫治疗和纵隔区辅助放疗

B. 酪氨酸激酶抑制剂(TKI)

C. TKI 联合血管内皮生长因子抑制剂

D. PC 方案同步放化疗

E. 培美曲塞联合铂类方案同步放化疗

【解析】该患者为ⅢA 期,需要行术后辅助化疗。术前治疗方案有效,故术后可以继续应用原方案。该患者为多站 N_2 肺癌,需要补充术后辅助放疗。

(91~95 题共用题干)

患者女,56 岁。查体发现左上肺占位。胸部 CT 示左上肺结节 1.8cm×2.0cm,分叶状,有毛刺,纵隔淋巴结无肿大,余肺未见结节影。10 年前曾患左乳癌,$T_1N_0M_0$,改良根治术后口服瑞宁德 5 年。已绝经 5 年。体格检查:左乳缺如,胸壁呈术后改变,右乳未触及结节。辅助检查无特殊异常。

91. 该患者最佳治诊疗方案是

A. 痰细胞学

B. 支气管镜

C. 经皮肺穿刺

D. 胸腔镜

E. 手术治疗

【解析】左上肺结节 1.8cm×2.0cm,分叶状,有毛刺,首先考虑为左肺上叶原发性肺癌。临床分期为 $T_1N_0M_0$,ⅠA 期,为早期肺癌。外科手术可以使 90% 以上的患者获得长期生存。

92. 患者在全麻胸腔镜下行左肺上叶切除加系统性淋巴结清扫术。术后病理报告为中分化腺癌,病理分期为 $T_{1c}N_0M_0$,ⅠA3 期。为了进一步鉴别该肿瘤是原发肺癌,还是乳腺癌肺转移,需要补做免疫组织化学染色,**不应选择**的免疫组化标志物是

A. ER、PR

B. TTF-1

C. Napsin A、CK7

D. HER-2

E. ChrA+, Syn+, CD56+, CD20, CK20, CDX2

【解析】鉴别肺原发腺癌和乳腺癌的免疫组化包括 ER、PR、HER-2、TTF-1、CK7、Napsin A,而 ChrA+, Syn+, CD56+, CD20, CK20、CDX2 是不需要的标志物。

93. 免疫组化结果 TTF-1(+)、CK7(+)、Napsin A(+)、ER(−)、PR(−)提示原发性肺腺癌。分期检查**不需要**的是

A. 颈部 CT

答案: 90. A 91. E 92. E 93. C

B. 腹部 CT

C. 钼靶照相

D. 骨扫描

E. 脑 MRI

【解析】肺癌常见转移包括骨、脑、肝、肾上腺转移等。

94. 该患者术后治疗应采用的模式是

    A. 定期复查随访观察

    B. 术后辅助免疫治疗

    C. 术后辅助化疗

    D. 术后辅助化疗 + 辅助放疗

    E. 术后辅助放疗

【解析】IA3 期肺癌术后不需要任何治疗。仅仅定期复查随访观察就可以了。故正确答案是 A。

95. 患者术后定期复查。术后 12 个月复查头部增强 MRI、胸部增强 CT、腹部增强 CT、骨扫描检查。腹部 CT 显示：左肾上腺结节约 1.5cm×1.4cm，结节有强化，考虑肺癌术后左侧肾上腺转移。此时应建议该患者采取的治疗方案是

    A. 易瑞沙

    B. 克唑替尼

    C. 阿莱替尼

    D. 奥希替尼

    E. 外科手术切除肾上腺转移瘤 + 术后辅助治疗

【解析】该患者 IA3 肺癌术后 12 个月出现肾上腺孤立性转移，可以考虑外科手术治疗 + 术后辅助治疗，或者立体定向放疗 + 化疗。

（96~101 题共用题干）

患者女，53 岁。体检胸部 CT 示右肺下叶后基底段有一 15mm×15mm 的结节，

病灶边界欠清，密度欠均匀，增强扫描明显不均匀强化，邻近胸膜牵拉，隆突下淋巴结肿约 1.9cm×3.8cm；腹部增强 CT 显示：肝 S_3、S_7 及 S_8 各见一类圆形低密度灶；头部增强 MRI 扫描和骨 ECT 均未见异常；纤维支气管镜检查无异常。临床诊断为下叶肺癌伴纵隔淋巴结转移。

96. 该患者下一步诊治方案是

    A. EBUS 活检 +NGS

    B. 外科手术治疗

    C. 化疗

    D. EGFR-TKI 治疗

    E. 免疫检查点抑制剂治疗

【解析】该患者为伴有纵隔淋巴结转移，临床分期为局部晚期肺癌，需要先做术前新辅助治疗后，在评价后决定是否外科手术治疗。

97. 该患者 EBUS 穿刺，病理诊断为低分化腺癌。请问该患者的临床分期是

    A. ⅠB 期

    B. ⅡA 期

    C. ⅡB 期

    D. ⅢA 期

    E. ⅢB 期

【解析】原发灶累及脏层胸膜属于 T_2，有隆突下淋巴结转移为 N_2，没有远处转移为 M_0，患者术后病理分期是 $T_2N_2M_0$，ⅢA 期。

98. 该患者目前的应采取的治疗模式是

    A. 观察

    B. 免疫治疗

    C. 术前新辅助化疗 + 新辅助免疫治疗

    D. 单纯放疗

    E. EGFR-TKI 治疗

【解析】手术适应证：ⅡB 和ⅢA 期非小

细胞肺癌，经术前新辅助化疗后分期降低者。该患者临床分期为ⅢA 期，需要行术前新辅助治疗。

99. 该患者给予培美曲塞＋顺铂方案化疗联合帕博利珠单抗治疗两个疗程。复查 CT 疗效评价为 PR。行右下叶切除＋系统性淋巴结清扫术。术后病理报告：右肺下叶中分化腺癌。右侧纵隔第 1~5 组淋巴结 12 枚，第 7 组淋巴结 5 枚，第 9 组淋巴结 2 枚均未查见肿瘤转移，第 10 组淋巴结 3 枚中的 2 枚查见腺癌转移，第 11 和 12 组淋巴结 8 枚均未查见癌转移。NGS 检测结果：*EGFR* 基因 19 号外显子缺失突变。术后病理分期为：$pT_2N_1M_0$，ⅡA 期。该患者术后应采取的治疗方式是
   A. 定期观察
   B. 术后辅助化疗
   C. 术后放疗
   D. 术后辅助化疗＋放疗
   E. 术后使用小分子酪氨酸激酶抑制剂
   【解析】 该患者术后病理分期为 $pT_2N_1M_0$，ⅡA 期，应进行含铂两药联合方案化疗。

100. 可以为患者选择的辅助治疗方案是
   A. 抗血管生存治疗
   B. 克唑替尼
   C. 培美曲塞＋顺铂辅助化疗＋帕博利珠单抗治疗 2 周期＋帕博利珠单抗维持免疫治疗
   D. 阿莱替尼
   E. CPT-11＋顺铂
   【解析】该患者新辅助治疗选择的培美曲塞＋顺铂＋帕博利珠单抗治疗后，肿瘤缓解，并实行了肺癌根治手术。术后应该给予

培美曲塞＋顺铂辅助化疗 2 个周期，然后帕博利珠单抗维持免疫治疗。

101. 患者术后辅助化疗 2 周期，帕博利珠单抗维持免疫治疗 12 个月后停止治疗，随访。术后 16 个月随访头部增强 MRI 扫描，发现右侧颞叶有一 1.1cm×1.0cm 的强化结节，周围有轻度水肿。胸部、腹部增强 CT、骨扫描均无异常。请问下一步的最佳治疗方案是
   A. 三药联合化疗
   B. 抗血管生成治疗＋三药联合化疗
   C. EGFR-TKI 治疗＋头部放疗
   D. 克唑替尼治疗
   E. 阿莱替尼治疗
   【解析】该患者为术后头部孤立性转移，肿瘤组织 EGFR 基因敏感突变。治疗方案应该选择 EGFR-TKI 治疗＋头部放疗。

（102~106 题共用题干）
   患者女，53 岁。因不明原因咳嗽 1 周入院。入院后胸部 CT 显示左上肺尖后段见一 16mm×28mm 的结节，边界尚清，边缘不光整，见短毛刺，与邻近胸膜牵拉，呈分叶状。增强扫描强化明显，部分层面紧贴左斜裂胸膜。考虑周围型肺癌的可能性大。颅脑 MRI 和骨 ECT 未见异常。纤维支气管镜显示左右主支气管均未见新生物。经完善术前检查后于全麻下行 VAST 辅助小切口左上肺叶切除术＋纵隔淋巴结清扫术。术中见肿物位于左上肺尖后段，1.5cm×2.6cm×3.0cm。表面胸膜皱缩，肺裂发育可，胸腔内无胸腔积液，胸膜无种植转移结节。上纵隔、隆突下、肺门可见淋巴结肿大，大小为 0.5~1.0cm。术后病理报告显示：送检肺组织为 15cm×8cm×2cm，其

中见周围型肿物大小为 3.2cm×3cm×2cm，灰白，质硬，累及肺膜。镜检为肺中分化腺癌，累及脏层膜，但未侵出脏层膜外。纵隔淋巴结、肺门淋巴结、支气管旁淋巴结及支气管残端未见癌组织。

102. 该患者的病理分期是

　　A. ⅠA 期

　　B. ⅠB 期

　　C. ⅡA 期

　　D. ⅡB 期

　　E. ⅢA 期

【解析】原发灶为 3.2cm×3cm×2cm 属于 T_{2a}，无淋巴结转移为 N_0，没有远处转移为 M_0，患者分期是 $T_{2a}N_0M_0$，ⅠB 期。

103. 患者术后未予任何治疗，定期门诊随访。复查胸部 CT 显示：左肺上叶后段有一约 1.2cm×1.1cm 磨玻璃结节。如果你是患者的主治医师，**不应该**给患者的诊治建议是

　　A. 头部增强 MRI

　　B. 紫杉醇＋卡铂

　　C. 胸部增强薄层三维重建 CT

　　D. 腹部增强 CT

　　E. 骨扫描及心肺功能检查评估

【解析】该患者由于右肺原发性肺癌曾做过右肺癌手术，术后病理分期为ⅠB 期。术后随访 6 年后出现左肺磨玻璃结节，临床应该怀疑为第 2 个原发性肺癌，在没有病理诊断和临床分期的情况下，给患者做化疗是错误的医疗选择。

104. 临床医师给患者做头部增强 MRI、胸部薄层增强三维重建 CT、腹部强化 CT、骨扫描及心肺、肝肾功能检查。结果显示：左肺上叶后段有一个 1.2cm×1.1cm 不规则磨玻璃结节，边缘

毛刺，肺门和纵隔淋巴结无肿大；头部 MRI、腹部 CT、骨扫描及心肺、肝肾功能检查均无异常。临床诊断左肺上叶后段原发性肺癌。该肺癌临床分期是

　　A. ⅠA 期

　　B. ⅠB 期

　　C. ⅡA 期

　　D. ⅡB 期

　　E. ⅢA 期

【解析】根据 2017 年 UICC/AJCC 第 8 版肺癌 TNM 分期标准，该患者左肺上叶后段有一个 1.2cm×1.1cm 磨玻璃结节，原发肿瘤分期为 T_{1b}，淋巴结分期为：N_0，转移分期为：M_0，ⅠA1 期。

105. 根据该患者目前的临床分期和一般状况，你给患者的诊治建议是

　　A. 经皮肺穿刺活检

　　B. 免疫检查点抑制剂治疗

　　C. EGFR-TKI 治疗

　　D. 外科手术治疗

　　E. 新辅助化疗

【解析】该患者为第 2 原发性肺癌，临床分期为ⅠA1 期，手术治疗是绝对适应证。

106. 患者在全麻下，施行胸腔镜辅助开胸左肺上叶后段切除系统性淋巴结清扫术，术后病理报告：右肺上叶后段结节 1.3cm×1.2cm，肿瘤未侵犯脏层胸膜。第 5、6、9、10、11、12 组淋巴结 16 枚，均未查见癌转移。病理诊断：中分化腺癌，$T_{1a}N_0M_0$，ⅠA1 期。肿瘤组织 NGS 检测报告：*EGFR* 基因 21 外显子敏感突变，*ALK* 和 *ROS-1* 基因无融合突变，未检查到 *K-ras* 基因突变。该患者术后的诊治方案是

　　A. 易瑞沙辅助治疗

答案：　102. B　103. B　104. A　105. D　106. E

　　B. 奥西替尼辅助治疗

　　C. 培美曲塞联合顺铂术后辅助化疗

　　D. 免疫检查点抑制剂辅助治疗

　　E. 观察随访

【解析】患者术后病理分期为ⅠA1期，根据 NCCN 指南ⅠA1 期的早期肺癌，术后不需要任何治疗，只需要定期复查随访。

四、案例分析题

【案例1】患者男，51岁。因咳嗽、咳痰、咯血2个月入院。既往高血压病史5年，长期口服苯磺酸氨氯地平，血压控制在 120~140/80~90mmHg。查体：生命体征平稳，双侧锁骨上及颈部淋巴结未及。胸廓对称无畸形，听诊右肺上野呼吸音减低，未闻及明显啰音。胸部 X 线片检查提示右肺门影增大，右上肺野可见倒S征。

第1问：该患者下一步应完善的检查是

　　A. 胸部增强CT

　　B. 上腹部B超

　　C. 头颅MRI

　　D. 全身骨扫描

　　E. 支气管镜检查

　　F. EBUS-TBNA

　　G. 纵隔镜检查

　　H. 经胸壁肺穿刺活检

　　I. 心电图

　　J. 肺功能

【解析】EBUS-TBNA、纵隔镜、经胸壁肺穿刺活检不是肺癌诊断的必须检查。

第2问：该患者首先考虑的诊断是

　　A. 肺结核

　　B. 肺脓肿

　　C. 肺癌

　　D. 前纵隔肿瘤

　　E. 肺霉菌球

　　F. 支气管扩张

　　G. 肺炎

　　H. 肺良性肿瘤

　　I. 纵隔淋巴瘤

　　J. 结节病

【解析】老年患者，肺门影增大，倒S征，首先考虑肺癌。

第3问：患者完善检查，胸部 CT 见右肺上叶近肺门处占位，右上肺实变并远端阻塞性肺炎，上纵隔腔静脉气管间隙（R4 组）、隆突下（7 组）、右肺门多发肿大淋巴结，淋巴结短径约 1cm，左侧下段气管旁（L4 组）、左肺门淋巴结稍增大；右侧少量胸腔积液。支气管镜检查提示右上叶开口新生物阻塞，病理活检提示中分化鳞癌。上腹部 B 超、头颅 MRI、全身骨扫描未见明确转移征象。下一步的诊疗抉择正确的是

　　A. 行 EBUS-TBNA 进一步明确纵隔肺门淋巴结病理分期

　　B. 行纵隔镜检查进一步明确纵隔肺门淋巴结病理分期

　　C. 行全身 PET/CT 进一步明确纵隔肺门淋巴结临床分期

　　D. 行径向探头支气管内超声检查明确右上叶支气管壁侵犯深度

　　E. 行荧光支气管镜检查明确右上叶开口肿瘤累及支气管远近端

　　F. 行右侧胸腔积液穿刺引流并送细胞学检查

　　G. 直接行右胸手术探查

　　H. 直接行以铂类为基础的双药联合化疗

　　I. 直接行同步放、化疗

【解析】首先需明确纵隔及肺门的淋巴

答案：【案例1】1. ABCDEIJ　2. C　3. ABCE

结性质，EBUS-TBNA、纵隔镜、PET/CT 均可作为检查的选择。荧光支气管镜可用于评估支气管内累及广度，评估手术切除范围。支气管壁侵犯深度不是术前检查的常规检查项目，常以 CT 评价为依据。中央型肺癌伴少量胸腔积液首先考虑炎性渗出性积液，可不行胸腔积液穿刺细胞学检查。明确检查前暂不行手术及放、化疗。

第 4 问：患者完善全身 PET/CT 检查提示右肺上叶占位，考虑肺癌并右上肺阻塞性肺炎，右侧上纵隔、右肺门淋巴结转移可能性大，左侧纵隔、左肺门淋巴结增生可能性大。下一步治疗抉择正确的是

A. 铂类为基础的 4~6 周期化疗

B. 根治性同步放化疗

C. 右侧剖胸探查，右肺上叶袖式切除 + 系统性淋巴结清扫术，术后辅助化疗

D. VATS 右肺上叶袖式切除 + 系统性淋巴结清扫术，术后辅助化疗

E. 行 2 周期含铂双药新辅助诱导化疗后，再行手术治疗

F. 根治性同步放、化疗后 Pembrolizumab 单抗维持治疗

G. 入组临床试验筛选，行化疗联合免疫治疗或单纯化疗新辅助治疗

【解析】临床分期ⅢA-N$_2$，可选择手术 + 术后辅助化疗，新辅助化疗 + 手术 + 术后辅助化疗，或参加肺癌新辅助免疫联合化疗的临床研究。

第 5 问：关于肺癌 PD-1/PD-L1 免疫治疗的描述，正确的是

A. 免疫治疗是肿瘤治疗领域近年来的重要进展，是极具前景的抗肿瘤治疗方法

B. 免疫治疗受机体免疫状态的影响而出现不同的治疗效果与反应

C. 一旦出现免疫性肺炎等相关免疫相关不良反应，须立刻停用免疫治疗

D. 因肿瘤抗原影响，新辅助免疫治疗较术后免疫辅助治疗理论上具有更好的应用前景

E. 免疫治疗相关爆发进展是免疫治疗的重大潜在风险，应尽量避免免疫新辅助治疗，以防错失手术时机

F. 免疫治疗联合立体定向放疗是不宜手术早期肺癌的重要研究方向

G. 免疫治疗在以多发磨玻璃结节为表现的多源早期肺癌理论上具有独特优势

【解析】轻度的免疫相关不良反应可继续治疗，并密切观察；而新辅助免疫治疗是很有前景的治疗方法，免疫治疗相关爆发进展发生率低，不能因此而否定其治疗方式；免疫治疗在多发磨玻璃结节的应用尚在探索研究中，而免疫治疗相关耐药及进展是必须要面对的问题，其在多发磨玻璃结节为表现的肺癌的治疗优势尚不明确。

【案例 2】患者女，54 岁。主诉：咳嗽，咳痰伴痰中带血 1 个月。胸部 CT 检查提示左肺上叶占位，考虑左肺癌。完善相关检查，未见明显手术禁忌。在全身麻醉下行 VATS 左肺上叶切除，纵隔淋巴结清扫术。术后前 3 日恢复顺利。术后第 3 天大便后突然感觉胸闷、心悸，出汗，持续 5 分钟仍无缓解，左侧肩部隐痛，无恶心、呕吐。查体：左肺呼吸音粗，左下肺可闻及湿性啰音，心率 120 次 /min。立即给予吸氧、美托洛尔 25mg 舌下含化。

第 1 问：如果患者生命体征平稳，下一步应进行的检查是

A. 下肢深静脉超声

B. CT 肺动脉血管造影

C. 肺灌注核素显像

D. 超声心动图

E. 下肢深静脉核素显像

F. 头颅 MRI

【解析】患者术后第 3 天大便后出现胸闷、心悸等症状，左下肺可闻及湿啰音，肺栓塞的可能性较大。对于疑似肺栓塞患者，可选择 CTPA 协助判断肺栓塞的直接及间接征象。肺栓塞发生后，肺灌注核素显像可发现发生栓塞的肺动脉供应的叶、段或亚段灌注显像呈放射性缺损改变。肺栓塞大部分栓子来源于下肢深静脉血栓，故下肢深静脉超声及下肢深静脉核素显像有助于判断是否存在深静脉血栓，从而协助诊断肺栓塞。超声心动图可以协助鉴别肺栓塞与急性心肌梗死，对判断病因、评估血流动力学改变、观察治疗效果有重要作用。

第 2 问：经下肢深静脉超声及 CT 肺动脉血管造影检查，考虑患者为左下肢深静脉血栓形成及肺栓塞。下一步处置正确的是

A. 皮下注射低分子肝素

B. 患侧下肢制动

C. 治疗期间需定期复查血小板数量

D. 患侧下肢给予间歇充气压力泵以防止下肢深静脉血栓形成加重

E. 应立即给予溶栓治疗

F. 应立即放置下腔静脉滤器以减少下肢深静脉血栓脱落加重肺栓塞

【解析】下肢深静脉血栓形成及肺栓塞必须行抗凝治疗，同时保持下肢制动，禁用间歇充气压力泵以防止下肢深静脉血栓脱落。抗凝治疗期间需定期监测凝血功能及血小板数量。溶栓治疗有潜在严重不良反应风险，只需用于严格筛选的肺栓塞患者。正在接受抗凝治疗的下肢深静脉血栓及肺栓塞患者不推荐立即放置下腔静脉滤器。

第 3 问：可以降低患者深静脉血栓形成的风险的措施是

A. 穿弹力袜，用以减轻静脉扩张，继而减少血管内膜破损；增加血流速度，缓解血液淤滞；增强静脉瓣膜功能

B. 下肢间歇充气压力泵

C. 鼓励患者术后尽早下地活动

D. 从手术前即开始口服阿司匹林

E. 对于下肢深静脉血栓形成高危人群，建议术前预防性放置下腔静脉滤器

F. 对于下肢深静脉血栓形成高危人群，建议给予预防性抗凝治疗

【解析】弹力袜、间歇充气压力泵、尽早下地均为预防下肢深静脉血栓的有效措施。对于高危人群，可给予预防性抗凝治疗，但阿司匹林并不作为推荐，也不推荐预防性放置下腔静脉滤器。

第 4 问：抗凝治疗 2 周后，患者复查双下肢深静脉超声及 CT 肺动脉血管造影，提示下肢深静脉栓塞及肺栓塞均已消失。同时，患者术后病理结果提示 $pT_{2a}N_1M_0$。建议患者后续治疗为

A. 患者下肢深静脉血栓及肺栓塞均已消失，故可以停止治疗

B. 患者下肢深静脉血栓及肺栓塞均已消失，为防止再次出现深静脉及肺栓塞，应防止下腔静脉滤器

C. 患者下肢深静脉血栓已消失，鼓励患者多下地活动，预防下肢深静脉血栓再次形成

D. 建议患者维持抗凝治疗至少 3 个月

E. 术后病理分期为 $pT_{2a}N_1M_0$，ⅡB 期，建议术后辅助化疗

F. 患者曾出现双下肢深静脉血栓及肺栓塞，不建议给予术后辅助治疗

【解析】下肢深静脉血栓及肺栓塞消失

答案： 2. ABC 3. ABCF 4. CDE

后，鼓励患者多下地活动，防止血栓再次形成，并维持抗凝治疗至少 3 个月。目前没有证据因肺栓塞放弃术后辅助治疗，ⅡB 期患者可从术后辅助化疗中获益。

【案例 3】患者男，54 岁。主诉：咳嗽、咳痰伴痰中带血 1 个月。胸部 CT 检查提示右肺下叶占位，考虑右肺癌。完善相关检查，未见明显手术禁忌。在全身麻醉下行 VATS 右肺下叶切除，纵隔淋巴结清扫术。术后第 2 天，患者进食排骨后出现乳白色胸腔积液约 1 000ml。

第 1 问：目前情况的可能病因为
  A. 胸导管或其分支损伤
  B. 胸膜粘连
  C. 高脂血症
  D. 术后出血
  E. 消化不良
  F. 心力衰竭
【解析】患者目前为乳糜胸可能性大，其病因为胸导管或其分支损伤。

第 2 问：下一步处置正确的是
  A. 可行淋巴造影予以明确胸导管损伤部位
  B. 嘱患者禁食
  C. 可行胸腔引流液甘油三酯检测
  D. 给予患者补充白蛋白，纠正电解质紊乱
  E. 胸腔引流液较多，应夹闭胸引流管
  F. 给予肠外营养
【解析】患者乳糜胸可能性大，可行淋巴造影明确胸导管损伤部位，患者需禁食，给予肠外营养，补充白蛋白，纠正电解质紊乱，并可行胸腔引流液甘油三酯检测以协助诊断乳糜胸。

第 3 问：患者经禁食、肠外营养治疗 1 周后，胸腔引流量仍达到 1 000ml/d，为淡黄色液体。下一步处置正常的是
  A. 乳糜胸经保守治疗无好转趋势，应施行手术
  B. 建议继续保守治疗
  C. 为避免胸腔感染，建议胸腔内注射抗生素
  D. 为保证患者营养摄入，建议患者恢复饮食
  E. 患者胸腔引流液已从乳白色变为淡黄色，说明乳糜胸已治愈
  F. 可口服他汀类降脂药，以缓解乳糜胸
【解析】成年人乳糜胸每日丢失乳糜大于 1 000ml，非手术治疗 5~7 日，如无减少趋势，则应施行手术。

第 4 问：经保守治疗 1 周后，胸腔引流量无减少，遂决定再次手术。下列描述**错误**的是
  A. 术前可行淋巴造影，明确胸导管损伤部位，便于术中寻找胸导管损伤处
  B. 乳糜胸不易合并胸腔感染
  C. 如患者白蛋白水平较低，应补充白蛋白
  D. 如术中明确探查到瘘口，应在结扎胸导管后，观察瘘口是否仍有淋巴液渗出
  E. 胸导管结扎过程中，如未发现明确瘘口，应在膈上最低位结扎胸导管
  F. 如术中明确探查到瘘口，应在其上方结扎胸导管
【解析】如术中明确探查到瘘口，应在其下方结扎胸导管。乳糜液中含有大量淋巴细胞，一般不易合并感染。

【案例 4】患者男，57 岁。因气促 1 周胸外

答案：【案例 3】 1. A 2. ABCDF 3. A 4. F

科急诊就诊。胸部 X 线片提示：右侧大量胸腔积液。

第 1 问：患者马上要进行的检查和诊断正确的是

　A. 胸部 B 超

　B. 血常规、生化、凝血指标等检查

　C. 胸部增强 CT

　D. 胸腔闭式引流或者胸腔穿刺术

　E. 如果为血性积液，可以诊断为肺癌

　F. 如果为漏出液，可以排除肺癌

【解析】对于气促合并大量胸腔积液的患者，需行胸腔闭式引流或者胸腔穿刺术快速缓解症状，并获取胸腔积液，进行生化及细胞学检查，胸部 CT 建议在引流或者穿刺后进行。

第 2 问：患者诊断右上肺腺癌 $cT_4N_2M_{1a}$（胸腔积液）ⅣA 期，基因检查 *EGFR L858R* 突变，拟采用第一代 TKIs 靶向治疗。以下**不属于**第一代 EGFR-TKIs 的药物是

　A. 吉非替尼

　B. 厄洛替尼

　C. 达克替尼

　D. 埃克替尼

　E. 克唑替尼

　F. 阿来替尼

　G. 色瑞替尼

【解析】目前国内批准上市的第一代 EGFR-TKIs 包括吉非替尼、厄洛替尼、埃克替尼。

第 3 问：患者治疗 6 周后疗效评价 PR，继续服用 8 个月后发现肝脏新发多个转移病灶。下一步的诊疗方案包括

　A. 停用第一代 EGFR-TKIs

　B. 二次活检

　C. 肝脏消融

　D. 肝脏介入治疗

　E. 如果发现 EGFR *T790M* 突变，改用奥希替尼

　F. 如果发现 EGFR *T790M* 突变，改用谷美替尼

【解析】对于第一代 EGFR-TKIs 治疗后，出现全面进展的患者，建议停第一代 EGFR-TKIs，行二代活检，如果发现 EGFR *T790M* 突变，改用奥希替尼或者谷美替尼。

【案例 5】患者男，48 岁。吸烟 30 包 / 年。因咳嗽 3 日收入院。入院后完善检查，经 EBUS-TBNA 单站 4R 淋巴结阳性。诊断右上肺鳞癌 $cT_{2a}N_2M_0$ Ⅲ A 期，病变可切除，PD-L1（-）。

第 1 问：可选择的治疗方案包括

　A. 新辅助化疗后手术

　B. 手术后辅助化疗

　C. 新辅助化放疗后手术

　D. 参加新辅助免疫临床试验后手术

　E. 免疫治疗后放疗

　F. 手术后放疗

【解析】对于可切除、单站 N_2 非小细胞肺癌，可选择的治疗方案包括手术后辅助化疗、新辅助化疗 / 化、放疗后手术或者参加新辅助免疫治疗的临床试验后手术。完全切除术的患者，不推荐辅助放疗。

第 2 问：患者经过新辅助治疗后手术，手术后病理达到完全缓解，以下说法正确的是

　A. 完全缓解的患者，术后不用辅助治疗

　B. 完全缓解的患者不会再复发或者转移

　C. 完全缓解的患者预后好于没有达到完全缓解或 MPR 的患者

　D. RECIST 评价 SD 的患者，不会出现完全缓解

　E. 在肺癌，MPR 可以作为 OS 的替代指标

答案：【案例 4】1. BD　2. CEFG　3. ABEF　【案例 5】1. ABCD　2. CF

F. MPR 在不同的病理类型,定义可能不同

【解析】病理完全缓解的患者,术后是否加用辅助治疗(辅助免疫治疗),目前没有定论。多数临床研究建议继续辅助免疫治疗,完全缓解的预后更佳,目前临床研究中,正在探索 MPR 是否可以作为 OS 的替代指标。对于 MPR,多数定义为肿瘤细胞小于10%。有研究显示,鳞癌和腺癌的 cutoff 可能不同,因此提出需要进一步确定。

第3问:如果患者经过新辅助化疗+手术后1年随访时,发现多发肝脏转移和骨转移,以下处理正确的是

A. 如果转移病灶易获取,可以再次活检
B. 肝脏消融手术
C. 行基因检测和 PD-L1 免疫组化检测
D. 按照一线选择治疗方案
E. 首选化疗+免疫治疗
F. 骨内照射

【解析】对于术后多发转移的患者,如果转移病灶容易获取,可以再次活检,进一步明确病理类型以及进行基因检测和 PD-L1检测。术后1年转移的患者可以按照一线治疗选择治疗方案,如果 PD-L1 高表达,可以采用单药免疫药物。肝脏消融和骨内照射作为局部治疗的方案,不作为主要治疗方案。

【案例6】患者女,25岁。活动后气促2年,加重1个月,痰中带血1周。当地医院就诊疑似支气管哮喘。药物治疗后无明显缓解。肺功能提示限制性呼吸功能障碍。查体可闻及上呼吸道喘鸣音。建议进一步检查。

第1问:患者下一步应进行的检查是

A. 胸部 X 线片
B. 胸部平扫 CT
C. 胸部 MRI
D. 纤维支气管镜
E. 肺功能检查
F. PET/CT

【解析】患者出现限制性呼吸困难,考虑上呼吸道阻塞症状,应行胸部 CT 及纤维支气管镜检查,发现病变及其位置,以判断病变性质。

第2问:患者行胸部 CT 发现,气道下段腔内密度增高软组织影,气管壁增厚,管腔呈不规则狭窄。纤维支气管镜提示气管下段有一新生物,气道狭窄,延伸至左侧主支气管,触之易出血。首先考虑的疾病是

A. 支气管息肉
B. 气管腺样囊性癌
C. 气管鳞癌
D. 食管癌侵犯气道
E. 气管异物
F. 声门肿物

【解析】根据患者发病年龄及影像学表现,考虑为气管及支气管恶性肿瘤,气管鳞癌或者气管腺样囊性癌可能性大。

第3问:关于气管腺样囊性癌,描述正确的是

A. 良性病变
B. 好发于男性
C. 好发于气管下段
D. 肿瘤起源于腺管或腺体的黏液分泌细胞
E. 可以局部浸润,也可以直接侵犯周围淋巴结
F. 细胞内、外含 PAS 染色阳性的黏液是其主要特征
G. 生长较为缓慢
H. 早期病变可通过手术切除治疗

【解析】气管腺样囊性癌好发于女性,为

答案: 3. ACD 【案例6】1. BD 2. BC 3. CDEFGH

低度恶性肿瘤。其可见局部浸润，也可直接侵犯周围淋巴结，亦可出现远处转移。其起源于腺管或腺体的黏液分泌细胞。细胞内、外含 PAS 染色阳性的黏液是其主要特征，临床上呈现生长较为缓慢，早期病变可通过手术切除治疗。

第 4 问：最终患者确诊为气管下段腺样囊腺癌，下一步应采取的治疗有

A. 定期随诊

B. 手术治疗

C. 放疗

D. 化疗

E. 放、化疗

F. 放弃治疗

G. 手术＋术后放化疗

H. 先放、化疗后手术治疗

【解析】气管下段腺样囊性癌为低度恶性肿瘤，手术是其首选的治疗手段。现病变范围较大且存在明显阻塞症状，需及时行手术治疗。

【案例 7】患者女，35 岁。进行性呼吸困难 3 年，胸闷 1 个月。既往多次发生自发性气胸。当地医院胸部 X 线片提示右侧液气胸，肺压缩 50%；急诊行胸腔闭式引流。胸液颜色为乳白色。查体可闻及右侧呼吸音低。建议进一步检查。

第 1 问：患者下一步应进行的检查是

A. 胸部 X 线片

B. 胸部平扫 CT

C. 胸部 MRI

D. 胸腔积液常规生化检查及乳糜试验

E. 肺功能检查

F. PET/CT

【解析】患者出现反复性气胸及胸腔积液，应行胸部 CT 及胸腔积液化验明确胸腔

积液性质，以判断病变性质。

第 2 问：患者行胸部 CT 发现，双肺均匀分布的大小不等的薄壁囊肿，呈现蜂巢样肺实质缺损改变。同时胸腔积液生化提示渗出液及乳糜试验(+)。首先考虑的疾病是

A. 急性粟粒样肺结核

B. 弥漫性多发性肺囊肿

C. 肺间质纤维化

D. 肺淋巴管平滑肌瘤病

E. 原发性肺癌

F. 肺转移瘤

【解析】根据患者为育龄期女性，进行性呼吸困难，影像学呈典型蜂巢样改变，同时合并自发性气胸及乳糜胸，考虑为肺淋巴管平滑肌瘤病。

第 3 问：关于肺淋巴管平滑肌瘤病，描述正确的是

A. 以肺、淋巴系统内的平滑肌结节性及弥漫性增生为主要特征

B. 影像学上可呈现蜂巢样肺实质缺损改变

C. 临床上可形成肺气肿、气胸、乳糜胸、肺出血及咯血

D. 好发于生育期女性

E. 其发生可能与雌激素水平无关

F. 单侧病变较双侧病变常见

G. 生长较为缓慢

H. 应用 HMB-45 抗体进行免疫组化染色、平滑肌细胞染色有助于诊断

【解析】肺淋巴管平滑肌瘤病好发于育龄期女性。典型表现为进行性加重的呼吸困难，临床上可形成肺气肿、气胸、乳糜胸、肺出血及咯血。影像学可呈现蜂巢样肺实质缺损改变。其发生目前认为与雌激素水平相关。一般生长较为缓慢，病理学上以双

答案： 4. B 　【案例 7】 1. BD　2. D　3. ABCDGH

侧肺、淋巴系统内的平滑肌结节性及弥漫性增生为主要特征,应用 HMB-45 抗体进行免疫组化染色、平滑肌细胞染色有助于诊断。

第 4 问:最终患者行活检确诊为肺淋巴管平滑肌瘤病,针对此患者下一步能够采取的治疗有

- A. 定期随诊
- B. 胸膜固定术
- C. 雌激素治疗
- D. 放疗
- E. 化疗
- F. 放弃治疗
- G. 肺移植手术
- H. 中医治疗

【解析】肺淋巴管平滑肌瘤病目前暂无特效治疗。主要为局部治疗,如胸膜固定术减少气胸及乳糜胸发生概率,激素治疗有一定疗效。肺移植手术是目前认为治疗该病的有效手段。

【案例 8】患者女,27 岁。因反复咳嗽、喘鸣 2 个月,少量血痰 1 周就诊。既往史无特殊。查体:体温 37.2℃,脉搏 80 次/min,呼吸 24 次/min,血压 90/50mmHg。口唇无发绀,颈静脉无怒张。HR80 次/min,律齐,各瓣膜听诊区未闻及病理性杂音。左下肺呼吸音低,伴呼气相喘鸣音。

第 1 问:为明确诊断应立即进行的检查项目包括

- A. 胸部 X 线检查
- B. 胸部 CT
- C. 血常规
- D. 肺功能检查
- E. 血生化
- F. 纤维支气管镜

【解析】患者年轻女性,有咳嗽及喘鸣症状,伴有痰血,左肺下叶呼吸音低,考虑肺部或者支气管内病变可能大,应进一步完善胸部 X 线检查、胸部 CT 及支气管镜检查明确诊断。

第 2 问:胸部 CT 提示:左肺下叶支气管腔内新生物堵塞,左下肺代偿性气肿,两肺未见明显肿块,纵隔肺门淋巴结未见明显增大。目前应主要考虑的疾病有

- A. 肺结核
- B. 支气管扩张
- C. 肺脓肿
- D. 肺癌
- E. 支气管腺瘤
- F. 肺曲菌球

【解析】患者年轻女性,有咳嗽及喘鸣症状,伴有痰血,左肺下叶呼吸音低,胸部 CT 显示左肺下叶支气管腔内新生物堵塞,左下肺代偿性气肿。结合病史症状、体征及辅助检查,考虑肺癌或者支气管内良性肿瘤。

第 3 问:目前首选的治疗方案是(提示:纤维支气管镜检查左肺下叶支气管腔内新生物,光滑,质脆,触之易出血。新生物堵塞管腔,纤维支气管镜无法通过。病理活检报告低度恶性肿瘤,倾向支气管类癌。全身检查排除远处转移)

- A. 抗感染
- B. 化学治疗
- C. 放射治疗
- D. 中医中药
- E. 手术
- F. 免疫治疗

【解析】一般支气管类癌首选手术切除治疗。

答案: 4. BCG 　【案例 8】 1. ABF　2. DE　3. E

【案例9】患者女,56岁。因反复咳嗽、胸闷1个月就诊。3年前曾行肾癌根治术,术后行4周期辅助化疗。查体:体温37.2℃,脉搏80次/min,呼吸24次/min,血压110/70mmHg。口唇无发绀,颈静脉无怒张。HR80次/min,律齐,各瓣膜听诊区未闻及病理性杂音。右下肺呼吸音稍低。

第1问:为明确诊断应立即进行的检查项目包括

　　A. 胸部X线检查

　　B. 胸部CT

　　C. 腹部彩超

　　D. 肺功能检查

　　E. 肿瘤常规

　　F. 纤维支气管镜

【解析】老年女性,肾癌术后,查体右下肺呼吸音低,考虑肺部病变可能。建议完善胸部X线、胸部CT及肿瘤常规检查。

第2问:胸部CT:右肺下叶多发结节影,大小0.6~1cm,边界清楚,散在分布,余肺叶未见明显结节。纵隔肺门淋巴结未见明显增大。目前应主要考虑的疾病有

　　A. 肺结核

　　B. 肺转移瘤

　　C. 肺脓肿

　　D. 肺癌

　　E. 支气管腺瘤

　　F. 肺曲菌球

【解析】患者为老年女性,既往有肾癌病史,胸部CT提示右肺下叶多发边界清楚小结节,结合病史及辅助检查考虑肺转移瘤可能性大,肺部结核不除外。

第3问:患者PPD试验(−),肿瘤常规提示CEA明显增高,腹部彩超提示右肾区未见明显复发,目前首选的治疗方案是

　　A. 抗结核治疗

　　B. 化学治疗

　　C. 放射治疗

　　D. 中医中药

　　E. 右肺下叶切除术

　　F. 靶向药物治疗

【解析】目前患者诊断考虑肾癌肺转移,同时肾癌原发病灶控制良好,肺部转移瘤局限在右肺下叶,考虑可完整切除,首选手术切除。

【案例10】患者女,50岁。午后低热、乏力、食欲减退,合并糖尿病病史。胸部X线片提示右肺空洞。

第1问:患者下一步应进行的检查是

　　A. 胸部平扫CT

　　B. 胸部增强CT

　　C. 纤维支气管镜

　　D. 痰涂片抗酸染色

　　E. 血培养

　　F. PET/CT

【解析】根据患者症状考虑肺结核可能性大,行痰涂片明确病原体,行胸部平扫CT明确病变范围及程度。

［提示］患者痰涂片抗酸染色阳性,CT示右下肺背段3cm空洞,周围见卫星灶。

第2问:初始药物治疗可以选择的药物是

　　A. 异烟肼

　　B. 阿米卡星

　　C. 吡嗪酰胺

　　D. 利福平

　　E. 链霉素

　　F. 乙胺丁醇

【解析】阿米卡星、氧氟沙星、左旋氧氟沙星等具有中等强度的抗结核作用,对常用药物已耐药的患者,可考虑选用。

答案:【案例9】1. ABE 2. AB 3. E 【案例10】1. AD 2. ACDEF

第3问：哪些情况下需要外科手术
A. 之前治疗肺结核的手术发生了并发症
B. 药物治疗失败
C. 用于明确诊断
D. 病变瘢痕造成大咯血
E. 胸膜结核
F. 中叶综合征

【解析】手术治疗的适应证有：①之前治疗肺结核的手术发生了并发症；②药物治疗失败；③用于明确诊断；④病变瘢痕造成的并发症，如大咯血、肺癌、支气管食管瘘、支气管扩张、中叶综合征等；⑤肺外病变；⑥胸膜结核；⑦非结核分枝杆菌感染。

第4问：对该患者，临床治愈的标准为
A. 完成预定疗程，最后2个月连续痰菌阴性
B. 完成预定疗程，痰菌为阴性者
C. 痰菌连续阴性，病变全部吸收或无活动性，空洞闭合达6个月以上
D. 2年观察胸部X线片无改变，痰菌持续阴性
E. 空洞有残留，满疗程停药后，痰菌连续阴转达1年以上
F. 完成预定疗程，最后4个月连续痰菌阴性

【解析】痰菌连续阴性，病变全部吸收或无活动性，空洞闭合达6个月以上者（如残留空洞，则需满疗程停药后，痰菌连续阴转达1年以上）为临床治愈。

【案例11】患者男，60岁。咳嗽、咳脓臭痰2个月。既往有贲门失弛缓病史。建议进一步检查。
第1问：患者下一步首先应进行的检查是
A. 纤维支气管镜
B. 胸部平扫CT

C. 胸部增强CT
D. 胃镜
E. 痰培养
F. 血常规

【解析】结合症状及既往病史，考虑肺脓肿可能大，首先行胸部平扫CT明确肺部病变范围及性质。

第2问：患者行胸部CT发现，右上肺4cm厚壁空洞，内见气-液平面，周围渗出性改变。首先考虑的疾病是
A. 肺大疱继发感染
B. 大叶性肺炎
C. 空洞性肺结核
D. 肺癌伴坏死
E. 肺脓肿
F. 胰腺转移瘤

【解析】根据患者症状、病史及影像学表现，考虑为肺脓肿。

第3问：还需要补充的检查是
A. 纤维支气管镜
B. 痰涂片
C. 痰培养
D. 药物敏感试验
E. PET/CT
F. 胸部彩超

【解析】痰涂片革兰氏染色，痰、胸腔积液和血培养（包括需氧菌和厌氧菌培养），以及抗菌药物敏感试验，有助于确定病原体和选择有效的抗菌药物。纤维支气管镜检查有助于明确病因和病原学诊断，并可用于治疗。如有气道内异物，可取病理标本。还可取痰液标本行需氧菌和厌氧菌培养。

第4问：以下需要外科干预的情况是
A. 张力性空洞

答案： 3. ABCDEF　4. CE　【案例11】 1. B　2. E　3. ABCD　4. ABCDFGH

B. 治疗 3 个月以上空洞不愈合

C. 并发脓胸

D. 并发支气管胸膜瘘

E. 出现咯血

F. 支气管阻塞怀疑存在肺癌

G. 肺叶或全肺呈毁损表现

H. 反复气胸

【解析】反复严重咯血才需要外科干预，其他需要外科干预的情况包括：①内科治疗失败症状和体征持续存在，治疗 3 个月以上空洞不愈合，空洞直径>5cm 或张力性空洞；②除空洞外，肺叶或全肺呈毁损表现，即大片炎症及纤维化、广泛支气管扩张、肺不张等；③并发支气管胸膜瘘、脓胸、食管瘘和反复气胸等并发症；④支气管阻塞怀疑存在肺癌。

【案例 12】患者女，50 岁。长期咳脓痰，伴口臭，偶有咯血。建议进一步检查。

第 1 问：患者下一步应进行的检查是

A. 胸部 X 线片

B. 胸部高分辨率 CT

C. 胸部增强 CT

D. 痰培养

E. 纤维支气管镜

F. 肺功能

【解析】应行胸部高分辨率 CT 明确病变性质和范围，行痰培养明确肺部感染病原菌。

第 2 问：患者行胸部平扫 CT 发现左下肺支气管扩张，扩张支气管内可见气 - 液平面。痰培养结果为金黄色葡萄球菌。下一步应进行的检查是

A. 支气管碘油造影

B. 肺功能

C. 纤维支气管镜

D. 胸部 X 线片

E. 支气管动脉造影

F. 胸部增强 CT

【解析】应行纤维支气管镜明确扩张、出血和阻塞部位。镜下可见黏膜充血、脓液从患处流出等；同时可进行局部灌洗，取得灌洗液做涂片革兰氏染色或细菌培养，对协助诊断及治疗均有帮助。

第 3 问：患者行纤维支气管镜见左下叶支气管内脓液流出，未见明显占位。下一步治疗应为

A. 抗感染治疗

B. 体位排痰

C. 口服祛痰剂

D. 使用支气管解痉药物

E. 加强营养，支持治疗

F. 左下肺切除术

G. 支气管动脉栓塞术

H. 左全肺切除术

【解析】支气管扩张一经诊断，首先应采取积极的内科治疗。

第 4 问：患者突发大咯血，使用垂体后叶素效果不佳，下一步应采取的治疗可以是

A. 纤维支气管镜滴入 0.1% 肾上腺素

B. 经纤维支气管镜将气囊导管充气阻塞出血支气管

C. 支气管动脉栓塞

D. 手术切除

E. 加用血管扩张剂

F. 加用蛇毒凝血酶

【解析】纤维支气管镜滴入肾上腺素一般用于出血不急骤的情况，蛇毒凝血酶对支气管扩张造成的咯血治疗效果不确切。

【案例 13】患者女，70 岁。因左上肺阴影 1cm×1cm，疑诊肺癌入院。行左上肺固有

答案：【案例 12】 1. BD 2. C 3. ABCDE 4. BCDE

段切除术中快速病理诊断为肺浸润性腺癌，术后 3 日突发右侧胸痛、胸闷，伴心悸、轻度烦躁不安，立即查体血压 160/95mmHg，心率 102 次 /min，呼吸 28 次 /min，经皮血氧饱和度 88%，听诊右下肺有细啰音。

第 1 问：下列检查能为明确诊断提供依据的是

　　A. 右侧胸部 B 超

　　B. 心肌酶

　　C. ECG

　　D. 血气分析

　　E. 超声心动图

　　F. 下肢静脉超声

【解析】依据病史、症状，该患者疑诊肺动脉血栓可能性最大，但症状不重，其他检查因病情轻基本无阳性发现，如有下肢静脉血栓形成，则肺动脉血栓诊断可能性进一步加大。

第 2 问：如果诊断怀疑肺动脉血栓，下列检查最简便、可靠的是

　　A. 肺动脉造影

　　B. 肺核素通气灌注扫描

　　C. PET/CT

　　D. 胸部 CT 平扫 + 增强

　　E. 床旁胸部 X 线片

　　F. 肺功能检查

【解析】CT 肺动脉三维重建成像是目前诊断肺动脉栓塞的金标准，快速、简便易行，结果可靠。

第 3 问：如果诊断肺动脉血栓，应立即采取的治疗措施是

　　A. 静脉滴注阿替普酶 50mg

　　B. 严格卧床、吸氧、镇痛

　　C. 肺动脉导管溶栓

　　D. 微创手术肺动脉取栓

　　E. 皮下注射低分子肝素

　　F. 放置下腔静脉滤器

【解析】患者属轻症患者，应采用严格卧床、吸氧、镇痛，并抗凝治疗。不推荐放置下腔静脉滤网，也不推荐溶栓治疗。

第 4 问：对于抗凝治疗，《中国急性肺栓塞诊断与治疗指南》(2020) 推荐首选药物有

　　A. 肝素

　　B. 低分子肝素

　　C. 阿司匹林

　　D. 利伐沙班

　　E. 华法林

　　F. 达比加群

【解析】抗凝治疗最新指南推荐首选新型口服抗凝药。

【案例 14】患者男，14 岁。因一过性右侧肢体无力入院。患者自幼经常鼻衄。入院查体：神清语利，胸背部皮肤可见多部位细小毛细血管扩张，轻度杵状指，左前胸听诊有持续杂音。

第 1 问：为鉴别左前胸杂音的病因，下列检查最简便、可靠的是

　　A. 胸部 CT 平扫

　　B. 心脏远达片

　　C. 胸部 B 超

　　D. 超声心动图

　　E. 超声心动图 + 声学造影

　　F. 心脏 MRI

【解析】超声心动图诊断先天性心脏病简便易行，在做超声心动图检查同时，从肘前静脉注射振荡过的生理盐水(含有微小气泡)，正常情况下肺泡毛细血管会将微小气泡完全阻止，气泡不会进入左心房。但当有肺动静脉瘘存在时，左心房内一般在 3~5 个心动周期之后出现气泡。如果先天性心

答案：【案例 13】1. F　2. D　3. BE　4. DF　【案例 14】1. E

脏病心内分流则 1 个心动周期左心就可见气泡。

第 2 问：患者初步检查后高度可疑肺动静脉瘘，下列方法能明确病变位置和结构的是

A. 肺动脉造影

B. 胸部增强 CT

C. 胸部 B 超

D. 肺灌注核素扫描

E. 胸部 PET/CT

F. 声学造影

【解析】答案 CDEF 都不能显示肺动静脉瘘的位置或具体结构。

第 3 问：患者被诊断左上肺舌段、右下肺背段两处肺动静脉瘘，病灶都有 1 支供血肺动脉及 1 支引流肺静脉，下列分型描述正确的是

A. 双侧囊型单纯型肺动静脉瘘

B. 双侧囊型复杂型肺动静脉瘘

C. 双侧球型单一型肺动静脉瘘

D. 双侧球型复杂型肺动静脉瘘

E. 双侧弥漫型肺动静脉瘘

F. 双肺弥漫型单纯型肺动静脉瘘

【解析】肺动静脉瘘病理类型分为囊型和弥漫型。囊型形成蜿蜒屈曲的团状血管瘤囊，瘤壁厚薄不均，又可进一步分为单纯型和复杂型。单纯型结构简单，约占 80%，由 1 支供血肺动脉与 1 支引流肺静脉相通，瘤囊无分隔；复杂型为 2 支以上的供血肺动脉与引流肺静脉直接相通，囊腔常有分隔。弥漫型肺动静脉瘘可局限于一个肺叶或遍及两肺，动、静脉之间有时仅有多数细小瘘管相连，而无瘤囊形成。

第 4 问：对该患者下列措施合理的是

A. 无缺氧症状无须治疗

B. 定期复查，发现病变增大再处理

C. 介入导管栓塞肺动静脉瘘

D. 介入导管向肺动静脉瘘注射硬化剂

E. 微创胸腔镜手术切除肺动静脉瘘

F. 服用波生坦降低肺动脉压减少分流

【解析】患者已经出现中枢神经系统并发症，肺动静脉瘘应该治疗。介入导管栓塞肺动静脉瘘最常用，但有时需反复进行，微创手术切除能根治肺动静脉瘘。

【案例 15】患者女，66 岁。因间断咯血 3 个月入院。胸部 CT 平扫提示右下肺心缘旁边界清楚的阴影，内含囊腔。2 年前患者曾因左前胸痛行 CT 平扫，两次 CT 比较右下肺病灶无明显变化。

第 1 问：为进一步明确诊断，对该患者合理、准确的检查是

A. 胸部 PET/CT

B. 胸部增强 CT

C. 胸部 X 线片正侧位

D. 胸部 MRI

E. 右后胸壁 B 超

F. 右后胸穿刺取病理

【解析】患者囊样病变且无明显变化，肿瘤可能性小，故 PET 不首选。最有可能诊断是肺隔离症，胸部增强 CT 能发现体循环异常供血动脉存在，从而确定诊断，CT 相比动脉造影更安全、简便。胸部 MRI 也能显示异常供血血管。患者咯血，胸穿刺取病理不安全。因病灶囊性含气，B 超图像较差。

第 2 问：通过上述检查发现病灶有发自腹主动脉的血管供血，患者的诊断是

A. 肺癌

B. 支气管扩张伴感染

C. 肺隔离症

D. 肺脓肿

答案：2. AB 3. A 4. CE 【案例 15】1. BD 2. C

E. 肺慢性极化性炎

F. 支气管囊肿

【解析】根据病灶有来自体循环供血这个特点，可以确诊肺隔离症。

第 3 问：如果医师为该患者选择介入治疗，适当的理由是

A. 手术有发生出血的风险

B. 手术经常发生出血

C. 介入技术日趋成熟可基本替代手术

D. 介入治疗后病灶会缩小甚至消失

E. 患者多年来仅有咯血症状

F. 患者年龄大

【解析】肺隔离症手术中要特别注意寻找和处理异常血管，一旦异常血管损伤退缩回腹腔或纵隔内，就会造成大出血，处理也非常棘手，所以手术有一定风险。患者 56 岁，没有感染发生，仅有症状是咯血，如果患者拒绝接受，医师可以推荐介入栓塞异常供血血管，对治疗咯血有效，但病灶大小不会改变。

第 4 问：如果该患者选择手术治疗，决定手术成功的最重要的步骤是

A. 术前抗炎治疗直至咯血完全停止

B. 术中首先夹闭右肺气管防止血液进入左肺

C. 术中仔细区分病灶和正常肺分界，避免过多切除正常肺组织

D. 术中寻找并妥善处理异常供血血管

E. 术中重点是处理粘连因为隔离肺往往反复炎症

F. 术后应用止血药预防咯血复发

【解析】肺隔离症手术中要特别注意寻找和处理异常血管。一旦异常血管损伤退缩回腹腔或纵隔内，就会造成大出血，处理也非常棘手。

【案例 16】患者女，77 岁。因肺癌合并冠心病、糖尿病入院。行右下肺切除术，术后 4 周因发热、咳大量血痰、气促不能平卧再次入院。入院后床旁胸部 X 线片见右下残腔伴气 - 液平面，心肌酶正常，BNP 50pg/ml，血糖 14.1mmol/L。

第 1 问：对于该患者最有效的缓解症状的措施是

A. 抗炎治疗

B. 止血治疗

C. 胸腔闭式引流

D. 手术探查

E. 镇咳治疗

F. 降血糖治疗

【解析】结合病史和体征，诊断考虑支气管胸膜瘘可能性大，发热等症状源于胸腔感染，引流是最简单和有效的治疗手段，其他都不能解决根本问题。

第 2 问：患者目前合理的诊断有

A. 急性重症肺炎

B. 胸腔感染

C. 糖尿病

D. 肺脓肿

E. 支气管胸膜瘘

F. 心功能衰竭

【解析】结合病史和体征，诊断考虑支气管胸膜瘘，导致胸腔感染，同时糖尿病血糖控制不佳。

第 3 问：对该患者能确诊的方法有

A. 肺通气灌注扫描

B. 床旁 B 超

C. 纤维支气管镜

D. 胸部 MRI

E. 胸部增强 CT

F. 胸腔注射亚甲蓝实验

答案： 3. AEF　4. D　【案例 16】1. C　2. BCE　3. ACF

【解析】肺通气灌注扫描、纤维支气管镜和亚甲蓝实验检查都可以明确诊断，其中纤维支气管镜是诊断支气管胸膜瘘的金标准。而 B 超、MRI 不能诊断支气管胸膜瘘，增强 CT 必须与支气管造影结合才能诊断支气管胸膜瘘。

第 4 问：患者保守治疗 2 周后仍有低热，胸腔引流管持续有气体逸出，复查胸部 X 线片残腔显著减小，胸膜增厚，下一步最安全和高效的治疗方案是

    A. 继续抗炎治疗为主直至漏气停止
    B. 放置更多的引流管加强引流
    C. 胸壁开窗术
    D. 手术肺修补
    E. 脓胸廓清术
    F. 气管镜镜下治疗

【解析】根据病史和症状，患者诊断术后慢性支气管胸膜瘘，瘘口口径应该不很大，保守支持治疗 2 周无明显效果，应行内镜治疗。患者年龄大、合并冠心病和糖尿病，手术探查暂无指征。

【案例 17】患者女，50 岁。每年秋冬季节咳嗽、咳痰加重，活动耐力下降，呼吸困难加重，胸部 X 线片提示肺过度充气膨胀，肺透亮度增加，肺容积增大，建议进一步检查。

第 1 问：患者下一步应进行的检查是

    A. 肺功能
    B. 气管镜
    C. 胸部 CT
    D. 胸部 MRI
    E. 胸部增强 CT
    F. 动脉血气分析

【解析】怀疑 COPD，需要进行肺功能和 CT 检查。

第 2 问：首先考虑的疾病是

    A. COPD
    B. 肺淋巴管肌瘤病
    C. IPF
    D. 哮喘
    E. 支气管扩张症
    F. 肺囊肿

【解析】根据患者发病年龄及症状，考虑 COPD。

第 3 问：关于 COPD 选择肺减容术，描述正确的是

    A. 严重支气管炎、支气管扩张症或哮喘
    B. 停止吸烟>3~6 个月
    C. 核素通气和血流扫描及胸部 X 线片、胸部 CT 显示肺上部及周围区域有明显通气血流不均匀区域（靶区）存在
    D. 肺动脉压<36mmHg
    E. 术前需用呼吸机维持呼吸者
    F. 年龄 65~75 岁
    G. 长期服用激素治疗

【解析】根据文献报道，COPD 选择肺减容术手术适应证为：①呼吸困难进行性加重，内科治疗无效；②年龄 65~75 岁；③ $FEV_1\%<35\%$，残气量（RV）200%~300%预计值，$PaO_2<50mmHg$，$PaCO_2>40mmHg$；④无严重冠心病史和肝肾等重要脏器病变及精神病；⑤停止吸烟>3~6 个月；⑥核素通气和血流扫描及胸部 X 线片、胸部 CT 显示肺上部及周围区域有明显通气血流不均匀区域（靶区）存在；⑦肺动脉压<36mmHg。下述情况应视为手术禁忌证：①严重弥漫性肺气肿，核素扫描无明显靶区；②年龄>75 岁；③平均肺动脉压>36mmHg 或肺动脉收缩压>45mmHg；④严重支气管炎、支气管扩张症或哮喘；⑤严重

冠心病或其他重要脏器疾患；⑥过度肥胖（体重超过标准体重的 125%）或过度消瘦（体重不足标准体重的 75%）；⑦术前需用呼吸机维持呼吸者；⑧密闭胸、胸腔广泛粘连，胸廓畸形；⑨长期服用激素治疗，如泼尼松 >15mg/d；⑩目前仍吸烟。

第 4 问：终末期 COPD 合并感染应采取的治疗方案是

　　A. 单肺移植

　　B. 心肺联合移植

　　C. 双肺移植

　　D. 肺减容术

　　E. 经支气管镜肺减容术

　　F. 氧疗

　　G. 药物治疗

　　H. 氧疗 + 药物治疗

　　【解析】合并感染 COPD 需要进行双肺移植。

【案例 18】患者男，67 岁。吸烟 30 余年。咳嗽伴间歇痰中带血 3 个月，颜面部水肿 2 周。胸部增强 CT 发现右肺上叶肿块 6.0cm，隆突下、双中上纵隔 2~3cm 多个肿大淋巴结。病理诊断为低分化鳞癌。

第 1 问：下列关于诊断的描述，正确的是

　　A. T_4N_{2M0}

　　B. 转移性鳞癌

　　C. 纵隔淋巴结转移

　　D. 上腔静脉压迫综合征

　　E. 右上肺低分化鳞癌伴 SVCS

　　F. 肺上沟瘤

　　【解析】本例患者为伴纵隔淋巴结转移和上腔静脉综合征的 $T_4N_2M_0$ 原发性肺鳞癌，而非转移性鳞癌。

第 2 问：下列哪些治疗方案可行

　　A. 不做任何进一步检查，直接手术治疗

　　B. 诱导化疗加放疗

　　C. 诱导化疗肿瘤缓解后评估是否适合外科手术治疗

　　D. 同步放、化疗

　　E. EGFR-TKI 加同步放、化疗

　　F. 序贯放、化疗

　　【解析】本例患者为伴纵隔淋巴结转移和上腔静脉综合征的 $T_4N_2M_0$ 原发性肺鳞癌，诱导化疗加放疗，诱导化疗肿瘤缓解后评估是否适合外科手术治疗，以及同步放、化疗均为正确的治疗选择；患者为鳞癌，没有 EGFR 基因突变，选择 EGFR-TKI 加同步放、化疗是错误选择，故正确答案为 BCD。

第 3 问：2 周期 GP 方案化疗后，系统复查评估肿瘤临床分期为 $T_4N_0M_0$。下列治疗方案可以选择的是

　　A. 三维适形放疗

　　B. 同步化、放疗

　　C. 姑息放疗

　　D. 外科手术治疗

　　E. 同步化、放疗加 EGFR-TKI 治疗

　　F. 维持化疗

　　【解析】本例患者为伴纵隔淋巴结转移和上腔静脉综合征的 $T_4N_2M_0$ 原发性肺鳞癌，诱导化疗后肺癌临床分期由ⅢB 期降为ⅢA 期，三维适形放疗，同步化、放疗以及外科手术治疗（有条件的医疗机构）均为正确的治疗选择。患者为鳞癌，没有 EGFR 基因突变，其他选择均为错误选择，故正确答案为 ABD。

第 4 问：患者接受右肺上叶切除、系统性淋巴结清扫联合上腔静脉切除、人工血管置换治疗。术后病理诊断为右肺上叶中分化

答案：　4. C　【案例 18】1. ACDE　2. BCD　3. ABD　4. AB

鳞癌侵犯上腔静脉,右侧纵隔淋巴结第 1~5 组、第 7 组、9 组,以及 10~12 组淋巴结均未查见肿瘤转移,$T_4N_0M_0$。术后患者接受 4 周期辅助化疗治疗后未再做任何治疗,仅每 3 个月做 1 次头部增强 MRI 扫描、胸部和腹部增强 CT 扫描至术后 1 年均未见肿瘤复发转移。术后 18 个月复查时头部 MRI 发现右侧枕叶有一个 1.0cm×1.2cm 大小的强化灶,病灶周围有明显的水肿,患者没有任何临床不适(没有头痛、头晕等症状)。下列治疗计划适合于该患者的是

 A. 外科手术切除大脑转移瘤 + 术后头部放疗

 B. 头部立体放疗

 C. 仅仅给予脱水治疗

 D. 奥西替尼治疗

 E. 特罗凯治疗

 F. 阿莱替尼治疗

【解析】该患者为术后颅内孤立性转移,外科手术切除大脑转移瘤 + 术后头部放疗和头部立体放疗均是正确选择。

【案例 19】患者男,40 岁。因右下肺小细胞肺癌,临床分期为 $T_3N_0M_0$,行 EP 方案化疗 2 周期结束后,系统复查评价疗效为 PR,临床分期为 $T_2N_0M_0$。

第 1 问:下列治疗方案为可以选择的治疗方案的是

 A. 继续 EP 方案化疗

 B. 同步放、化疗治疗

 C. EGFR-TI 靶向治疗

 D. 外科手术治疗

 E. 支持治疗

 F. 预防性脑放疗

【解析】本例患者为的 $T_3N_0M_0$ 的小细胞肺癌,诱导化疗后疗效评价为 PR,临床分期由 $T_3N_0M_0$ 降为 $T_2N_0M_0$ 期。因此,继续

EP 方案化疗,同步放、化疗治疗以及外科手术治疗均为正确的治疗选择。

第 2 问:外科手术治疗后半年,头部强化 2mm 层厚薄层 MRI 扫描显示右额叶有一直径约 2.3cm 的孤立性转移瘤。下列治疗方法,可能对患者帮助更大的是

 A. 外科手术切除头部转移瘤,加术后头部预防性脑放疗和术后辅助化疗

 B. 化疗加头部放疗

 C. 支持治疗

 D. 双膦酸盐治疗

 E. 粒子植入治疗

 F. 全脑放疗

【解析】本例患者外科手术治疗后半年,头部强化 2mm 层厚薄层 MRI 扫描显示右额叶有一直径约 2.3cm 的孤立性转移瘤。外科手术切除头部转移瘤,加术后头部预防性脑放疗和术后辅助化疗、化疗加头部放疗,均为正确的治疗选择。

第 3 问:患者接受大脑转移瘤切除术后病理报告为小细胞肺癌脑转移。下列术后治疗计划适合于该患者的是

 A. 全脑辅助放疗

 B. 阿莱替尼治疗

 C. 全脑辅助放疗 + 术后二线药物辅助化疗

 D. 奥西替尼治疗

 E. 布加替尼治疗

 F. 免疫治疗

【解析】小细胞肺癌脑转移瘤切除术后,应该给予全脑辅助放疗或者全脑辅助放疗 + 术后二线药物辅助化疗,故正确答案是 A 和 C。

第 4 问:患者术后全脑辅助放疗后 2 个月

答案:【案例 19】 1. ABD 2. AB 3. AC 4. ADE

出现右侧髂骨疼痛。全身骨扫描发现右侧髂骨和坐骨核素异常，骨盆增强 CT 发现右侧髂骨和坐骨骨质破坏。临床诊断肺癌右侧髂骨和坐骨骨转移。下列治疗选择恰当的是

   A. 右侧髂骨和坐骨放射治疗

   B. 克唑替尼治疗

   C. 阿莱替尼治疗

   D. 唑来膦酸治疗

   E. 放疗联合唑来膦酸治疗

   F. 手术治疗

【解析】该患者出现骨转移，右侧髂骨和坐骨放射治疗、唑来膦酸治疗和放疗联合唑来膦酸治疗均为恰当选择，故正确答案为 ADE。

【案例 20】患者男，49 岁。咳嗽，伴痰中带血 4 个月，加重 1 个月。4 个月前无明显诱因出现咳嗽、咳痰，色白质稀，易咳出，以白天为多，偶有痰中带少量鲜红血丝，无发热，无午后潮热，无胸闷，无胸痛，无咽痛，未予重视。1 个月前咳嗽、咳痰明显增多，影响夜间休息，痰中带血增多，每日均有，并常有四肢大关节酸胀感，遂前往当地医院就诊拍胸部 X 线片发现右下肺 3cm×4cm 包块，可见毛刺和分叶，考虑恶性可能大。纤维支气管镜检查发现右肺下叶支气管开口隆起菜花状新生物，周围黏膜红肿，并累及中叶开口，活检病理诊断为中分化鳞癌。患病以来精神尚可，食欲佳，大、小便正常，体重无下降。既往体质中等，否认高血压、糖尿病、冠心病、脑血管病、肺结核、肝炎等疾病史。吸烟 20 年，每日 1 包，已戒烟 3 年。偶尔饮少量白酒。查体：体温 36.5℃，脉搏 76 次 /min，血压 130/82mmHg。KPS 评分 80 分，无贫血貌，巩膜无黄染，颈部及锁骨上未及肿大淋巴结，胸廓活动可，无压痛，右下肺呼吸音减轻，语震减弱，双肺未闻及干湿啰音。心律齐，心率 76 次 /min，心脏各瓣膜区未闻及病理性杂音。腹软，无压痛，未扪及包块。脊柱无叩痛，四肢活动无障碍，双手轻度杵状指。辅助检查：血常规及肝、肾功能基本正常，乙肝三系正常，尿及大便常规正常。心电图正常。常规肺功能检查提示轻度限制性通气障碍。全身 PET/CT：右下肺可见长径 4.5cm 软组织肿物，可见毛刺和分叶，右肺下叶支气管开口明显狭窄，远端可见斑片影，肿物 SUV_{max} 9.8，考虑肺癌。纵隔 2R、4R 区可见 3 枚短径 1~1.3cm 肿大淋巴结，SUV_{max} 4.2，考虑为转移。余未见明显转移征象。头部强化 MRI 未见明显异常。ECT 可见四肢关节代谢浓聚，考虑肥厚性骨关节炎。肺功能 FEV_1/FVC 占预计值的 75%。

第 1 问：以下检查中有助于明确纵隔淋巴结是否有转移的方法是

   A. 锁骨上区 B 超

   B. 肾上腺 B 超

   C. 纵隔 MRI

   D. 纵隔镜

   E. 腹部 CT

   F. 超声内镜引导下纵隔淋巴结 FNA

【解析】PET/CT 对于 NSCLC 纵隔淋巴结假阳性率为 20%~40%，特别是伴阻塞性炎症时，故若患者有根治性手术可能时，仍需细胞学或病理证实纵隔淋巴结是否有转移。

第 2 问：经细胞学检查证实纵隔 2、4 区淋巴结转移，病理诊断为中分化鳞癌转移。目前适宜治疗方案是

   A. 序贯化、放疗

   B. 根治性同步放、化疗

答案：【案例 20】 1. DF   2. BE

C. 右中下肺叶切除联合纵隔淋巴结清扫术

D. 新辅助 EGFR-TKi 治疗后，考虑手术

E. 新辅助同步放、化疗后，考虑手术

F. 新辅助克唑替尼治疗后，考虑手术

【解析】对于纵隔淋巴结转移的ⅢA病变采用根治性同步放、化疗，或新辅助同步放、化疗，放疗剂量45Gy后评价，若能够行根治性肺叶切除术＋纵隔淋巴结清扫术，可选择手术治疗，或继续同步放、化疗至根治性放疗剂量（60~66Gy）。

第3问：分子病理学检查肿瘤 K-RAS 野生型，EGFR 19 外显子突变，若患者拟行术前新辅助治疗，可以选择的方案是

A. EP 方案同步放、化疗

B. 酪氨酸激酶抑制剂（TKI）

C. TKI 联合血管内皮生长因子抑制剂

D. PC 方案同步放、化疗

E. 培美曲塞联合铂类方案同步放、化疗

F. 克唑替尼治疗

【解析】该患者没有 ALK 和 ROS-1 基因融合突变，不适合选择克唑替尼治疗。

第4问：该患者 EP 方案新辅助放、化疗后，临床分期由ⅢA 期降期为ⅡA 期，并施行了肺癌根治性手术。术后口服易瑞沙治疗 10 个月后。复查发现颅内 2 个直径 2~3cm 转移灶，腹膜后淋巴结、肾上腺多发转移。可以选择的治疗方案是

A. 奥西替尼治疗

B. 多西他赛化疗联合立体定向放射治疗（SRT）＋全脑放疗（WBRT）

C. 多西他赛化疗＋免疫检查点抑制剂联合 SRT+WBRT

D. 单用全脑放疗

E. 培美曲塞单药治疗

F. 多西他赛单药治疗

【解析】对于 KRAS 野生型，EGFR 突变的 NSCLC，术后易瑞沙辅助治疗后，发生大脑和腹腔肿瘤复发转移者，可以选择第三代 EGFR-TKI 奥西替尼治疗，多西他赛化疗联合立体定向放射治疗（SRT）＋全脑放疗（WBRT），吉西他滨联合铂类化疗＋免疫检查点抑制剂联合 SRT+WBRT，以及多西他赛化疗＋免疫检查点抑制剂联合 SRT+WBRT 治疗。

第5问：经奥西替尼治疗 2 个月复查发现颅内转移灶略增大，腹膜后淋巴结、肾上腺多发转移明显好转缩小，下一步除了继续口服奥西替尼外，针对脑转移可以选择的治疗是

A. 全脑放疗

B. 全脑放疗联合 SRT

C. SRT

D. 观察

E. 联合化疗

F. 手术切除

【解析】奥西替尼治疗后腹腔转移肿瘤显著缩小，大脑转移瘤为 SD，大脑为多发转移不适宜手术，可行 WBRT，再联合 SRT 较单纯 WBRT 可以改善颅内控制率，对于转移病灶少于 3 个的患者也可 SRT 后观察。

【案例21】患者女，58 岁。教师。体检发现左上肺占位。患者 2 日前常规查体胸部 X 线片发现左上肺野外带靠近侧胸壁处有类球形高密度影，直径约 2.0cm，纵隔不宽，其他肺野未见结节影。进一步胸部 CT 检查提示左上后端外带肺结节 1.8cm×2.0cm，分叶状，有毛刺，无肿大纵隔淋巴结，余肺未见结节影。体检：左乳

答案： 3. ABCDE 4. ABC 5. ABC

缺如，呈术后改变。无咳嗽、咳痰、胸痛、发热、消瘦、乏力等症状。10 年前曾患左乳癌，$T_1N_0M_0$。改良根治术后口服瑞宁德 5 年。否认高血压、心脏病、糖尿病、脑血管病、肝炎及其他疾病史。无烟酒嗜好。已绝经 5 年。体格检查：体温 36.2℃，脉搏 70 次 /min，血压 120/70mmHg。一般情况好，未及浅表淋巴结。左乳缺如，胸壁呈术后改变，右乳未触及结节。双肺呼吸音清，未闻啰音，心律齐，心率 70 次 /min，未闻及瓣膜杂音。腹部平坦，无移动性浊音，未及异常包块，无压痛及反跳痛。脊柱四肢及神经系统检查未见异常。辅助检查：血、尿、便常规检查均正常。血生化：ALT 25U/L，AST 17U/L，TP 68g/L，ALB 42g/L，Cr 0.7mg/L，BUN 10mg/L。乙肝五项：均阴性。

第 1 问：为了评估临床分期和确定下一步该患者的治疗方案，还需要做的检查是

　　A. 痰细胞学

　　B. 腹部增强 CT 和头部增强 MRI

　　C. 全身骨扫描

　　D. 肺功能检查

　　E. 胸腔镜

　　F. EBUS

【解析】该患者为周围型肺结节，分叶状，有毛刺，首先应考虑恶性肿瘤，早期肺原发可能性大，为了正确地进行临床分期和评估手术耐受性，需要做进一步检查以排除远处转移，同时需要做肺功能检查评估手术耐受性。

第 2 问：患者临床评估为 I 期肺癌，内脏功能正常，遂行左肺上叶切除 + 纵隔淋巴结清扫术。术后病理报告：左上肺低分化腺癌，肿瘤大小 2cm×2cm，侵及脏层胸膜，未见淋巴结转移（0/21），切缘净，病理分

期为 $T_2N_0M_0$。需要进一步免疫组化鉴别肺原发或乳腺癌肺转移，应包括的项目检测有

　　A. ER、PR

　　B. TTF-1、CK7、Napsin A

　　C. CK20、CDX2

　　D. HER-2

　　E. CD20

　　F. ChrA+、Syn+、CD56+

【解析】鉴别肺原发腺癌和乳腺癌的免疫组化包括 ER、PR、HER-2、TTF-1、CK7、Napsin A，其他不包括。

第 3 问：该患者**不正确**的临床分期是

　　A. ⅠA 期

　　B. ⅠB 期

　　C. ⅡA 期

　　D. ⅡB 期

　　E. ⅢA 期

　　F. ⅢB 期

【解析】原发灶 2cm，但侵犯胸膜，属于 T_2，无淋巴结转移为 N_0，没有远处转移为 M_0，故患者正确的临床分期为 $pT_2N_0M_0$，ⅠB 期。

第 4 问：该患者术后可以采用的治疗方案是

　　A. 定期观察

　　B. 定期观察 + 术后辅助免疫治疗

　　C. 术后辅助化疗

　　D. 术后辅助化疗 + 辅助放疗

　　E. 术后辅助放疗

　　F. 术后辅助放疗 + 免疫治疗

【解析】ⅠB 期术后辅助化疗尚有争议，但对于有高危因素者仍建议术后辅助化疗。高危因素包括低分化、支气管残端癌残留、脉管瘤栓等。故该患者术后辅助治疗的正

答案：【案例21】　1. ABCD　2. ABD　3. ACDEF　4. ABC

确选择是 ABC。

第 5 问：患者术后采用了术后辅助化疗（培美曲塞／卡铂方案治疗 4 个周期），以后定期复查。但术后半年复查胸腹 CT 提示左肾上腺结节较前明显增大，伴强化，考虑转移。此时应建议该患者进行的基因突变检测项目是

A. *EGFR*

B. *EML4-ALK*

C. *K-RAS*

D. *HER-2*

E. *BRAF*

F. *C-Met*

【解析】患者出现了远处转移，为晚期 NSCLC。需要检测 *EGFR*、*ALK* 基因突变以明确是否选择分子靶向药物治疗，还是化疗。

【案例 22】患者男，58 岁。公务员。因咳嗽 1 个月，发现右锁骨上包块 1 周来院。患者 1 个月前无诱因出现刺激性干咳，未在意。1 周前无意中发现右锁骨上核桃大小包块而就诊。胸腹 CT 检查发现右肺上叶占位 4cm×3cm，右肺门及纵隔 7 区淋巴结肿大，最大短径约 2cm，双肺多发小结节影。双侧肾上腺及肝脏未见转移征象。脑部 MRI、全身骨扫描等检查未发现转移病灶。右锁骨上淋巴结穿刺活检，病理诊断为腺癌。EGFR 基因突变检测为野生型。既往体健，否认高血压、心脏病、糖尿病、脑血管病、肝炎及其他疾病史。吸烟 20 年，每日 1 包，10 年前自行戒烟。偶尔饮酒，无其他不良嗜好。体格检查：体温 36.2℃，脉搏 70 次／min，血压 120/70mmHg。一般情况好，除了右锁骨上淋巴结肿大外，未及其他部位浅表淋巴结肿大。双肺呼吸音清，未

闻及啰音，心律齐，心率 70 次／min，未闻及瓣膜杂音。腹部平坦，无移动性浊音，未扪及异常包块，无压痛及反跳痛。脊柱四肢及神经系统检查未见异常。辅助检查：血、尿、便常规检查均正常。血生化：ALT 25U/L，AST 17U/L，TP 68g/L，ALB 42g/L，Cr 0.7mg/L，BUN 10mg/L。乙肝五项：均阴性。

第 1 问：下列治疗方案可以给患者选择的是

A. 紫杉醇＋卡铂＋贝伐单抗

B. 长春瑞滨＋顺铂＋西妥昔单抗

C. 培美曲塞＋铂类＋贝伐单抗

D. 多西他赛＋顺铂

E. 吉非替尼

F. 厄罗替尼

【解析】该该患者为局部晚期 N3 非鳞癌，EGFR 野生型。一线治疗以化疗为主。方案 ABCD 均可选。

［提示］患者培美曲塞＋顺铂化疗 4 周期，疗效 PR。

第 2 问：临床肺腺癌患者培美曲塞＋顺铂化疗 4 周期后，疗效评估为 PR。此时该患者可以选择的治疗方案有哪些

A. 休息，定期观察

B. 休息 1 个月后，再继续培美曲塞＋顺铂化疗

C. 培美曲塞单药维持

D. 换多西他赛＋卡铂

E. 培美曲塞＋抗血管生成药物维持治疗

F. 培美曲塞＋免疫检查点抑制剂维持治疗

【解析】含铂两药联合治疗 4~6 周期后，病变稳定或有效的患者，可以单药维持治疗。培美曲塞＋抗血管生成药物维持治疗

答案： 5. AB 　【案例 22】 1. ABCD 　2. CEF

和培美曲塞联合免疫检查点抑制剂维持治疗均为正确的选择。

第3问：该患者培美曲塞单药维持8周期后出现明显腰痛，MRI证实第4腰椎转移，肺内转移灶亦增大，病变进展。此时患者应选择的治疗方案的是

　A. 继续培美曲塞＋唑来膦酸治疗

　B. 腰椎放疗＋唑来膦酸治疗

　C. 多西他赛＋腰椎放疗＋唑来膦酸治疗

　D. 特罗凯

　E. 吉西他滨＋膦酸盐治疗

　F. 多西他赛＋腰椎放疗＋唑来膦酸＋免疫检查点抑制剂治疗

【解析】二线治疗可选择多西他赛、TKIs，免疫检查点抑制剂治疗。但患者骨转移症状明显，应考虑同时局部姑息放疗和膦酸盐治疗。

第4问：患者多西他赛单药化疗4周期，疗效稳定。腰椎局部放疗＋膦酸盐治疗后腰痛明显好转。但患者拒绝继续治疗，开始口服中药。4个月后肺内转移灶又明显增大，病变进展，患者KPS评分60分。为了进一步制订后续治疗方案，该患者应该做的检查是

　A. 肺内病灶穿刺活检＋NGS

　B. 腰椎转移灶穿刺活检＋NGS

　C. 头部增强MRI扫描

　D. 全腹部增强CT

　E. 腰椎增强MRI扫描

　F. EBUS纵隔淋巴结活检

【解析】患者二线治疗后肿瘤进展，需要进行肿瘤的重新评估，并且需要再次活体和分子检测，才更有利于制订后续治疗计划。

第5问：患者头部增强MRI扫描未见异常，

胸部CT双肺多个转移灶，0.5~1.0cm不等，右上肺叶原发肺癌约1.5×1.8cm，腰椎转移病灶明显缩小。肺部穿刺活检和腰椎穿刺活体均为肺腺癌，腰椎转移瘤NGS报告*EGFR21*外显子突变，肺部转移灶NGS报告没有异常，两个病灶ALK均为阴性。该患者**不应该**采用的治疗策略是

　A. 易瑞沙

　B. 阿莱替尼

　C. 克唑替尼

　D. 安罗替尼

　E. 依维莫司

　F. 替莫唑胺

【解析】该患者二线治疗以后出现肿瘤进展（肺部新发病灶），未用过EGFR-TKIs的，TKIs是恰当的选择，故选择易瑞沙。依维莫司不用于治疗NSCLC，ALK没有融合基因，因此，不能将克唑替尼、阿莱替尼、安罗替尼用于三线治疗。

第6问：患者口服易瑞沙，250mg/d，2个月后复查发现双肺多发转移灶略有缩小，评价SD。以后每2个月复查，疗效一直保持SD。1年后因头晕复查脑部MRI提示脑多发转移。胸部CT提示肺内病变稳定。患者下一步的治疗策略应该是

　A. 奥希替尼，同时全脑放疗

　B. 停止使用吉非替尼，进行放疗

　C. 停止使用吉非替尼，进行外科手术

　D. 奥希替尼治疗

　E. 停止使用吉非替尼，进行最佳支持治疗

　F. 奥希替尼＋全脑放疗＋SRT

【解析】该患者出现大脑多发转移，表明吉非替尼耐药，肿瘤进展。已有的研究表明奥希替尼治疗颅内转移的疗效显著优于其他EGFR-TKI药物，因此，选择奥希替尼治疗。患者为有症状的脑转移，应进行大

答案：　3. CF　4. ABCDE　5. BCDEF　6. ADF

的脑放疗。

【案例23】患者女,58岁。2020年2月因体检发现右下肺肿物2个月入院。胸部CT示:右肺下叶后基底段见一片团块状病灶,约15mm×15mm,病灶边界欠清,密度欠均匀,增强扫描明显不均匀强化,邻近胸膜牵拉,考虑肺癌的可能性大;肝S3、S7及S8各见一类圆形低密度灶。颅脑MRI和骨ECT未见异常。纤维支气管镜涂片未找到癌细胞。经完善术前检查后患者于2020年2月22日全麻下行经颈纵隔镜淋巴结清扫术。病理显示左上纵隔第4组淋巴结4枚未见癌;隆突下淋巴结6枚,4/6见低分化癌转移,形态符合低分化腺癌。既往体健,否认高血压、心脏病、糖尿病、肝炎及其他疾病史。无烟酒等不良嗜好。患者目前身体状况良好,PS评分1分。辅助检查:血、尿、粪常规,肝肾功能检查正常。

第1问:该患者目前**不正确**的分期是

A. ⅠB期
B. ⅡA期
C. ⅡB期
D. ⅢA期
E. ⅢB期
F. Ⅳ期

【解析】原发灶累及脏层胸膜属于T_2,有隆突下淋巴结转移为N_2,没有远处转移为M_0,该患者的分期是$T_2N_2M_0$,ⅢA期。

第2问:该患者目前应该采取的治疗模式是

A. 直接手术
B. 直接手术+术后辅助免疫检查点抑制剂治疗
C. 新辅助化疗+手术
D. 手术+放疗
E. 新辅助化疗+新辅助免疫治疗+手术
F. 手术+小分子酪氨酸激酶抑制剂

【解析】手术适应证:伴有多站纵隔淋巴转移的ⅢA期非小细胞肺癌,经术前新辅助化疗,新辅助化疗+新辅助免疫治疗后分期降低者。

第3问:患者于2020年2月至2020年3月给予培美曲塞+顺铂方案化疗两个疗程,复查CT,疗效评价PR。2020年4月行右下肺癌根治术。术后病理显示中分化腺癌。*EGFR*基因检测:19号外显子缺失突变;术后分期是$pT_2N_1M_0$ⅡA期。该患者术后应采取的治疗是

A. 定期观察
B. 术后辅助化疗
C. 术后辅助放疗
D. 术后辅助化疗+放疗
E. 术后辅助小分子酪氨酸激酶抑制剂
F. 术后辅助化疗+小分子酪氨酸激酶抑制剂

【解析】能够完全性切除Ⅱ和ⅢA期非小细胞肺癌的患者,术后应进行含铂两药联合方案化疗。Ⅰ期患者术后是否行辅助化疗尚有争议。此外,多项研究已证明,术后小分子酪氨酸激酶抑制剂辅助治疗具有明显延长生存期的疗效。

第4问:如果你是患者的主治医师,可以为患者选择的辅助化疗方案除了培美曲塞+顺铂方案,还可以选择

A. 长春瑞滨+顺铂
B. 紫杉醇+卡铂
C. 吉西他滨+顺铂
D. 多西他赛+顺铂

答案:【案例23】 1. ABCEF 2. CE 3. BE 4. ABCD

E. CPT-11+顺铂

F. 多西他赛+吉西他滨

【解析】NCCN 指南中除 NP 方案外,也将吉西他滨、多西他赛联合顺铂方案纳入辅助化疗;培美曲塞联合顺铂可以用于腺癌、大细胞癌的患者;不能耐受顺铂的患者可以选择卡铂方案。CPT-11+顺铂方案用于小细胞肺癌;多西他赛+吉西他滨和长春瑞滨+吉西他滨方案一般不用于辅助化疗。

【案例 24】患者女,53 岁。2020 年 02 月 25 日因咳嗽 2 年余入院。入院后胸部 CT 显示左上肺尖后段见一不规则结节,大小为 16mm×28mm,边界尚清,边缘不光整,见短毛刺,与邻近胸膜牵拉,呈分叶状。增强扫描强化明显,部分层面紧贴左斜裂胸膜。考虑周围型肺癌的可能性大。颅脑 MRI 和骨 ECT 未见异常。纤维支气管镜显示左、右主支气管均未见新生物。经完善术前检查后患者于 2020 年 3 月 4 日全身麻醉下行 VAST 辅助小切口左上肺叶切除术+纵隔淋巴结清扫术。术中见肿瘤位于左上肺尖后段,大小为 1.5cm×2.0cm×3.0cm。表面胸膜皱缩,肺裂发育可,胸腔内无胸腔积液,胸膜无结节,上纵隔、隆突下、肺门可见淋巴结肿大,直径为 0.5~1.0cm。患者术后病理报告示:送检肺组织大小为 15cm×8cm×2cm,其中见周围型肿物大小为 4cm×3cm×2cm,灰白,质硬,累及肺膜。镜检为肺中分化腺癌,累及肺脏层胸膜,但未侵出脏层膜外。纵隔淋巴结、肺门淋巴结、支气管旁淋巴结及支气管残端未见癌组织。既往体健,否认高血压、心脏病、糖尿病、肝炎及其他疾病史。无烟酒等不良嗜好。患者身体状况良好,PS 评分 1 分。

第 1 问:该患者目前**不正确**的分期是

A. ⅠA 期

B. ⅠB 期

C. ⅡA 期

D. ⅡB 期

E. ⅢA 期

F. ⅢB 期

【解析】原发灶大小为 4cm×3cm×2cm,属于 T_{2a},无淋巴结转移为 N_0,没有远处转移为 M_0,患者分期是 $T_{2a}N_0M_0$,ⅠB 期。

第 2 问:患者术后未予任何治疗,定期门诊随访。2021 年 04 月 27 日复查胸部 CT 显示双肺多发结节,最大约 22mm×16mm,磨玻璃样改变,考虑转移。如果你是患者的主治医师,可以为患者选择的治疗方案是

A. 长春瑞滨+顺铂

B. 紫杉醇+卡铂

C. 吉西他滨+顺铂

D. 多西他赛+顺铂

E. 培美曲塞+顺铂

F. 紫杉醇+卡铂+贝伐珠单抗

【解析】对于复发和转移性非小细胞肺癌的化疗方案选择,大型临床研究 ECOG1594、TAX326、JMDB 等显示第三代含铂方案之间相比较疗效与生存差别不大;ECOG 4599 研究显示,紫杉醇和卡铂联合贝伐珠单抗方案相比紫杉醇和卡铂方案能提高缓解率和中位生存时间。

第 3 问:遂于 2021 年 05 月 28 日至 2021 年 09 月 23 日行吉西他滨+顺铂方案化疗 6 个疗程,2、4、6 疗程,疗效评价均为 SD。定期随访 6 个月后,胸部 CT 复查双肺病灶较前增大,并出现肝转移灶。患者行肺

答案:【案例 24】 1. ACDEF　2. ABCDEF　3. ACDEF

肿物 *EGFR* 基因检测示：*EGFR* 突变阳性。目前患者**不应该**选择的分子靶向治疗药物是

A. 索拉非尼

B. 吉非替尼

C. 克唑替尼

D. 凡德他尼

E. 拉帕替尼

F. 甲磺酸伊马替尼

【解析】在一线治疗中或一线治疗后疾病进展的患者可以给予吉非替尼或厄洛替尼靶向药物作为二线治疗；在 EGFR 突变阳性的 NSCLC 患者中，EGFR-TKI 能够较化疗提高患者客观缓解率和延长患者的 PFS。

第 4 问：以下**不是**亚洲人 *EGFR* 基因突变率的为

A. 10%~20%

B. 20%~30%

C. 30%~50%

D. 60%~70%

E. 70%~80%

F. 80% 以上

【解析】*EGFR* 基因突变见于 10%~15% 的白种人 NSCLC 患者及 30%~40% 的亚洲患者。NCCN 指南指出，亚洲人 *EGFR* 突变率能达到 50%。

第 5 问：患者 2022 年 4 月开始口服易瑞沙治疗，1 个月后复查胸部 CT，疗效评价 PR。治疗 10 个月后患者咳嗽、气促症状加重。复查胸部 CT 显示双肺病灶增多增大，胸腔积液，疗效评价 PD。患者行胸腔积液 *EGFR* 基因检测，出现耐药突变。导致 EGFR-TKI 最常见的获得性耐药发生机制是

A. *EMT*

B. *MET* 扩增

C. 转变为鳞癌

D. *T790M*

E. EGFR 下游信号蛋白非依赖性活化

F. 机制不明

【解析】*EMT*、*MET* 扩增和 *T790M* 突变可导致 TKI 类药物耐药。研究显示，该突变类型见于 50% 的肿瘤进展患者。

【案例 25】患者女，51 岁。因咳嗽、发热伴痰中带血 1 周入院。患者在 2 个月前曾经因刺激性咳嗽伴发热在当地医疗机构诊治，被诊断为肺部感染。予以头孢哌酮静脉滴注治疗 2 周后"痊愈"出院。1 周前再次出现咳嗽、发热，同时伴痰中带血。胸部 X 线片发现左肺门阴影。胸部 CT 检查发现左肺门占位病变，左肺上叶前段支气管增厚伴块影，左肺上叶前段阻塞性肺炎，左侧纵隔第五组淋巴结肿大。纤维支气管镜检查发现左肺上叶前段支气管新生物使管腔大部分阻塞，活检病理报告为鳞状细胞癌。上腹部 CT 显示肝脏、双侧肾脏及双侧肾上腺未见肿瘤转移征象。脑 MRI、全身骨扫描等检查未发现转移病灶。故施行左肺上叶切除加系统性淋巴结清扫术。病理报告左肺上叶内结节大小为 1.5cm×2.0cm，为中分化鳞癌。第五组（1/3）、第七组（2/6）和第十组（2/9）淋巴结转移，第十一组（0/13）和第十二组（0/3）淋巴结无转移。支气管切缘未见肿瘤。术后患者恢复顺利，目前已可以生活自理。既往体健，否认心脏病、糖尿病、脑血管病、肝炎及其他疾病史。有吸烟史 25 年，每日 1~2 包，本次入院才戒烟。偶尔饮酒，每次 50~100g，无其他不良嗜好。术后 3 周时体格检查：体温 36.7℃，脉搏 78 次 /min，血

答案： 4. ABDEF 5. ABD

压 112/74mmHg。患者精神正常,消瘦,轻度贫血貌,巩膜无黄染。未及浅表淋巴结肿大,左背部可见一术后瘢痕,伤口愈合良好。左肺呼吸音略低,余肺未闻及异常呼吸音;心律齐,心率 78 次 /min,未闻及心脏瓣膜杂音。腹部平坦,无移动性浊音,未及异常包块,无压痛及反跳痛。脊柱、四肢及神经系统检查未见异常。辅助检查:肺功能、血常规、尿和大便常规检查均正常。血生化:ALT 24U/L, AST 37U/L, TP 66g/L, ALB 36g/L, Cr1 2mg/L, BUN 18mg/L。乙肝五项:均阴性。

第 1 问:该患者手术后**不正确**的病理分期是

A. ⅠB 期

B. ⅡA 期

C. ⅡB 期

D. ⅢA 期

E. ⅢB 期

F. Ⅳ期

【解析】原发肿瘤伴左肺上叶前段阻塞性肺炎属于 T_2,第五组和第七组纵隔淋巴结转移为 N_2,没有远处转移为 M_0,故患者手术后的病理分期为 $pT_2N_2M_0$,ⅢA 期。

第 2 问:该患者的手术后可以选择的治疗模式是

A. 术后辅助化疗 + 辅助免疫治疗

B. 定期观察 + 免疫治疗

C. 术后辅助化疗

D. 术后辅助化疗 + 辅助放疗

E. 术后辅助化疗 + 放疗 + 术后维持免疫治疗

F. 术后辅助放疗 + 免疫治疗

【解析】ⅢA 期非小细胞肺癌手术后的规范化治疗应该进行辅助化疗。已有研究证明,ⅢA 期非小细胞肺癌手术后接受辅助化疗可以明显延长患者的无肿瘤生存时间(DFS)和总生存时间(OS)。对于一般状况较好、没有脏器功能减退的患者应该选择含顺铂的两药方案为主(顺铂联合长春瑞滨,或顺铂联合多西他赛,或顺铂联合吉西他滨等),对于不适合使用顺铂的患者可以使用含卡铂的方案(紫杉醇联合卡铂)。辅助化疗应该使用 4 个周期;具有同侧纵隔淋巴结转移(N_2)的ⅢA 期非小细胞肺癌手术后除接受术后辅助化疗以外,还应该进行辅助放疗。国内、外的研究已经证明,术后辅助放疗对 N_2 患者有推迟局部肿瘤复发和延长生存的作用,而对 $N_{0\sim1}$ 患者术后辅助放疗没有见到生存获益。术后辅助放疗限于具有同侧纵隔淋巴结转移(N_2)的ⅢA 期非小细胞肺癌。近年来的研究证明,术后维持免疫治疗能够显著延长患者生存。

[提示]患者术后 1 个月开始接受术后辅助化疗共 4 个周期(吉西他滨 / 顺铂方案),在化疗 2 个周期后接受左侧纵隔区辅助放射治疗共 56Gy,并于 9 个月前结束手术后辅助治疗,定期复查。1 周前开始出现头部不适、头痛,食欲减退,无呕吐。头部强化 MRI 发现右侧大脑额叶有一约 1.5cm×1.9cm 的转移瘤,转移瘤周围有明显水肿带;胸部和上腹部强化 CT 未发现肿瘤复发转移。全身核素骨扫描未见转移征象。查体双侧锁骨上淋巴结无肿大。腹部未见异常。结合病史诊断为左肺癌术后右侧大脑孤立性肺癌转移。辅助检查:血常规、尿和大便常规检查均正常;血生化:ALT 27U/L, AST 39U/L, TP 66g/L, ALB 36g/L, Cr 1.4mg/L, BUN 14mg/L。

第 3 问:该患者可以采用的治疗策略是

A. 仅给予全身化疗

答案:【案例25】 1. ABCEF　2. DE　3. CD

B. 仅给予头部放疗

C. 外科手术治疗+全身化疗

D. 外科手术治疗+全身化疗+术后辅助全脑放疗

E. 最佳支持治疗

F. 分子靶向治疗

【解析】患者现在出现了孤立性脑转移，全身一般状况良好。根据美国《NCCN 非小细胞肺癌临床实践指南》，伴孤立性转移的非小细胞肺癌的治疗，尤其是孤立性脑转移，只要原发肺癌和孤立性转移癌均适合于外科治疗者，均应施行以外科手术为主的多学科治疗。国内、外已有的研究证明，可以外科治疗的非小细胞肺癌，如果伴有孤立性肾上腺或孤立性脑转移，施行肺癌完全切除加孤立性转移癌切除和术后辅助放、化疗的疗效（中位生存时间和长期生存率）显著优于化疗和放疗。此外，对于肺癌伴孤立性脑转移的患者，施行肺癌完全性切除加脑转移立体定向放疗的疗效亦显著优于单纯化疗和放疗。因此，该患者原发肺癌外科手术切除、术后辅助化疗和放疗后出现异时性、孤立性脑转移，且没有全身其他部位转移，适合对脑转移癌施行外科手术治疗。虽然患者脑转移癌为异时性，且诊断脑转移时没有发现其他系统有转移瘤，但是该患者的整体肺癌分期为 $pT_2N_2M_1$，Ⅳ期，因此需要在脑转移癌切除后补充术后辅助化疗和辅助放疗。

第 4 问：该患者接受外科手术切除大脑转移癌后 1 个月给予吉西他滨加奈达铂化疗 4 周期，第 2 个周期化疗后给予全脑照射治疗。治疗结束后第 1、2、3 年每 4 个月做 1 次术后复查，每次复查均包括头部强化 MRI、胸部和上腹部强化 CT、骨扫描及血清肺癌标志物全套检查。第 2 次手术后第 4、

5 年每半年复查 1 次，第 5 年后每年复查 1 次，每次复查均包括胸部强化 CT 及血清肺癌标志物全套检查。术后第 8 年 11 个月复查时，胸部强化 CT 发现右肺下叶背段有一结节，大小为 1.8cm×2.0cm，边缘有小分叶和毛刺征。肺门及纵隔淋巴结无肿大，影像学诊断右肺下叶原发性周围型肺癌。头部强化 MRI、上腹部强化 CT、全身骨扫描均无异常发现。临床分期为：$cT_1N_0M_0$，Ⅰ期。血清肿瘤标志物检测：CEA 和 CA125 明显升高。辅助检查：除有轻度肺通气功能异常外，血常规、大小便常规、肝肾功能均正常。该患者下一步**不应该**给予的治疗策略是

A. 口服吉非替尼

B. 进行放疗

C. 化疗

D. 进行最佳支持治疗

E. 进行外科手术治疗

F. 化疗加放疗

【解析】根据胸部强化 CT 征象，该患者右肺癌为第二原发性肺癌，临床分期为Ⅰ期。根据《NCCN 非小细胞肺癌临床实践指南》应该选择外科手术治疗。

第 5 问：患者在全身麻醉下行右侧剖胸探查。手术发现右肺下叶背段有一大小为 2.5cm×2.3cm 的结节，肿瘤未侵犯脏层胸膜。快速冰冻病理切片为腺癌。故施行右肺下叶切除加系统性纵隔淋巴结清扫术。病理报告为中分化腺癌。第一、二、三、四和五组（0/3、0/2、0/1、0/3 和 0/2）、第七组（0/2）、第八组（0/1）、第九组（0/1）和第十组（0/9）、第十一组（0/5）和第十二组（0/3），淋巴结均无转移。支气管切缘未见肿瘤。手术后患者恢复顺利，术后第 10 天康复出院。该患者**不正确**的术后病理分

期是

A. ⅠA 期

B. ⅡB 期

C. ⅡA 期

D. ⅡB 期

E. ⅢB 期

F. Ⅳ 期

【解析】原发肿瘤大小为 2.5cm×2.3cm，肿瘤未侵及脏层胸膜为 T_1；第 1~5 组、第 7~9 组和第 10~12 组淋巴结均无转移为 N_0，没有远处转移为 M_0，故患者手术后的病理分期为 $pT_1N_0M_0$，ⅠA 期。

【案例 26】患者女，45 岁。间断咳嗽，偶有痰中带血 10 日。胸部 X 线片发现右肺上叶阴影，胸部 CT 发现右肺 2.5cm×2.4cm 大小结节，结节周围有毛刺征和分叶征，纵隔淋巴结无肿大。临床诊断右肺上叶周围型肺癌入院。入院后头部强化 MRI、全身骨扫描、上腹部强化 CT 等检查未发现转移病灶。故于入院后第 5 天在气管插管全身麻醉下行右肺上叶切除加系统性淋巴结清扫术。病理报告右肺上叶内结节大小为 2.9cm×2.8cm，为中低分化腺癌。肿瘤侵及脏层胸膜，右侧第 2 组（2/3）、第 7 组（1/6）淋巴结转移，第 1、3、4、5、9、10、12 组（0/21）淋巴结均无转移，支气管切缘未见肿瘤。术后患者恢复顺利。既往体健，否认有心脏病、糖尿病、高血压、脑血管病、肝炎及其他疾病史。无吸烟史。偶尔饮酒，无其他不良嗜好。术后 4 周时体格检查：体温 36.5℃，脉搏 63 次 /min，血压 110/72mmHg。患者精神正常，巩膜无黄染。未及浅表淋巴结，右背部可见一术后瘢痕，伤口愈合良好。双肺呼吸音清晰，未闻及异常呼吸音，心律齐，心率

63 次 /min，未及心脏瓣膜杂音。腹部平坦，无移动性浊音，未及异常包块，无压痛及反跳痛。脊柱、四肢及神经系统检查未见异常。辅助检查：血、尿、便常规检查均正常，血生化：ALT 26U/L，AST 22U/L，TP 68g/L，ALB 38g/L，Cr 10mg/L，BUN 18mg/L。乙肝五项：均阴性。

第 1 问：该患者的**不正确**的病理分期是

A. ⅠB 期

B. ⅡA 期

C. ⅡB 期

D. ⅢA 期

E. ⅢB 期

F. Ⅳ 期

【解析】原发灶累及脏层胸膜属于 T_{2a}，第 2 和第 7 组淋巴结转移为 N_2，没有远处转移为 M_0，故患者的病理分期为 $pT_{2a}N_2M_0$，ⅢA 期。

第 2 问：该患者术后**不应**采用的治疗模式是

A. 定期观察

B. 定期观察 + 免疫治疗

C. 术后辅助化疗 + 辅助放疗

D. 术后辅助化疗

E. 术后辅助放疗

F. 术后辅助放疗 + 免疫治疗

G. 术后使用小分子酪氨酸激酶抑制剂治疗

【解析】国内、外的研究发现，ⅢA 期非小细胞肺癌手术后接受辅助化疗可以延长患者的无肿瘤生存时间（DFS）和总生存时间（OS）。对于一般状况较好、没有脏器功能减退的患者要选择含顺铂的两药方案为主（顺铂联合长春瑞滨，或顺铂联合多西他赛，或顺铂联合吉西他滨等），对于不适合使用顺铂的患者可以使用含卡铂的方案（紫

答案：【案例 26】　1. ABCEF　2. ABDEF

杉醇联合卡铂)。辅助化疗应该使用4个周期;具有同侧纵隔淋巴结转移(N_2)的ⅢA期非小细胞肺癌手术后接受术后辅助化疗以外还应该进行辅助放疗,国内、外的研究表明,术后辅助放疗对N_2患者有延长生存的作用,而对$N_{0\sim1}$患者术后辅助放疗没有见到生存获益。术后辅助放疗限于具有同侧纵隔淋巴结转移(N_2)的ⅢA期非小细胞肺癌。

第3问:患者术后采用了术后化疗(培美曲塞/顺铂方案4个周期)联合放疗的治疗方案,在术后第7个月结束辅助治疗,并进行术后定期复查。患者于术后18个月开始出现全身不适,伴疲乏无力、咳嗽、食欲减退、右侧胸痛、背部疼痛。到医院查体发现其右侧锁骨上有2枚肿大淋巴结。胸部CT发现:右锁骨上有肿大淋巴结,双肺弥漫多发结节,腹部CT扫描未见异常,骨扫描和脊柱MRI检查发现第8胸椎转移。结合病史考虑右锁骨上、双肺及第8胸椎多发转移。右侧锁骨上淋巴结活检,病理报告为中低分化腺癌,与原发病灶一致。*EGFR*基因19号外显子突变,未发现*ALK*、*K-RAS*基因突变。实验室检查:肝肾功能基本正常,Hb 78g/L。PS评分为1分。该患者可以采用的治疗方案有

　A. 全身化疗

　B. 胸部放疗

　C. EGFR-TKI治疗+胸椎放疗

　D. 免疫治疗

　E. EGFR-TKI治疗

　F. 最佳支持治疗

【解析】患者现在出现了多发性转移,并且一般状况不佳。检测其淋巴结发现具有*EGFR19*外显子突变。研究发现,具有敏感性突变的患者一线使用分子靶向治疗较化

疗具有更长的无肿瘤生存时间(PFS),虽然研究显示具有*EGFR*基因突变的患者不管先用化疗还是先用靶向治疗总生存时间无明显差别,但是由于该患者一般状况较差,贫血,难以承受正规化疗,故应首先考虑靶向治疗。此外,胸椎转移疼痛明显,需要给予放射治疗。

第4问:患者口服吉非替尼药物治疗,250mg/d,胸椎放射治疗。治疗开始后患者症状很快出现缓解,一般状况改善,疼痛几乎消失。服药1个月复查发现双肺多发转移灶明显缩小,部分消失。继续使用该药物治疗。服药3、5、7个月定期复查时患者仍然维持良好状态,影像检查未见有疾病进展。服药12个月复查时,胸部CT检查发现双肺转移病灶进展,左侧锁骨上多个淋巴结肿大,淋巴结活检为转移性腺癌。脑MRI发现双侧颞叶及左侧小脑出现多个转移病灶,转移灶周围明显水肿。体格检查未发现有神经系统异常体征。但是患者感觉头部疼痛明显,使用镇痛药无效,恶心呕吐,严重乏力,食欲不振。一般状况评分为2分。患者下一步应该选择的治疗策略是

　A. 停止使用吉非替尼,改用化疗

　B. 停止使用吉非替尼,改为奥希替尼治疗

　C. 停止使用吉非替尼,进行外科手术

　D. 停止使用吉非替尼,进行最佳支持治疗

　E. 奥希替尼+全脑放疗和脱水治疗

　F. 继续使用吉非替尼,同时口服厄洛替尼

　G. 继续使用吉非替尼,同时生物治疗

【解析】研究发现,*EGFR*基因突变患者在使用酪氨酸激酶抑制剂治疗有效并

维持一段时间后病变进展，表明患者出现 EGFR-TKI 的获得性耐药。虽然该患者 EGFR-TKI 治疗后肿瘤进展，根据最新 NCCN 指南，改为奥希替尼治疗。由于患者颅内转移伴有颅内高压症状，在 EGFR-TKI 靶向治疗的同时，还需要进行全脑放射治疗加脱水治疗。

第四章 食管疾病

一、单选题

1. 在西方国家，目前食管癌最常见的是
   A. 食管鳞癌
   B. 食管腺癌
   C. 食管黑色素瘤
   D. 食管小细胞癌
   E. 食管淋巴瘤

   【解析】我国食管癌一直以食管鳞状细胞癌为主，食管腺癌的发病率未见明显增长。自20世纪70年代始，食管腺癌的发病率在欧美等西方国家显著上升，目前已超过食管鳞状细胞癌，成为全世界食管癌的主要病理组织学类型。

2. 食管癌的发生与饮食结构和生活习惯有一定的关系，其诱因与下列哪些因素**无关**
   A. 长期使用过热、过硬食物
   B. 地区环境中钼的含量低，硝酸盐含量高
   C. 食物被多种真菌污染
   D. 吸烟嗜酒
   E. 进食过饱

   【解析】食管癌与年龄、性别、职业、种族、地域、生活环境、饮食生活习惯、遗传易感性等均有一定关系。亚硝胺、真菌、缺乏某些微量元素、缺乏维生素以及动物蛋白；烟、酒、热食、热饮、口腔不洁等因素；长期饮烈性酒、嗜好吸烟；食物过硬、过热、进食过快，引起慢性刺激、炎症、创伤或口腔不洁、龋齿等均可能与食管癌的发生有关。

3. 食管癌发生最常见的部位是
   A. 颈部食管
   B. 胸部食管上段
   C. 胸部食管中段
   D. 胸部食管下段
   E. 腹部食管

   【解析】食管癌以胸段最为常见。其中50%左右发生在胸部食管中段，30%在下段，20%在上段。

4. 出现下列哪个症状，常常提示食管癌中晚期
   A. 胸骨后烧灼感
   B. 食管内异物感
   C. 咽下食物哽噎感
   D. 胸骨后针刺样疼痛
   E. 进行性吞咽困难

   【解析】胸骨后烧灼感、食管内异物感、咽下食物哽噎感、胸骨后针刺样疼痛属于食管癌早期的表现，但只有进行性吞咽困难才是中晚期食管癌最典型的症状。

5. 对于食管胃连接部肿瘤，下列说法正确的是
   A. 这一部位最常见的病理类型为腺癌
   B. 目前认为肿瘤中心位于食管下段、食

答案： 1. B 2. E 3. C 4. E 5. C

管胃交界及胃近端 3cm，并已侵犯食管下段或食管胃交界者，均按食管腺癌 TNM 分期标准进行分期

C. 胃近端 5cm 内发生的腺癌未侵犯食管胃交界者可称为贲门癌，连同胃其他部位发生的肿瘤，皆按胃癌 TNM 分期标准进行分期

D. 对于 Siewert 分型，其中I型指病变中心位于 EGJ 线上 1~5cm；II型在 EGJ 线上 1cm 至线下 3cm

E. 这一部位的原发肿瘤均需要按照食管癌的 TNM 分期进行治疗策略的制定

【解析】食管胃交界以上 5cm 的食管远端与食管胃交界以下 5cm 的胃近端，被认为是食管胃连接部（EGJ）。这一部位常见的肿瘤为鳞癌和腺癌，临床常用 Siewert 分型，其中I型指病变中心位于 EGJ 线上 1~5cm；II型在 EGJ 线上 1cm 至线下 2cm；III型为 EGJ 线下 2~5cm。目前认为，凡肿瘤中心位于食管下段、食管胃交界及胃近端 5cm，并已侵犯食管下段或食管胃交界者，均按食管腺癌 TNM 分期标准进行分期；胃近端 5cm 内发生的腺癌未侵犯食管胃交界者可称为贲门癌，连同胃其他部位发生的肿瘤，皆按胃癌 TNM 分期标准进行分期。

6. 对于食管的血液供应，下列说法正确的是
   A. 食管的血供以胸下段最佳，血供主要来自支气管食管动脉
   B. 腹段食管的血供主要来自胃左动脉和胃网膜左动脉
   C. 因为食管供血的多源性及节段性，一般不提倡过度游离食管
   D. 研究表明食管血供最差的部位在胸廓入口处

E. 食管动脉血供的特点是节段性、多源性。研究发现颈、胸、腹 3 段供应食管的动脉彼此并不相通

【解析】食管动脉血供的特点是节段性、多源性。颈部食管来自双侧的甲状腺下动脉。胸上段来自支气管动脉或支气管食管动脉。胸下段源自降主动脉的食管固有动脉。腹段主要来自胃左动脉，其次是左膈下动脉。颈、胸、腹 3 段供应食管的动脉借吻合支彼此连通，但吻合支行走距离短，且细小，不能远距离供血。因食管供血的多源性及节段性，一般不提倡过度游离食管。有研究表明食管血供最差的部位在主动脉弓上及膈肌裂孔上方。

7. 对于食管及其周围组织结构，下列说法正确的是
   A. 颈段食管轻度偏左，左喉返神经较右喉返神经更贴近食管，更易因手术操作受损
   B. 食管前壁在支气管水平以上与气管及右主支气管毗邻，在解剖游离时需要小心损伤气管
   C. 胸导管在第 5 胸椎水平以下损伤，多发生左侧乳糜胸。在此水平以上的损伤，多引起右侧乳糜胸
   D. 食管黏膜和黏膜下层淋巴管形成一个复杂的网络，贯穿食管全长。食管上 1/3 主要引流向口侧，下 2/3 主要引流向肛侧，故食管癌多纵向远处淋巴结转移
   E. 食管具有浆膜层，但是外膜层疏松，成为消化道中抗缝线拉力最弱的组织

【解析】颈段食管：因颈段食管轻度偏左，左喉返神经较右喉返神经更贴近食管，更易因手术操作受损。胸段食管：前壁在支气管水平以上与气管及左主支气管毗邻，

在支气管水平以下与左心房毗邻。胸导管在第 5 胸椎水平以下损伤，多发生右侧乳糜胸。在此水平以上的损伤，多引起左侧乳糜胸。食管黏膜和黏膜下层淋巴管形成一个复杂的网络，贯穿食管全长，食管上 2/3 主要引流向口侧，下 1/3 主要引流向肛侧，故食管癌多纵向远处淋巴结转移。食管因缺乏浆膜层，代之以疏松的外膜层，成为消化道中抗缝线拉力最弱的组织。

8. 关于我国的早期食管癌定义的表述，最佳的是
   A. 我国定义的早期食管癌指鳞状上皮化生、原位癌及无淋巴结转移的早期浸润（T_1）
   B. 隐伏型食管癌主要是鳞状上皮化生和原位癌，是食管癌最早期的大体表现
   C. 糜烂型食管癌食管黏膜表面浅表糜烂，呈地图状，是早期食管癌的晚期类型
   D. 乳头状食管癌为早期食管癌的晚期类型，癌细胞分化程度较好
   E. 早期食管癌以乳头型和斑块型最为常见

【解析】我国定义的早期食管癌指原位癌及无淋巴结转移的早期浸润（T_1）。分下述四型。①隐伏型：食管黏膜轻度充血、粗糙，依靠组织细胞学检查确诊。此型均为原位癌，是食管癌最早期的大体表现。②糜烂型：食管黏膜表面浅表糜烂，边界清楚，大小、形状不等，呈地图状。肿瘤发展较第一型发展晚。③斑块型：食管黏膜轻度隆起，高低不平，黏膜皱襞消失，边界清楚。肿瘤发展较前两型晚。④乳头型：如乳头状向腔内突起癌细胞分化程度较好，绝大多数是早期浸润癌，是早期食管癌的晚期类型。早期食管癌以糜烂型和斑块型最为常见。

9. 关于食管癌的治疗，表述正确的是
   A. 对于局限于黏膜内和黏膜下的早期癌推荐采用内镜下治疗
   B. 内镜下治疗食管早期癌，可以沿食管壁环周切除病变
   C. 相比于管状胃，用全胃替代食管可以保留大部分胃的功能，有利于减轻反酸症状
   D. 由于 EEMR 具有诊断和治疗的双重作用，故作为内镜治疗的首选方案
   E. 食管鳞状细胞癌对化疗不敏感，所以首选放疗

【解析】近年来，对于局限于黏膜内的早期癌采用内镜下治疗已被许多国家所接受。内镜下食管黏膜切除术（EEMR）具有诊断和治疗的双重作用，能从切除的标本中检查癌灶浸润深度来判断是否切除完全，故作为内镜治疗的首选方案。食管癌手术中最常用的替代器官是胃，替代的方式可以是全胃或管状胃。相比于全胃，用管状胃替代食管既可以减轻返酸的症状，又可以减少占据胸腔的空间。食管癌的首选治疗是手术，不能手术或是由于严重的心、肺内科疾病不能耐受手术的患者，放疗是重要的治疗手段。食管鳞状细胞癌对化疗敏感。

10. 食管癌手术中最常用的替代器官是
    A. 胃
    B. 结肠
    C. 空肠
    D. 回肠
    E. 降结肠

【解析】食管癌手术中最常用的替代器官是胃；其次是空肠，只能用于食管胃交界癌行全胃切除后的食管替代。再次，可选择的替代器官是结肠。

答案：8. D 9. D 10. A

11. 食管平滑肌瘤的上消化道造影表现为
    A. 黏膜增粗迂曲呈蚯蚓状或串珠状
    B. 黏膜皱襞的中断、破坏,管壁僵硬
    C. 管腔狭窄段长,管壁略可收缩
    D. 食管下端鸟嘴样狭窄,管壁光滑
    E. 肿物表面黏膜展平或呈分叉状
    【解析】食管平滑肌瘤位于黏膜下,肿物表面黏膜展平。

12. 关于食管平滑肌瘤,**错误**的是
    A. 多来源于食管内环肌
    B. 是食管最常见的良性肿瘤
    C. 常见于食管下 1/3
    D. 肿块边界清楚
    E. 可见大量核分裂象
    【解析】食管平滑肌瘤核分裂象罕见。

13. 关于食管平滑肌瘤,下列描述**错误**的是
    A. 患者病史较长,可以有进食梗阻和胸骨后疼痛感
    B. 肿瘤边界锐利,充盈缺损明显
    C. 肿瘤表面钡剂涂抹不均匀,可有小的溃疡形成
    D. 食管壁光滑柔软,食管蠕动正常
    E. 食管黏膜皱襞无黏膜破坏,典型征象可见环形征
    【解析】食管平滑肌瘤多位于黏膜下,钡剂涂抹均匀。

14. 下列症状中,食管憩室通常不出现的是
    A. 反胃
    B. 吞咽困难
    C. 颈部出现气过水声
    D. 声音嘶哑
    E. 咳嗽,尤其在水平位时
    【解析】食管憩室一般不影响喉返神经。

15. 食管化学烧伤后狭窄的扩张治疗一般宜在
    A. 伤后 1~2 周
    B. 伤后 2~3 周
    C. 伤后 3~4 周
    D. 伤后 4~5 周
    E. 伤后 5~6 周
    【解析】腐蚀性食管灼伤扩张疗法宜在伤后 2~3 周,食管急性炎症及水肿开始消退时进行。对轻度环状狭窄可采用食管镜下探条扩张术;对长管状狭窄宜采用吞线经胃造瘘口拉出,系紧扩张子顺向或逆向做扩张术。

16. 食管平滑肌瘤的特点是
    A. 多位于食管中段。症状有吞咽不适、胸闷及胸骨后疼痛,极少数可发生出血甚至穿孔
    B. 多发生于食管末端 4~10cm。临床主要表现为胸骨后闷胀、烧灼感
    C. 多位于食管中下段,多为壁间型。可有吞咽困难,胸骨后或背部隐痛。肿瘤可较大或并有溃疡
    D. 甚为罕见,少数有恶变或转移。临床表现主要是吞咽困难。纤维食管镜下呈黄色肿块
    E. 甚为少见,好发于食管上、中段。位于黏膜下,呈深紫红色团,偶呈息肉状
    【解析】C 为食管平滑肌瘤的特点。

17. 进食吞咽哽噎感,饮水时颈部可闻及气过水声。诊断应考虑
    A. 食管裂孔疝
    B. 食管憩室
    C. Barrett 食管
    D. 先天性巨食管症

答案：　11. E　12. E　13. C　14. D　15. B　16. C　17. B

E. 贲门失弛缓症

【解析】饮水时闻及气过水声为食管憩室的典型症状。

18. 腐蚀性食管灼伤
    A. 吞钡X线片示食管下段呈鸟嘴状改变
    B. 吞钡X线片示食管中段局限性充盈缺损
    C. 吞钡X线片示食管大部分呈线性狭窄
    D. 吞钡X线片示食管下段黏膜呈串珠样改变
    E. 吞钡X线片示食管下段呈半月状压迹，黏膜尚完整，并有瀑布征

【解析】早期食管癌吞钡X线造影可见食管黏膜皱襞紊乱、粗糙或有中断现象；小的充盈缺损；局限性管壁僵硬蠕动中断；小龛影。中、晚期有明显的不规则狭窄和充盈缺损，管壁僵硬。食管平滑肌瘤发生于肌层，食管X线吞钡检查可出现半月状压迹。贲门失弛缓症食管吞钡造影特征为食管体部蠕动消失，食管下端及贲门部呈鸟嘴状，边缘整齐光滑，上端食管明显扩张，可有液面。腐蚀性食管灼伤第三阶段瘢痕狭窄形成后，食管吞钡X线检查可见食管部分或大部分呈线形狭窄。

19. 食管平滑肌瘤吞钡X线片示
    A. 食管下段呈鸟嘴状改变
    B. 食管中段局限性充盈缺损
    C. 食管大部分呈线性狭窄
    D. 食管下段黏膜呈串珠样改变
    E. 食管下段呈半月状压迹，黏膜尚完整，并有瀑布征

【解析】食管平滑肌瘤患者食管钡餐X

线检查可见半月状压迹。食管镜检查可见瘤体表面黏膜光滑、正常。

20. 食管化学性烧伤的急诊处理，**不包括**
    A. 保持呼吸道通畅
    B. 食管穿孔及胃坏死的病例，应急诊行相应的手术治疗
    C. 放入胃管反复多次生理盐水洗胃，洗胃后保留胃管
    D. 给予静脉输液、镇静、镇痛、全身使用抗生素
    E. 吞服长粗丝线作为导线

【解析】E选项为发现有长狭窄征象时的处理方法。

21. 腐蚀性食管灼伤者，如发现有早期长管状狭窄征象，即应进行
    A. 食管内置入支架加抗生素消炎治疗
    B. 用激光或电烙烧灼狭窄处
    C. 胃造瘘术或空肠造瘘术
    D. 狭窄段食管切除及食管重建术
    E. 吞服长粗丝线1根，备以后扩张时作导引用

【解析】腐蚀性食管灼伤扩张疗法宜在伤后2~3周，食管急性炎症及水肿开始消退时进行。对轻度环状狭窄可采用食管镜下探条扩张术；对长管状狭窄宜采用吞线经胃造瘘口拉出，系紧扩张子顺向或逆向做扩张术。

22. 下列食管憩室的临床特点，**不正确**的是
    A. 是一种常见的后天性疾病。以成年人最为多见
    B. 按发病机制分为内压性憩室和牵引性憩室
    C. 按其发生部位分为咽食管憩室、食管中段憩室和膈上憩室

答案：18. C　19. E　20. E　21. E　22. D

D. 纤维食管镜检查即可明确诊断

E. 因可引起反流和误吸,也可发生感染、出血、穿孔和癌变,应手术治疗

【解析】消化道造影为憩室的首选检查手段。

23. 食管平滑肌瘤区别于食管间质瘤的免疫组化特征是

A. CD117(+)、CD34(+)、SMA(+)

B. CD117(-)、CD34(-)、SMA(+)

C. CD117(+)、CD34(-)、SMA(+)

D. CD117(+)、CD34(-)、SMA(-)

E. CD117(-)、CD34(-)、SMA(-)

【解析】食管平滑肌瘤是区别于食管间质细胞瘤的间叶源性肿瘤。它对原癌基因表达产物如CD117、CD34是没有免疫活性的,而平滑肌肌动蛋白(SMA)阳性。

24. 食管裂孔疝的临床分型依据是

A. 疝内容物的位置

B. 疝内容物的种类

C. 食管胃连接部的位置

D. 疝内容物有无嵌顿

E. 疝内容物的大小

【解析】食管胃连接部的位置是食管裂孔疝的临床分型依据。

25. 食管裂孔疝的临床分型**不包括**

A. 滑动型食管裂孔疝

B. 食管旁疝

C. 嵌顿型食管裂孔疝

D. 混合型食管裂孔疝

E. 巨大食管裂孔疝

【解析】食管裂孔疝的临床分型包括滑动型食管裂孔疝、食管旁疝、混合型食管裂孔疝和巨大食管裂孔疝四种类型。

26. Barrett 食管的特征性病理改变表现为

A. 食管黏膜的胃化生或肠化生性变化

B. 反流性食管炎

C. 食管溃疡

D. 食管壁纤维化,瘢痕性狭窄

E. 食管黏膜慢性炎症

【解析】食管黏膜的胃化生或肠化生性变化是 Barrett 食管的特征性病理改变。

27. 鉴定 Barrett 食管黏膜分泌的酸性黏液中是否存在硫酸黏液,应当选取

A. PAS 染色 + HID 染色

B. AB 染色

C. HID 染色

D. AB 染色 + HID 染色

E. PAS 染色 + AB 染色

【解析】过磺酸雪夫染色(PAS 染色),可将中性黏液染成红色或品红色。高铁二胺(HID)染色,此法对硫酸黏液呈特征性反应,染成深紫色或棕色。AB 与 HID 两种染色方法可以鉴定在酸性黏液中是否存在硫酸黏液。

28. 关于贲门失弛缓症,叙述**错误**的是

A. 一种原发性食管动力障碍性疾病

B. 发病率居食管良性疾病首位

C. 一般见于成年人,主要集中于 25~60 岁

D. 食管下括约肌不能松弛或松弛欠佳

E. 食管体部蠕动正常

【解析】贲门失弛缓症的患者食管体部正常蠕动消失。

29. 有关贲门失弛缓症,叙述**错误**的是

A. 食管下括约肌不能松弛或松弛欠佳

B. 食管体部正常蠕动消失

C. 临床表现为吞咽困难、胸痛和胃烧

灼感

    D. 男性患者要多于女性患者

    E. 发病率在食管良性疾病中占第1位

【解析】贲门失弛缓症一般见于成年人,主要集中于25~60岁。男女发病率基本相等,任何年龄段均可发病。

30. 关于弥漫性食管痉挛的描述,**错误**的是

    A. 是一种以食管平滑肌异常运动为特征的疾病

    B. 病变主要局限于食管中上段

    C. 以高压型非蠕动性的食管强烈收缩为特点

    D. 临床表现为胸骨后疼痛和吞咽困难

    E. 3%~5%患者可以发展为贲门失弛缓症

【解析】弥漫性食管痉挛的病变主要局限于食管中下段。以高压型非蠕动性的食管强烈收缩为特点。

31. 弥漫性食管痉挛的典型食管钡餐造影表现,叙述**错误**的是

    A. 食管下段蠕动增强

    B. 食管下段外形呈波浪状或明显的对称性收缩

    C. 食管外形呈弯曲状、螺旋状和串珠状

    D. 大多数病例食管并无扩张,一旦钡剂到达食管下段,即能正常排空

    E. 食管下段有非推进性的第三收缩,钡剂可呈节段性滞留或逆向流动

【解析】弥漫性食管痉挛的典型X线特征表现为食管下段蠕动减弱。

32. 食管穿孔的病因**不包括**

    A. 外伤性

    B. 医源性

    C. 异物性

    D. 自发性

    E. 肿瘤性

【解析】肿瘤相关食管穿孔多为医源性。

33. 自发性食管破裂的常见位置为

    A. 环咽肌入口下方

    B. 主动脉弓上右侧壁

    C. 隆突下后侧壁

    D. 食管下段右侧壁

    E. 贲门上左后外侧壁

【解析】自发性食管破裂有剧烈呕吐、分娩、举重等行为,是腹压急剧升高与胸腔负压联合作用的结果。常导致食管纵行裂伤,长度可在0.6~8.9cm不等,多见于膈肌上方的胸段食管(80%~90%)或更靠近于胸段的食管下1/3(10%~20%)左后外侧壁。

34. 食管异物的并发症**不包括**

    A. 出血

    B. 穿孔

    C. 食管气管瘘

    D. 食管主动脉瘘

    E. 贲门失弛缓

【解析】食管异物可有类贲门失弛缓的症状,但不是并发症。

35. 患者男,62岁。进食胸骨后烧灼感3周。食管造影检查:见食管下段黏膜紊乱、中断,长约3cm。此时首选考虑的诊断是

    A. 食管裂孔疝

    B. 食管癌

    C. 食管囊肿

    D. 食管平滑肌瘤

    E. 食管憩室

【解析】食管中段黏膜紊乱、中断、管壁僵硬是食管癌X线的特征性表现。

答案: 30. B　31. A　32. E　33. E　34. E　35. B

36. 患者男,54 岁。进食不适 1 个月。近 1 周来声音低沉、偶有饮水呛咳。下列检查计划对患者最适合的是
   A. 胸部 X 线片
   B. 纤维支气管镜
   C. 胸部 CT 增强扫描
   D. 痰细胞学检查
   E. 上消化道造影
   【解析】根据患者症状,诊断考虑食管癌。声音低沉伴有饮水呛咳提示喉返神经受累。胸部 CT 增强扫描可以了解胸部肺、纵隔和食管的病变情况,并了解纵隔淋巴结情况,是最佳选择。胸部 X 线片、纤维支气管镜、痰细胞学检查意义有限,上消化道造影有助于诊断食管癌,但是对于纵隔和胸部整体情况不适合。

37. 患者男,42 岁。近半年来出现进食后胸骨后疼痛,并间歇伴有吞咽困难。在当地医院进行食管造影检查,结果提示食管中段半月状压迹,黏膜尚完整。为制订下一步计划,该患者应该进行的检查是
   A. 胸部 CT 增强扫描
   B. 上消化道造影
   C. 食管压力测试
   D. 食管纤维内镜超声引导下穿刺活检
   E. 纤维支气管镜检查
   【解析】根据患者病史及上消化道造影结果,考虑食管外因,原因包括平滑肌瘤、大血管异常发育等,上消化道造影无法提供食管外情况。食管纤维内镜超声检查有助于诊断,但是进行穿刺活检不合适。食管压力测试和纤维支气管镜检查意义有限。胸部 CT 增强扫描可以了解食管周围受压情况,是对诊断和鉴别诊断最合适的检查。

38. 患者男,65 岁。胃镜检查提示距门齿 36~38cm 食管黏膜表面浅表糜烂,边界清楚,呈地图状。该患者最有可能的症状是
   A. 吞咽困难
   B. 胸背部持续性隐痛
   C. 食物反逆
   D. 食管内异物感
   E. 呕血
   【解析】食管黏膜表面浅表糜烂,边界清楚,呈地图状,属于早期食管癌糜烂型。吞咽困难,胸背部持续性隐痛,食物反逆和呕血属于食管癌中晚期常见症状,食管内异物感为早期症状。

39. 患者男,64 岁。进行性吞咽困难 4 个月。临床诊断食管癌。近期出现持续性胸背痛,夜间明显。最可能的原因是
   A. 肿瘤已侵犯食管外组织
   B. 有远处转移
   C. 癌肿部有炎症
   D. 癌肿较长
   E. 食管气管瘘
   【解析】食管癌患者若有持续性胸背痛多为癌肿侵犯和/或压迫胸膜及脊神经所致。下胸段肿瘤引起的疼痛可以发生在剑突下或上腹部。

40. 患者男,52 岁。进行性进食困难 3 个月。既往体健。食管吞钡 X 线检查:食管中段黏膜紊乱、中断,可见龛影。最可能的诊断是
   A. 食管平滑肌瘤
   B. 食管癌
   C. 食管憩室
   D. 贲门失弛缓症
   E. 反流性食管炎

答案:　36. C　37. A　38. D　39. A　40. B

【解析】进行性吞咽困难 + 食管中段黏膜紊乱、中断、龛影,强烈提示食管癌。

41. 患者女,55 岁。胸骨后不适 3 个月。上消化道造影见下段食管有约 3cm 狭窄,管壁僵硬,黏膜破坏,诊断为食管下段癌。首先考虑的治疗方式是
A. 放射疗法
B. 化学疗法
C. 激光疗法
D. 手术切除
E. 胃造瘘术
【解析】外科手术是食管癌治疗的首选方法,尤其是早期食管癌患者。根治性切除手术后,仍有 40% 左右的病例在术后发生肿瘤局部复发和区域性淋巴结转移,其远期疗效不佳。目前晚期食管癌治疗方法多采用以手术为主,中医中药结合放、化疗的综合性治疗方法。

42. 患者男,67 岁。吞咽困难 2 个月,近 1 个月来时有胸痛,夜间多发。既往冠心病 7 年,糖尿病 3 年。食管钡透:中段食管可见 3cm 的不规则食管充盈缺损,病检为鳞癌。心电图有 T 波倒置。其下一步检查和治疗最合适的是
A. 进行新辅助化学药物治疗
B. 左开胸食管癌根治
C. Ivor-Lewis 手术
D. 心脏冠状动脉造影
E. 胃造瘘术
【解析】该患者诊断为食管鳞癌,结合病史和检查,提示冠心病、不稳定型心绞痛的可能。在这种情况下最适宜的是进行冠状动脉造影检查,进行评估和治疗后,再考虑手术治疗或其他方案。

43. 患者男,58 岁。进行性吞咽困难 4 个月。食管造影见下段食管有 4cm 狭窄,黏膜破坏,胸部 CT 提示下段食管壁不规则增粗,无明显外侵,隆突下淋巴结融合、肿大,目前最适宜的治疗策略是
A. 病变食管切除 + 术后化疗
B. 胃造瘘术
C. 食管内置管术 + 放疗
D. 术前新辅助化、放疗 + 手术治疗
E. 放射疗法
【解析】根据患者病史和检查,诊断为下段食管癌,分期至少 T_3N_1。最适宜的治疗策略是术前新辅助化、放疗 + 手术治疗。

44. 患者男,53 岁。进行性吞咽困难 3 个月。食管造影上段食管黏膜狭窄,黏膜破坏,可见龛影。如检查提示不适宜手术治疗,下列表述最可能的是
A. CTCA 提示前降支重度狭窄
B. 主气管受压
C. 肿瘤与心脏相邻部位正常脂肪间隙消失,心腔凹陷变形
D. 胃镜提示病变长约 8cm
E. 便潜血阳性
【解析】根据患者检查结果,考虑为食管癌。CTCA 提示前降支重度狭窄,并不能排除手术,需要进一步进行冠脉造影明确。主气管受压不是手术的绝对禁忌证,需要进行气管镜或 MRI 检查了解气管受累情况。食管病变长度和便潜血阳性不是手术的决定因素。肿瘤与心脏相邻部位正常脂肪间隙消失,心腔凹陷变形者提示心包受侵,需要进行新辅助治疗后再评估。

45. 患者男,52 岁。吞咽困难 2 个月,近日出现刺激性咳嗽。胃镜提示距门齿 28~32cm,食管黏膜突起,可见新生

答案: 41. D 42. D 43. D 44. C 45. E

物,病理为鳞癌。为进一步了解肿瘤局部周围组织情况,下一步适宜的检查是

A. CTPA

B. 胸部 CT 增强扫描 + 纤维支气管镜检查

C. 超声胃镜检查

D. PET/CT+ 超声胃镜检查

E. 胸部增强 MRI+ 超声胃镜检查

【解析】患者诊断为食管癌,题目是为进一步了解肿瘤局部周围组织情况而选择下一步检查,所以 PET/CT 和 CTPA 是错误的;结合患者症状,主要需要明确的是气管受累情况,那么纤维支气管镜检查和胸部增强 MRI 都可以达到这一目的,而后者可以提供更多的信息。同时超声胃镜检查可以明确肿瘤局部周围组织。

46. 患者女,58 岁。吞咽困难 3 个月。胃镜提示距门齿 30~35cm,可见新生物。病理为食管小细胞癌。PET/CT 结果提示纵隔淋巴结和其他器官未见异常。下一步首选的治疗策略是

A. 化学治疗

B. 新辅助化疗后手术治疗

C. 放射治疗

D. 手术治疗

E. 联合放、化疗

【解析】患者目前考虑为食管小细胞癌局限期,首选的治疗方式为手术治疗,术后结合放、化疗。

47. 患者男,64 岁。吞咽困难 2 个月。胃镜提示距门齿 25~30cm,可见新生物。病理为食管鳞癌。胸部 CT 结果提示纵隔淋巴结增大、融合。下一步首选的治疗策略是

A. 化学治疗

B. 新辅助治疗

C. 放射治疗

D. 手术治疗

E. 联合放、化疗

【解析】患者诊断为食管癌,纵隔淋巴结考虑有转移,适宜的治疗是新辅助治疗(联合放、化疗)后,评估手术。

48. 患者男,58 岁。吞咽困难 3 个月。上消提示下段食管黏膜 3cm 长狭窄,黏膜破坏。胃镜病理为食管鳞癌。CT 提示纵隔淋巴结肿大。适宜的新辅助化疗方案是

A. 博来霉素 + 顺铂

B. 5-FU+DDP

C. 环磷酰胺 + 奥沙利铂

D. 5-FU+ 表柔比星 + 丝裂霉素

E. VP-19+DDP

【解析】食管癌的化疗主要包括术前新辅助化疗、术前新辅助放化疗、术后辅助化疗、术后辅助放化疗、晚期食管癌的放化疗等。目前多数联合化疗方案都是由单药治疗食管癌有效的药物所组成,虽然尚无公认的标准化疗方案,但铂的 DDP+5-FU 和 DDP-CF+5-FU 方案被认为是食管癌一线基本治疗方案。

49. 患者男,67 岁。吞咽困难 3 个月。上消化道造影提示胸中段食管黏膜溃疡,长 4cm。胃镜病理为食管鳞癌。对于手术方案设计正确的是

A. 颈胸腹三野淋巴结清扫预后要好于二野淋巴结清扫,但二野清扫后并发症增加

B. 食管癌完全性切除手术应常规进行完全胸腹二野淋巴结清扫,为达到根

答案: 46. D　47. B　48. B　49. E

治和进行准确的分期,推荐胸、腹二野最少清扫6个淋巴结以上

C. 对于胸上段食管癌胸部淋巴结清扫区域,理论上右侧喉返神经旁和胸上段食管旁淋巴结必须清扫,而左喉返神经旁和胸中段食管旁及隆凸下可不清扫

D. 对于胸中段食管癌,清扫淋巴结包括膈肌裂孔旁、贲门旁、胃小弯旁、胃左动脉旁即可,而腹腔动脉干、肝总动脉及脾动脉干等组淋巴结可不清扫

E. 胸段食管癌的淋巴结上可转移至颈部气管食管沟、颈深组群,下至贲门胃左、腹腔动脉旁。尤其以下颈和右上纵隔(右侧喉返神经旁)淋巴结转移率最高

【解析】颈胸腹三野淋巴结清扫预后要好于二野淋巴结清扫,但三野清扫后术式并发症增加,尤其是喉返神经麻痹和吻合口瘘及吸入性肺炎等。因此,食管癌完全性切除手术应常规进行完全胸腹二野淋巴结清扫,标明淋巴结清扫位置并送病理学检查,为达到根治和进行准确的分期,推荐胸、腹二野最少清扫15个淋巴结以上。胸、腹二野淋巴结清扫区域应包括以下食管淋巴结引流区。①胸部:双侧喉返神经旁(双侧气管食管沟),胸上段食管旁,胸中段食管旁,胸下段食管旁,隆凸下及左主支气管旁;下肺韧带,膈肌裂孔旁。②腹部:贲门旁,胃小弯旁,胃左动脉旁,腹腔动脉干旁,肝总动脉旁及脾动脉干旁。胸段食管癌的淋巴结上可转移至颈部气管食管沟、颈深组群,下至贲门胃左、腹腔动脉旁。尤其以下颈和右上纵隔(右侧喉返神经旁)淋巴结转移率最高。

50. 患者男,42岁。进食不适1个月,时有胸骨后哽噎感。门诊首先选择的检查手段是

A. 上消化道造影
B. 食管镜活检
C. 反复食管拉网脱落细胞检查
D. EBUS检查
E. PET/CT检查

【解析】食管病变首先选择无创检查。

51. 患者男,74岁。进食不适1个月。诊断为食管下段癌。拟行食管癌Sweet术式治疗,围术期处理**不恰当**的是

A. 术前12小时,皮下注射低分子肝素预防剂量
B. 术前进行营养支持
C. 术后早期下床活动
D. 术前3日开始应用抗生素
E. 术后雾化吸入、拍背咳痰

【解析】胸部术后VTE的防治适于术前,术前12小时皮下注射低分子肝素预防剂量,可降低术后VTE的发生;而食管癌患者由于进食等影响,所以术前常需要营养支持治疗;术后早期下床活动和术后雾化吸入、拍背咳痰都有利于患者恢复。不需要术前3日开始应用抗生素。

52. 患者男,73岁。进食不适2个月,近1个月体重减低5kg。对明确诊断最有意义的检查是

A. 胃镜
B. 上消化道造影
C. 胸部CT增强扫描
D. 腹部超声
E. PET/CT

【解析】根据患者病史,最先考虑的疾病是食管癌。胃镜检查可以取病理活检,对于明确诊断最有意义。

53. 患者男,77 岁。进食后胸痛 3 个月,上消化道造影提示胸中段食管黏膜 2cm 长狭窄,黏膜破坏。胃镜病理为食管鳞癌。术前检查提示为 $T_2N_0M_0$。既往: COPD 20 年,糖尿病 15 年。肺功能 $FEV_1\%$ 35%, DLCO 40%。心脏彩超提示 EF=62%, TI 中度,三尖瓣反流压差 40mmHg。手术方案最适宜的是
  A. Sweet 食管癌手术
  B. Ivor-Lewis 食管癌手术
  C. McKeown 食管癌手术
  D. 左颈左胸两切口食管癌手术
  E. 腔镜辅助经颈部及膈肌裂孔食管切除术

【解析】根据患者病史,患者食管癌Ⅱ期,手术是最佳选择,但是其肺功能较差,中度肺动脉高压,所以最合适的手术方案为腔镜辅助经颈部及膈肌裂孔食管切除术。这对于心肺功能影响最小。

54. 患者男,63 岁。进行性吞咽困难 3 个月,近 1 周来出现声音嘶哑。下列检查对患者最适合的是
  A. 胸部 X 线片 + 心电图
  B. 胸部 B 超 + 痰细胞学检查 + 间接喉镜
  C. 胸部 MRI + 纤维支气管镜
  D. 食管吞钡 + 食管镜
  E. 癌胚抗原 + 同位素 ^{32}P 扫描 + 胃液分析

【解析】根据患者病史和症状,考虑为食管癌。食管造影和食管镜检查可以明确诊断。

55. 患者男,50 岁。嗜烟酒。近 3 周来出现吞咽时胸骨后烧灼痛。门诊食管吞钡 X 线片未发现明显异常。为进一步明确诊断,应做的检查是
  A. 食管镜检查或食管拉网细胞学检查
  B. 胸骨 X 线摄片
  C. 胸部 CT
  D. PET/CT
  E. 内镜超声检查

【解析】根据患者病史和症状,考虑为食管癌的可能性大。食管镜检查和食管拉网细胞学检查可以明确诊断。

56. 患者男,56 岁。近 3 个月来出现吞咽困难。食管造影检查:见食管中段黏膜紊乱、僵硬,长约 5cm,可见充盈缺损。该患者最有可能的合并症状是
  A. 体重减轻
  B. 贫血
  C. 声音嘶哑
  D. 刺激性干咳
  E. 呕吐

【解析】根据患者病史和症状,考虑为食管癌中晚期。体重减轻是中、晚期食管癌患者中仅次于吞咽困难的第二大常见症状,超过 50% 的中、晚期食管癌患者会伴有不同程度的体重减轻。

57. 患者男,66 岁。近 4 月来出现吞咽困难,上消化道造影检查:见食管下段至贲门段黏膜紊乱、僵硬,长约 5cm,可见充盈缺损,胃小弯侧黏膜僵硬。胃镜提示食管距门齿 38cm 可见新生物,贲门狭窄,胃镜无法通过。病理为腺癌。为制订下一步治疗计划,该患者进一步的检查意义**最小**的是
  A. 腹部 CT 增强扫描
  B. PET/CT
  C. 心脏彩超
  D. CTPA

E. 肺功能

【解析】根据患者目前检查结果，考虑为食管胃连接部肿瘤，Siewert Ⅲ型可能大。下一步迫切需要了解局部侵犯和其他脏器情况，所以相比较而言意义小的检查是CTPA。

58. 患者男，63岁。近3个月来出现吞咽困难，目前仅能进流食。食管造影检查：见食管中段黏膜紊乱、僵硬，长约4cm，病理为鳞癌。围术期处理表述正确的是
    A. 加强营养支持，以肠外营养为主要支持方式
    B. 对于胃肠道功能正常的患者，建议使用氨基酸型或短肽型的肠内营养；对于胃肠道功能受损或吸收障碍的患者，建议使用整蛋白型肠内营养；对于肿瘤患者，可使用免疫营养
    C. 术前补充白蛋白10g/d，至少3日
    D. 目前ERAS数据不建议术前隔夜禁食。推荐在术前10小时和2小时分别口服12.5%糖类饮品800ml和400ml。在麻醉诱导前2小时口服≤500ml透明液体是安全的
    E. 术后禁食至少7日，以保证吻合口安全

【解析】食管癌患者多数有营养不良情况存在，在围术期应加强营养支持，以肠内营养为主要支持方式。对于胃肠道功能正常的患者，建议使用整蛋白型肠内营养；对于胃肠道功能受损或吸收障碍的患者，建议使用氨基酸型或短肽型的肠内营养；对于肿瘤患者，可使用免疫营养。在营养支持情况下，无须补充白蛋白，除非患者合并严重低蛋白血症。目前ERAS数据不建议术前隔夜禁食。推荐在术前10小时和2小时

分别口服12.5%糖类饮品800ml和400ml。在麻醉诱导前2小时口服≤500ml透明液体是安全的（证据质量：中级，推荐强度：强）。术后应进行早期肠内营养，如果出现恶心呕吐、腹胀腹痛、肛门排气排便明显减少、鼻胃管引流量明显增多、胃残余量>500 ml、腹部影像学异常等表现，则需要考虑终止或减少导管喂养。

59. 患者男，53岁。中段食管癌，行McKeown食管癌手术。术后胸腔引流300~400ml/d，进食后引流增多至1 000ml/d以上，无发热及胸痛，最可能的原因是
    A. 胸腔感染
    B. 吻合口瘘
    C. 乳糜胸
    D. 残胃瘘
    E. 气管食管瘘

【解析】食管癌术后胸腔引流液增多，特别是进食后增多明显，最可能的原因是乳糜胸。

60. 患者男，64岁。诊断为下段食管癌。行左侧开胸食管癌根治＋胃代食管吻合术。术后第3天突发胸痛，伴高热，胸腔引流液体棕褐色浑浊。最简单的诊断方法是
    A. 胸腔引流液生化
    B. 胸部CT
    C. 食管造影
    D. 纤维食管镜
    E. 口服亚甲蓝

【解析】根据患者临床表现和胸腔引流液情况，最先考虑的可能性是食管癌术后吻合口瘘。胸腔引流液检查、胸部CT、食管造影和纤维食管镜均对诊断有帮助，但是口

答案： 58. D 59. C 60. E

服亚甲蓝最为简单易行,胸腔引流在口服亚甲蓝后如果变蓝,可以明确诊断。

61. 患者男,72 岁。吞咽困难 2 个月。查体:消瘦明显,右锁骨上淋巴结增大,质硬,活动差。为了确定下一步治疗方案,最合适的检查方法是
    A. 胸部 CT
    B. 食管吞钡 X 线检查
    C. 食管脱落细胞检查
    D. 锁骨上淋巴结活检
    E. 食管镜检查及组织活检
    【解析】患者食管癌锁骨上淋巴结转移可能性大,所以锁骨上淋巴结活检一方面可以通过病理明确组织来源,另一方面可以兼顾诊断淋巴结是否转移。食管脱落细胞检查和食管镜检查及组织活检均可诊断食管癌,但是无法明确淋巴结是否转移。

62. 患者男,53 岁。中下段食管癌。Ivor-Lewis 食管癌根治 + 胃代食管吻合术后第 2 天,突发右侧胸痛 2 小时,伴高热,胸腔引流液体棕褐色浑浊,食管造影提示吻合口瘘。下一步最佳的处理是
    A. 放置空肠营养管
    B. 开胸探查,胃食管再次吻合或食管旷置术
    C. 胸腔开放引流
    D. 空肠造瘘
    E. 胸腔冲洗
    【解析】术后早期瘘发生于术后 0~2 日,多为吻合技术问题。该患者突发胸痛 2 小时,发现吻合口瘘。这种情况下胸腔内感染尚不严重,在胸腔探查时,如果局部水肿轻,可进行胃食管重新吻合;如果局部水肿、坏死严重,可以食管旷置,二期手术。

63. 患者男,52 岁。进食后吞咽哽噎感 2 个月,消瘦。最适宜的确诊方法是
    A. 食管镜检查及组织活检
    B. PET/CT
    C. 食管吞钡 X 线检查
    D. 食管脱落细胞检查
    E. 锁骨上淋巴结活检
    【解析】食管癌的诊断需要组织病理学证据,食管脱落细胞检查简单易行,但是对于诊断食管癌的准确度不及食管镜组织活检,而且食管镜检查可以确定病变部位、程度,为下一步治疗提供更多的资料。

64. 患者男,65 岁。进食后吞咽哽噎感 2 个月。消瘦,营养不良,目前不能进食,临床诊断为食管癌($T_2N_1M_0$)。在手术治疗前最适宜的治疗是
    A. 全静脉营养
    B. 静脉应用抗生素
    C. 口服抗生素肠道准备
    D. 鼻胃管肠内营养
    E. 空肠造瘘,营养支持
    【解析】患者食管癌诊断明确,根据分期适合手术治疗,但是患者目前消瘦、不能进食,需要进行营养支持,而鼻胃管进行肠内营养是最合适的方法,抗生素没有必要使用。

65. 患者男,64 岁。中段食管癌 Ivor-Lewis 食管癌根治 + 胃代食管吻合术后第 6 天。已进流食,但出现明显呕吐,量大,呕吐物为宿食,已排气排便,下床活动正常。血常规:WBC 6.5×10^9/L,Hb 112g/L。最可能的原因是
    A. 吻合口瘘
    B. 吻合口狭窄
    C. 应激性溃疡

答案: 61. D 62. B 63. A 64. D 65. E

D. 肠梗阻

E. 术后功能性胃排空障碍

【解析】食管癌术后吻合口瘘有胸痛、发热、白细胞增高等症状；吻合口狭窄除非机械原因，否则通常在术后 1 个月以后出现，其症状是进食困难；应激性溃疡会有出血症状；肠梗阻表现为停止排便排气；术后功能性胃排空障碍是指无机械性梗阻因素导致的胃无力、排空延迟，俗称胃瘫，根据患者的表现，是最可能的原因。

66. 患者女，45 岁。进行性吞咽困难半年。食管钡餐透视提示上段食管 3cm 长狭窄，管壁僵硬，黏膜破坏。胸部 CT 提示上段食管壁不规则增粗，主气管受压。治疗前**不需要**进行的检查是

A. 纤维支气管镜

B. 上消化道造影

C. 食管内镜超声

D. 腹部超声

E. CTPA

【解析】根据病史和检查，该患者诊断为食管癌。食管内镜超声可以了解食管癌侵犯深度；由于 CT 提示主气管受压，需要纤维支气管镜了解主气管是否受侵；上消化道造影的目的在于了解胃部情况，为手术前评判代食管器官提供依据；腹部超声了解腹腔主要脏器情况；CTPA 是 CT 肺动脉造影，属于目前不需要进行的检查。

67. 患者男，63 岁。吞咽困难 2 个月。食管镜检报告中段食管鳞癌，病变长度约 3cm。胸部 CT 提示外侵不明显，PET/CT 未见远处转移。下述处理最合适的是

A. 食管大部切除，空肠代食管术

B. 食管病灶切除，食管端 - 端吻合术

C. 食管大部切除，结肠代食管术

D. 放疗 + 抗癌药物治疗

E. 食管大部切除，胃代食管术

【解析】该患者属于食管癌早期，应行手术治疗，而食管癌手术首选代食管的器官为胃。

68. 患者女，54 岁。进行性吞咽困难 3 个月。无胸痛，上消化道造影见中段食管有 5cm 长狭窄，管壁僵硬，黏膜破坏，病理为食管鳞癌。PET/CT 提示纵隔淋巴结考虑转移，适宜的治疗策略是

A. 放射疗法

B. 化学疗法

C. 新辅助放、化疗

D. 免疫治疗

E. McKeown 食管癌手术

【解析】外科手术是食管癌的首选治疗方法，尤其是早期食管癌患者。但是对于有纵隔淋巴结转移的食管鳞癌，目前认为最适宜的策略是术前新辅助治疗，推荐联合放、化疗。然后考虑根治性切除手术。

69. 患者男，58 岁。Sweet 食管癌术后第 5 天，已进流食，胸腔闭式引流管拔出后第 1 天。晨起突发胸闷、憋气。BP 85/45mmHg，P 98 次 /min，SaO$_2$88%，血常规提示 WBC 9.8×10^9/L，Hb122g/L。进行下面哪项检查最有帮助

A. 胸部 X 线片

B. 胸部 MRI

C. 食管泛影葡胺造影

D. CTPA

E. 心电图

【解析】患者术后第 5 天，已进流食，突发胸闷、憋气，目前有低氧，结合血常规等，考虑肺栓塞和吻合口瘘的可能。单纯行消

化道造影有助于诊断吻合口瘘,但是对于肺栓塞无意义。而 CTPA 在显示肺动脉情况的同时,还可以了解胸腔内情况,因此最有帮助。

70. 患者男,48 岁。右胸食管癌术后第 1 天,发热,偶有胸闷、憋气。体温 38.8℃,血压 135/80mmHg,脉搏 108 次 /min,SaO₂ 93%。血常规提示 WBC 14.8×10^9/L, Hb 132g/L。胸部 X 线片提示: 右上肺不张。下一步处理**不当**的是
    A. 加强呼吸道护理
    B. 拍背咳痰
    C. 振动排痰机协助排痰
    D. 调整抗生素
    E. 气管镜吸痰
    【解析】患者发热等相关症状为肺不张引起,临床处理方案是协助排痰,包括雾化吸入、拍背咳痰、排痰机辅助甚至气管镜吸痰都可以采用,但调整抗生素的依据不足。

71. 患者男,52 岁。食管癌拟行腹右胸食管癌切除＋胃代食管手术。术中游离胃时致胃右动脉损伤,下一步处理正确的是
    A. 行全胃切除,空肠代食管
    B. 行全胃切除,结肠代食管
    C. 继续游离胃,注意保护胃网膜右动脉,胃代食管
    D. 食管旷置,空肠造瘘
    E. 显微镜下吻合受损血管
    【解析】在食管癌手术中,采用胃代食管,需要保留的主要血管是胃网膜右动脉,胃右动脉可以切断。

72. 患者男,67 岁。诊断中段食管癌。术前给予经鼻空肠营养管肠内营养支持后出现腹痛、腹泻,8~10 次 /d。下一步处

理正确的是
    A. 停止肠内营养,改为肠外营养支持
    B. 更换肠内营养制剂
    C. 加快鼻饲营养剂的速度,注意控制肠内营养制剂的温度适当
    D. 提高营养剂鼻饲浓度,并适量加用蒙脱石散等药物
    E. 降低营养剂鼻饲浓度和滴入速度,注意控制肠内营养制剂的温度适当
    【解析】肠内营养支持初期出现腹痛、腹泻比较常见。这种情况下不需停用或立即更换制剂类型,而是降低营养剂鼻饲浓度和滴入速度,并注意保持制剂滴入时的适宜温度,多数患者可以得到明显缓解,也可以加入蒙脱石散、盐酸洛哌丁胺胶囊(易蒙停)等药物。

73. 患者男,65 岁。下段食管癌。行胸腹二切口食管癌手术。下列关于胸腔引流管的表述正确的是
    A. 引流管拔除需要谨慎,至少要放置到进流食后才能拔出
    B. 引流管拔除的标准和其他胸部常规手术一致
    C. 对于食管癌术后的胸腔引流管拔除需要慎重,拔出时间越晚越有利
    D. 食管癌术后的胸腔引流管尽可能早期拔除,这样可以避免引流管压迫残胃导致残胃瘘的机会
    E. 按照目前 ERAS 的研究认为食管癌术后的胸腔引流管应尽早拔除
    【解析】食管癌术后胸腔闭式引流管拔除的标准和其他胸部常规手术一致,其他观点均不正确。

74. 患者男,68 岁。进行性吞咽困难 3 个月,伴有胸痛。行术前新辅助放、化疗。

答案: 70. D　71. C　72. E　73. B　74. D

下列关于手术的表述最适宜的是

A. 新辅助放、化疗后会引起局部肿瘤组织坏死、周围组织水肿，这会提高手术难度，所以手术宜在局部水肿消退纤维化形成后进行

B. 手术适宜在放、化疗后 2 个月后进行

C. 手术适宜在放、化疗后 1 周内进行，这样有利于降低肿瘤转移

D. 目前认为新辅助放、化疗后 3~4 周是最佳的手术时机

E. 由于放、化疗具有一定的不良反应，导致机体免疫力下降，因此下一步手术宜在治疗后 8~10 周机体情况基本恢复后进行

【解析】食管癌新辅助放、化疗后进行手术的时机选择，需要主要考虑两方面因素，一是对远期生存等的影响；二是术后并发症、病理缓解、R0 切除率等。目前研究认为，除了合理的理由或者身体条件无法承受手术治疗，患者应该尽早接受手术治疗，延长手术间隔时间无益。由于放、化疗会引起局部肿瘤组织坏死、周围组织水肿，这会提高手术难度，所以手术宜在局部水肿消退、纤维化形成前进行，目前普遍认为最佳的时机是放、化疗后 3~4 周。

75. 患者男，45 岁。进行性吞咽困难 3 个月。诊断为食管中段鳞癌（$T_3N_0M_0$）。既往糖尿病史。关于下一步治疗表述正确的是

A. 该患者食管中段癌，Ivor-Lewis 手术无法清扫颈部淋巴结，所以不宜采用该术式

B. 为达到完全根治目的，该患者不宜采用胸腔镜手术

C. 该患者可以采用左侧开胸食管癌手术

D. 该患者有糖尿病史，围手术期营养支持不宜采用含糖营养液

E. 该患者年轻，应尽早手术治疗，不应采用术前新辅助治疗

【解析】对于食管中段癌，行二野或三野手术目前认为都是可以的；胸腔镜手术同样可以达到根治性目的；营养支持根据不同的疾病和能量需求进行糖和脂肪配比，而糖类是营养支持所必需的；对于 $T_3N_0M_0$ 的患者可以进行术前新辅助治疗。

76. 患者男，48 岁。诊断为食管下段鳞癌，行左开胸食管癌手术。术后第 6 天出现高热、胸痛，伴有胸闷、气促。为明确诊断下一步检查最适宜的是

A. 胸部 X 线检查

B. 胸部 CT

C. 胃镜检查

D. 食管泛影葡胺造影

E. 口服亚甲蓝后胸腔穿刺

【解析】根据患者体温升高，伴有胸痛、气促等症状者，要高度怀疑吻合口瘘的发生，需行进一步辅助检查以明确诊断。胸部 X 线片可表现为包裹性积液或液气胸，特别是出现液气胸的病例，结合临床症状，基本可以诊断为吻合口瘘。但对于吻合口后壁比较小的瘘口，比较局限的瘘口，或瘘入纵隔的病例，则胸部 X 线片可无明显表现。食管造影对诊断吻合口瘘有重大意义，可以看到造影剂从瘘口溢入胸腔或纵隔，并可观察瘘口的大小和位置。胃镜不是常规检查，在经无创检查未能证实者，则可考虑行胃镜检查，可以看到瘘口的位置、大小，并能鉴别是吻合口瘘还是胸胃坏死穿孔。口服亚甲蓝后抽出蓝色胸腔积液者，还需要进行影像学定位。

答案： 75. C 76. D

77. 患者男,47 岁。进食哽噎 2 个月。食管造影提示食管下段黏膜紊乱、管壁僵硬,可见小龛影。肺功能 FEV₁ 2.05L,FEV₁% 95%,DLCO 75%。心脏彩超提示 EF=67%。PET/CT 提示食管下段SUV 值 4.6,余未见异常。胸腹部 CT 增强扫描提示食管下段增厚。纵隔小淋巴结显示肝多发小囊肿。在制订治疗计划前最需要的检查是

A. 胸部 X 线片

B. 脑 MRI

C. 上消化道造影

D. CTPA

E. 胃镜检查

【解析】结合检查结果,考虑患者食管下段病变,食管癌的可能。心肺功能检查正常。PET/CT 提示食管下段高摄取,但尚需要活检病理明确,因此 E 为正确答案。胸部 X 线检查无必要,而胸腹部 CT 增强扫描检查可以提供胃和腹部情况,上消化道造影并非必须,CTPA 检查也不是必须。

78. 患者男,54 岁。进食哽噎 2 个月。下列结果提示病变早期的是

A. 查体发现右锁骨上淋巴结增大,质硬

B. 上消化道造影提示食管中段局限性黏膜僵硬,可见小龛影

C. 胸背部持续疼痛

D. 便潜血阳性

E. 声音嘶哑伴呛咳

【解析】上消化道造影显示局限性黏膜僵硬,可见小龛影,提示为早期食管癌;锁骨上淋巴结肿大提示有转移;便潜血阳性和持续胸背痛均提示肿瘤外侵周围血管、神经;声音嘶哑、呛咳提示肿瘤或淋巴结累及喉返神经。

79. 患者男,60 岁。进行性吞咽困难 2 个月。食管造影提示主动脉弓水平可见约 3cm 长充盈缺损,最适宜的手术方式是

A. 左胸食管癌手术胃代食管弓后吻合

B. 经右胸腹正中两切口食管癌手术

C. 左侧胸腹联合切口食管癌手术

D. 左颈右胸腹正中三切口食管癌手术

E. 颈、腹两切口食管拔脱术

【解析】消化道造影提示病变位于主动脉弓水平,为达到 R0 手术,左颈右胸腹正中三切口食管癌手术最为适宜,在保证切缘足够的同时可以完成相应区域淋巴结清扫。

80. 患者男,62 岁。进食后胸骨后疼痛 2 个月。临床评估后决定先行放、化疗,下列**不是**可能的原因的是

A. 声音嘶哑、饮水呛咳

B. 胸背部持续疼痛

C. 造影提示气管食管瘘

D. 食管严重狭窄

E. 肿瘤与主动脉相邻处脂肪间隙消失,接触面 >90°、主动脉管腔局部变扁

【解析】声音嘶哑、饮水呛咳,提示喉返神经受累;胸背部持续疼痛,提示肿瘤外侵累及脊背神经;造影提示气管食管瘘和肿瘤与主动脉相邻处脂肪间隙消失,接触面>90°、主动脉管腔局部变扁,提示肿瘤侵犯气管或主动脉;这些均提示肿瘤晚期,暂不适合直接手术治疗。而食管严重狭窄并不能说明肿瘤早、晚期。

81. 患者男,58 岁。临床诊断为食管中段鳞癌,术前分期 $T_2N_0M_0$,术后分期为 $T_2N_1M_0$。根据这一结果,下一步治疗计划最适宜的是

A. 放、化疗

B. 放疗

C. 化疗结合中医治疗

D. 放疗后化疗

E. 化疗联合放疗,结合中医及免疫治疗

【解析】患者术后病理分期为 $T_2N_1M_0$,需要术后辅助放、化疗及中医、免疫等治疗。在术后通常先选择化学治疗,然后再进行放疗。

82. 患者男,62 岁。进食哽噎 1 个月余,胃镜检查提示距门齿 26~30cm 处食管前壁新生物,黏膜破溃;距门齿 36~40cm 处黏膜隆起,表面粗糙,两处病变均为鳞癌。食管超声未见外侵,PET/CT 未见远处转移,心肺功能良好。下列治疗策略正确的是

A. 紫杉醇＋奥沙利铂化疗

B. 食管癌放射治疗

C. PD-1(K 药)治疗

D. 左侧胸腹联合切口食管癌手术

E. 左颈右胸腹正中三切口食管癌手术

【解析】食管两处病变均为鳞癌,属于多原发食管癌。适宜首先选择手术治疗,手术方案以左颈右胸腹正中三切口食管癌手术为最佳,这样可以保证 R0 切除。

83. 患者男,65 岁。进行性吞咽困难 3 个月,目前仅能进水。胃镜检查提示距门齿 28~34cm 处食管新生物,胃镜不能通过。病理为鳞癌。围手术期处理正确的是

A. 术前行空肠造瘘营养支持

B. 留置鼻胃管,肠内营养支持

C. 食管内留置粒子支架,局部放疗

D. 为预防术后 VTE,术前给予治疗剂量低分子肝素

E. 术前给予口服甲硝唑和庆大霉素进行肠道准备

【解析】考虑手术治疗,因此空肠造瘘进行营养支持对于本患者不合适;食管内留置粒子支架,局部放疗,适于晚期非手术患者;为预防术后 VTE,应给予预防剂量的低分子肝素;术前应用抗生素进行肠道准备意义不大,所以 B 为正确答案。

84. 患者男,62 岁。吞咽困难 3 个月。胃镜检查提示距门齿 38~42cm 处胃食管结合部新生物。下列最可能影响术中处理的情况是

A. 活动后心悸

B. 乙型肝炎 20 年

C. 便潜血阳性

D. 胃灼热和反酸 5 年

E. 甲状腺术后 2 年

【解析】根据该患者胃镜提示为胃食管结合部肿瘤。如果患者有便潜血阳性,多提示肿瘤外侵明显,这是最有可能影响术中处理的原因。乙型肝炎 20 年可能导致肝硬化、活动后心悸提示心脏问题、胃灼热和反酸是反流性食管炎的表现,这都不会影响术中的处理。而对于食管胃结合部肿瘤选择胸腹切口食管癌手术即可达到 R0 切除,所以不会受到甲状腺手术后的影响。

85. 患者女,40 岁。间歇性吞咽困难半年。食管钡餐造影见食管下段半月形压迹,黏膜完整,可见瀑布征。提示最可能的诊断

A. 食管癌

B. 食管裂孔疝

C. 食管平滑肌瘤

D. 贲门失弛缓症

E. 食管憩室

【解析】食管下段半月形压迹、黏膜完整,符合食管平滑肌瘤表现。

答案: 82. E 83. B 84. C 85. C

86. 某患者食管钡餐 X 线检查可见半月状压迹。食管镜检查可见瘤体表面黏膜光滑、正常。可能的诊断是
    A. 食管平滑肌瘤
    B. 贲门失弛缓症
    C. 食管癌
    D. 食管裂孔疝
    E. 食管腐蚀性灼伤后狭窄
    【解析】符合食管平滑肌瘤的表现。

87. 患者男，36 岁。吞咽不畅，胸骨后异物感 1 年，药物治疗后症状无缓解。食管 X 线钡餐检查：食管中段狭窄，黏膜光滑无中断。诊断应考虑
    A. 食管炎
    B. 食管良性肿瘤
    C. 贲门失弛缓症
    D. 食管癌
    E. 食管憩室
    【解析】吞咽不畅病变位置应位于食管，

药物治疗无效应为肿瘤性病变，黏膜光滑无中断，则良性肿瘤可能性大。

88. 患者男，67 岁。因经常出现胸骨后及上腹部疼痛、有时反酸来诊。患者胸内常听到咕咕响声，无明显吞咽困难。食管造影及食管测压：膈上食管憩室合并食管裂孔疝。最好的治疗方法是
    A. 保守治疗，口服奥美拉唑抑酸
    B. 内镜治疗
    C. 单纯行憩室切除术
    D. 憩室切除 + 食管裂孔疝修补术
    E. 憩室切除 + 食管裂孔疝修补 + 胃底折叠术

89. 患者女，30 岁。数年来吞咽不适，有时可闻及"咕咕"声，并有吞咽困难，时常呃逆，口臭。行 X 线钡餐检查，结果见图 4-1 所示，应诊断为

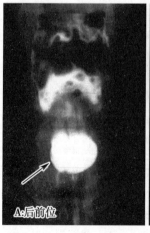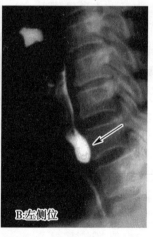

图 4-1

A. 食管平滑肌瘤
B. 膈上食管憩室
C. 食管癌
D. Zenker 憩室
E. 贲门失弛缓症

90. 患者女，60 岁。查体胸部 CT 考虑食管裂孔疝，行上消化道造影显示未见异常。诊断可能为
    A. 滑动型食管裂孔疝
    B. 食管旁疝

答案：86. A　87. B　88. E　89. D　90. A

C. 嵌顿型食管裂孔疝

D. 混合型食管裂孔疝

E. 巨大食管裂孔疝

【解析】滑动型食管裂孔疝在腹腔压力增高的情况下,贲门和胃底部经扩大的食管裂孔突入胸内纵隔,在腹腔压力降低时,疝入胸内的胃体可自行回纳至腹腔。

91. 患者男,60 岁。糖尿病病史 5 年余。胃灼热、反酸 5 年余。BMI 26kg/m²。查体:行电子胃镜考虑 Barrett 食管,以下因素**不属于**此患者的高危因素的是

A. 男性

B. 60 岁

C. 糖尿病病史

D. 胃灼热、反酸症状

E. BMI 指数

【解析】除了糖尿病病史,其余因素是 Barrett 食管的高危因素。

92. 患者女,45 岁。进食不畅 5 年余,无加重。行食管钡餐造影可见食管下段鸟嘴样狭窄。以下检查可以进一步明确诊断的是

A. 超声检查

B. 胸部 CT

C. 食管测压

D. 食管 pH 监测

E. 食管放射性核素动力学检查

【解析】食管钡餐造影可见食管下段鸟嘴样狭窄,考虑贲门失弛缓症的可能性大。食管测压是诊断贲门失弛缓症的金标准。

93. 患者女,57 岁。胸骨后疼痛 3 年余。行食管钡餐造影可见食管外形呈串珠样改变。以下诊断可能性最大的是

A. 食管裂孔疝

B. 贲门失弛缓症

C. 弥漫性食管痉挛

D. 反流性食管炎

E. 胡桃夹食管

【解析】食管钡餐造影可见食管外形呈串珠样改变是弥漫性食管痉挛的典型 X 线特征之一。

94. 患者男,30 岁。颈痛伴发热 1 小时急诊就诊,两日前有卡鱼刺,曾大口咽馒头、米饭,症状持续未缓解。根据病史诊断最可能为

A. 扁桃体炎

B. 颈部食管异物

C. 急性甲状腺炎

D. 急性咽炎

E. 急性上呼吸道感染

95. 患者男,43 岁。3 小时前暴饮暴食后呕吐,突发胸痛、气促。胸部 X 线片示纵隔增宽,左心影旁片状影,纵隔可见气 - 液平面。最可能的诊断可能

A. 食管自发性破裂

B. 血气胸

C. 食管肿瘤出血

D. 急性心肌梗死

E. 反流性食管炎

96. 患者男,60 岁。吞咽困难 1 个月。行食管镜检查见黏膜粗糙,活检后发现造成食管穿孔。以下治疗原则**错误**的是

A. 小穿孔、污染轻、感染中毒症状不重者应立即手术修补

B. 术中如发现穿孔处污染不重,血运好,则可行穿孔一期修补

C. 伴有食管恶性病变时应选择食管切除术

答案: 91. C 92. C 93. C 94. B 95. A 96. A

D. 如未及时发现，纵隔污染严重，则采取胃肠减压、充分引流及营养支持等治疗

E. 如食管破口大、污染重，则可行颈段食管外置、空肠造瘘术

97. 患者男，39 岁。醉酒后 1 日，出现吞咽时胸骨后疼痛。胸部 X 线片提示主动脉弓旁线状高密度影。下列有关病情和诊断方法叙述**错误**的是

A. 食管异物多数停留在胸段食管

B. 异物存在于上段食管疼痛最明显

C. 钡剂食管造影将影响食管镜观察及异物取出

D. 对于怀疑食管穿孔者，应谨慎使用钡剂造影

E. CT 扫描对于检测食管异物较 X 线更可靠

98. 患者男，39 岁。醉酒后 1 日，出现吞咽时胸骨后疼痛，胸部 X 线片提示主动脉弓旁线状高密度影。有关食管异物的并发症，正确的是

A. 食管外并发症多于食管内并发症

B. 食管内并发症的症状多为持续性的哽噎感和吞咽困难

C. 食管内并发症是各种食管外并发症的病理基础

D. 食管外并发症最多见的是食管周围脓肿

E. 食管异物引发的致命大血管破裂出血，以升主动脉破裂最多见

99. 患儿，2 岁。以食管异物就诊。可能最明显的症状是

A. 拒食

B. 哭闹

C. 呕吐

D. 涎液增多

E. 发绀

100. 患者男，30 岁。颈痛伴发热 1 小时急诊就诊。两日前有"卡鱼刺"，曾大口咽馒头、米饭，症状持续未缓解。考虑颈部食管穿孔，叙述**错误**的是

A. 多由于器械检查或异物嵌顿所致

B. 易于早期诊断

C. 如行修补术，经左侧胸锁乳突肌前缘切口

D. 入院较晚，穿孔已局限的患者应采取非手术治疗

E. 多数患者经手术治疗可获得痊愈

101. 患者男，39 岁。醉酒后出现吞咽时胸骨后疼痛 3 日。胸部 CT 提示主动脉弓旁食管腔内线状高密度影伴周围气体影。考虑胸部食管穿孔，叙述正确的是

A. 发生率高于颈部食管穿孔

B. 易于早期诊断

C. 应左侧开胸取异物和修补

D. 入院较晚，穿孔已局限的患者应采取非手术治疗

E. 应积极手术治疗，预防致命性并发症

102. 患者男，30 岁。颈痛伴发热 1 小时急诊就诊。两日前有"卡鱼刺"，曾大口咽馒头、米饭，症状持续未缓解。考虑颈部食管穿孔，叙述正确的是

A. 食管穿孔的首位原因是食管异物

B. 外伤性食管穿孔中，胸段食管开放性穿孔较闭合性穿孔多见

C. 医源性食管穿孔死亡率高于其他原因所致食管穿孔

答案： 97. A　98. B　99. D　100. E　101. E　102. E

D. 食管内镜检查引起的穿孔多发生于胸段食管

E. 颈段食管穿孔较胸段食管穿孔预后好

103. 患儿，2 岁。以食管异物，伴呼吸困难就诊。最可能导致呼吸道窒息的食管异物是

A. 成年人较小食管异物位于食管第一狭窄

B. 成年人食管异物位于第二狭窄处

C. 成年人食管异物位于第三狭窄处

D. 儿童食管异物位于第二狭窄处

E. 儿童较大食管异物位于食管入口处

【解析】儿童发生气管、食管异物的风险都较高，能够嵌顿食管的较大异物可以同时遮挡气道，影响呼吸。

104. 患者男，43 岁。呕吐后突发胸痛向左肩放射。胸部 X 线片示纵隔增宽，左侧液气胸。考虑食管自发性破裂。叙述**错误**的是

A. 病因比较明确，多在暴饮暴食、大量饮酒后发生

B. 典型临床表现是大量饮酒食后发生剧烈呕吐

C. 食管内容物可进入一侧或双侧胸腔，引起胸膜炎及大量胸腔积液

D. 食管壁完全破裂多伴大量出血，因此病死率高

E. 以食管下段破裂多见

【解析】Boerhaave 综合征出血不多。

105. 患儿，2 岁。以食管异物就诊。家长诉说可能为纽扣电池。以下说法**不正确**的是

A. 最可能嵌顿的位置是食管入口处

B. 电池表面光滑，可以考虑期待疗法

C. 须仔细询问电池尺寸、电量

D. 漏电破裂后将灼伤食管，应尽快取出处理

E. 可服用少量乳果糖或牛奶

【解析】电池有漏电灼伤或破裂后化学烧伤食管的风险，应予高度重视。

106. 患者男，30 岁。服刑人员。2 小时前吞服刀片被狱警带出检查。1 小时前胸部 X 线片提示刀片位于主动脉弓水平，下面说法正确的是

A. 紧急开胸切开食管取出刀片

B. 准备全身麻醉胸腔镜取刀片

C. 准备全身麻醉纵隔镜取刀片

D. 准备全身麻醉硬质食管镜取刀片

E. 期待疗法，复查胸部 X 线片

【解析】本题为实际案例。复查胸部 X 线片见刀片已进入胃内，胃镜取出见刀片被胶带缠满，消化道黏膜损伤风险不高。

107. 患者男，30 岁，贩毒人员。2 小时前被追捕过程中吞服待售海洛因药包 1 个。1 小时前胸部 X 线片提示药包位于主动脉弓水平，下面说法正确的是

A. 准备开胸切开食管取出药包

B. 期待疗法，等待药包排泄

C. 隔离并使用泻药促进药包排出

D. 用食管镜取出药包

E. 用纤维内镜将药包推至胃内套袋取出，如发现药包破裂应尽快经腹经胃取出

【解析】毒品药包破裂会引起急性药物中毒，处理要特别谨慎。

108. 患者男，70 岁。糖尿病 20 年。10 日前吃鱼时误咽鱼刺后开始出现胸骨后疼

答案：　103. E　104. D　105. B　106. E　107. E　108. D

痛,症状持续未缓解,未影响进食,未就诊。3日前开始出现发热,间断呕出少量鲜血,因未再出血未就诊。今晨大口呕血至急诊。血压 80/50mmHg。考虑诊断为

A. 食管破裂

B. 食管撕裂

C. 上消化道大出血

D. 食管主动脉瘘

E. 咽后壁脓肿伴出血

【解析】病史符合食管主动脉瘘 Chiari 三联征——胸骨后疼痛、信号性呕出动脉血、无症状期后大出血。

二、多选题

1. 与食管癌发病诱发因素有关的是

A. 过热、过硬食物慢性刺激

B. 食物被多种真菌污染,HPV 病毒等

C. 水及土壤中钼的含量低,硝酸盐含量高

D. 口腔不洁或龋齿

E. 家族史

【解析】食管癌与年龄、性别、职业、种族、地域、生活环境、饮食生活习惯、遗传易感性等均有一定关系。亚硝胺、真菌、缺乏某些微量元素、缺乏维生素以及动物蛋白;烟、酒、热食、热饮、口腔不洁等因素;研究发现,15% 的食管鳞癌患者中发现有 HPV-16 或 HPV-18 病毒,10% 的瘤体内含有异常 HPV 基因型;长期饮烈性酒、嗜好吸烟,Barrett 食管;食物过硬、过热、进食过快,引起慢性刺激、炎症、创伤或口腔不洁、龋齿等,均可能与食管癌的发生有关。与食管癌发生有关的癌基因、抑癌基因共有 10 余个,包括 *ras*、*erbB* (*Her2/neu*) 等。

2. 食管癌病理分型,包括

A. 缩窄型

B. 蕈伞形

C. 髓质型

D. 溃疡型

E. 梗阻型

【解析】食管癌按照病理分为缩窄型、蕈伞形、髓质型和溃疡型。

3. 下列关于食管淋巴引流论述正确的是

A. 食管淋巴回流的趋势,是纵向引流大于横向环形引流,黏膜下淋巴管主要为纵行,其数量是横行的 6 倍

B. 食管的上 2/3 主要引流向口侧,下 1/3 主要引流向肛侧,故食管癌多纵向远处淋巴结转移

C. 食管黏膜内的淋巴管,贯穿食管全长,黏膜下淋巴管穿过肌层,回流到局部淋巴结,不直接回流到胸导管

D. 食管主肺动脉窗淋巴结是指位于主动脉弓、升主动脉和无名动脉前方的一组淋巴结

E. 食管癌多纵向远处淋巴结转移,中段及下段癌常转移至食管旁淋巴结以及气管分叉处和腹主动脉旁淋巴结

【解析】食管黏膜内的淋巴管,具有一定的特殊性,在黏膜和黏膜下层形成一个复杂的网络,贯穿食管全长,黏膜下淋巴管主要为纵行,其数量是横行的 6 倍,并断续穿过肌层,回流到局部淋巴结,部分患者可直接回流到胸导管,而纵隔淋巴管,可直接回流到胸导管或奇静脉。食管淋巴回流的趋势是:纵向引流大于横向环形引流,食管的上 2/3 主要引流向口侧,下 1/3 主要引流向肛侧,故食管癌多纵向远处淋巴结转移。主肺动脉窗淋巴结是指位于主动脉弓下、主动脉旁及动脉导管侧面的一组淋巴结。中段及下段癌常转移至食管旁淋巴结以及气管分叉处和腹主动脉旁淋巴结。

答案: 1. ABCDE 2. ABCD 3. ABE

4. 对于食管癌根治手术,结肠代食管吻合,通常可以选择的是
   A. 升结肠
   B. 横结肠
   C. 降结肠
   D. 乙状结肠
   E. 降结肠 + 部分乙状结肠

   【解析】结肠代食管首选左结肠动脉分支作为移植结肠段供血管,并取部分降结肠、横结肠和部分升结肠做顺蠕动向移植。次选结肠中动脉,取横结肠、部分降结肠做逆蠕动向移植,或横结肠、部分升结肠甚至整个升结肠及部分回肠做顺蠕动向移植术。也有少数患者选用结肠右动脉,取升结肠加部分横结肠做逆蠕动向移植术。

5. 对于早期食管癌 EEMR 手术的方法,包括
   A. 圈套切除术
   B. 钳套切除术
   C. 剥离活检术
   D. 吸套切除术
   E. 内镜激光疗法

   【解析】内镜下治疗早期食管癌的方法包括圈套切除术、钳套切除术、剥离活检术及吸套切除术等,又称为内镜下食管黏膜切除术(EEMR)。Non-ER 包括内镜激光疗法、局部注射抗癌药、微波治疗、亚离子束凝固术(APC)及热电极凝固法等。由于 EEMR 具有诊断和治疗的双重作用,能从切除的标本中检查癌灶浸润深度来判断是否切除完全,故作为内镜治疗的首选方案。

6. 对于残胃食管癌的手术方式,下列正确的是
   A. 结肠代食管
   B. 残胃连同脾、胰尾植入胸腔

   C. 残胃游离,连同吻合的空肠袢一并游离植入胸腔
   D. 食管部分切除,端 - 端吻合
   E. 结肠代食管,不适合做胸内吻合

   【解析】残胃食管癌适宜做以下术式:①结肠代食管,适于各段食管癌切除,更多采用食管结肠颈部吻合,对低位食管癌切除,也可采用胸内吻合;②残胃连同脾、胰尾植入胸腔,适于胸下、中段食管癌切除,最高可做到弓上吻合;③单纯残胃游离,有文献报 B I 式术后的残胃可游离到十二指肠,B II 式术后可连同吻合的空肠袢一并游离植入胸腔,可完成弓上及弓下胃食管吻合。

7. 对于食管癌的研究进展表述正确的是
   A. 腔镜下外科手术治疗食管疾病已成为外科治疗食管癌的首选
   B. 就现阶段的食管癌治疗而言,外科治疗的终点目标依然是清除癌灶
   C. 对于大多数食管癌,综合的治疗模式被公认是最佳的选择
   D. 目前认为胸段食管癌的淋巴结上可转移至颈部气管食管沟、颈深组群,下至贲门胃左、腹腔动脉旁
   E. 管状胃替代食管是近年来越来越多应用于临床的食管替代方式

   【解析】就食管癌总体治疗结局而言,外科治疗的终点目标不只是清除癌灶,而是使患者获得高水平的长生存期。相比于全胃,用管状胃替代食管既可以减轻返酸的症状,又可以减少占据胸腔的空间,因此,也是近年来越来越多应用于临床的食管替代方式。近年来随着对食管癌淋巴结转移规律研究的深入,胸段食管癌的淋巴结上可转移至颈部气管食管沟、颈深组群,下至贲门胃左、腹腔动脉旁。尤其以下颈和右上纵隔(右

答案: 4. ABC　5. ABCD　6. ABC　7. ACDE

侧喉返神经旁)淋巴结转移率最高。随着腔镜手术器械及手术技术的提高,腔镜下外科手术治疗食管疾病已被广泛采用,其中包括治疗食管恶性肿瘤,由于其具有微创、出血少、疼痛轻、术后并发症少及恢复快等独特优势,目前已成为外科治疗食管癌的首选。

8. 对于食管癌的术前新辅助治疗,正确的是
    A. 目前认为凡超过 T_2 期及有任何淋巴结阳性的局部晚期食管癌患者应为术前治疗的适应证
    B. 术前新辅助治疗包括术前放疗、术前化疗、术前放化疗
    C. 术前放疗主要用于局部外侵较为严重的食管癌患者
    D. 术前化疗能降低肿瘤活性,消除微小转移灶,降低肿瘤分期
    E. 同期放、化疗的效果优于序贯放、化疗

【解析】术前新辅助治疗目的是提高手术切除率和提高术后长期生存率,除 $T_{1\sim2}N_0$ 期患者可给予单纯的手术治疗外,凡超过 T_2 期及有任何淋巴结阳性的局部晚期食管癌患者应为术前治疗的适应证。术前新辅助治疗包括术前放疗、术前化疗、术前放化疗。术前放疗是最早应用于食管癌综合治疗中的方法,主要用于局部外侵较为严重的食管癌患者。术前化疗能降低肿瘤活性,消除微小转移灶,降低肿瘤分期。同期放、化疗的效果优于序贯放、化疗。

9. 食管癌 Ivor-Lewis 术后第 7 天,已进流食,突发胸闷憋气,考虑可能的原因是
    A. 吻合口瘘
    B. 肺不张
    C. 肺栓塞
    D. 心力衰竭

    E. 心肌梗死

【解析】吻合口瘘消化液进入胸腔刺激胸膜,可以出现胸痛、胸闷、憋气等症状。而发生于术后 1 周以上的胸内吻合口瘘,因肺已复张并有胸膜腔粘连,瘘相对局限,患者全身中毒症状可不明显,但仍有发热、胸闷等症状;肺栓塞可以出现在术后任何时间,起病急,主要症状是胸闷、憋气;心肌梗死起病急,症状不典型时可以仅有胸闷、憋气症状。结合患者手术方式和术后时间,突发胸闷、憋气可能为上述三种情况。而肺不张通常发生在术后早期;患者已进流食,表明不需要静脉输入大量液体,因此急性心力衰竭的可能性很小。

10. 食管癌术后乳糜胸,处理方法合适的是
    A. 每日引流>1 000ml,颜色乳白,需行手术结扎胸导管
    B. 术后第 7 天出现乳糜胸,如手术,通常经原切口进胸
    C. 术后第 10 天出现乳糜胸,如手术,通常经乳糜液较多的一侧或右侧进胸
    D. 乳糜胸手术治疗,术中可直接于膈肌上方第 8~10 胸椎水平结扎胸导管
    E. 乳糜胸手术治疗,术中必须寻找到瘘口进行缝扎,可以在术前服用植物油,以利于术中寻找

【解析】①非手术治疗:每日胸腔引流量在 500ml 左右时,可采用禁食、保持通畅胸腔引流、肠外高营养等非手术治疗措施。②手术治疗:每日胸腔引流量超过 1 000ml 或经充分非手术治疗引流量未见明显减少,需行手术结扎胸导管;一般在术后 10 日内,经原切口进胸,如超过 2 周,则经乳糜液较多的一侧或右侧进胸;术中尽量寻找瘘口进行缝扎,若未找到瘘口,则于膈肌上方第 8~10 胸椎水平结扎胸导管。

答案: 8. ABCDE   9. ACE   10. ABD

11. 治疗食管化学灼伤正确的是
    A. 使用催吐剂
    B. 根据酸碱性质使用强碱或强酸中和
    C. 应用镇痛剂
    D. 下胃管清除胃内容物
    E. 必须洗胃

【解析】剧烈呕吐、强酸或强碱中和、洗胃均可能产生二次损伤。

12. 患者男,55 岁。进食哽噎感 5 个月,加重。体重进行性下降 1 个月。查体:体温 36.2℃,脉搏 83 次/min,呼吸 12 次/min,血压 145/88mmHg。营养不良,消瘦。气管居中,双侧锁骨上淋巴结未触及,双肺呼吸音正常。初步诊断应考虑(提示:检查发现上胸段食管有一长 5cm 的狭窄,黏膜破坏,食管轴不偏,近端食管稍扩张)
    A. 食管乳头状瘤
    B. 食管血管瘤
    C. 食管癌
    D. 食管颗粒细胞瘤
    E. 食管平滑肌瘤

【解析】患者的症状说明病变在食管,食管吞钡 X 线造影是食管疾病最常用的检查手段。食管吞钡造影检查发现上胸段食管有狭窄、黏膜破坏病变的特征。诊断首先考虑恶性肿瘤的可能性较大,但也不能除外良性肿瘤的可能。

13. 患者男,55 岁。进食哽噎感 5 个月,加重。体重进行性下降 1 个月。查体:体温 36.2℃,脉搏 83 次/min,呼吸 12 次/min,血压 145/88mmHg。营养不良,消瘦。气管居中,双侧锁骨上淋巴结未触及,双肺呼吸音正常。为做出明确的诊断和鉴别诊断,还需进行的检查是

    A. 食管 24 小时 pH 测定
    B. 食管超声胃镜检查
    C. 胸部 MRI 检查
    D. 胸部 CT 检查
    E. 胃镜检查

【解析】明确食管病变的性质,进行食管超声胃镜及电子胃镜检查即可,而其他检查与确诊无关。

14. 患者男,55 岁。进食哽噎感 5 个月,加重。体重进行性下降 1 个月。查体:体温 36.2℃,脉搏 83 次/min,呼吸 12 次/min,血压 145/88mmHg。营养不良,消瘦。气管居中,双侧锁骨上淋巴结未触及,双肺呼吸音正常。需要与食管癌进行鉴别诊断的疾病是
    A. 反流性食管炎
    B. 食管憩室
    C. 食管腐蚀性狭窄
    D. 贲门失弛缓症
    E. 食管平滑肌瘤

【解析】食管癌需要与常见的食管疾病进行鉴别诊断。

15. 食管平滑肌瘤的常规实验室检查项目,包括
    A. 食管内镜超声
    B. 胸部 X 线检查
    C. 胸部 CT
    D. 肺功能
    E. 食管钡餐造影

【解析】肺功能是食管平滑肌瘤的术前检查。

16. 关于诊断明确的食管平滑肌瘤的治疗方案,叙述正确的有
    A. 肿瘤直径>2cm,可考虑手术

答案: 11. CD　12. CE　13. BE　14. ABCDE　15. ABCE　16. ACD

B. 肿瘤直径<1cm,可考虑手术

C. 肿瘤直径在 1~5cm,可考虑胸腔镜辅助平滑肌瘤摘除术

D. 肿瘤巨大伴黏膜糜烂,考虑食管切除术和食管胃吻合术

E. 肿瘤直径>5cm,可首选胸腔镜辅助平滑肌瘤摘除术

【解析】肿瘤直径小于1cm 的平滑肌瘤很少引起诊治,术中定位、寻找困难,一般建议随诊观察。肿瘤直径大于 5cm 的平滑肌瘤胸腔镜手术存在困难。

17. 食管裂孔疝的临床表现为

A. 胃食管反流症状,表现胸骨后或剑突下烧灼感、疼痛、反酸、嗳气及腹胀

B. 嗳气及腹胀

C. 吞咽困难

D. 胸闷、气短、心悸

E. 误吸

【解析】食管裂孔疝的临床表现,包括胃食管反流症状、并发症症状(出血、吞咽困难、疝囊嵌顿)和疝囊压迫症状(胸闷、气短、心悸、咳嗽、发绀)。

18. 食管裂孔疝的常规检查项目包括

A. 内镜检查

B. 食管测压检查

C. pH 测定

D. 钡剂造影检查

E. 胸部 CT

【解析】内镜检查、食管测压检查、pH 测定、钡剂造影检查和胸部 CT 均属于食管裂孔疝的常规检查项目。

19. Barrett 在食管内镜下可以表现为

A. 食管黏膜上皮呈红色柔软的胃黏膜样

B. 病变处可见充血、水肿、糜烂或溃疡

C. 食管狭窄

D. 齿线下移

E. 齿线上移

【解析】除了 D 选项,其余均是 Barrett 食管内镜下的特征表现。

20. Barrett 食管常规检查项目包括

A. 内镜检查

B. 胸部 CT 检查

C. pH 测定

D. 钡剂造影检查

E. 核素照相

【解析】Barrett 食管常规检查项目包括内镜检查、pH 测定、钡剂造影检查、核素照相。

21. 贲门失弛缓症的特点描述正确的有

A. 一种原发性食管动力障碍性疾病

B. 食管下括约肌不能松弛或松弛欠佳

C. 食管体部正常蠕动消失

D. 临床表现为吞咽困难、胸痛和胃烧灼感

E. 食管钡餐检查可见食管下段呈鸟嘴样狭窄

【解析】以上描述均是贲门失弛缓症的特点。

22. 贲门失弛缓症常规检查项目包括

A. 内镜检查

B. 食管钡餐检查

C. 食管压力测定

D. 食管 pH 监测

E. 核素照相

【解析】内镜检查、食管钡餐检查、食管压力测定和食管 pH 监测是贲门失弛缓症的常规检查项目。

答案: 17. ABCDE 18. ABCDE 19. ABCE 20. ACDE 21. ABCDE 22. ABCD

23. 弥漫性食管痉挛的特点描述正确的有
    A. 是一种非共济食管运动亢进性疾病
    B. 临床表现为慢性反复发作性、间歇性胸骨后疼痛和吞咽困难
    C. 食管钡餐造影是首选检查
    D. 患者常常伴有焦虑、抑郁或者精神创伤病史
    E. 病变主要局限于食管中下段，以高压型非蠕动性的食管强烈收缩为特点

    【解析】以上所述均是弥漫性食管痉挛的特点。

24. 弥漫性食管痉挛的常规检查项目
    A. 内镜检查
    B. 食管钡餐检查
    C. 食管压力测定
    D. 食管 pH 监测
    E. 核素照相

    【解析】弥漫性食管痉挛的常规检查项目包括内镜检查、食管钡餐检查和食管压力测定。

25. 关于食管异物，叙述正确的是
    A. 食管异物可发生于任何年龄，最常见于青壮年
    B. 发病率与当地饮食习惯有关，女性发生率高
    C. 食管异物所致穿孔占食管穿孔的比例最高
    D. 由于食管镜的使用，食管异物患者的死亡率已明显下降
    E. 多数患者于发病 24 小时内就诊，也有少数患者就诊时间较长

    【解析】食管异物常见于婴幼儿及老年人，男性较多，近年有男女均衡倾向，医源性穿孔为第一位。

26. 关于食管异物的病理学改变，叙述正确的是
    A. 食管局部炎症反应的轻重与异物边缘是否锐利以及异物存留时间长短有关
    B. 光滑无刺激的异物可在食管内存留较长时间，而食管仅有轻度肿胀及炎症
    C. 尖锐性异物则可能刺破食管黏膜，继而发生穿孔，形成食管周围炎、脓肿和纵隔炎
    D. 发生致死性大出血者，异物嵌顿部位多靠近大血管
    E. 异物长期存留在食管内，久之可产生食管狭窄、上段憩室、气管食管瘘等并发症

27. 关于胸段食管穿孔，叙述正确的是
    A. 预后差，死亡率极高
    B. 早期手术可降低死亡率
    C. 开胸手术的目的在于充分引流，修补裂口，防止纵隔及胸膜进一步感染
    D. 下段食管穿孔多破入右侧胸腔，应行右侧开胸，中段应行左侧开胸
    E. 穿孔时间是确定能否行缝合修补数的唯一标准

    【解析】下段食管穿孔多破入左侧胸腔，应行左侧开胸，中段应行右侧开胸。时间不是唯一标准，应尽可能实现一期修补。

三、共用题干单选题

（1~3 题共用题干）

患者男，54 岁。因进行性吞咽困难 3 个月来院。诊断为中段食管鳞癌，行 McKeown 手术。术后第 6 天突发左侧胸痛伴发热，胸部 X 线片提示左侧液气胸。

答案： 23. ABCDE 24. ABC 25. DE 26. ABCDE 27. ABC

1. 首先考虑的诊断是
   A. 食管吻合口瘘
   B. 残胃瘘
   C. 自发性液气胸
   D. 膈疝
   E. 气管残胃瘘

【解析】McKeown 手术是腹右胸颈部三切口食管癌根治术,吻合口通常位于颈部,因此不应先考虑为食管吻合口瘘。自发性液气胸可以出现胸痛,但早期通常不伴有发热。膈疝不会出现气胸。气管残胃瘘表现为呛咳。McKeown 手术残胃位于右侧胸腔,残胃瘘可以破入对侧胸腔,引起液气胸。

2. 对于中上段食管癌选择手术方式,最主要考虑
   A. 切除范围
   B. 淋巴结清扫范围
   C. 肿瘤部位、临床分期及全身因素
   D. 术者的手术习惯和经验
   E. 术后并发症

【解析】食管癌总体治疗结局而言,外科治疗的终点目标不只是清除癌灶,而是使患者获得高水平的长生存期。因此,手术适应证出现了微妙的变化,更重视术前肿瘤的分期,术式更强调根治性 + 系统淋巴结清扫。主要考虑以下三个因素:肿瘤的部位、临床分期及全身因素,另外,肿瘤的组织分型、医师的个人能力及术中所见也应考虑在内。

3. **不适合**外科手术的是
   A. 病变未侵及重要脏器($T_{0~4a}$),淋巴结无转移或转移不多(N_{0-2})
   B. 放射治疗未控或复发病例,无局部明显外侵或远处转移征象
   C. 心、脑、肝、肺、肾等脏器功能衰竭,

无严重伴随疾病、身体可耐受手术者
   D. 年龄 82 岁,身体强健无伴随疾病者也可谨慎考虑
   E. 肿瘤与主动脉相邻处脂肪间隙消失,接触面 >90°,主动脉管腔局部变扁

【解析】食管癌外科治疗适应证:①病变未侵及重要脏器($T_{0~4a}$),淋巴结无转移或转移不多($N_{0~2}$),身体其他器官无转移者(M_0)。即《2017 年 UICC/AJCC 第 8 版食管癌 TNM 分期标准》中的 0 期、I 期、II 期、III 期(除 T_{4b} 及 N_3)。②放射治疗未控或复发病例,无局部明显外侵或远处转移征象。③少数高龄(>80 岁)但身体强健无伴随疾病者也可谨慎考虑。④无严重心、脑、肝、肺、肾等脏器功能衰竭,无严重伴随疾病、身体可耐受手术者。选项 E 肿瘤与主动脉相邻处脂肪间隙消失,接触面 >90°、主动脉管腔局部变扁者,提示主动脉受侵。

(4~6题共用题干)
患者男,58 岁。进行性吞咽困难 2 个月,消瘦。上消化道钡餐造影检查:见食管中下段黏膜紊乱、中断,长约 5cm。临床诊断为食管癌。

4. 该患者治疗计划中通常**不需要**的是
   A. 心肺功能检查
   B. 胸部 CT
   C. 术前营养支持
   D. 术前清洁洗肠
   E. 术前宣教

【解析】术前心肺功能检查、胸部 CT 是进行手术评估,术前营养支持和宣教对于提高患者手术耐受力和术后恢复很重要。术前清洁洗肠通常不需要。

5. 食管癌术前胸部 CT 提示肿瘤累及胸膜,淋巴结阴性,未见远处转移,根据《2017

答案: 1. B　2. C　3. E　4. D　5. D

年 UICC/AJCC 第 8 版食管癌 TNM 分期标准》，分期正确的是

A. $T_3N_0M_0$

B. $T_{3b}N_0M_0$

C. $T_{4b}N_0M_0$

D. $T_{4a}N_0M_0$

E. $T_{3a}N_0M_0$

【解析】食管癌分期：T_1：癌侵犯黏膜固有层、黏膜肌层或黏膜下层，并被分为 T_{1a}（癌侵犯黏膜固有层或黏膜肌层）和 T_{1b}（癌侵犯黏膜下层）；T_2：癌侵犯固有肌层；T_3：癌侵犯外膜；T_4：癌侵入局部结构并且被分类为 T_{4a}：癌侵入相邻结构，例如胸膜、心包膜、奇静脉、膈肌或腹膜 T_{4b}：癌侵入主要相邻结构，例如主动脉、椎体或气管。所以，本患者属于 $T_{4a}N_0M_0$。

6. 食管癌术前新辅助放疗，那么接受手术适宜的时间阶段为

A. 放疗后 1~2 周

B. 放疗后 3~4 周

C. 放疗后 5~6 周

D. 放疗后 2~3 个月

E. 放疗后 3~6 个月

【解析】食管癌术前放疗后，早期会导致局部水肿明显，而后期会导致局部纤维化，这两种情况都会提高手术难度、增加手术并发症，因此，宜在放疗后 3~4 周进行手术。

（7~10 题共用题干）

患者男，53 岁。进行性吞咽困难 2 个月，消瘦。胃镜检查提示距门齿 28~32cm 可见溃疡性病变。病理诊断为食管鳞癌。术前食管超声提示肿瘤侵及食管外膜，PET/CT 显示 2 处淋巴结高摄取，未见远处转移。

7. 适宜的治疗策略是

A. 术前放疗 +Sweet 食管癌手术

B. Ivor-Lewis 食管癌手术

C. McKeown 食管癌手术

D. 术前放、化疗 + 左颈左胸两切口食管癌手术

E. 腔镜辅助经颈部及膈肌裂孔食管切除术

【解析】根据患者病史及检查结果，考虑食管癌 $T_3N_{1\sim2}M_0$，应采用以手术为主的综合治疗。术前新辅助治疗 + 手术治疗是最佳选择。肿瘤位于中下段，可以采用左颈左胸两切口、左侧胸腹联合切口、右胸腹正中两切口、左颈右胸腹正中三切口、颈腹两切口等。

8. 为减少术中损伤胸导管概率，可以采取的方法是

A. 改善患者术前营养状态

B. 患者在术前 2~3 小时经胃管鼻饲 100ml 奶制品

C. 患者在术前晚进食高脂肪食物

D. 术前清洁洗肠

E. 术中经胃管注入 50ml 植物油

【解析】在食管癌特别是中段食管癌手术中，容易损伤乳糜管，术前服用奶制品、油类制品，可以使乳糜管在手术中呈现白色，有助于发现并减少损伤；即便是损伤，也易于发现并及时处理。时间以术前 2~3 小时为宜。

9. 食管癌术后第 5 天出现突发胸闷、憋气，通常最先考虑的是

A. 肺部感染

B. 心肌梗死

C. PE+DVT

D. 吻合口瘘

E. 膈疝

答案：6. B 7. D 8. B 9. D

【解析】上述原因均可以引起胸闷、憋气,但以吻合口瘘最为常见。

10. 食管癌术后辅助治疗,表述**错误**的是
　　A. 食管癌多数联合化疗方案都是由单药治疗食管癌有效的药物所组成,但尚无公认的标准化疗方案
　　B. 食管癌侵及肌层的 T_2N_0M0 患者,对于 R0 切除的患者,尽管病理提示伴有淋巴管侵犯,也不考虑术后辅助治疗
　　C. 术后辅助治疗的目的主要是为了防止局部复发和远处转移,提高术后生存率
　　D. 术后化疗是预防术后全身转移的常用有效办法,通常认为对于局部晚期食管鳞状细胞癌术后存在高危因素者应给予辅助化疗
　　E. 手术后的短期时间内,给予生物反应调节剂,可以促进机体免疫功能尽快提高

【解析】术后辅助治疗的目的主要是杀灭手术残留的肿瘤细胞及减瘤术后因不良反应而大量进入增殖周期的肿瘤细胞;消灭微小转移灶及主灶外的遗留病灶和切缘阳性病灶,防止局部复发和远处转移,提高术后生存率。其适应证包括:①癌侵及食管肌层的 T_2N_0 患者,伴有淋巴管、血管及神经浸润或切缘阳性者;②癌侵及食管周围或邻近器官的 $T_{3\sim4}N_{0\sim1}$ 患者;③发现有可疑远处转移的任何 T,任何 N,M_{1a} 或 M_{1b} 患者。术后化疗是预防术后全身转移的常用有效办法,目前大多观点认为对于局部晚期食管鳞状细胞癌术后存在高危因素者应给予辅助化疗。术后联合放化疗的相关文献报道不多,还需进一步的临床试验去研究。食管癌术后患者机体免疫力低下肿瘤细胞

生长指数最高,在手术后的短期时间内,可给予生物反应调节剂(如胸腺素类制剂、细胞因子等)进行生物治疗,以促进机体免疫功能尽快提高。

(11~13 题共用题干)
　　患儿男,4 岁。因误服洁厕灵 30 分钟来诊。患儿哭闹不安。查体:急性痛苦病容,口角流涎,体温 38.5℃,心率 127 次/min。急诊胸部 X 线片:心、肺未见异常。

11. 该患儿初步诊断最正确的是
　　A. 食管异物
　　B. 食管酸性腐蚀伤
　　C. 食管碱性腐蚀伤
　　D. 食管穿孔
　　E. 肺炎

【解析】洁厕灵的成分主要有盐酸、缓蚀剂、增稠剂、表面活性剂和香精等,盐酸为强酸,因此该患儿是食管酸性腐蚀伤。

12. 患儿入院后,处理正确的是
　　A. 应用碳酸氢钠溶液洗胃
　　B. 应用温和肥皂水洗胃
　　C. 应用头孢曲松抗感染
　　D. 应用环丙沙星抗感染
　　E. 应用地塞米松预防瘢痕形成

【解析】使用头孢类抗生素预防感染。

13. 患儿入院 10 日后,感染症状基本消退。食管碘油造影:食管颈部可见长约 2cm 狭窄,管腔狭窄致造影剂通过不畅,针对患儿的后续治疗,最合适的方案是
　　A. 食管狭窄段安置可回收支架,1 个月后取出支架
　　B. 6 个月后行内镜下瘢痕切除术
　　C. 先行胃造瘘,6 个月后行食管狭窄切除、胃食管吻合术

答案:　10. B　11. B　12. C　13. D

D. 开始应用探条扩张食管狭窄

E. 先行胃造瘘术，建立有效营养支持，观察（小儿患者的食管瘢痕有希望自行软化）

【解析】短瘢痕形成试行扩张。

（14~16题共用题干）

患者男，32岁。因吞咽不顺3个月来诊。查体无特殊发现。上消化道造影：胸中段食管处卵圆形肿物，食管管腔偏心性狭窄，边缘光滑锐利，食管黏膜无紊乱和中断。

14. 最可能的诊断是

A. 食管平滑肌瘤

B. 食管良性狭窄

C. 食管癌

D. 消化性食管炎

E. 贲门失弛缓症

【解析】上消化道造影卵圆形肿物，边缘光滑锐利，符合食管平滑肌瘤表现。

15. **不宜**采用的诊断手段是

A. X线钡餐造影

B. 胸部CT

C. 食管镜活检

D. 腹部B超

E. 胸部MRI

【解析】食管镜对食管平滑肌瘤活检阳性率低，且影响黏膜，对后期手术造成困难。

16. 该患者食管镜下的表现最可能的是

A. 食管镜检查可见瘤体表面黏膜光滑、正常

B. 管腔狭窄致食管镜无法通过

C. 可见溃疡型肿物，质地较硬，溃疡周边隆起，底部凹凸不平

D. 溃烂充血，周围乳头状凸起

E. 食管内见残留有中到大量的积食，呈半流质状态覆盖管壁

【解析】食管平滑肌瘤食管镜下表现多为瘤体表面黏膜光滑、正常。B、C、D为食管癌表现，E为贲门失迟缓症表现。

（17~19题共用题干）

患者男，67岁。因经常出现胸骨后及上腹部疼痛，有时反酸来诊。患者胸内常听到咕咕响声，无明显吞咽困难。

17. 最可能的诊断是

A. 食管癌

B. 食管憩室

C. 食管平滑肌瘤

D. 食管炎

E. 贲门失弛缓症

【解析】气过水声为食管憩室的典型表现。

18. 为明确诊断，首选的检查是

A. 胸部CT

B. 胃镜

C. 胸部X线片

D. 上消化道造影

E. 食管测压术

【解析】消化道造影为憩室的首选检查。

19. 为明确病因，首选的实验室检查是

A. 食管测压术

B. 食管24小时pH监测

C. 胸部CT

D. 胃镜

E. 胸部X线片

【解析】可明确憩室形成的原因。

（20~22题共用题干）

患者男，60岁。胸骨后疼痛4年入院。

答案： 14. A 15. C 16. A 17. B 18. D 19. A

阵发性绞痛，放射至颈、肩、背及上肩。查体未见异常。心电图检查及心脏彩超均未见异常。食管钡餐造影示食管呈串珠样改变。

20. 下列诊断，可能性最大的是
    A. 食管裂孔疝
    B. 贲门失弛缓症
    C. 弥漫性食管痉挛
    D. 反流性食管炎
    E. 胡桃夹食管

【解析】食管钡餐造影显示食管呈串珠样改变是弥漫性食管痉挛的典型X线特征之一。同时结合患者临床表现，考虑弥漫性食管痉挛的可能性最大。

21. 弥漫性食管痉挛的检查首选
    A. 内镜检查
    B. 食管钡餐造影
    C. 食管压力测定
    D. 食管pH监测
    E. 核素照相

【解析】食管钡餐造影是弥漫性食管痉挛的首选检查。

22. 此疾病的临床特点**不包括**
    A. 临床表现为反复、间歇发作性的胸痛伴吞咽困难
    B. 食管钡餐造影可见食管体部呈串珠或螺旋状
    C. 食管测压可见到宽大畸形的收缩波，同步收缩大于30%
    D. 激发试验阳性
    E. LES不能松弛或松弛欠佳

【解析】E选项是贲门失弛缓症的典型临床特点。

（23~25题共用题干）
患者男，55岁。吞咽困难5年入院。查体未见异常。食管钡餐造影示食管下段鸟嘴样狭窄。

23. 下列诊断首先考虑
    A. 食管裂孔疝
    B. 贲门失弛缓症
    C. 反流性食管炎
    D. Barrett食管
    E. 食管癌

【解析】食管钡餐造影示食管下段鸟嘴样狭窄是贲门失弛缓症的特点之一。

24. 下列检查是确诊依据的是
    A. 胸部CT
    B. pH测定
    C. 核素照相
    D. 内镜检查+组织活检
    E. 食管测压

【解析】食管测压是诊断贲门失弛缓症的金标准。

25. 此疾病的治疗方法**不包括**
    A. 硝酸酯类及钙离子拮抗类药物治疗
    B. 内镜下肉毒杆菌毒素注射治疗
    C. 食管下段切除，食管胃吻合术
    D. Heller术
    E. 经口内镜下食管肌层切开术

【解析】相较于其他方法而言，食管下段切除、食管胃吻合术不是贲门失弛缓症的常规治疗方法。

（26~28题共用题干）
患者男，62岁。胸骨后烧灼感7年余入院。查体未见异常。电子胃镜示：红色柔软的胃黏膜，自贲门向食管下段延伸，与粉白色光滑上皮形成鲜明的对比。齿线消失。

26. 下列诊断首先考虑

答案： 20. C　21. B　22. E　23. B　24. E　25. C　26. D

A. 食管裂孔疝
B. 贲门失弛症
C. 反流性食管炎
D. Barrett 食管
E. 食管癌

【解析】患者临床表现结合内镜所见，首先应考虑 Barrett 食管的可能。

27. 下列检查可以作为确诊依据的是
　　A. 胸部 CT
　　B. pH 测定
　　C. 核素照相
　　D. 食管压力测定
　　E. 食管黏膜电位差测定

【解析】相比较其他选项而言，通过食管黏膜电位差检测可以识别食管内有无柱状上皮。因为柱状上皮的电位差>−25mV，鳞状上皮的电位差是(−15±5)mV。柱状上皮电位差绝对值明显高于鳞状上皮。可作为诊断依据。

28. 下列药物可以作为首选治疗用药的是
　　A. 西沙比利
　　B. 奥美拉唑
　　C. 东莨菪碱
　　D. 硝酸甘油
　　E. 多潘立酮

【解析】Barrett 食管的治疗目的主要是控制胃食管反流、缓解症状、防治并发症及减少恶性病变的危险。因此 B 选项为首选治疗用药。

(29~31题共用题干)

患者男，52 岁。胸骨后烧灼感 2 年余。上腹疼痛伴呕吐半日入院。查体左肺呼吸音低，无啰音。心率 100 次/min，心律齐，未闻及杂音。左上腹轻压痛，肝脾

未及。

29. 下列诊断首先考虑
　　A. 食管裂孔疝
　　B. 反流性食管炎
　　C. Barrett 食管
　　D. 食管癌
　　E. 贲门失弛缓症

【解析】患者胸骨后烧灼感 2 年余，上腹疼痛伴呕吐半日入院。查体左肺呼吸音低，无啰音。诊断首先考虑食管裂孔疝。

30. 下列检查**不能**作为该疾病确诊依据的是
　　A. 内镜检查
　　B. 食管测压检查
　　C. pH 监测
　　D. 食管黏膜电位差测定
　　E. 上消化道钡餐造影

【解析】食管黏膜电位差测定不是食管裂孔疝的诊断依据。

31. 此患者放射学检查**不会**出现的征象是
　　A. 膈上出现一扩张的囊状影，内可见充盈钡剂
　　B. 疝囊内有粗大迂曲的胃黏膜皱襞影
　　C. 膈下无贲门影像
　　D. 食管下括约肌环(A环)升高和收缩
　　E. 食管下端呈鸟嘴样狭窄

【解析】食管下端呈鸟嘴样狭窄不是食管裂孔疝的典型征象，是贲门失弛缓症的征象。

(32~33题共用题干)

患儿男，8 岁。因误吞金属异物 10 小时来诊。8 小时前外院食管镜检查证实食管异物但取出失败。主诉胸痛、胸闷、憋气。查体：喘憋貌，右胸饱满，颈段气管左

答案： 27. E　28. B　29. A　30. D　31. E

偏,听诊右肺无呼吸音,左肺呼吸音粗。胸部 X 线片:右侧气胸,食管下段不规则异物影。食管镜检查:见一不规则尖锐金属异物嵌顿,食管右后壁一较深溃疡,未行异物取出术。

32. 患儿入院诊断为
    A. 自发性食管破裂,自发性气胸
    B. 自发性食管破裂,开放性气胸
    C. 食管异物并穿孔,自发性气胸
    D. 食管异物并穿孔,开放性气胸
    E. 食管异物并穿孔,张力性气胸
    【解析】病史信息指向食管异物,右胸饱满、喘憋、无呼吸音提示张力性气胸,可能为食管异物穿孔所致。

33. 下一步处理应为
    A. 对症治疗,待症状缓解后再次行食管镜下异物取出术
    B. 行右侧胸腔闭式引流,缓解症状,留院观察
    C. 行右侧胸腔闭式引流,待症状缓解后右侧开胸探查,并行食管破口缝合修补术
    D. 急诊行右侧开胸食管破口缝合修补术
    E. 急诊行右侧开胸食管置管术
    【解析】患儿食管异物并穿孔,张力性气胸诊断明确。在 12 小时黄金时间窗内,食管镜检查结果提示破口明确,内镜取出有风险,应尽快实施手术及呼吸循环支持。

（34~36 题共用题干）
患者男,48 岁。聚餐饮酒后 2 小时,呕吐后突发左侧胸痛伴胸闷、心悸 2 小时就诊。入院查体:呼吸急促,心率 120 次/min,体温 37.8℃,血压 95/60mmHg。胸部 X 线片提示:左侧液气胸。

34. 最可能的诊断是
    A. 急性胃肠炎
    B. 急性胃扩张
    C. 食管自发性破裂
    D. 左侧血气胸
    E. 主动脉夹层
    【解析】病史特征明确。

35. 确诊检查是
    A. 食管钡餐造影
    B. 口服亚甲蓝后胸穿
    C. 纤维食管镜检查
    D. 胸部 CT 检查
    E. 胸部核素扫描检查
    【解析】其他选项都不是最佳确诊检查。

36. 首选治疗方案是
    A. 开胸探查
    B. 闭式引流
    C. 抗休克
    D. 抗炎,纠正电解质紊乱
    E. 吸氧
    【解析】食管破裂黄金时间窗内优选一期修补,其他都是支持治疗。

（37~39 题共用题干）
患者女,72 岁。服药时误将假牙（带金属钩）吞下 1 小时。

37. 应先考虑的辅助检查是
    A. 胸部 CT
    B. 胸部 MRI
    C. 胸部 X 线片 + 纤维胃镜
    D. 钡餐
    E. 腹部超声
    【解析】食管异物诊断标准。

38. 胸部 X 线片提示假牙停留在主动脉弓后的食管腔内。优先选择的治疗措

答案: 32. E　33. D　34. C　35. B　36. A　37. C　38. C

施为

A. 开胸食管切开取出

B. 胸腔镜食管切开取出

C. 全身麻醉下纤维消化内镜取出

D. 硬质食管镜取出

E. 纤维消化内镜推进胃里开腹取出

【解析】首选创伤最小方案。

39. 如胸部 X 线片发现假牙位于椎体旁食管腔内,右侧胸腔少量积气及纵隔气肿,治疗措施为

A. 开胸探查、异物取出、食管修补

B. 纵隔镜异物取出

C. 胸腔镜异物取出

D. 等待进入胃后,腹腔镜胃壁切开、异物取出、胃壁缝合术

E. 开胸探查、异物取出、食管大部切除、胃代食管术

(40~42 题共用题干)

患者男,43 岁。主诉吞咽困难 2 个月,声音嘶哑 1 周来院。既往胃溃疡 3 年。胃镜检查提示距门齿 23~28cm 可见溃疡型肿物,病理提示鳞癌。

40. 关于治疗策略,该患者首先需要明确的是

A. 声音嘶哑原因

B. 胃溃疡病理

C. 肿瘤分化程度

D. 营养状态

E. 心肺功能情况

【解析】上述 ABDE 所示问题均需要在制订治疗计划前加以明确,但是比较而言,首先需要明确声音嘶哑原因,通过喉镜检查可以发现是否存在声带麻痹,这提示肿瘤外侵或转移淋巴结导致的喉返神经受累。

41. 根据病史,该患者最可能的治疗方案是

A. Ivor-Lewis 食管癌手术

B. McKeown 食管癌手术

C. 新辅助放、化疗后再评估

D. 食管粒子支架联合化疗

E. 空肠造瘘 + 放、化疗

【解析】根据患者病史,考虑声音嘶哑原因可能是肿瘤外侵、淋巴结转移压迫、局部组织水肿压迫等原因,这都提示肿瘤至少为局部晚期。最佳治疗方案是在新辅助放、化疗后重新评估局部和全身情况,再制订下一步治疗计划。

42. 如果该患者父兄均为食管癌,从流行病学角度下列信息意义**不大**的是

A. 患者吸烟 20 年

B. 饮食习惯

C. 生活环境

D. 基因状态和染色体稳定性

E. 居住地

【解析】患者及其父兄均为食管癌,那么从流行病学角度,需要考察患者的家庭生活饮食习惯、居住地理位置等,在可能的情况下可以获取三者的组织或血液标本,进行基因状态和染色体稳定性的检测。而患者吸烟病史可能和其本人食管癌发生有关,但是与父兄关系不大。

(43~46 题共用题干)

患者男,68 岁。进行性吞咽困难 2 个月,消瘦。临床诊断为中段食管癌($cT_2N_0M_0$)。

43. 该患者术前准备,通常**不需要**的是

A. 营养支持

B. 咳嗽训练

C. 术前口服甲硝唑和庆大霉素

D. 术前给予低分子肝素

答案: 39. A　40. A　41. C　42. A　43. C

E. 术前雾化吸入

【解析】患者进食困难 2 个月，消瘦。术前应予必要的营养支持，咳嗽训练和术前雾化吸入有利于术后肺康复，根据患者术前 VTE 评分，应给予低分子肝素预防治疗。口服甲硝唑和庆大霉素目前认为意义不大。

44. 如果患者心肺功能正常，该患者采取的治疗方式最为适当的是
    A. 新辅助化疗 2~3 周期后手术治疗
    B. 新辅助放化疗 2 周期后手术治疗
    C. 新辅助化疗 + 腹部放疗后手术治疗
    D. 手术治疗后根据病理决定术后放、化疗
    E. 手术治疗后放、化疗

【解析】患者术前分期为 $T_2N_0M_0$，首选直接手术治疗。术后根据病理结果，决定是否术后放、化疗。

45. 该患者充分术前准备后，进行了 McKeown 食管癌手术。术后措施**不适当**的是
    A. 术后早期恢复流食
    B. 术后排气后进行食管造影无异常，逐渐恢复饮食 2 日后拔除胸腔闭式引流
    C. 术后 12 小时即使用预防剂量低分子肝素
    D. 术后单纯应用二代头孢防治感染
    E. 术后第 2 天即下床活动

【解析】食管癌术后早期进食和下床活动有利于术后早期恢复。患者属于 VTE 中高风险，术后 12 小时应用低分子肝素预防 VTE 是正确的。二代头孢抗菌谱覆盖了食管手术的基本感染细菌谱，可以单独使用，不必要联合应用抗生素。胸腔闭式引流管宜早期拔除，所以 B 是不适当的。

46. 患者术后第 6 天出现左下肢小腿肿胀，皮温不高。最佳的诊断检查是
    A. 血 D-Dimer
    B. 血常规
    C. 血生化
    D. 下肢血管超声
    E. 下肢血管造影

【解析】术后出现单侧下肢肿胀，皮温不高，最可能的情况是下肢静脉血栓形成，血常规和 D-Dimer 有助于诊断；下肢静脉超声和下肢血管造影均可以明确诊断，但是超声检查更为便捷方便，可以床旁进行。

（47~49 题共用题干）
患者男，56 岁。中段食管癌，行 Ivor-Lewis 手术。术后第 5 天出现持续高热，胸腔引流为棕褐色。

47. 首先考虑的可能诊断是
    A. 肺部感染继发脓胸
    B. 引流管上行感染继发脓胸
    C. 乳糜胸
    D. 吻合口瘘
    E. 手术引起的肿瘤胸腔播散，恶性胸腔积液

【解析】患者胸腔积液为棕褐色，可能是胸腔感染。而在食管癌术后第 5 天，突发上述情况，最可能的是吻合口瘘。

48. 为制订下一步治疗计划，最合适的检查是
    A. 胸腔引流液细胞学检查
    B. 胸部 CT
    C. 纤维食管镜
    D. 食管泛影葡胺造影
    E. 口服亚甲蓝

【解析】对于食管癌术后吻合口瘘，胸腔引流液检查、胸部 CT、口服亚甲蓝、食管

造影和纤维食管镜均对诊断有帮助，口服亚甲蓝最为简单易行。而食管造影可以明确瘘口位置和大小程度，为下一步治疗提供较为具体的资料。

49. 下一步最适宜的治疗方案是
    A. 开胸探查
    B. 全静脉营养、合理应用抗生素、保持引流通畅
    C. 纤维食管镜或介入下放置食管支架
    D. 放置空肠营养管或空肠造瘘营养支持、合理应用抗生素、保持引流通畅
    E. 经肋床胸腔引流
    【解析】食管癌术后第 5 天出现吻合口瘘，属于中期瘘。这时胸腔已粘连，瘘形成的胸腔感染为局限包裹性。治疗应以保守为主，合理应用抗生素同时保持引流通畅，并加强全身营养支持。由于肠道功能已经恢复，因此不宜采用全静脉营养，适宜的是放置空肠营养管或空肠造瘘，比全静脉营养并发症少、有利于维护肠道功能。

（50~53 题共用题干）
患者男，59 岁。因右肺下叶结节考虑恶性，行胸腔镜右肺下叶切除 - 纵隔淋巴结清扫术。术后第 1 天恢复低脂流食，体温在 37.3~37.5℃。主诉胸痛伴吞咽不适，引流液淡血性，连续两日引流量 100~150ml。术后第 3 天午餐后突发胸痛加重伴呕吐，引流液变浑浊，无明显气体溢出。无明显呛咳。

50. 目前诊断考虑为
    A. 食管破裂
    B. 乳糜胸
    C. 脓胸
    D. 支气管胸膜瘘
    E. 肺部感染
    【解析】患者有反复呕吐病史，胸痛突

然加重，伴胸腔引流液浑浊，考虑呕吐导致的食管自发性破裂的可能性大，亦不除外手术导致的医源性损伤。

51. 如果食管泛影葡胺造影显示隆突下水平造影剂外溢，诊断考虑为
    A. 食管自发性破裂
    B. 医源性迟发性食管穿孔
    C. 食管憩室破裂
    D. 食管撕裂
    E. 食管气管瘘
    【解析】可能与隆突下淋巴结清扫、能量器械热损伤有关。

52. 如果食管泛影葡胺造影显示食管下段造影剂向左侧外溢并流入右侧胸腔，诊断考虑为
    A. 食管自发性破裂
    B. 医源性迟发性食管穿孔
    C. 食管憩室破裂
    D. 食管撕裂
    E. 食管气管瘘
    【解析】患者有呕吐史，手术打开纵隔胸膜，使食管破裂后没有进入左侧胸腔而进入压力更低的右侧胸膜腔。

53. 下一步应选的治疗最合适的是
    A. 禁食、禁水
    B. 右侧进胸清创引流，争取一期修补食管
    C. 消化内镜检查并放置覆膜支架
    D. 介入下放置食管破口旁引流管
    E. 静脉应用广谱抗生素
    【解析】病史虽不能明确食管破裂的具体时间，但有条件争取一期修补是最佳选择。

答案： 49. D 50. A 51. B 52. A 53. B

（54~57 题共用题干）

患者女,74 岁。服药时误将假牙（带金属钩）吞下 1 小时。

54. 应先考虑的辅助检查是
    A. 胸部 CT
    B. 胸部 MRI
    C. 胸部 X 线片 + 纤维胃镜
    D. 钡餐
    E. 腹部超声
    【解析】食管异物诊断标准。

55. 如果胸部 X 线片提示假牙停留在主动脉弓后的食管腔内。优先选择的治疗措施为
    A. 开胸食管切开取出
    B. 胸腔镜食管切开取出
    C. 全身麻醉下纤维消化内镜取出
    D. 硬质食管镜取出
    E. 纤维消化内镜推进胃里开腹取出
    【解析】首选创伤最小方案。

56. 如胸部 X 线发现假牙位于椎体旁食管腔内,右侧胸腔少量积气及纵隔气肿,诊断考虑为
    A. 急性心肌梗死
    B. 食管痉挛
    C. 食管穿孔伴纵隔感染
    D. 肺大疱破裂
    E. 自发性气胸

57. 如胸部 X 线发现假牙位于椎体旁食管腔内,右侧胸腔少量积气及纵隔气肿,治疗措施为
    A. 开胸探查、异物取出、食管修补
    B. 纵隔镜异物取出
    C. 胸腔镜异物取出
    D. 等待进入胃后,腹腔镜胃壁切开、异

物取出、胃壁缝合术
    E. 开胸探查、异物取出、食管大部切除、胃代食管术

（58~61 题共用题干）

患者男,39 岁。醉酒后出现吞咽时胸骨后疼痛 3 日。胸部 CT 提示主动脉弓旁食管腔内线状高密度影伴周围气体影。

58. 下一步合适的辅助检查是
    A. 胸部 CT 增强扫描
    B. 胸部 MRI
    C. 纤维胃镜
    D. 钡餐
    E. 食管镜
    【解析】主动脉弓旁食管异物需警惕血管损伤。

59. 若胸部 CT 增强扫描见细长食管异物横亘在主动脉弓旁,回顾病史考虑为牙签。食管增厚、水肿明显,黏膜有破损,食管旁似有小气影,主动脉外膜尚连续。优先选择的治疗措施为
    A. 纵隔镜下异物取出
    B. 全身麻醉,硬质食管镜取出
    C. 全身麻醉,消化内镜尝试剪断取出,如失败考虑开胸取出
    D. 左侧开胸食管切开异物取出
    E. 右侧开胸食管切开异物取出
    【解析】目前考虑食管穿孔,主动脉尚未受累。异物性质明确,可先尝试内镜的特殊方法,减小创伤。

60. 若胸部 CT 增强扫描见细长食管异物横亘在主动脉弓旁,回顾病史考虑为铁钉。食管增厚水肿明显,黏膜有破损,食管旁似有小气影,主动脉外膜尚连续。优先选择的治疗措施为

答案: 54. C 55. C 56. C 57. A 58. A 59. C 60. E

A. 纵隔镜下异物取出

B. 全身麻醉,硬质食管镜取出

C. 全身麻醉,消化内镜尝试取出再议

D. 左侧开胸食管切开异物取出

E. 右侧开胸食管切开异物取出

【解析】目前考虑食管穿孔,主动脉尚未受累。异物内镜取出风险高,可考虑右侧开胸食管切开取异物。

61. 患者补充病史,昨日间断呕出少量鲜血。胸部 CT 增强扫描见细长食管异物横亘在主动脉弓旁,回顾病史考虑为铁钉。食管增厚、水肿明显,黏膜有破损,食管旁似有小气影,主动脉外膜尚连续。优先选择的治疗措施为

A. 纵隔镜下异物取出

B. 全身麻醉,硬质食管镜取出

C. 全身麻醉,消化内镜尝试剪断取出,如失败考虑开胸取出

D. 左侧开胸食管切开异物取出

E. 右侧开胸食管切开异物取出

【解析】目前需高度怀疑食管主动脉瘘。因可能行血管手术,应考虑左开胸手术。

四、案例分析题

【案例1】患者男,54 岁。既往体健。进行性吞咽困难 2 个月。时有咳嗽,无声音嘶哑。食管造影检查发现食管中上段黏膜紊乱、中断,长约 3cm。食管镜提示距门齿 22~26cm 可见新生物。

第 1 问:该患者下一步检查应包括

A. 上消化道造影

B. 病理活检

C. 胸部 CT 增强扫描

D. 经食管超声胃镜检查

E. 纤维支气管镜

F. CTPA

G. C_{13} 检测

【解析】患者既往体健,诊断中上段食管癌。上消化道造影目的是了解胃情况;病理活检需要在治疗前明确;胸部 CT 增强扫描评估食管局部、淋巴结和肺部情况;经食管超声胃镜检查有助于明确肿瘤 T 分期;考虑患者有咳嗽症状,纤维支气管镜了解气管受累程度。CTPA 和 C_{13} 检测意义不大。

第 2 问:如果该患者检查发现肿瘤和主气管关系密切,适宜的检查包括

A. 纤维支气管镜

B. 经食管超声胃镜检查

C. PET/CT

D. 胸部增强 MRI

E. 纵隔镜检查

F. 经胸壁超声

G. 胸腔镜探查

【解析】患者有咳嗽症状,检查提示气管食管关系密切,需进一步了解气管受累程度,纤维支气管镜有助于了解气管受压、受侵程度;胸部 MRI 检查有助于发现食管气管间隙是否存在,气管壁受累情况。其他检查无意义。

第 3 问:如果该患者拟行食管癌根治手术,胃代食管吻合,游离胃时下列处理正确的是

A. 离断胃网膜左动脉

B. 离断胃网膜右动脉

C. 离断胃短动脉

D. 保留胃网膜左动脉

E. 保留胃右动脉

F. 离断胃右动脉

G. 保留胃短动脉

答案: 61. D

【案例1】 1. ABCDE 2. AD 3. ACEF

【解析】食管癌手术胃代食管吻合,游离胃时,需要离断胃网膜左动脉、胃左动脉、胃短动脉,必须要保留胃网膜右动脉,胃右动脉多数可以保留,也可以切断。

第4问:该患者清扫淋巴结合适的范围是

A. 颈部、胸部和上腹部淋巴结清扫

B. 胸部和上腹部淋巴结清扫

C. 下颈部、胸部和上腹部淋巴结清扫

D. 腹部清扫范围应包括脾门、胃右动脉根部及十二指肠韧带、腹主动脉前方

E. 颈部清扫范围包括环状软骨至锁骨、血管鞘周围

F. 腹部清扫范围通常不包括胰腺下缘

G. 该患者三野清扫时不需要清扫下肺韧带淋巴结

【解析】国内、外多组报道表明,右后外切口开胸二切口或三切口行完全的二野或三野淋巴结清扫均能明显提高胸段食管癌的5年生存率。因此,目前的手术入路的趋势倾向于右胸二切口或三切口,术中行完全的二野或三野淋巴结清扫,有助于提高预后。颈部清扫包括下颈部、胸部和上腹部淋巴结清扫;上腹部淋巴结清扫包括裂孔、胰腺上缘、脾门、胃右动脉根部及十二指肠韧带、腹主动脉前方;胸部淋巴结清扫包括左右气管旁、隆突下和食管周围。

【案例2】患者女,48岁。既往体健。吞咽困难1个月。

第1问:如果患者食管造影提示食管下段管壁僵硬,长度为4cm,可能的诊断是

A. 食管炎

B. 食管癌

C. 贲门失弛缓

D. 反流性食管炎

E. 食管良性肿瘤

F. 食管静脉曲张

G. 食管结核

【解析】患者有进食困难,造影提示食管下段管壁僵硬,可能是由于炎症、肿瘤引起。食管良性肿瘤、贲门失弛缓和静脉曲张通常食管黏膜光滑。

第2问:如果该患者诊断为下段食管癌,可以选择的手术方式为

A. Mckeown手术

B. Ivor-Lewis手术

C. 全腔镜Ivor-Lewis手术

D. 经左胸食管癌根治手术,胃代食管弓下吻合

E. 食管内翻拔脱术

F. 空肠造瘘

G. 经腹腔镜联合纵隔镜食管癌根治术

【解析】食管下段癌可以选择的手术方案比较多,主要有左侧开胸、右侧开胸和不开胸三种入路。常见的术式包括左后外一切口、左颈左胸两切口、左侧胸腹联合切口、右胸腹正中两切口、左颈右胸腹正中三切口、颈腹两切口食管拔脱术等。微创技术进入食管癌外科领域,已广泛开展,经腹腔镜联合纵隔镜食管癌根治术可以达到根治目的。空肠造瘘也常在食管癌手术中应用,以改善术后进食。

第3问:如果该患者行Ivor-Lewis食管癌根治+胃代食管吻合术后第5天,拔除闭式引流当天,突发右侧胸痛,伴高热。下一步需要采取的诊断治疗是

A. 原闭式引流处重新放置引流管

B. 口服亚甲蓝明确诊断

C. 食管造影

D. 胸部CT检查

E. 血培养,选择广谱抗生素

答案: 4. BCEF 【案例2】1. ABG 2. ABCDFG 3. CDEF

F. 胃镜检查

G. 急诊开胸探查

【解析】根据患者情况，最先考虑吻合口或残胃瘘。在未明确诊断前不应经原闭式引流处重新放置引流管或急诊开胸探查，口服亚甲蓝在没有引流的情况下，对诊断没有帮助。食管造影可以发现造影剂外溢；胃镜检查在诊断的基础上可以进行必要的治疗；在血培养结果未出之前，应选择广谱抗生素；胸部 CT 可以了解胸腔积液情况，指导引流。

【案例 3】患者男，70 岁。COPD 病史 5 年。进行性吞咽困难 3 个月，消瘦。胃镜提示距门齿 16cm 可见新生物，病理为鳞癌。

第 1 问：为制订治疗方案，需要做的检查是

A. 上消化道造影

B. 心肺功能

C. 颈部 CT 增强扫描

D. 胸部增强 MRI

E. CTCA

F. CTPA

G. 胸部 CT 增强扫描

【解析】患者考虑为颈段食管癌，需要了解心肺功能及远处情况，胸部 MRI 对于食管癌意义有限，CTCA 和 CTPA 为非必须选项。

第 2 问：如果考虑手术治疗，那么围术期治疗包括

A. TPN 治疗

B. 术前呼吸锻炼

C. 术前应用抗生素

D. 术前清洁洗肠

E. 术前超声雾化吸入

F. 空肠造瘘

G. 留置鼻胃管营养支持

【解析】患者 COPD 提示肺功能受损，同时伴有消瘦，因此术前需要必要的营养支持（包括 TPN 和鼻胃管营养支持）、呼吸功能锻炼和肺保护。而清洁洗肠和使用抗生素无必要。

第 3 问：评估后，患者心肺功能未见明显异常，未见远处转移，可以考虑的适宜治疗方案是

A. 放、化疗

B. 新辅助治疗后手术治疗

C. 手术治疗后放、化疗

D. 胃造瘘

E. 食管放射粒子支架治疗

F. Mckeown 手术

G. 食管拔脱术

【解析】一方面，颈段食管癌常需切除喉，以及术后并发症和死亡率高、长期生存率低（2 年生存率仅 20%），生存期与单纯放、化疗相近，虽术后辅以放疗及化疗，可改善生存率，但首选放、化疗更易接受；而另一方面，单纯放、化疗的局部控制多不满意。故现在强调颈段食管癌应采取包括手术在内的综合治疗。该患者需要切除喉，以达到根治目的，因此，单纯的 Mckeown 手术，食管拔脱术不适当。

【案例 4】患者男，36 岁。间断进食不畅 3 个月，无体重变化。查体：体温 36.5℃，脉搏 78 次 /min，呼吸 12 次 /min，血压 135/78mmHg。稍瘦，气管居中，双侧锁骨上淋巴结未触及，双肺呼吸音正常。

第 1 问：需考虑的疾病包括

A. 反流性食管炎

B. 食管憩室

C. 食管腐蚀性狭窄

D. 贲门失弛缓症

答案：【案例 3】 1. ABCG 2. ABEG 3. ABC 【案例 4】 1. ABCDEF

E. 食管平滑肌瘤

F. 食管良性狭窄

【解析】上述疾病均可引起进食不畅。

第2问：为明确诊断常用的检查有

A. 心电图

B. 纤维支气管镜检查

C. 肝功能

D. 肺功能检查

E. 食管胃镜检查

F. 食管吞钡造影检查

【解析】患者进食不畅，表明病变在食管，食管吞钡造影检查、食管胃镜是明确食管疾病最常用的检查手段，其他检查与明确诊断无关。

第3问：患者食管吞钡造影检查食管下段呈半月状压迹，黏膜尚完整，并有瀑布征。食管胃镜镜检查可见食管下段直径约2cm黏膜下肿瘤，瘤体表面黏膜光滑、正常，可选的治疗手段包括

A. 食管憩室切除

B. 贲门肌层切开＋胃底折叠

C. 食管扩张术

D. 食管切除，胃食管吻合术

E. 胸腔镜肿瘤剥除

F. 胃镜下肿瘤剥除术

【解析】根据食管吞钡造影检查、食管胃镜表现，患者诊断为食管平滑肌瘤，胸腔镜肿瘤剥除及胃镜下剥除均为可选的治疗方式，可根据病变的位置、深浅、所就诊中心的技术特点合理选择。

【案例5】患者男，68岁。因胸骨后烧灼感4年余，吞咽困难10个月余入院。查体未见异常。既往体检，无特殊病史。

第1问：患者目前应考虑的疾病可能是

A. 反流性食管炎

B. 食管裂孔疝

C. Barrett 食管

D. 食管平滑肌瘤

E. 贲门失弛缓症

F. 食管癌

【解析】患者临床表现为胸骨后烧灼感4年余，近10个月余出现吞咽困难，食管平滑肌瘤一般无胸骨后烧灼感，可除外。

第2问：为明确诊断应选取的检查项目包括

A. 食管钡餐造影

B. 内镜检查

C. pH 监测

D. 胸部 CT

E. 食管测压检查

F. 腹部 B 超

【解析】反流性食管炎、食管裂孔疝、Barrett 食管和贲门失弛缓症进行鉴别诊断需要通过上述诊断中除了腹部 B 超以外的其他诊断方法。

第3问：入院后第1天行放射线检查，造影示食管下段黏膜粗糙，管腔狭窄，管壁僵硬。结合该病例，下列看法正确的是

A. 应当进一步进行内镜检查

B. 可以除外食管裂孔疝的诊断

C. 应当加做上腹加压的钡餐造影检查

D. 详细询问患者病史及既往用药情况

E. 尚不能除外食管裂孔疝的诊断

F. 可以通过食管测压来明确诊断

【解析】结合上述资料考虑目前尚不能完全除外食管裂孔疝的可能，需要进一步内镜检查明确诊断，同时需要行上腹加压的钡餐造影检查，并详细询问患者病史及既往用药情况，明确有无食管裂孔疝。食管测压对于明确诊断无直接意义。

答案：　2. EF　3. EF　【案例5】1. ABCEF　2. ABCDE　3. ACDE

【案例 6】患者男, 52 岁。因胸骨后烧灼感 5 年余入院。患者 5 年余前无诱因出现胸骨后烧灼感。平卧时加重。既往体检, 无特殊病史。

第 1 问: 患者目前应考虑的疾病可能是

    A. 反流性食管炎

    B. 食管裂孔疝

    C. Barrett 食管

    D. 食管平滑肌瘤

    E. 贲门失弛缓症

    F. 食管憩室

  【解析】结合患者临床表现, 可首先除外 D 和 F 选项, 余下疾病须进行鉴别诊断。

第 2 问: 为明确诊断应进行的检查项目包括

    A. 食管钡餐造影

    B. 内镜检查

    C. pH 监测

    D. 胸部 CT

    E. 食管测压检查

    F. 食管黏膜电位差测定

第 3 问: 入院后第 6 天行电子胃镜检查。内镜下表现为红色柔软的胃黏膜, 自贲门向食管下段延伸, 与粉白色光滑上皮形成鲜明的对比。齿线上移 4cm。咬取活检提示: 上皮细胞与小肠上皮相似, 表面有绒毛和凹陷, 有发育良好的杯状细胞、帕内特细胞, 可见癌细胞。结合该病例, 下列看法正确的是

    A. 可以诊断为 Barrett 食管癌

    B. 内镜检查是确诊此病的手段

    C. 可以采用内科保守治疗

    D. 应当选用外科手术治疗

    E. 肿瘤原发于食管

    F. 肿瘤近端食管黏膜存在柱状上皮

  【解析】通过上述资料考虑患者为 Barrett 食管癌变, 已发现癌细胞, 不应再采取内科保守治疗, 需要选用外科手术治疗。

【案例 7】患者女, 60 岁。因吞咽困难 6 年余入院。患者 6 年前无诱因出现吞咽困难。既往体健, 无特殊病史。

第 1 问: 患者目前应考虑的疾病可能是

    A. 反流性食管炎

    B. 食管裂孔疝

    C. Barrett 食管

    D. 食管 - 胃底静脉曲张

    E. 贲门失弛缓症

    F. 食管憩室

  【解析】患者 6 年前无诱因出现吞咽困难, 需要进行反流性食管炎、食管裂孔疝、Barrett 食管和贲门失弛缓症的鉴别诊断。

第 2 问: 为明确诊断应进行的检查项目包括

    A. 食管钡餐造影

    B. 内镜检查

    C. pH 监测

    D. 胸部 CT

    E. 食管测压检查

    F. 食管黏膜电位差测定

  【解析】贲门失弛缓症诊断所需检查包括食管钡餐造影、内镜检查、pH 监测和食管测压检查。

第 3 问: 入院后行电子胃镜检查, 食管钡餐造影示食管下段呈鸟嘴样狭窄, 食管体部扩张直径约 6cm; 食管测压示食管体部有效蠕动缺失, IRP>15mmHg。针对该病例, 下列诊断、措施正确的是

    A. 可以诊断为贲门失弛缓症 (中度)

    B. 食管测压是诊断此病的金标准

    C. 可以先采用内科保守治疗

    D. 内科保守治疗无效, 可以选用内镜介

答案:【案例 6】1. ABCE 2. ABCEF 3. ABDEF 　【案例 7】1. ABCE 2. ABCE 3. ABCDE

入治疗或外科手术治疗

  E. 是一种原发性食管动力障碍性疾病

  F. 食管下段复层鳞状上皮被化生的单层柱状上皮所替代

【解析】结合上述资料考虑患者为贲门失弛缓症，除了 F 选项外，其余均正确。食管下段复层鳞状上皮被化生的单层柱状上皮所替代是 Barrett 食管的特点。

【案例 8】患者女，65 岁。因间歇性胸痛伴吞咽困难 8 年余入院。患者 8 年前无诱因出现胸痛伴吞咽困难，胸痛症状在餐后可减轻。既往体健，无特殊病史。

第 1 问：患者目前应考虑的疾病可能是

  A. 反流性食管炎

  B. 食管裂孔疝

  C. 弥漫性食管痉挛

  D. 胡桃夹食管

  E. 贲门失弛缓症

  F. 食管憩室

【解析】结合患者临床表现，可首先除外食管憩室，余下疾病需进行鉴别诊断。

第 2 问：为明确诊断应进行的常规检查项目包括

  A. 食管钡餐造影

  B. 内镜检查

  C. 核素照相

  D. 胸部 CT

  E. 食管测压检查

  F. 食管黏膜电位差测定

【解析】对于上述疾病的鉴别诊断，食管钡餐造影、内镜检查和食管测压检查最有意义。

第 3 问：入院后行食管钡餐造影，示食管串珠样改变，食管测压可见到宽大畸形的收缩

波，同步收缩大于 30%，LES 和 UES 压力和功能正常。结合该病例，下列正确的是

  A. 是一种罕见的食管运动功能障碍性疾病

  B. 可以发展为贲门失弛缓症

  C. 食管钡餐造影是该疾病的首选检查

  D. 病变主要局限于食管中下段，以高压型非蠕动性的食管强烈收缩为特点

  E. 食管上括约肌、下括约肌压力和功能正常

  F. 对于药物治疗无效的患者，可以采用食管扩张术及食管肌层切开术

【解析】结合上述资料考虑患者为弥漫性食管痉挛，上述描述均正确。

【案例 9】患者男，73 岁。发热伴胸骨后疼痛 2 日来急诊。吞咽时疼痛明显，向背部放射。入院时血压 102/55mmHg，心率 102 次 /min，SpO_2 95%，呼吸频率 20 次 /min。外院曾作血常规提示 WBC $17.69×10^{12}/L$，Hb108g/L。既往高血压 10 年，未规律服用药物。

第 1 问：患者首先应进行的最必要影像检查是

  A. 胸部 X 线

  B. 胸部平扫 CT

  C. 胸部 CT 增强扫描

  D. 胸部 MRI

  E. 上消化道造影

  F. 消化内镜

  G. 腹部超声

【解析】结合病史与检查，需警惕食管异物伴穿孔、感染、休克早期的可能，先积极行胸部 CT 增强扫描检查评估情况。

第 2 问：胸部 CT 增强扫描见主动脉弓旁食管腔内高密度影，呈枣核形，食管壁增厚水肿，枣核尖似穿破食管壁，弓旁可见小气

答案：【案例 8】1. ABCDE　2. ABE　3. ABCDEF　【案例 9】1. C　2. D

影。主动脉及冠状动脉有钙化斑块,未见明显充盈缺损。下一步应首选

A. 消化内镜

B. 硬质食管镜

C. 食管钡餐

D. 泛影葡胺造影

E. 冠状动脉 CTA

F. 冠脉造影

【解析】目前需考虑食管异物所致食管穿孔、纵隔感染,为明确穿孔位置、穿孔大小及纵隔感染的播散情况,应先行泛影葡胺造影评价。

第3问:下列治疗中,**不正确**的是

A. 监测生命体征,防治休克

B. 禁食,可饮清水

C. 放置胃管给予肠内营养

D. 放置空肠营养管给予肠内营养

E. 全静脉营养

F. 静脉应用质子泵抑制剂

G. 静脉应用广谱抗生素

H. 静脉应用抗真菌药物

【解析】需严格禁食、禁水,胃管营养不能阻止营养液反流,可能加重纵隔感染。

第4问:如经充分支持和药物治疗后,患者生命体征没有进一步变差,下一步优选的治疗方案是

A. 右侧开胸食管切开异物取出术

B. 左侧开胸食管切开异物取出术

C. 左颈侧切开异物取出 + 清创引流术

D. 左颈侧切开异物取出 + 清创引流术

E. 全身麻醉内镜下食管异物取出,然后复查胸部增强 CT

F. 右侧胸腔镜食管切开异物取出 + 食管修补 + 清创引流术

【解析】虽然食管穿孔明确,但时间窗迁延,应先解除异物因素。入路最好能同期实现修补。因右侧进胸不一定能实现一期修补,所以最佳可能在先取异物后评估手术可能性,减少患者不必要的损伤。

【案例 10】患者男,43 岁。贲门失弛缓症 POEMS 术后 13 小时,胸闷、胸痛、低氧 1 小时。值班医师汇报监护显示血压 90/50mmHg,心率 114 次 /min,SpO$_2$ 92%,呼吸频率 30 次 /min,床旁见患者颈胸部可及握雪感,气管右偏,听诊左肺呼吸音消失,叩诊呈鼓音。

第1问:急会诊考虑诊断是

A. 左侧张力性气胸

B. 左侧胸腔积液

C. 左侧血胸

D. 食管破裂

E. 纵隔气肿

F. 急性肺栓塞

【解析】结合病史与查体考虑贲门失弛缓症的消化内镜治疗后食管穿孔 / 破裂,体格检查情况符合左侧张力性气胸。颈部握雪感,考虑合并纵隔气肿。

第2问:完成床旁胸部 X 线片见左侧气胸,左肺压缩 95%,纵隔气肿。急诊放置左侧胸腔闭式引流。下一步应首选

A. 消化内镜检查 + 食管覆膜支架置入术

B. 胸部增强 CT

C. 食管钡餐

D. 泛影葡胺造影

E. 左侧开胸探查食管修补 + 清创引流术

F. 左侧胸腔镜探查食管修补 + 清创引流术

【解析】患者有一期修补可能性,应积极妥善手术,改善整体预后。

答案: 3. BC 4. E 【案例 10】1. ADE 2. E

第3问：若患者在 POEMS 术中,贲门上肌层切开尚未完成时,发现内镜穿出食管壁,麻醉师告知气道压升高,见患者颈胸部可及握雪感,听诊左肺呼吸音低。下一步应

A. 停止 POEMS,送重症监护室并完成 CT 检查

B. 停止 POEMS,经破口充分吸引气体后放置支架送重症监护室

C. 放置食管支架

D. 放置食管支架及纵隔引流

E. 立即左侧开胸手术修补食管,择期处理贲门失弛缓症

F. 放置左侧胸腔闭式引流,立即左侧开胸手术修补食管并同期处理贲门失弛缓症

【解析】此类患者梗阻尚未解除,保守治疗可行性差,应急诊行修补 + 解除梗阻手术。

第4问：左侧开胸探查可能发现

A. 主动脉弓下水平食管纵行裂伤

B. 胸中段食管前壁横行破口

C. 胸中段食管点状裂伤

D. 贲门上食管扩张

E. 贲门增厚,其上食管左后外侧壁纵行裂伤

F. 胸腔内胃液积聚

【解析】POEMS 术中,食管下段肌层纵行切开,故其裂伤应为贲门上方食管壁纵行伤口。由于术前准备及术中操作,探查时食管扩张常不明显;由于胃液无法返流,因此胸腔内不会出现明显胃液积聚。

【案例 11】患者男,53 岁。误咽鱼刺后 10 日,主诉颈痛加重伴发热 1 日来急诊。吞咽时疼痛明显,伴颈部红肿。入院时血压 88/50mmHg,心率 121 次 /min,SpO_2 91%,呼吸频率 25 次 /min。外院曾作血常规提示 WBC $24.13×10^{12}$/L, Hb 120g/L。既往糖尿病病史 10 年,血糖控制欠满意。

第1问：患者首先应进行最必要影像检查是

A. 颈部 X 线

B. 颈部平扫 CT

C. 胸部平扫 CT

D. 颈胸部 CT 增强扫描

E. 上消化道造影

F. 消化内镜

G. 腹部超声

【解析】结合病史与检查,需考虑食管异物伴颈部穿孔、纵隔感染、休克早期可能,先积极行颈胸部 CT 增强扫描检查评估情况。

第2问：颈胸部 CT 增强扫描见咽旁及颈段食管壁增厚、水肿,未见明显食管腔内异物,纵隔软组织肿胀,气管食管间隙不清,奇静脉弓上可见脓肿伴气 - 液平面。奇静脉弓下纵隔未见明显异常。目前诊断考虑

A. 急性会厌炎

B. 急性化脓性扁桃体炎

C. 上胸段食管穿孔

D. 食管主动脉瘘

E. 咽旁脓肿伴下行性纵隔脓肿形成

F. 糖尿病所致纵隔蜂窝织炎

【解析】患者有误咽鱼刺史及颈部食管穿孔相关症状,但 CT 未见异物,与鱼刺不显影或鱼刺已排出有关。上纵隔脓肿形成,考虑为下行性感染,感染不易控制,与患者糖尿病基础有关。

第3问：下列治疗中,**不正确**的是

A. 禁食、禁水,严格控制血糖

B. 食管镜探查

答案：3. F　4. E　【案例11】1. D　2. E　3. E

C. 颈部切开—探查—食管修补—纵隔置管引流术

D. 右侧胸腔镜探查—纵隔脓肿切开—清创引流术

E. 右侧开胸—食管切开—异物取出—清创引流术

F. 静脉应用质子泵抑制剂

G. 静脉应用广谱抗生素＋抗真菌药物

H. 应予重症监护，防治休克

【解析】胸段食管非致病基础，无切开指征。

第4问：如经右侧胸腔镜探查—纵隔脓肿切开—清创引流术，以及充分支持和药物治疗后，患者仍无法脱机拔管。漏气试验时行支气管镜检查见有脓性液体流入气管，需考虑

A. 食管镜检查—异物清除

B. 颈部脓肿切开—清创引流术

C. 颈部切开—探查—食管气管修补（肌瓣）—纵隔置管引流术

D. 右侧胸腔镜食管切开异物取出＋食管修补＋清创引流术

E. 气管切开

F. 气管支架植入

【解析】颈部气管食管瘘可能性大，表明右侧胸腔手术可能未能完全实现脓肿引流，颈部食管旁脓肿迁延累及气管，一方面应该保护性气管切开并防止脓液流入气道，另一方面应该将颈部脓肿源头清除并充分引流。

答案：　4. CE

第五章 纵隔疾病

一、单选题

1. 正中开胸心脏搭桥术后出现深部纵隔炎，最常见的病原菌是
   A. 葡萄球菌
   B. 革兰氏阴性菌
   C. 克雷伯菌
   D. 铜绿假单胞菌
   E. 真菌

   【解析】开胸术后纵隔炎最常见的病原菌是金黄色葡萄球菌和表皮葡萄球菌，占50%~80%；其次是革兰氏阴性菌。真菌感染罕见。

2. 预防胸骨劈开术后纵隔炎的措施中，说法错误的是
   A. 推荐心脏手术患者术前进行鼻腔内细菌筛查
   B. 术前洗澡
   C. 纠正低蛋白血症
   D. 术中用电刀对创面进行广泛而充分地止血
   E. 术前积极治疗其他部位感染

   【解析】推荐以下预防措施：①所有心脏手术患者术前筛查鼻腔内的金黄色葡萄球菌；②术前淋浴减少细菌定植。③优化术前状况，包括纠正低蛋白血症、治疗身体其他部位感染、控制血糖、戒烟等。术中预防性应用抗生素。④优化手术技术细节：胸骨固定技术改进、仔细止血、限制电刀的使用、避免过度分离组织等。

3. 下列不属于继发性纵隔炎特点的是
   A. 急性起病
   B. 一般有明确诱因
   C. 多见于胸骨切开术后
   D. 以纵隔内纤维组织异常增生为表现
   E. 一般伴有高热、寒战、心动过速等全身中毒症状

   【解析】继发性纵隔炎：急性起病，有明确诱因，多见于胸骨切开术后、呼吸道或消化道穿孔，少数见于口咽部感染（也称下行性纵隔炎）。一般伴有高热、寒战、心动过速等全身中毒症状。原发性纵隔炎：这是一种病因不明，慢性隐匿起病，以纵隔内纤维组织异常增生为表现的疾病。

4. 关于肠源性囊肿正确的是
   A. 不包括支气管囊肿
   B. 包括心包囊肿
   C. 指食管囊肿
   D. 胚胎发育较晚阶段出现的支气管囊肿多位于肺实质内，通常与支气管交通
   E. 孕早期异常出芽造成的囊肿位于纵隔内，经常与支气管树交通

   【解析】肠源性囊肿包括支气管囊肿和食管囊肿，通常位于中纵隔。孕早期异常出芽造成的囊肿位于纵隔内，很少与支气

答案：1. A 2. D 3. D 4. D

管树交通。在胚胎发育较晚阶段出现的支气管囊肿多位于肺实质内,通常与支气管交通。

5. 关于前肠性囊肿,描述正确的是
   A. 手术切除后病理能够确定支气管囊肿或食管囊肿
   B. 与食管壁关系密切的一定是食管囊肿
   C. 囊液清亮透明
   D. 囊壁有软骨通常是支气管囊肿
   E. 食管囊肿囊壁通常有平滑肌结构

   【解析】支气管囊肿和食管囊肿的鉴别有时比较困难,甚至手术切除后病理也难以区分。两者均来自前肠,支气管囊肿也可与食管壁关系密切,甚至位于食管壁内,囊肿壁不一定具备气管软骨或完整的固有肌层,但具备这些结构有助于确定囊肿的来源和类型。

6. 关于胸腺瘤的描述,**错误**的是
   A. 多位于前上纵隔
   B. 呈椭圆形或分叶状,边界清楚
   C. 约30%合并重症肌无力
   D. 包膜完整,生长缓慢,因此均为良性
   E. 临床上常视为有潜在恶性

   【解析】WHO 于 2015 年再次对上述分型进行了更新,纠正胸腺瘤是良性肿瘤的观点。新分型认为除伴有淋巴样间质的微结节型胸腺瘤和微小胸腺瘤以外,其他所有胸腺瘤都视为恶性肿瘤。

7. 重症肌无力患者伴有胸腺瘤约
   A. 5%
   B. 15%
   C. 65%
   D. 75%
   E. 85%

【解析】重症肌无力患者中有15%合并胸腺瘤,约60%合并胸腺淋巴样增生,25%的患者表现为腺体萎缩。其中女性患者更常见胸腺增生,而50岁以上胸腺增生极为少见。

8. 重症肌无力电视胸腔镜手术**不可**用于
   A. 胸腺增生
   B. 胸腺萎缩
   C. Ⅲ期胸腺瘤
   D. Ⅱ期胸腺瘤
   E. Ⅰ期胸腺瘤

   【解析】近些年发展起来的胸腔镜手术对于Ⅰ期和Ⅱ期胸腺瘤患者,其彻底清除前纵隔肿瘤和脂肪组织的效果与传统开胸手术相当。对于Ⅲ期胸腺瘤,其根治性与远期疗效尚需更多证据支持。因此,目前重症肌无力电视胸腔镜手术不建议用于Ⅲ期胸腺瘤的 MG 患者。

9. 目前,对胸腺瘤和重症肌无力两者并存的患者,治疗方针采取
   A. 药物治疗
   B. 化疗
   C. 放疗
   D. 扩大胸腺切除
   E. 单纯胸腺切除

   【解析】由于纵隔内异位胸腺组织分布部位较广泛,手术应在安全的情况下,尽可能多地切除胸腺组织。除了胸腺本身,纵隔和颈部的脂肪组织也应切除,称为扩大胸腺切除术。

10. 胸腺癌临床中常用的分型,**除了**
    A. Bernatz 分型
    B. Kirchner-Muller-Hermelink 分型
    C. WHO 分型

答案: 5. D 6. D 7. B 8. B 9. D 10. D

D. Masaoka 分型

E. Suster-Moran 分型

【解析】临床中常用的分型包括 Bernatz 分型、Kirchner-Muller-Hermelink 分型、WHO 分型和 Suster-Moran 分型。Masaoka 根据肿瘤是否侵犯包膜、周围脂肪和组织器官，有无远处转移对胸腺癌进行详细分期。

11. 目前认为胸腺癌化疗的首选治疗方案是

A. 卡铂 / 紫杉醇

B. CAP

C. 依托泊苷 / 环磷酰胺 / 顺铂

D. ADOC

E. PE

【解析】胸腺癌的首选化疗方案为卡铂 / 紫杉醇。

12. 胸腺癌术中见肿瘤侵犯纵隔脂肪、无名静脉及部分肺组织，根据 Masaoka 分期，应为

A. Ⅱa

B. Ⅱb

C. Ⅲ

D. Ⅳa

E. Ⅳb

【解析】根据 Masaoka 分期，Ⅲ期可肉眼观察肿瘤侵犯周围器官（如心包、大血管或肺）。

13. 下列关于纵隔神经源性肿瘤，**错误**的是

A. 神经源性肿瘤是后纵隔最常见的肿瘤

B. 好发部位为后纵隔或椎旁沟

C. 儿童患者中良性肿瘤居多

D. 神经母细胞瘤多见于儿童患者

E. 神经鞘瘤多见于成年人患者

【解析】在儿童患者中，超过 1/3 的纵隔肿瘤是神经源性的；在成年人中，只占 12%~14%；其中恶性病变的比例在儿童中约为 60%，远高于成年人（5%~10%）。

14. 根据肿瘤的组织起源，**不属于**纵隔神经源性肿瘤分类的是

A. 淋巴瘤

B. 神经鞘瘤

C. 副神经节瘤

D. 节神经母细胞瘤

E. 原始神经外胚层肿瘤

【解析】从胚胎起源来说，纵隔神经源性肿瘤发生于原始胚胎的神经嵴细胞所分化成的外周神经系统、交感神经系统及副神经节系统。因此，目前多数文献根据肿瘤的组织起源，将它们分为四类：神经鞘源性肿瘤、神经节细胞肿瘤、副神经节细胞肿瘤和罕见的原始神经外胚层肿瘤。

15. **不属于**神经母细胞瘤常用治疗方法的是

A. VATS 手术治疗

B. 开胸手术治疗

C. 化疗

D. 放疗

E. 靶向治疗

【解析】神经母细胞瘤的治疗方法比较多。Ⅰ期、Ⅱ期神经母细胞瘤的主要治疗方法是手术，可以完整切除。Ⅲ期、Ⅳ期病变不易切除，可给予术前放疗或化疗使原发肿瘤缩小，转移灶得到理想控制后再行延期手术，可显著提高原发肿瘤的完整切除率及术后存活率。对于Ⅱ期以上的患者，术后给予化疗、放疗等可明显提高患者生存率。

16. **不属于**纵隔原发神经源性肿瘤手术切

答案： 11. A 12. C 13. C 14. A 15. E 16. E

除后常见并发症的是

A. 出血

B. 声音嘶哑

C. Horner 综合征

D. 脑脊液外漏

E. 心包积液

【解析】纵隔原发神经源性肿瘤由于与脊髓和脊神经关系密切,手术容易造成损伤。术中应注意保护喉返神经、交感神经干等结构,避免术后出现 Horner 综合征和声音嘶哑。较大的肿瘤由于切除创面较大,止血一定要彻底,以免术后发生血胸。哑铃形肿瘤侵及硬脊膜者术后有发生脑脊液外漏的可能,因此对硬脊膜切开或部分切除的病例,应严密缝合,尽可能避免术后脑脊液外漏。

17. 下列关于纵隔干细胞肿瘤,**错误**的是

A. 良性生殖细胞肿瘤发病占所有纵隔肿瘤的 5%~10%

B. 良性畸胎瘤多数没有症状

C. 精原细胞瘤首选化疗,以铂类为主

D. 近 90% 的非精原生殖细胞瘤有 β-HCG 或 AFP 升高

E. 非精原生殖细胞瘤化疗后若存在残余肿瘤且 β-HCG 或 AFP 仍升高,外科手术切除是适合的

【解析】对于有残余肿瘤且血 β-HCG 和 AFP 正常的患者,外科手术切除是必要的。化疗后肿瘤缩小较慢,手术治疗时机多在化疗结束后 2~3 个月。对于血 HCG 或 AFP 仍然升高者,是否考虑外科手术切除仍有争议。

18. 精原细胞瘤应与哪些疾病鉴别,**除外**

A. 恶性胸腺瘤

B. 绒毛膜癌

C. 淋巴瘤

D. 神经鞘瘤

E. 良性畸胎瘤

【解析】精原细胞瘤常见于前纵隔,鉴别诊断需考虑良性畸胎瘤(质地不均,多含有囊性成分)、恶性胸腺瘤(位置更高,肿瘤似有结节融合感,外侵较压迫症状明显)、非精原生殖细胞瘤或混合型精原细胞瘤(血浆 β-HCG 和 AFP 水平)、淋巴瘤(发热、淋巴结融合感)。神经鞘瘤常见于后纵隔。

19. **不属于**纵隔间质性肿瘤的是

A. 脂肪瘤

B. 淋巴管瘤

C. 畸胎瘤

D. 血管肉瘤

E. 恶性间叶瘤

【解析】纵隔间质性肿瘤(mesenchymal tumors)指来源于间叶组织的一大类肿瘤,包括纤维、脂肪、平滑肌、骨骼肌、间皮、血管、组织细胞来源等。畸胎瘤属于纵隔干细胞肿瘤。

20. 纵隔淋巴瘤的好发部位是

A. 中纵隔

B. 前纵隔

C. 前纵隔和中纵隔

D. 后纵隔

E. 后纵隔和中纵隔

【解析】纵隔淋巴瘤的好发部位是中纵隔。

21. 肺结节病第一期的临床表现,正确的是

A. 肺纤维化

B. 弥漫性肺阴影

C. 累及支气管黏膜

答案: 17. E　18. D　19. C　20. A　21. D

D. 肺门淋巴结肿大

E. 广泛肺浸润

【解析】普通 X 线片对结节病的分期如下。0 期：肺部 X 线检查阴性，肺部清晰。Ⅰ期：双侧肺门和 / 或纵隔淋巴结肿大，常伴右支气管旁淋巴结大，肺内无异常。Ⅱ期：肺门淋巴结大，伴肺浸润。肺部病变广泛对称地分布于两侧，少数病例可分布在一侧肺或某些肺段。病灶可在 1 年内逐渐吸收，或发展成肺间质纤维化。Ⅲ期：仅见肺部浸润影，而无肺门淋巴结肿大。Ⅳ期：肺纤维化、肺大疱和肺囊肿的改变。

22. 巨大淋巴结增生症好发于

A. 颈部

B. 腋窝

C. 纵隔

D. 腹股沟

E. 腹膜后

【解析】巨大淋巴结增生症最常发生的部位是胸内，特别是纵隔区域，其次为颈部、腋窝、腹股沟等。

23. 患者男，50 岁。既往有糖尿病史 10 余年。正中开胸搭桥术后 3 日，突然出现发冷、高热和胸痛。查体：胸骨伤口处有脓性分泌物。白细胞 18×10^9/L。胸部 CT 显示纵隔内包裹性积液。诊断可能为

A. 病毒性感染

B. 下行性坏死性纵隔炎

C. 胸骨劈开术后纵隔炎

D. 骨髓炎

E. 术后吸收热

【解析】胸骨劈开术后纵隔炎可出现于术后 30 日内。诊断依据包括切口脓性分泌物，感染表现，CT 提示纵隔内包裹积液。

病毒感染一般不会出现白细胞增高，A 不符合；术后吸收热一般不超过 37.5℃，CT 无特异表现，E 不符合；骨髓炎在 CT 上应该有所表现，D 不符合；下行性坏死性纵隔炎一般有颈部感染史，B 不符合。

24. 患者女，65 岁。慢性肾功能不全病史 10 年。正中开胸心脏瓣膜置换术后 7 日，出现发冷、高热和胸痛。查体：胸骨伤口处红肿，按压胸骨相互活动。白细胞 13×10^9/L。胸部 CT 显示纵隔内包裹性积液。诊断为开胸术后纵隔炎。决定给予外科治疗，下述说法**错误**的是

A. 清创后无感染伤口，胸骨骨质缺损少，可以直接缝合

B. 清创后无感染伤口，胸骨骨质缺损多，可以用网膜瓣覆盖

C. 清创后无感染伤口，胸骨骨质缺损多，可以用真空辅助闭合装置

D. 感染伤口，需要反复清创，可以暂时用真空辅助闭合装置

E. 清创后无感染伤口，胸骨骨质缺损多，可以用肌肉瓣覆盖

【解析】外科清创后没有明显感染的伤口，如果胸骨无明显缺损，可以Ⅰ期缝合伤口。清创后无感染的伤口如果由于胸骨缺损大不能直接缝合，可以采用组织瓣（大网膜瓣、胸大肌瓣、前锯肌瓣或腹直肌瓣等）覆盖。如果伤口感染重，需要反复清创，可以采用真空辅助闭合装置（vacuum-assisted closure，VAC）。

25. 患者男，70 岁。咽痛 3 日，呼吸困难 1 日。患者 3 日前出现咽喉痛，去当地诊所就诊。诊断为化脓性扁桃体炎。给予口服抗生素治疗。1 日前患者开始出

答案：22. C 23. C 24. C 25. B

现发冷、高热、呼吸困难和胸痛表现。查体：胸部皮肤肿胀、疼痛。体温39℃，心率110次/min，呼吸22次/min。白细胞$21×10^9$/L。胸部CT显示纵隔内包裹性积液、心包积液、双侧胸腔积液。诊断为

A. 胸膜炎

B. 下行性坏死性纵隔炎

C. 心包炎

D. 蜂窝织炎

E. 呼吸窘迫综合征

【解析】口咽部感染的患者一旦出现胸痛、发热、呼吸或吞咽困难，应考虑下行性坏死性纵隔炎。诊断标准：①严重感染的临床表现；②纵隔炎的典型影像学特征；③纵隔炎与口咽部感染存在关联，症状可出现于颈部感染后12小时至2周内，最常见于48小时内。

26. 患者女，65岁。牙痛3日，呼吸困难1日。患者3日前出现牙痛，去当地诊所就诊。诊断为牙周炎。给予口服抗生素治疗。1日前患者开始出现发冷、高热和胸痛表现。查体：胸部皮肤轻微肿胀。体温39.2℃，心率120次/min，呼吸22次/min。白细胞$19×10^9$/L。胸部CT显示纵隔内包裹性积液，诊断为纵隔脓肿形成。脓肿位于气管分叉以上。如果要进行脓液引流，首选的入路是

A. 穿刺引流

B. "蛤壳式"入路

C. 经颈部入路

D. 经胸部入路

E. 经颈部+剑突入路

【解析】ENDO等提出应用胸部CT评估纵隔炎的位置、严重程度，制订外科手术方案。他将纵隔脓肿分为三型：Ⅰ型：脓肿位于气管分叉以上，选择颈部入路进行引流；Ⅱa型：脓肿位于隆突水平以下的前纵隔，颈部+胸部或剑突入路引流；Ⅱb型：脓肿位于隆突水平以下后纵隔，颈部+胸部入路引流。不推荐经皮穿刺引流，但危重患者紧急减症处理时可以采用。选择"蛤壳式"入路时应慎重，缺点是不能充分引流后纵隔，且存在术后骨髓炎及不愈合的风险。

27. 患者男，30岁。无明显诱因逐渐出现呼吸困难6个月。去当地医院就诊。查体：上胸部静脉曲张。体温36.3℃，心率100次/min，呼吸22次/min。白细胞$8×10^9$/L。胸部CT显示纵隔弥漫组织增生，包裹和压迫气管及上腔静脉。患者既往体健。诊断为

A. 淋巴瘤

B. 纤维化性纵隔炎

C. 继发性纵隔炎

D. 下行性坏死性纵隔炎

E. 纵隔淋巴结转移

【解析】纤维化性纵隔炎病因不明，是一种以致密的纤维组织在纵隔内广泛沉积为表现的良性疾病。年轻人多见。患者中大约40%无任何表现，其他60%会出现不同症状。临床症状取决于炎症所累及的纵隔结构，可以表现为大气道、上腔静脉肺动、静脉和食管受压或阻塞等体征和症状。

28. 患者女，23岁。无明显诱因逐渐出现呼吸困难5个月。去当地医院就诊。查体：上胸部静脉曲张。体温36.3℃，心率98次/min，呼吸20次/min。听诊可以听到哮鸣音。白细胞$7×10^9$/L。胸部CT显示纵隔弥漫组织增生，包裹和压迫气管及上腔静脉。气管狭窄明显。诊断为特发性纵隔炎。目前患者呼吸

答案：26. C　27. B　28. E

困难明显,可选择的治疗中**错误**的是

A. 气管内支架

B. 手术切除,解除压迫

C. 狭窄部切除,重新吻合

D. 球囊扩张

E. 大剂量激素冲击

【解析】对于有明显症状的纤维化性纵隔炎,手术切除局部疾病可以治愈或改善体征和症状。当患者出现气道、肺动脉或腔静脉的阻塞或狭窄时,可以通过手术切除减轻气管或食管受压,也可以应用局部治疗缓解症状,如激光疗法、球囊扩张、血管内或支气管内支架等。大多数研究表明,激素对此病几乎没有益处。

29. 患者男,50 岁。吞咽枣核后出现胸痛 3 日,呼吸困难 1 日。患者 3 日前误服枣核出现胸痛,去当地诊所就诊。诊断为扁桃体炎。给予口服抗生素治疗。1 日前患者开始出现发冷、高热、呼吸困难和胸痛表现。查体:口唇发绀,有三凹征。胸部皮肤肿胀、疼痛。体温 39℃,心率 140 次 /min,呼吸 30 次 /min,血压 90/60mmHg。白细胞 28×10⁹/L。胸部 CT 显示纵隔内包裹性积液,气管明显受压变窄。首选急救处置方法为

A. 气管切开

B. 经皮穿刺引流减压

C. 纵隔镜下引流

D. 胸腔镜下引流

E. 气管插管

【解析】患者初步诊断为下行性坏死性纵隔炎。外科引流是主要治疗方法之一。正规的引流方法是采取微创手段下经颈入路或经颈 + 胸联合入路对脓肿进行引流。经皮穿刺引流的效果比较差,不是推荐的引流手段。但对于本例患者病情危重且紧急,

脓肿压迫气道明显狭窄,应采取最快捷、简便的方法进行处置,可采用经皮穿刺引流达到紧急减症的目的。

30. 患者男,70 岁。咽痛 6 日,发热、呼吸困难渐加重 2 日。患者 6 日前出现咽喉痛,去当地医院就诊。诊断为化脓性扁桃体炎。给予肌内注射抗生素治疗。2 日前患者开始出现发冷、高热和胸痛表现。查体:胸部皮肤肿胀、疼痛。体温 39℃,心率 120 次 /min,呼吸 14 次 /min。白细胞 19×10⁹/L。胸部 CT 显示纵隔内包裹性积液,诊断为纵隔脓肿形成。下列治疗措施,**错误**的是

A. 选用敏感抗生素

B. 如果脓肿位于气管分叉以上,经颈部引流

C. 如果脓肿位于气管分叉以下,经颈部 + 胸部引流

D. 采用纵隔镜或胸腔镜微创手段可以达到类似开胸的效果

E. 尽早进行气管切开

【解析】下行性坏死性纵隔炎的治疗原则包括外科引流、抗生素和气道管理。如果出现气道受压或预计需要长期呼吸机支持,建议气管切开。但气管切开可能加剧感染扩散,应慎重采用。

31. 患者男,50 岁。食管癌术后 3 日开始出现发冷、高热、胸痛表现。查体:体温 39.5℃,心率 130 次 /min,呼吸 22 次 /min。白细胞 21×10⁹/L。造影提示造影剂自吻合口瘘入胸腔。胸部 CT 显示纵隔内包裹性积液,诊断为纵隔脓肿形成。下列治疗措施,**错误**的是

A. 选用对金黄色葡萄球菌敏感抗生素

B. 纵隔充分引流

答案: 29. B 30. E 31. A

C. 胃肠减压

D. 静脉营养

E. 补充蛋白

【解析】食管穿孔后纵隔炎的病原菌类型取决于穿孔部位、患者的临床状况、肠内营养和胃酸抑制的使用、免疫抑制的程度以及抗生素使用的情况。近期未接受抗生素治疗的健康成年人中，常见病原菌是链球菌、奈瑟菌属、嗜血杆菌、厌氧菌和镰刀嗜血杆菌等。在那些病情危重且已经接受抗生素治疗的患者中，常见需氧革兰氏阴性菌、金黄色葡萄球菌和假丝酵母菌。治疗原则包括：消除感染源，进行食管修补或外置；纵隔充分引流；放置胃管减压；不明确病原菌情况下应用广谱抗生素；营养支持；合适的条件下恢复消化道的连续性。

32. 患者男，60 岁。咽痛 5 日，呼吸困难 1 日。患者 5 日前出现咽喉痛，去当地诊所就诊。诊断为化脓性扁桃体炎。给予静脉抗生素治疗。1 日前患者开始出现发冷、高热、呼吸困难和胸痛表现。查体：胸部皮肤肿胀、疼痛。体温 38.7℃，心率 100 次 /min，呼吸 22 次 /min。白细胞 19×10^9/L。胸部 CT 显示纵隔内包裹性积液，诊断为纵隔脓肿形成。如果要进行脓液引流，下列说法**错误**的是

A. 首选穿刺引流

B. 选择"蛤壳式"入路引流时应慎重

C. 脓肿位于气管分叉以上，选择颈部入路

D. 脓肿位于气管分叉以下，选择颈部 + 胸部入路

E. 纵隔镜或胸腔镜可以达到与开胸类似的引流效果

【解析】ENDO 等提出应用 CT 评估纵隔炎的位置、严重程度，制订外科手术方案。他将 DNM 分为三型，Ⅰ型：脓肿位于气管分叉以上，选择颈部入路进行引流；Ⅱa型：脓肿位于隆突水平以下的前纵隔，颈部 + 胸部或剑突入路引流；Ⅱb型：脓肿位于隆突水平以下后纵隔，颈部 + 胸部入路引流。不推荐经皮穿刺引流，但危重患者紧急减症处理时可以采用。选择"蛤壳式"入路时应慎重，缺点是不能充分引流后纵隔，且存在术后骨髓炎及不愈合的风险。

33. 患者男，30 岁。无明显诱因逐渐出现呼吸困难 3 个月。去当地医院就诊。查体：上胸部静脉曲张。体温 36.3℃，心率 100 次 /min，呼吸 22 次 /min。白细胞 6×10^9/L。胸部 CT 显示纵隔弥漫组织增生，包裹和压迫气管及上腔静脉。诊断为特发性纵隔炎。对于此患者的影像学检查，说法正确的是

A. 首选 CT 增强扫描

B. MRI 检查 T_1 加权像表现为混合密度肿块

C. MRI 检查 T_2 加权像表现中等信号强度肿块

D. 影像特征包括肺门肿块、包裹性积液、气 - 液平面、气道狭窄和肺实变等

E. 首选 MRI 检查

【解析】特发性纵隔炎首选 CT 增强扫描。影像特征包括：①肺门肿块（100%）；②纵隔肿块（100%）；③钙化（86%）；④气道狭窄（71%）；⑤肺实变（57%）。当患者不能进行 CT 增强扫描时，可以考虑 MRI。在 T_1 上加权像表现为中等信号强度的不均质边界不清的肿块。在 T_2 加权像表现为同时有信号增强和信号减少的混合密度肿块。信号增加代表活动性炎症，而信号减少则代表钙化或纤维组织。

答案：32. A 33. A

34. 患者男，80岁。误服鱼刺2日，呼吸困难1日。患者2日前误服鱼刺，去当地诊所就诊。未给予特殊处置，仅口服白醋治疗。1日前患者开始出现发冷、高热、呼吸困难和胸痛表现。查体：胸部皮肤肿胀、疼痛。体温38℃，心率110次/min，呼吸24次/min。白细胞$18×10^9$/L。临床诊断为纵隔脓肿。该患者行胸部CT检查，**不提示**纵隔脓肿的是
A. 纵隔增宽
B. 纵隔积气
C. 胸腔积液
D. 包裹性积液或气-液平
E. 肺门肿块

【解析】下行性坏死性纵隔炎的CT典型特征：①纵隔增宽（100%）；②纵隔积气（19%~54%）；③气-液平面（30%~55%）；④胸腔积液（67%~85%）；⑤其他征象包括气管前移、颈椎失去正常的脊柱前凸、心包受累。

35. 患者男，35岁。体检发现隆突下气管旁囊肿，与食管壁关系密切，不除外位于食管壁内。诊断考虑为
A. 支气管囊肿
B. 心包囊肿
C. 食管囊肿
D. 前肠囊肿
E. 淋巴管囊肿

【解析】前肠囊肿包括支气管囊肿和食管囊肿，通常位于中纵隔，支气管囊肿也可与食管关系密切，明确诊断依靠病理。

36. 患者女，45岁。体检发现右后上纵隔类圆形肿物。完善检查后行胸腔镜肿物切除术。术中见肿物为囊性，囊液清亮

透明。完整切除肿物，手术顺利。术后第1天，胸腔引流800ml，黄白色液体。处理正确的是
A. 立即行胸腔镜探查
B. 胸腔引流液行乳糜试验
C. 立即给予止血药
D. 夹闭胸管
E. 给予胃肠减压

【解析】病例中纵隔囊肿可能为胸导管囊肿，术后出现乳糜胸，胸腔引流液行乳糜试验确认诊断。立即予禁食、禁水，静脉营养支持，根据引流情况决定是否进行胸腔镜探查胸导管结扎术。

37. 患者男，35岁。体检发现右前纵隔心缘旁肿物。行MRI显示T_1像显示为低密度信号，T_2像显示为高亮密度信号。进一步明确诊断可进行的检查是
A. 胸部CT增强扫描
B. B超引导下穿刺活检
C. 胸部增强MRI
D. 超声心动图
E. 上消化道造影

【解析】MRI显示：T_1像为低密度信号，T_2像为高亮密度信号，提示为囊性肿物。超声心动图检查有助于确认肿物为囊性，并确定囊肿与心包的关系。

38. 患者体检时发现气管后方肿物，压迫气管膜部。行气管镜检查，活检后镜下可见黄白色黏稠液体由活检取材部位不断流入气管。考虑诊断为
A. 气管食管瘘
B. 淋巴结结核
C. 前肠性囊肿
D. 神经肠源性囊肿
E. 神经源性肿瘤

答案：34. E　35. D　36. B　37. D　38. C

【解析】前肠性囊肿包括支气管囊肿和肠源性囊肿,支气管囊肿多见。支气管囊肿多位于纵隔内,紧邻气管、主支气管或隆突。EBUS 检查如果发现肿物位于气管壁外,且为囊性,不宜活检。有时囊液黏稠可能误判。

39. 患者体检时发现气管后方肿物,压迫气管膜部。行气管镜检查,活检后镜下可见黄白色黏稠液体由活检取材部位不断流入气管。检查后患者剧烈咳嗽,咳多量黄白色痰液,伴发热。听诊双侧呼吸音尚可,右下肺湿啰音。下述治疗措施**错误**的是

    A. 体位引流,避免窒息
    B. 抗感染治疗
    C. 立即行胸腔闭式引流
    D. 立即行胸部 CT 检查
    E. 必要时急诊手术治疗

【解析】该病例应为纵隔囊肿,穿刺后囊液破入气管,应引流出囊液,减少误吸,避免窒息。行胸部 CT 了解囊肿变化情况。如囊肿大,囊液多,感染尚不重,尽快手术切除囊肿,修补气管膜部,治疗效果较好。如无大量气胸,暂不必要进行胸腔闭式引流。

40. 患者男,反复发热、胸痛就诊。检查发现纵隔囊肿。手术时见气管右侧囊肿与肺、上腔静脉粘连紧密,分离部分粘连后与腔静脉粘连难以分离。应选择的手术治疗方法为

    A. 腔静脉成形囊肿完整切除
    B. 抽净囊液后结束手术
    C. 抽净囊液后,囊肿开窗引流
    D. 抽净囊液后,囊内注入抗菌药物
    E. 抽净囊液后,完整剥除内壁

【解析】纵隔囊肿首选完整切除囊肿。如不能完整切除,尽可能完全切除囊肿内壁,如残存内壁可用碘酊涂抹清除感染并破坏上皮分泌功能。

41. 患者男,40 岁。体检发现前上纵隔实性占位,患者无眼睑下垂,无胸闷、胸痛。关于胸腺瘤的治疗,叙述**错误**的是

    A. 对于 I 期胸腺瘤患者,术后不建议行辅助放射治疗和化学治疗
    B. 对于 II 期胸腺瘤患者,术后行辅助放射治疗尚存在争议
    C. 对于 IVa 期胸腺瘤患者,如术中偶然发现胸膜腔播散转移,应结束手术,术后化疗
    D. 对可切除的术后复发胸腺瘤,应尽量予以再次行手术,彻底完全切除
    E. 对外侵明显的 III 期胸腺瘤行扩大切除时,应尽量避免切除双侧膈神经

【解析】对于 IVa 期胸腺瘤患者,如术中偶然发现胸膜腔播散转移,应尽量切除所有肿瘤,达到完全切除的目的。完全切除与否是肿瘤预后的重要因素。

42. 患者男,40 岁。午后眼睑下垂伴复视 2 周前来就诊。胸部 X 线片显示纵隔影增宽。CT 检查发现前纵隔内 6cm×4cm 大小肿块。此时,最可能的诊断是

    A. 胸骨后甲状腺肿
    B. 神经鞘膜瘤
    C. 皮样囊肿
    D. 畸胎瘤
    E. 胸腺瘤

【解析】胸腺瘤常伴发免疫相关副瘤综合征,最常见的为重症肌无力。眼肌型重症肌无力表现为眼睑下垂、复视等。

答案: 39. C 40. E 41. C 42. E

43. 患者女,31 岁。因四肢无力 1 周来诊。患者近 1 周逐渐出现四肢乏力,症状晨轻暮重,有波动感。胸部 CT:前上纵隔椭圆形肿物,4cm×3cm,边界清楚。胸腺瘤**不常伴发**的副瘤综合征为
    A. 重症肌无力
    B. 纯红细胞再生障碍性贫血
    C. 甲状腺功能减退
    D. 低丙种球蛋白血症
    E. 糖尿病

【解析】相当一部分胸腺瘤患者会合并有副肿瘤综合征,其中最常见的是重症肌无力,其次常见的是纯红细胞再生障碍性贫血和低丙球蛋白血症。此外,还可以伴发内分泌系统疾病,如 Cushing 综合征、甲状腺功能减退症、Addison 病等。

44. 患者女,39 岁。因上睑无力 3 个月伴四肢无力 1 周来诊。患者诉双侧眼睑均上抬无力,且逐渐出现四肢乏力,症状晨轻暮重,有波动感。胸部 CT:前上纵隔椭圆形肿物,约 2cm×2cm×3cm,边界清楚。下列有关重症肌无力与胸腺瘤关系的表述中,**不正确**的是
    A. 胸腺扩大切除手术适用于所有全身型重症肌无力患者,无论是否合并胸腺瘤
    B. 重症肌无力患者合并有胸腺瘤的概率,男性较女性高
    C. 对于患有重症肌无力的患者应常规行胸部 CT 或 MRI 检查以了解是否合并胸腺瘤
    D. 合并胸腺瘤的眼肌型重症肌无力患者也是手术适应证
    E. 约 15% 的重症肌无力患者合并胸腺瘤

【解析】伴有胸腺瘤的各型重症肌无力

(MG)均为手术适应证。此外,对非胸腺瘤 AChR 抗体阳性 MG 患者进行胸腺切除术可改变临床结局,但是对于 MuSK 抗体阳性患者,目前不建议行手术切除。约 15% 的 MG 患者合并胸腺瘤,重症肌无力合并有胸腺瘤的概率男性较高,合并胸腺增生的概率女性较高。

45. 患者男,39 岁。体检发现后上纵隔占位,患者无眼睑下垂,无胸闷、胸痛。关于纵隔肿瘤的描述,**不正确**的是
    A. 支气管源性囊肿,多位于中纵隔
    B. 心包囊肿可出现心脏压迫症状
    C. 重症肌无力患者 15% 合并胸腺瘤
    D. 神经源性肿瘤可伴有 Horner 综合征
    E. 神经源性肿瘤多位于前纵隔

【解析】神经源性肿瘤多位于后纵隔。

46. 患者男,60 岁。体检发现前上纵隔占位,考虑胸腺瘤可能大。有关胸腺瘤的叙述,**不正确**的是
    A. 好发于前上纵隔
    B. 可以伴有重症肌无力
    C. 有可能存在细胞组织形态上为良性,但侵袭生长的恶性行为
    D. 手术切除胸腺瘤后,伴有重症肌无力都可消失
    E. 胸腺瘤手术治疗应完整切除胸腺及前纵隔脂肪组织

【解析】研究表明,合并有胸腺瘤的患者行胸腺切除术后 5 年,肌无力完全缓解率仅 10%~20%,明显低于不合并有胸腺瘤患者的 30%~60%。

47. 患者女,30 岁。体格检查时胸部正、侧位片示前、中纵隔内有一 4cm×5cm 的阴影。下列诊断中,可能性最小的是

A. 畸胎瘤

B. 胸腺瘤

C. 心包囊肿

D. 淋巴瘤

E. 神经纤维瘤

【解析】神经源性肿瘤常位于后纵隔，前中纵隔常见肿瘤为胸腺瘤、畸胎瘤、心包囊肿及淋巴瘤等。

48. 患者男，65 岁。胸部 CT 示前上纵隔肿瘤，4cm×4cm×3cm，边界不清，与左、右无名静脉关系密切，考虑为侵袭性胸腺瘤，决定手术治疗，可采用的术式有

A. 胸腔镜下胸腺瘤切除术

B. 纵隔镜下胸腺瘤切除术

C. 经左胸胸腺瘤切除术

D. 经右胸胸腺瘤切除术

E. 胸骨正中劈开胸腺瘤切除术

【解析】微创手术适用于 Masaoka Ⅰ期~Ⅱ期无明显外侵的胸腺瘤，对于侵犯周围组织器官的 Masaoka Ⅲ期肿瘤，建议行开胸肿瘤切除术。

49. 患者男，40 岁。胸闷伴全身无力 2 个月余。胸部 CT 示：左前上纵隔不规则软组织肿块影，密度均匀，边界欠清楚，略呈分叶状，纵隔内未见肿大淋巴结。入院后，给予充分术前准备后，手术切除肿瘤。病理显示肿瘤已侵犯包膜。影响胸腺瘤患者预后的最主要因素是

A. 是否合并重症肌无力

B. Masaoka 分期

C. 手术切除程度和 Masaoka 分期

D. WHO 组织学分型

E. Bernatz 组织学分型

【解析】大部分研究证实，影响预后的

主要因素为疾病分期和是否完全切除肿瘤。其中是否完全手术切除是胸腺瘤患者最重要的预后因素。肿瘤组织学的预后价值较具争议性，主要是因为 WHO 肿瘤组织学分型重复性差。

50. 患者男，32 岁。体检发现纵隔肿物入院治疗。患者无不适症状，查体未见明显异常，胸部 X 线片显示前上纵隔实性肿物。CT 增强扫描见该肿物呈不规则强化，边缘模糊，与无名静脉包绕紧密。PET/CT 提示：FDG 摄取值明显升高。最可能的诊断是

A. 淋巴瘤

B. 畸胎瘤

C. 胸腺瘤

D. 胸腺癌

E. 小细胞肺癌

【解析】前纵隔肿物可能性最大的是胸腺肿瘤。CT 增强扫描见该肿物呈不规则强化，边缘模糊，与无名静脉包绕紧密。PET/CT 提示：FDG 摄取值明显升高，提示恶性程度大，考虑胸腺癌。

51. 患者男，48 岁。因咳嗽、胸痛 1 个月余就诊。查体：除了低热外，无其他明显阳性体征，胸部 X 线片示前纵隔约 7cm 肿物。CT 示肿块不均匀增强，局部可见坏死，与周围组织间隙紧密，右肺多发结节影。诊断为胸腺癌。下列关于胸腺癌说法**错误**的是

A. 胸腺癌的发病年龄是 47~60 岁，男性多见

B. 最常见的症状包括咳嗽、胸闷、胸痛、膈神经麻痹、上腔静脉阻塞综合征

C. 胸腺癌进展主要方式是血行播散

D. 常见的转移部位是肺、骨、肝、肾上腺、胸膜、胸腔外淋巴结

E. 40% 的患者就诊时可出现淋巴或血行转移

【解析】胸腺癌进展主要方式是局部侵犯。

52. 患者女,65 岁。因胸痛 2 个月就诊。查体:一般情况可,双侧眼睑无下垂。CT 示:前纵隔肿物 6cm×5cm,外形不规则,边界模糊,肿物可见增强。手术治疗后病理提示胸腺癌。弹力纤维染色提示纵隔胸膜受侵犯。根据 Masaoka 改良分期,该病例属于

A. Ⅰ期

B. Ⅱ期

C. Ⅲ期

D. Ⅳa 期

E. Ⅳb 期

【解析】Masaoka 改良分期Ⅱ期为显微镜下肿瘤侵犯包膜或肉眼观察肿瘤侵透包膜到周围纵隔脂肪或纵隔胸膜。

53. 患者男,43 岁。因颈部肿大伴血管怒张 2 周就诊。胸部 X 线正侧位片提示前纵隔肿物,约 5cm×5cm,边界不清。胸部 CT 示肿块不均匀增强,局部可见坏死,包绕上腔静脉,间隙紧密。诊断为胸腺癌。最合适的治疗方案是

A. 全身化疗

B. 三维适形放疗

C. 手术切除

D. 肿块切除 + 上腔静脉置换或重建

E. 手术切除 + 术后放疗

【解析】目前学界公认,以手术为基础,辅助放疗和含铂类的化疗是胸腺癌治疗的最佳手段。

54. 患者女,48 岁。胸腺癌术后 1 个月。术中见肿瘤侵犯左侧无名静脉、升主动脉、上腔静脉,无法完全切除。拟行术后化疗。目前认为一线方案是

A. 卡铂 / 紫杉醇

B. CAP

C. ADOC

D. PE

E. 依托泊苷 / 环磷酰胺 / 顺铂

【解析】目前认为一线化疗方案是卡铂 / 紫杉醇。

55. 患者男,60 岁。因活动后憋气 3 周就诊。查体:头部肿胀,颈静脉怒张。胸部 CT 提示前纵隔巨大肿物,6cm×8cm,肿块不规则,边界不清,包绕无名静脉及上腔静脉。胸部 CT 增强扫描见不规则强化,中央部分坏死。手术无法完整切除,拟行放射治疗,推荐剂量为

A. 70~80Gy

B. 45~60Gy

C. 50~60Gy

D. 45~50Gy

E. 60~70Gy

【解析】对于不能手术切除的胸腺癌患者,推荐剂量为 60~70Gy(每次 1.8~2.0Gy)或行同步放、化疗。

56. 患者男,57 岁。体检发现纵隔肿物入院。患者无不适症状,查体未见明显异常。胸部 X 线片示前上纵隔实性肿物。CT 增强扫描见该肿物 4cm×3cm,呈不规则强化,边缘模糊,与周围组织间隙尚可。建议患者下一步行

A. 细针活检明确诊断

B. 直接手术切除

答案: 52. B 53. E 54. A 55. E 56. B

C. 先行术前新辅助化疗

D. 粒子植入局部放疗

E. 放疗

【解析】对于评估认为能够切除的胸腺癌，手术切除是首要选择。

57. 患者女，50 岁。因胸闷 2 个月就诊。查体：一般情况可，无特殊阳性体征。胸部 CT 示前纵隔肿物 5cm×5cm，外形不规则，边界模糊。给予手术治疗。术后病理提示胸腺癌，肿瘤毗邻手术切缘。拟行术后辅助放疗，推荐剂量为

A. 50~55Gy

B. 55~60Gy

C. 50~60Gy

D. 45~50Gy

E. 60~70Gy

【解析】对于肿瘤毗邻手术切缘的推荐辅助放疗剂量为 45~50Gy。

58. 患者男，53 岁，因胸闷 2 周就诊。胸部 X 线正侧位片提示前纵隔肿物，约 4cm×5cm。胸部 CT 示肿块不均匀增强，局部可见坏死。术后病理示胸腺癌，包膜完整。建议下一步的临床策略

A. 行术后卡铂/紫杉醇方案化疗

B. 手术野术后 45~50Gy 辅助放疗

C. 行术后 ADOC 方案化疗

D. 手术野半量放疗

E. 术后定期随访

【解析】患者术后病理结果提示肿瘤为Ⅰ期，术后不推荐辅助治疗，可定期随访观察。

59. 患者男，63 岁。因活动后憋气 3 周就诊。查体：颈静脉怒张。胸部 CT 提示前纵隔巨大肿物 5cm×8cm，肿块不规

则，边界不清，包绕无名静脉及上腔静脉。CT 增强扫描见不规则强化，中央部分坏死。无法手术，遂予穿刺活检，诊断为胸腺癌。拟进一步处理，**除了**

A. 卡铂/紫杉醇方案化疗

B. ADOC 方案化疗

C. 60~70Gy 方案放疗

D. 免疫治疗

E. 45~50Gy 方案放疗

【解析】对于不能手术切除的胸腺癌患者，推荐放疗剂量为 60~70Gy（每次 1.8~2.0Gy）或行同步放、化疗。

60. 患者女，58 岁。反复咳嗽 1 年，加重伴胸闷 2 个月。胸部 CT 提示前纵隔血管前占位，大小约 5cm×4cm×4cm。术后病理示胸腺癌。推断哪种病理类型可能性最大

A. 鳞状细胞癌

B. 未分化癌

C. 肉瘤样癌

D. 透明细胞癌

E. 类基底细胞癌

【解析】胸腺癌最常见的病理类型是鳞状细胞癌。

61. 患者男，63 岁。因胸闷憋气 2 周就诊。胸部 X 线正侧位片提示前纵隔肿物，约 4cm×5cm。胸部 CT 示肿块不均匀增强，局部可见坏死。术后病理示胸腺癌，包膜完整。下列**不影响**患者预后的是

A. 手术切除的范围和彻底性

B. 术后 GETT 分期

C. Masaoka 分期

D. WHO 组织学分型

E. Bernatz 分类

答案： 57. D 58. E 59. E 60. A 61. E

【解析】Bernatz 分类以胸腺肿瘤中上皮细胞与淋巴细胞的比例以及上皮细胞的形态将胸腺肿瘤分为四型，即淋巴细胞为主型、上皮细胞为主型、混合型和梭形细胞型。这种分类存在的缺点是在临床中发现胸腺瘤细胞的形态与临床观察到肿瘤生物学性质不相符，评估患者预后时作用不大。

62. 患者男，54 岁。因咳嗽、乏力半个月入院。查体未见明显异常。胸部 X 线片示前上纵隔实性肿物。胸部 CT 增强扫描见该肿物不规则，大小为 4cm×3cm，呈不规则强化，边缘模糊，与周围组织间隙尚可。PET/CT 提示前纵隔高代谢影。术后病理示胸腺癌。下列说法**错误**的是
    A. 该患者仅根据检查结果与侵袭性胸腺瘤无法明确鉴别
    B. 该患者免疫组化结果可为上皮膜抗原和细胞角蛋白阳性
    C. 胸腺癌患者副瘤综合征多见
    D. PET/CT 检查 FDG 摄取值高低与胸腺癌的恶性程度相关
    E. 该患者乏力需考虑是否有重症肌无力
    【解析】胸腺癌患者副瘤综合征少见。

63. 患者女，48 岁。胸腺癌术后。术中见肿瘤侵犯左侧无名静脉、升主动脉、上腔静脉，无法完全切除。根据 Masaoka 分期，应分为
    A. Ⅱa
    B. Ⅱb
    C. Ⅲ
    D. Ⅳa
    E. Ⅳb
    【解析】肿瘤侵犯周围器官为Ⅲ期。

64. 患者男，52 岁。体检发现纵隔肿物入院。患者无不适症状。查体未见明显异常。胸部 X 线片示前上纵隔实性肿物。胸部 CT 增强扫描见肿物不规则，大小为 4cm×3cm，呈不均匀强化，局部坏死，边缘模糊，与周围组织间隙尚可。下列说法正确的是
    A. 该患者诊断为胸腺癌
    B. 手术是最好的治疗手段
    C. 常规行穿刺活检明确诊断后手术
    D. MRI 检查无法提供胸腺肿瘤的鉴别信息
    E. 完善 PET/CT 可明确是否转移，但对鉴别诊断意义不大
    【解析】根据题干信息尚不能确诊胸腺癌，需与胸腺瘤、侵袭性胸腺瘤、淋巴瘤、纵隔型肺癌等恶性肿瘤鉴别。对于胸腺瘤或胸腺癌，穿刺活检并非常规，术前评估如果可切除，即可直接手术。MRI 中 T_2WI 对胸腺瘤和胸腺癌的鉴别有一定意义。PET/CT 可根据 FDG 摄取值来区分胸腺瘤与胸腺癌。

65. 患者男，40 岁。体检 CT 发现左后下纵隔脊柱旁实性占位，大小为 3cm×3cm×2cm，边界光滑。最佳治疗方式是
    A. 密切观察随访
    B. 完善胸椎 MRI，择期手术切除
    C. 穿刺活检
    D. SBRT
    E. 化疗
    【解析】完善胸椎 MRI，明确肿块有无侵犯椎管，视情况择期手术切除占位。

66. 患者男，25 岁。体检行胸部 CT 发现前纵隔厚壁的囊实性肿块，边界清楚，大

答案： 62. C 63. C 64. B 65. B 66. C

小为 5cm×5cm×4cm,内含钙化灶和脂肪密度灶。诊断可能为

A. 胸腺瘤

B. 胸腺类癌

C. 良性畸胎瘤

D. 精原细胞瘤

E. 胸骨后甲状腺肿

【解析】良性畸胎瘤 CT 表现为囊实性肿块,壁厚,多种密度混杂,若发现有规律的钙化和脂肪密度,则有利于此症的诊断。

67. 患者男,35 岁。因胸痛、胸闷、气促来医院就诊。胸部 CT 显示前纵隔质地均匀实性肿块,大小为 8cm×6cm×5cm,突入右侧胸腔,纵隔多发肿大淋巴结,双侧少量胸腔积液。抽血查血 β-HCG 和 AFP 水平正常。腹部 B 超未见明显异常。诊断为纵隔精原细胞瘤。最佳的一线治疗手段是

A. 手术切除

B. 放疗

C. 放疗 + 铂类为主的化疗

D. 免疫治疗

E. 铂类为主的化疗

【解析】精原细胞瘤化疗效果很好,通常不需要手术切除或放疗。方案以铂类为主,与博来霉素、依托泊苷或长春新碱联合使用。放疗效果不如化疗,通常不作为一线治疗手段。手术切除仅适用于化疗、放疗出现耐药且估计能完整切除的情况下。

68. 患者男,20 岁。因胸痛、呼吸困难来医院就诊。体检发现颈静脉怒张,右锁骨上淋巴结肿大。胸部 CT 发现前纵隔巨大肿块,压迫周围大血管、气管及右上肺组织。血 HCG 及 AFP 升高。穿刺活检提示纵隔卵黄囊瘤。睾丸查体(−)。

以下选项描述**错误**的是

A. 该患者宜先接受含铂类的化疗

B. 化疗后若残余肿瘤,手术切除是必要的

C. 化疗后需复查胸腹部 CT 及血 HCG 和 AFP

D. 手术切除的标本中若见到良性肿瘤细胞,术后无须再化疗

E. 手术治疗时机多在化疗结束后 2~3 个月

【解析】手术切除的标本中若仍可见肿瘤细胞(无论是良性还是恶性),均需再化疗 2 个周期。

69. 患者男,57 岁。心慌 10 个月入院。一般状况可,无发热、胸痛、呼吸困难,偶有胸闷、憋气、咳嗽。胸部 CT 平扫示前纵隔结节,密度均匀,边界清晰。增强扫描呈轻度强化。手术完整切除肿瘤及周围脂肪组织。肿块免疫组化提示波状蛋白呈阳性。该患者病理诊断考虑为

A. 胸腺瘤

B. 孤立性纤维瘤

C. 神经鞘瘤

D. 畸胎瘤

E. 淋巴瘤

【解析】孤立性纤维性肿瘤发生于纵隔者罕见,多见于成年男性。其中 50% 为恶性。肿瘤孤立、局限,一般有蒂,常有包膜,表面附有胸膜。超微结构显示肿瘤细胞本质上是成纤维细胞。免疫组化见波状蛋白阳性。治疗采用外科手术治疗。良性者预后好,很少复发;恶性者生存率低,容易复发。

70. 患者男,53 岁。发热,查体左颈部淋巴结肿大,1cm×2cm,无压痛;左腹股沟

答案: 67. E 68. D 69. B 70. B

淋巴结肿大，2cm×2cm，无压痛。诊断考虑淋巴瘤。确诊依据为

A. 典型的临床表现

B. 淋巴结病理学诊断

C. 淋巴结穿刺

D. 影像学检查

E. 肿瘤标志物检查

【解析】进行淋巴结活检的病理学检查是诊断淋巴瘤的金标准。

71. 患者锁骨上无痛性淋巴结肿大，行淋巴结病理学检查，最具诊断意义的细胞是

A. R-S 细胞

B. 霍奇金细胞

C. 隐窝细胞

D. 多形性瘤细胞

E. 嗜酸性细胞

【解析】R-S 细胞见于霍奇金淋巴瘤，是霍奇金淋巴瘤含有的一种独特的瘤巨细胞，即 Reed-Sternberg 细胞。

72. 患者确诊为非霍奇金淋巴瘤（NHL）。有发热，左侧锁骨上、双侧腋下、双侧腹股沟淋巴结肿大，肝脾未及，胸腹部 CT 未见异常，临床分期属于

A. Ⅱ期A

B. Ⅱ期B

C. Ⅲ期A

D. Ⅲ期B

E. Ⅳ期A

【解析】按照 Ann Arbor 会议制订的临床分期，该患者横膈上下均有淋巴结病变，定位Ⅲ期。有症状——B，故临床分期属于Ⅲ B 期。

73. 青年女性，颈部淋巴结肿大 2 个月余，伴发热、盗汗、皮肤瘙痒等症状。查体

颈部及腹股沟淋巴结肿大，质硬，融合，无压痛。颈部淋巴结活检示淋巴结结构破坏，可见 R-S 细胞。可诊断为

A. 非霍奇金淋巴瘤

B. 传染性单核细胞增多症

C. 霍奇金淋巴瘤

D. 淋巴结反应性增生

E. 淋巴结结核

【解析】R-S 细胞见于霍奇金淋巴瘤，是霍奇金淋巴瘤含有的一种独特的瘤巨细胞，即 Reed-Sternberg 细胞。

74. 患者男，45 岁。无痛性颈部淋巴结肿大，周期性发热，消瘦。近 1 周上胸部浮肿，颈粗。淋巴结活检示 R-S 细胞，胸部 X 线片示纵隔有肿块。显效最快的治疗是

A. MOPP

B. 放射治疗

C. 肾上腺皮质激素加长春新碱

D. 苯丁酸氮芥

E. 阿霉素

【解析】该患者诊断为霍奇金淋巴瘤，MOPP（氮芥、长春新碱、丙卡巴肼、泼尼松）是霍奇金淋巴瘤的首选化疗方案。

75. 患者女，26 岁。因乏力、盗汗、体重明显减轻、咳嗽、无痰等症状入院。查体：两肺可闻及少量湿啰音。实验室检查：血沉 35mm/h，sACE 40U/ml。胸部 X 线片显示双侧对称性肺门淋巴结肿大，呈土豆状，边界清晰，密度均匀，无肺浸润影。该患者最可能的诊断是

A. 慢性支气管炎

B. 肺泡蛋白质沉积症

C. 支气管扩张症

D. 结节病

答案： 71. A 72. D 73. C 74. A 75. D

E. 肺结核

【解析】患者青年女性,有乏力、盗汗、体重明显减轻、咳嗽病史。胸部 X 线片示双侧对称性肺门淋巴结肿大,呈土豆状,边界清晰,密度均匀,无肺浸润影。提示结节病。

76. 患者女,28 岁。3 日前无明显诱因出现乏力、咳嗽等症状。入院检查胸部 X 线片显示双侧对称性肺门淋巴结肿大,呈土豆状,双侧肺无浸润影。该患者考虑结节病可能。应选择的药物治疗是
    A. 糖皮质激素
    B. 维生素 D
    C. 青霉素
    D. 红霉素
    E. 利巴韦林

【解析】病情恶化或症状明显的胸内型结节病及胸外型结节病患者,可用糖皮质激素治疗。

77. 患者女,43 岁。近 3 个月出现低热,偶咳嗽,少量白痰。胸部 X 线片示双肺门影增大,肺野清晰。胸部 CT 示双侧肺门及纵隔淋巴结肿大,不伴肺内阴影。双下肢可见结节性红斑,支气管灌洗液细胞分类结果:淋巴细胞占 49%,中性粒细胞占 4%。患者最可能的诊断为
    A. 肺门淋巴结结核
    B. 肺癌
    C. 淋巴瘤
    D. 结节病
    E. 硅沉着病

【解析】患者中年女性,低热、咳嗽病史,胸部 X 线片示双肺门影增大,肺野清晰。胸部 CT 示双侧肺门及纵隔淋巴结肿大,不伴肺内阴影,双下肢可见结节性红

斑,支气管灌洗液细胞分类结果:淋巴细胞占 49%,中性粒细胞占 4%,提示结节病的可能。

78. 患者女,46 岁。进行性呼吸困难 5 年。胸部 X 线片示双肺门淋巴结增大,考虑结节病。当累及肺外系统时,**最不可能**出现的下列表现是
    A. 虹膜睫状体炎
    B. 结节性红斑
    C. 脑神经麻痹
    D. 肝、脾大
    E. 血清催乳素降低

【解析】结节病常可累及皮肤、眼部、外周淋巴结、关节、神经系统、心脏、肾脏、肝脏等。

79. 患者女,46 岁。因干咳 1 个月入院。胸部 X 线片发现双肺门淋巴结对称性肿大,呈土豆状。体检:双肺未闻及干湿性啰音,血常规正常,PPD 试验阴性。患者最可能的诊断为
    A. 肺门淋巴结结核
    B. 肺癌
    C. 淋巴瘤
    D. 结节病
    E. 双肺肺炎

【解析】患者中年女性,干咳病史,胸部 X 线片发现双肺门淋巴结对称性肿大,呈土豆状。双肺未闻及干湿性啰音。血常规正常,PPD 试验阴性,提示结节病。

80. 患者男,45 岁。体检发现纵隔巨大占位。活检病理提示纵隔巨大淋巴增生症。下列叙述**错误**的是
    A. 透明血管型最常见,占 90%
    B. 透明血管型突出表现为滤泡血管呈

答案: 76. A 77. D 78. E 79. D 80. E

玻璃样变,伴滤泡生发中心萎缩

  C. 浆细胞型淋巴结受累常为多中心、范围较广

  D. 浆细胞型则突出表现为滤泡间质中心以浆细胞为主,而滤泡生发中心增生

  E. 透明血管型常并发 Kaposi 肉瘤或霍奇金淋巴瘤

【解析】个别透明血管型纵隔巨大淋巴结增生症可并发 Kaposi 肉瘤或霍奇金淋巴瘤。

81. 患者男,35 岁。体检发现纵隔巨大占位,予以手术治疗。术后病理示巨大淋巴结增生症。关于巨大淋巴结增生症,叙述**错误**的是

  A. 该病最早由 Castleman 等人于 1954 年首次报道

  B. 本病特点为单纯性淋巴结增生、肿大

  C. 属于常见疾病,好发年龄为 8~70 岁

  D. 最常发生的部位是胸内,特别是纵隔区域

  E. IL-6 参与巨大淋巴结增生症的发病过程

【解析】纵隔巨大淋巴结增生症是一种罕见的、原因不明的淋巴结增生性良性病变。

82. 患者女,45 岁。反复咳嗽,低热,乏力。查胸部 CT 示纵隔巨大占位,气管受压。予以手术治疗,术后病理示巨大淋巴结增生症,透明细胞型。下列说法**错误**是

  A. 病理学特征为病变淋巴结构内广泛毛细导管增生,小生发中心周围以淋巴细胞为主的浸润

  B. 病理学突出表现为滤泡血管呈玻璃

样变,伴滤泡生发中心萎缩

  C. 此型单发型最常见,占 90%,增长慢,为局限性疾病

  D. 透明血管型个别病例可见并发 Kaposi 肉瘤或霍奇金淋巴瘤

  E. 病理组织学上具有特异性

【解析】巨大淋巴结增生症虽然在组织学上有特征性表现,但无特异性,药物反应、Sjögren 综合征和霍奇金病也可以出现类似表现。

83. 患者男,55 岁。反复低热 1 个月余,伴体重减轻,纳差。查体贫血貌,肝脾大,腹股沟淋巴结肿大。胸部 CT 示纵隔占位。腹部 CT 示肠系膜及腹膜后淋巴结肿大。外周淋巴结活检病理示浆细胞型巨大淋巴结增生症。下列说法中**错误**的是

  A. 滤泡组织内成熟浆细胞层状排列,环绕正常或大于正常的生发中心,可见毛细导管增生

  B. IL-6 异常与此型有关

  C. 全身症状重

  D. 合并非霍奇金淋巴瘤和 Kaposi 肉瘤相对多见

  E. 预后差,死亡率超过 50%

【解析】毛细导管增生为透明细胞型巨大淋巴结增生症的组织学表现。

84. 患者女,50 岁。反复咳嗽,低热,乏力。查胸部 CT 示纵隔巨大占位,气管受压。进一步确诊依赖于

A. PET/CT

B. 肿瘤标志物检查

C. 气管镜检查

D. 组织学检查

E. 胸部 CT 增强扫描

答案: 81. C   82. E   83. A   84. D

【解析】纵隔占位病变性质待定,确诊依赖组织学检查。

二、多选题

1. 关于继发性纵隔炎,描述正确的是
   A. 急性起病
   B. 一般有明确诱因
   C. 多见于胸骨切开术后
   D. 以纵隔内纤维组织异常增生为表现
   E. 一般伴有高热、寒战、心动过速等全身中毒症状

   【解析】继发性纵隔炎:急性起病,有明确诱因,多见于胸骨切开术后、呼吸道或消化道穿孔,少数见于口咽部感染(也称下行性纵隔炎)。一般伴有高热、寒战、心动过速等全身中毒症状。

2. 真空辅助闭合装置(VAC)可用于治疗胸骨切口深部感染,其作用机制包括
   A. 通过负压作用,促进局部血流
   B. 减少组织水肿,减少细菌量
   C. 排除积液、坏死组织和蛋白质
   D. 通过加速肉芽形成促进伤口愈合
   E. 对胸骨进行固定

   【解析】VAC是一种由聚氨酯制成密封良好的装置,可以覆盖在胸骨伤口上连续或间歇地施加低于大气压的负压。其作用机制包括:通过负压作用,促进局部血流;减少组织水肿,减少细菌量;排除积液、坏死组织和蛋白质;通过加速肉芽形成促进伤口愈合。

3. 胃镜后食管穿孔的治疗原则,说法正确的是
   A. 消除感染源,进行食管修补或外置
   B. 纵隔充分引流
   C. 放置胃管减压
   D. 应用广谱抗生素
   E. 立即放置支架,恢复经口进食

   【解析】治疗原则包括消除感染源、进行食管修补或外置。纵隔充分引流,减少纵隔脓肿形成;放置胃管减压以减少胃反流和进入纵隔;应用广谱抗生素;营养支持;在合适的条件下恢复消化道的连续性。

4. 纵隔囊肿常用的检查方法,包括
   A. 胸部CT
   B. 超声心动
   C. 胸部MRI
   D. EBUS
   E. 上消化道造影

   【解析】纵隔囊肿通常是圆形、类圆形囊性纵隔肿物。通常胸部CT与胸部MRI可以确定肿物内部为液性内容物,帮助确诊。

5. 关于纵隔囊肿表述正确的是
   A. 多数为先天性疾病
   B. 支气管囊肿常见,其他类型均罕见
   C. 多数在中老年阶段发现
   D. 支气管囊肿最为常见
   E. 纵隔囊肿大多数位于中纵隔

   【解析】纵隔囊肿多数为先天性疾病。气管支气管囊肿、食管囊肿、心包囊肿较为常见,其他均少见。多数位于中纵隔。

6. 关于胸腺癌与胸腺瘤的叙述正确的有
   A. 胸腺癌患者很少出现副瘤综合征
   B. MRI对胸腺癌和胸腺瘤有鉴别意义
   C. 胸腺癌患者术前需常规行细针穿刺活检,以明确病理诊断,指导治疗
   D. 在GETT分期中,IA期定义是肿瘤完全位于包膜内且彻底切除
   E. 胸腺癌常见的转移部位是肺、骨、肝、肾上腺、胸膜、胸腔外淋巴结

答案: 1. ABCE 2. ABCD 3. ABCD 4. AC 5. ADE 6. ABDE

【解析】胸腺肿瘤的最佳治疗是根治性手术切除。对于无法手术切除或不能耐受手术的患者,建议行细针穿刺活检,因此不是临床常规检查手段。胸腺瘤患者30%可出现MG症状,但胸腺癌患者多没有副瘤综合征症状,仅少数分化程度好的胸腺癌患者可出现副瘤综合征症状。

7. 关于胸腺癌的临床表现常见的有
   A. 咳嗽、呼吸困难、发绀
   B. 吞咽困难
   C. 肋间神经疼痛
   D. 颈部、颌面部肿胀
   E. 声音嘶哑

【解析】胸腺癌临床多有症状,表现为胸闷、胸痛、憋气、咳嗽、气短,甚至声音嘶哑、颈部和颌面部肿胀。而较少侵犯后纵隔出现吞咽困难、肋间神经疼痛等表现。

8. 患者女,27岁。胸前区隐痛伴咳嗽10日,无呼吸困难。胸部X线片示上纵隔增宽影。CT示前纵隔占位性病变,密度不均。需鉴别的疾病有
   A. 淋巴瘤
   B. 胸骨后甲状腺肿
   C. 纵隔型肺癌
   D. 心包囊肿
   E. 胸腺癌

【解析】心包囊肿影像学上多见于包膜完整、密度均匀的囊性病变。

9. 神经源性肿瘤多好发于
   A. 前纵隔
   B. 后纵隔
   C. 中纵隔
   D. 椎旁沟
   E. 心膈角

【解析】神经源性肿瘤最常见的好发部位是后纵隔或椎旁沟。

10. 纵隔肿瘤的治疗方法,正确的是
    A. 副神经节瘤手术治疗
    B. 胸腔镜下行神经纤维肿瘤切除
    C. 恶性淋巴源性肿瘤首选手术切除
    D. 神经母细胞瘤首选手术切除
    E. 畸胎瘤行手术治疗

【解析】恶性淋巴源性肿瘤应考虑化疗为主的治疗。Ⅰ期、Ⅱ期神经母细胞瘤首选手术治疗。Ⅲ期、Ⅳ期病变不易切除,可给予术前放疗或化疗使原发肿瘤缩小后再行手术治疗。

11. 下列关于纵隔肿瘤常见好发部位描述,正确的是
    A. 神经源性肿瘤好发于后纵隔和椎旁沟
    B. 畸胎瘤好发于前纵隔
    C. 胸腺瘤多位于前上纵隔
    D. 纵隔囊肿好发于支气管、食管和心包
    E. 皮样囊肿好发于前纵隔

【解析】神经源性肿瘤好发于后纵隔和椎旁沟,畸胎瘤与皮样囊肿好发于前纵隔,胸腺瘤多位于前上纵隔,皮样囊肿好发于前纵隔,纵隔囊肿好发于支气管、食管和心包。

12. 后纵隔最常见的肿瘤是
    A. 非霍奇金淋巴瘤
    B. 心包囊肿
    C. 神经纤维瘤
    D. 节神经母细胞瘤
    E. 神经鞘瘤

【解析】神经纤维瘤、节神经母细胞瘤、神经鞘瘤均属于神经源性肿瘤,好发于后纵隔。

答案:　7. ADE　8. ABCE　9. BD　10. ABE　11. ABCDE　12. CDE

13. 良性生殖细胞肿瘤包括
    A. 表皮样囊肿
    B. 皮样囊肿
    C. 良性畸胎瘤
    D. 精原细胞瘤
    E. 卵黄囊瘤

【解析】良性生殖细胞肿瘤包括表皮样囊肿、皮样囊肿和良性畸胎瘤。三者的区别在于所含的胚胎胚层不同：表皮样囊肿含外胚层；皮样囊肿含外胚层和中胚层；良性畸胎瘤含外胚层、中胚层和内胚层。

14. 前纵隔常见的肿瘤是
    A. 神经纤维瘤
    B. 良性畸胎瘤
    C. 淋巴瘤
    D. 胸腺瘤
    E. 食管囊肿

【解析】胸腺瘤、良性畸胎瘤及淋巴瘤均好发于前纵隔。神经纤维瘤和食管囊肿好发于后纵隔。

15. 属于纵隔间质性肿瘤的是
    A. 海绵状血管瘤
    B. 精原细胞瘤
    C. 皮样囊肿
    D. 平滑肌瘤
    E. 脂肪瘤

【解析】纵隔间质性肿瘤是指来源于间叶组织的一大类肿瘤，包括纤维、脂肪、平滑肌、骨骼肌、间皮、血管、组织细胞来源等。精原细胞瘤和皮样囊肿属于纵隔干细胞肿瘤。

16. 纵隔间质性肿瘤的临床表现包括
    A. 胸痛
    B. 吞咽困难
    C. Horner 综合征
    D. 咳嗽
    E. 上腔静脉受压综合征

【解析】纵隔间质性肿瘤的临床表现缺少特异性，可没有症状或在体检时发现。最常见的主诉为胸痛、咳嗽、气短、吞咽困难、声嘶、Horner 综合征、上腔静脉受压综合征及气管、心脏受压等。还有一些非特异性症状，如发热、盗汗、全身不适、食欲减退、体重减轻等。

17. 关于纵隔间质性肿瘤，下列说法正确的是
    A. 纵隔脂肪瘤因具有完整的包膜，手术切除并不困难，预后良好
    B. 纵隔淋巴管瘤常见于青少年，中纵隔多见
    C. 纵隔海绵状血管瘤镜下可见分化成熟的血管组织，常由内衬薄层内皮的扩张的管腔组成，管腔之间有纤细的纤维组织分割
    D. 纵隔恶性纤维组织细胞瘤多见于中年人，男性居多，后纵隔多见
    E. 纵隔骨骼肌肉瘤各病理类型中胚胎型最多见，恶性程度高，生长迅速，早期常有淋巴道或者血行转移

【解析】纵隔淋巴管瘤是另外一种常见的纵隔肿瘤，多发生于儿童，前、上纵隔多见。纵隔恶性纤维组织细胞瘤多见于老年人，男女发病无差异，后纵隔多见。

18. 属于低度恶性淋巴瘤的是
    A. 小无裂细胞型
    B. 滤泡性小裂细胞型
    C. 弥漫性小裂细胞型
    D. 滤泡性大细胞型
    E. 小淋巴细胞型

答案：　13. ABC　14. BCD　15. ADE　16. ABCDE　17. ACE　18. BE

【解析】低度恶性淋巴瘤包括小淋巴细胞型、滤泡性小裂细胞型、滤泡性小裂细胞与大细胞混合型。

19. 关于普通 X 线片对结节病的分期，说法**不正确**的是

A. 0 期：肺部 X 线检查阴性，肺部清晰

B. I 期：仅见肺部浸润影，而无肺门淋巴结肿大

C. II 期：双侧肺门和 / 或纵隔淋巴结肿大，常伴右支气管旁淋巴结大，肺内无异常

D. III 期：肺门淋巴结大，伴肺浸润。肺部病变广泛对称地分布于两侧，少数病例可分布在一侧肺或某些肺段。病灶可在 1 年内逐渐吸收，或发展成肺间质纤维化

E. IV 期：肺纤维化、肺大疱和肺囊肿的改变

【解析】普通 X 线片对结节病的分期如下。0 期：肺部 X 线检查阴性，肺部清晰。I期：双侧肺门和 / 或纵隔淋巴结肿大，常伴右支气管旁淋巴结大，肺内无异常。II期：肺门淋巴结大，伴肺浸润。肺部病变广泛对称地分布于两侧，少数病例可分布在一侧肺或某些肺段。病灶可在 1 年内逐渐吸收，或发展成肺间质纤维化。III期：仅见肺部浸润影，而无肺门淋巴结肿大。IV期：肺纤维化、肺大疱和肺囊肿的改变。

20. 根据不同的病理表现，纵隔巨大淋巴结增生症可分为

A. 透明血管型

B. 浆细胞型

C. 淋巴细胞为主型

D. 混合细胞型

E. 淋巴细胞消减型

F. 结节硬化型

【解析】纵隔巨大淋巴结增生症主要有两种类型：透明血管型和浆细胞型。透明血管型：单发型最常见，占 90%。病理特征为病变淋巴结内广泛毛细导管增生，小生发中心周围以淋巴细胞浸润为主。浆细胞型：多发型少见，淋巴结受累常为多中心，范围较广（胸、肠系膜、腹膜后）。组织学表现：滤泡组织内成熟浆细胞层状排列，环绕着正常的或者大于正常的生发中心。

三、共用题干单选题

（1~3 题共用题干）

患者男，50 岁。因确诊冠心病 1 个月入院。吸烟 30 年，每日半包。糖尿病史 10 余年，肾功能不全病史 3 年。手术方式：正中开胸，体外循环下，心脏停搏，双侧乳内动脉搭桥术。术后 3 日，患者突然出现发冷、高热和胸痛。查体：胸骨伤口处有脓性分泌物。白细胞 18×10^9/L。胸部 CT 显示纵隔内包裹性积液。

1. 诊断可能为

A. 病毒性感染

B. 下行性坏死性纵隔炎

C. 胸骨劈开术后纵隔炎

D. 骨髓炎

E. 术后吸收热

【解析】胸骨劈开术后纵隔炎可出现于术后 30 日内。诊断依据包括切口脓性分泌物、感染表现、CT 提示纵隔内包裹积液。病毒感染一般不会出现白细胞增高，A 不符合；术后吸收热一般不超过 37.5℃，CT 无特异表现，E 不符合；骨髓炎在 CT 上应该

答案： 19. BCD 20. AB
1. C

有所表现，D 不符合；下行性坏死性纵隔炎一般有颈部感染史，B 不符合。

2. **不属于**胸骨劈开术后纵隔炎危险因素的是

　　A. 糖尿病

　　B. 双侧乳内动脉搭桥

　　C. 吸烟

　　D. 肾功能不全

　　E. 高血压

【解析】开胸术后纵隔炎的危险因素包括：①术前因素，肥胖、糖尿病，吸烟和慢性阻塞性肺疾病，充血性心力衰竭或射血分数降低，身体其他部位存在感染灶和肾功能不全等；②术中因素，双侧乳内动脉搭桥，二次手术，延长的体外循环和主动脉钳夹时间，急诊手术，胸骨固定不当和止血不佳等；③术后因素，需要二次手术、输血、呼吸衰竭、长期机械通气，术后早期气管切开和住院时间长等。

3. 有关外科治疗，说法**错误**的是

　　A. 清创后无感染伤口，胸骨骨质缺损少，可以直接缝合

　　B. 清创后无感染伤口，胸骨骨质缺损多，可以用网膜瓣覆盖

　　C. 清创后无感染伤口，胸骨骨质缺损多，可以用真空辅助闭合装置

　　D. 感染伤口，需要反复清创，可以用真空辅助闭合装置

　　E. 清创后无感染伤口，胸骨骨质缺损多，可以用肌肉瓣覆盖

【解析】外科清创后没有明显感染的伤口，如果胸骨无明显缺损，可以I期缝合伤口。清创后无感染的伤口如果由于胸骨缺损大不能直接缝合，可以采用组织瓣（大网膜瓣、胸大肌瓣、前锯肌瓣或腹直肌瓣等）

覆盖。如果伤口感染重，可以采用真空辅助闭合装置（Vacuum-assisted closure，VAC）。

（4~6 题共用题干）

　　患者男，60 岁。因胸闷、憋气 3 周来诊。胸部 CT：前纵隔占位，6cm×4cm，外形不规则，边界尚清，侵及左侧无名静脉，其他组织器官未受侵犯。CT 增强扫描示肿物部分强化。

4. 诊断首先考虑

　　A. 恶性畸胎瘤

　　B. 侵袭性胸腺瘤

　　C. 纵隔型肺癌

　　D. 淋巴瘤

　　E. 胸骨后甲状腺肿大

【解析】老年男性，前纵隔实性肿瘤，CT 增强扫描可见强化，未见纵隔内多发肿大融合成团淋巴结，首先考虑侵袭性胸腺瘤诊断。

5. 下一步最佳治疗是

　　A. 手术切除

　　B. 开胸活检

　　C. 放射治疗

　　D. 化学治疗

　　E. 放射治疗+化学治疗

【解析】侵袭性胸腺瘤，根据病情提供，考虑为可切除肿瘤，手术完全切除为治疗的首选。

6. 如完全切除，术后需要加辅助放射治疗，临床常用的剂量是

　　A. 50~70Gy

　　B. 40~60Gy

　　C. 45~50Gy

　　D. 30~45Gy

　　E. 30~70Gy

答案：　2. E　3. C　4. B　5. A　6. C

【解析】辅助治疗时，或对于术后切缘较近的患者，一般来讲，在总共 5 周时间内给予瘤床和邻近的纵隔 45~50Gy，每日 1.8~2Gy。如果部分切除后存在镜下或肉眼可见的残余病变，放射剂量最高可达 60Gy。

（7~8 题共用题干）

患者男，40 岁。胸闷、憋气 2 个月余入院。查体：头面部肿胀，颈静脉怒张，气管居中，双肺呼吸音对称、清晰，无咳嗽、咳痰。胸部 X 线片提示右肺门阴影，前上纵隔影增宽。PET/CT 提示前纵隔肿物呈高代谢，包绕左侧无名静脉，右肺门可见高代谢淋巴结。术后病理为胸腺癌。

7. 根据 TNM 分期，该病例为
　　A. $T_2N_1M_0$
　　B. $T_3N_2M_0$
　　C. $T_4N_2M_0$
　　D. $T_4N_3M_0$
　　E. $T_2N_2M_0$

【解析】T_3 为侵犯周围器官，如心包、大血管和肺；N_2 为除前纵隔淋巴结外其他胸内淋巴转移。

8. 胸腺癌最常见的病理类型是
　　A. 鳞状细胞癌
　　B. 未分化癌
　　C. 肉瘤样癌
　　D. 透明细胞癌
　　E. 类基底细胞癌

【解析】胸腺癌最常见的病理类型是鳞状细胞癌。

（9~10 题共用题干）

患者男，40 岁。反复咳嗽、咳痰伴胸骨后疼痛 2 个月余入院。查体：头面部肿胀，颈静脉怒张，气管居中，双肺呼吸音清，咳嗽，咳少量白色泡沫痰。门诊胸部 X 线片提示上纵隔影增宽。入院后查胸部 CT：前纵隔不规则软组织肿块影，密度欠均，边界模糊，其内可见钙化影，大小为 8cm×8cm，与相邻血管边界不清，增强后病灶不均匀强化（图 5-1）。

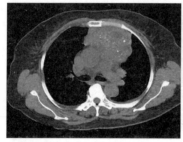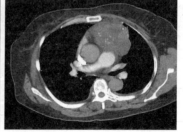

图 5-1

9. 结合患者影像学资料，诊断首先考虑为
　　A. 淋巴瘤
　　B. 畸胎瘤
　　C. 胸腺瘤
　　D. 胸腺癌
　　E. 小细胞肺癌

【解析】前纵隔占位性病变最常见的为胸腺肿瘤，结合胸部 CT 结果提示肿块呈不规则影，密度不均，边界模糊，增强不均匀强化，考虑胸腺癌可能性大。

10. 患者因肿瘤严重侵犯血管，拟行放射治疗。推荐剂量为
　　A. 40~70Gy

答案：　7. B　8. A　9. D　10. E

B. 40~60Gy

C. 50~80Gy

D. 45~50Gy

E. 60~70Gy

【解析】对于不能手术切除的胸腺癌患者,推荐剂量为60~70Gy(每次1.8~2.0Gy)。

(11~13题共用题干)

患者男,40岁。咳嗽伴胸痛1个月入院。查体:气管居中,双肺呼吸音对称、清晰,胸部X线片提示前上纵隔影增宽。胸部CT提示前纵隔肿物,大小4cm×3cm,形态不规则,可见分叶症,边缘模糊,密度不均,中间囊变坏死,呈不均匀强化,与周围组织间隙尚清。PET/CT提示前纵隔肿物呈高代谢,余无异常。

11. 根据患者检查结果,诊断首先考虑为

A. 淋巴瘤

B. 胸腺癌

C. 胸腺瘤

D. 畸胎瘤

E. 神经纤维瘤

【解析】前纵隔占位性病变最常见的为胸腺肿瘤。结合胸部CT结果提示形态不规则,可见分叶症,边缘模糊,密度不均,中间囊变坏死,呈不均匀强化。考虑胸腺癌可能性大。

12. 根据患者检查结果,最适合的治疗策略是

A. 三维适形放射治疗

B. 粒子置入局部放射治疗

C. 手术治疗

D. 化疗

E. 射频消融治疗

【解析】患者诊断考虑胸腺癌,根据影像学资料,首选手术治疗。

13. 关于胸腺癌的叙述,**错误**的是

A. Bernatz分类将胸腺肿瘤分为四型,即淋巴细胞为主型、上皮细胞为主型、混合型和梭形细胞型

B. Suster和Moran根据胸腺肿瘤细胞分化程度将其分为三类:高分化胸腺瘤、中分化胸腺瘤和低分化胸腺瘤(即胸腺癌)

C. GETT分期的Ⅳa期为锁骨下淋巴转移或远处胸膜种植

D. 肿瘤的恶性程度是胸腺癌预后最重要的影响因素

E. 侵袭性胸腺瘤与胸腺癌最主要的鉴别方式为是否发生远处转移

【解析】手术的范围和切除彻底程度是胸腺癌预后最重要的影响因素。

(14~16题共用题干)

患者女,55岁。因体检时发现胸部肿块2个月就诊。既往体健。胸部CT显示右后纵隔脊柱旁类圆形密度均匀的实性占位,边界尚清楚。

14. 首先应考虑完善的检查是

A. 胸椎MRI

B. 胸腔镜活检

C. 纵隔镜检查

D. 全身骨扫描

E. 肺功能

【解析】完善胸椎MRI,明确肿块有无侵犯椎管,视情况择期手术切除占位。

15. 后纵隔神经源性肿瘤的最佳治疗方式是

A. SBRT

B. 免疫治疗

C. 化疗

D. VATS手术治疗

答案: 11. B 12. C 13. D 14. A 15. D

E. 靶向治疗

【解析】纵隔神经源性肿瘤,无论良性还是恶性,最主要的治疗方法是完全的外科手术切除。

16. **不属于**后纵隔神经源性肿瘤手术切除后常见并发症的是
   A. 脑脊液漏
   B. 声音嘶哑
   C. 心包积液
   D. 血胸
   E. Horner 综合征

【解析】纵隔原发神经源性肿瘤由于与脊髓和脊神经关系密切,手术中应注意保护喉返神经、交感神经干等结构,避免术后出现 Horner 综合征和声音嘶哑。止血一定要彻底,以免术后发生血胸。哑铃形肿瘤侵及硬脊膜者术后有发生脑脊液外漏可能,因此对硬脊膜切开或部分切除的病例,应严密缝合,尽可能避免术后脑脊液外漏。

(17~19 题共用题干)

患者男,26 岁。体检行胸部 CT 发现前纵隔囊实性肿块,壁厚,边界清楚,多种密度混杂。既往体健。

17. 首先应考虑的诊断是
   A. 胸腺瘤
   B. 良性畸胎瘤
   C. 淋巴瘤
   D. 精原细胞瘤
   E. 畸胎瘤

【解析】胸部影像学检查发现前纵隔囊实性肿块,边界清楚,多种密度混杂,或有钙化和脂肪灶,则高度怀疑良性畸胎瘤。

18. 该患者的最佳治疗方式是
   A. 手术切除

B. 免疫治疗
C. 化疗
D. 放疗
E. 靶向治疗

【解析】良性畸胎瘤最主要的治疗方式是手术切除。

19. **不属于**良性畸胎瘤手术切除后常见并发症的是
   A. 膈神经损伤
   B. 左无名静脉损伤
   C. 气胸
   D. 肺不张
   E. 脑脊液漏

【解析】良性畸胎瘤常见于前纵隔,而脑脊液漏见于后纵隔肿块侵及硬脊膜者术后。

(20~23 题共用题干)

患者男,45 岁,锁骨上无痛性淋巴结肿大 3 个月余。伴腹痛不适、低热、盗汗等表现,体重锐减。胸腹部 CT 提示纵隔、腹部多个肿大淋巴结。剖腹探查显示胃与胰腺及腹膜有粘连,周围有多个肿大淋巴结。

20. 诊断首先考虑
   A. 结核性淋巴结炎
   B. 癌转移
   C. 淋巴结反应性增生
   D. 淋巴瘤
   E. 结节病

【解析】患者无痛性淋巴结肿大,横膈上下均有淋巴结病变,伴全身症状,首先考虑淋巴瘤。

21. 确诊的依据是
   A. 肿瘤标志物检查
   B. 肝、脾 B 超
   C. PET/CT

答案: 16. C 17. B 18. A 19. E 20. D 21. D

D. 淋巴结病理学诊断

E. 中性粒细胞碱性磷酸酶测定

【解析】进行淋巴结活检的病理学检查是诊断淋巴瘤的金标准。

22. 该患者淋巴结病理学诊断为非霍奇金淋巴瘤,临床分期属于

A. Ⅱ期A

B. Ⅲ期A

C. Ⅲ期B

D. Ⅳ期A

E. Ⅳ期B

【解析】依据 Ann Arbor 会议制订的临床分期,该患者剖腹探查示胃与胰腺及腹膜有粘连,周围有多个肿大淋巴结,定位Ⅳ期,有症状——B,故临床分期属于ⅣB期。

23. 该患者的治疗方案首选

A. 干扰素

B. 手术治疗

C. 靶向治疗

D. 放疗

E. CHOP+ 放疗

【解析】Ⅲ期、Ⅳ期侵袭性非霍奇金淋巴瘤以化疗为主,诱导化疗后辅以局部放疗。CHOP(环磷酰胺、多柔比星、长春新碱、泼尼松)方案仍然是侵袭性非霍奇金淋巴瘤化疗首选的方案。

(24~25题共用题干)

患者女,25 岁,体检行胸部 CT 检查示双上肺野散在分布的肺内小结节,考虑结节病可能,已行穿刺活检。

24. 该患者病理镜下最可能见到的是

A. 纤维结缔组织和炎性细胞增生

B. 结缔组织基质的黏液样变性和胶原纤维素样坏死

C. 干酪样坏死性肉芽肿性炎

D. 非干酪坏死性类上皮样肉芽肿

E. 弥漫性纤维素渗出性炎

【解析】非干酪坏死性类上皮样肉芽肿是结节病的典型病理特征。

25. 该患者可能最**不易**累及的器官为

A. 皮肤

B. 肝脏

C. 肾脏

D. 心脏

E. 结肠

【解析】结节病可累及皮肤、眼部、外周淋巴结、关节、神经系统、心脏、肾脏、肝脏等。

(26~28题共用题干)

患者男,55 岁。反复咳嗽。查胸部 CT 示中纵隔单发巨大占位,界清,气管受压。

26. 诊断首先考虑

A. 巨大淋巴结增生症

B. 淋巴瘤

C. 神经鞘瘤

D. 原发性巨球蛋白血症

E. 纵隔囊肿

【解析】位于中纵隔,单发的巨大占位性病变,边界清晰,首先考虑巨大淋巴结增生症。

27. 进一步治疗方案是

A. 穿刺活检

B. 手术治疗

C. 介入治疗

D. 随访观察

E. 化疗

【解析】单发的巨大占位,边界清晰,患者气管受压,首先考虑外科手术治疗。

答案: 22. E 23. E 24. D 25. E 26. A 27. B

28. 术后病理诊断示巨大淋巴结增生症,透明细胞型,说法正确的是
    A. 多为恶性疾病
    B. 病理学突出表现为滤泡血管呈玻璃样变,伴滤泡生发中心萎缩
    C. 此型单发型最常见,占90%,增长迅速,但为局限性疾病
    D. 常见并发Kaposi肉瘤或霍奇金淋巴瘤
    E. 预后极差
    【解析】透明细胞型巨大淋巴结增生症的病理学突出表现为滤泡血管呈玻璃样变,伴滤泡生发中心萎缩。该型多为良性局限性疾病,增长慢,预后较好,个别病例可并发Kaposi肉瘤或霍奇金淋巴瘤。

(29~32题共用题干)

患者女,43岁。体格检查时行胸透发现左侧心缘一肿物,直径为3cm,边界清、类圆形、密度高、不随呼吸上下,胸部X线片显示左侧前上纵隔一肿物,突向左侧胸腔,与左侧心缘无分界,边缘清晰、锐利。患者全身麻醉下正中开胸探查,术中冰冻切片证实为胸腺瘤,与左上肺组织部分粘连浸润,未发现周围淋巴结肿大。

29. 该患者Masaoka分期应为哪一期
    A. I期
    B. II期
    C. III期
    D. IVa
    E. IVb期
    【解析】胸腺瘤的Masaoka分期中,肿瘤侵犯周围的组织器官,包括心包、肺和大血管,为III期。

30. 通常胸腺瘤的病理分型**不包括**
    A. A型胸腺瘤,由良性外观梭形细胞核

极少量淋巴细胞构成
    B. AB型胸腺瘤,混合型胸腺瘤
    C. B_1型胸腺瘤,含有泡状细胞核和小核仁的上皮细胞及丰富淋巴细胞群
    D. B_2型胸腺瘤,淋巴细胞为主的胸腺瘤,散在分布的饱满细胞,伴有泡状细胞核
    E. C型,胸腺癌
    【解析】2004年WHO对1999 WHO分型方法进行了修订,明确将C型胸腺瘤称为胸腺癌。胸腺癌为高度恶性,侵袭性强,不再归为胸腺瘤之列。

31. 如果该患者同时合并重症肌无力,该患者应做的手术为
    A. 单纯胸腺瘤切除术
    B. 单纯胸腺瘤+胸腺切除术
    C. 胸腺瘤+胸腺切除+左上肺楔形切除
    D. 胸腺瘤+胸腺扩大切除+左上肺楔形切除
    E. 胸腺瘤+全胸腺切除+左上肺叶切除术
    【解析】合并重症肌无力的胸腺瘤患者,由于纵隔内异位胸腺组织分布部位较广泛,手术应在安全的情况下,尽可能多地切除胸腺组织。除了胸腺本身,纵隔和颈部的脂肪组织也应切除,称为胸腺扩大切除术。此外,由于胸腺瘤侵犯肺组织,为保证完全切除,受侵左肺上叶部分需同时楔形切除。

32. 胸腺瘤术后行放射治疗,下列说法正确的是
    A. 包膜完整的Masaoka I期胸腺瘤术后也需要放疗
    B. II期患者行完全切除术后是否需放疗尚存争议

答案: 28. B   29. C   30. E   31. D   32. B

C. Ⅲ期胸腺瘤行完整切除术后无须行放疗

D. 完全切除术后放疗剂量需达到 60Gy

E. 合并重症肌无力者,无须放疗

【解析】一般对于 Masaoka Ⅰ期肿瘤完全切除即可达到满意的治疗效果,术后不需要进行辅助治疗。但对于 Masaoka Ⅱ期患者,行完全切除术后是否需辅助放疗尚存在争议。而对于Ⅲ期和Ⅳ期患者,目前一般建议行完全切除术后均需行辅助放疗。辅助治疗时,或对于术后切缘较近的患者,一般来讲,在总共 5 周时间内给予瘤床和邻近的纵隔 45~50Gy,如果肿瘤部分切除后存在镜下或肉眼可见的残余病变,放射剂量最高可达 60Gy。

(33~36 题共用题干)

患者男,50 岁。反复咳嗽 1 年,自觉面部肿胀 2 个月。胸部 CT 提示:前纵隔血管前占位,大小为 5cm×4cm×4cm,可见第 4 组淋巴结肿大,与上腔静脉关系密切。后患者行手术治疗,术中见肿瘤累及上腔静脉。术后病理:肿物大小为 5cm×4cm×3cm,质硬、不规则、无包膜、灰白色伴坏死。以巢团状肿瘤细胞为主,淋巴组织稀少,分化差,CK5/6(+)、P63(+)、P40(+)。镜下可见上腔静脉血管壁受肿瘤累及,第 4 组淋巴结肿大,见肿瘤细胞浸润,余各组淋巴结阴性。

33. 根据题干所提供的线索,该患者根据 WHO 分型为

A. B1 型

B. B2 型

C. B3 型

D. AB 型

E. 胸腺癌

【解析】根据患者病历资料考虑为胸腺低分化鳞状细胞癌。根据 WHO 分型为 C 型。

34. 根据《AJCC 胸腺上皮肿瘤的临床分期(第 8 版)》,此患者 TNM 分期为

A. $T_2N_1M_x$

B. $T_3N_1M_x$

C. $T_3N_2M_x$

D. $T_4N_1M_x$

E. $T_4N_2M_x$

【解析】患者肿瘤累及上腔静脉血管壁,第 4 组淋巴结阳性,根据《AJCC 胸腺上皮肿瘤的临床分期(第 8 版)》TNM 分期为 $T_3N_2M_x$。

35. 根据 Masaoka 改良分期,此患者分期为

A. Ⅰ期

B. Ⅱ期

C. Ⅲ期

D. Ⅳa 期

E. Ⅳb 期

【解析】此患者出现淋巴结转移,按 Masaoka 改良分期为Ⅳb 期。

36. 下列疾病**不属于**患者术前鉴别诊断应包括的是

A. 生殖细胞肿瘤

B. 淋巴瘤

C. 纵隔型肺癌

D. 支气管源性囊肿

E. 畸胎瘤

【解析】此患者肿块位于前纵隔血管前,支气管源性囊肿不位于此解剖位置,故可不予以鉴别。

(37~40 题共用题干)

患者女,58 岁。接种肺炎疫苗后出现

答案: 33. E 34. C 35. E 36. D

咳嗽、乏力和轻度发热就诊。进行短期抗生素治疗后，这些症状未缓解。胸部 X 线片如图 5-2。

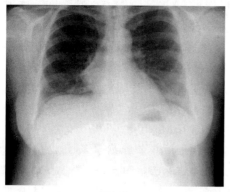

图 5-2

37. 该患者最适合的下一步检查是
    A. 核医学骨扫描
    B. 胸部 CT
    C. 抗生素治疗 4~6 周后拍摄胸部 X 线片
    D. 继续观察
    E. 胸部彩超
    【解析】下一步最适合拍摄 CT 以评估沿着右心边缘的纵隔肿块。

38. 患者行 PET/CT 检查后考虑恶性可能性大。后行组织活检显示胸腺癌。关于胸腺癌，以下**不正确**的是
    A. 在 FDG PET/CT 上，胸腺癌可与其他恶性纵隔肿瘤区分
    B. 胸腺癌患者通常会发生转移
    C. 胸腺癌在检测时通常病灶较大
    D. 胸腺癌最常见于成年人
    E. 胸腺癌可表现瘤外综合征的症状
    【解析】胸腺上皮肿瘤如胸腺瘤、胸腺癌和胸腺类癌等，在 PET/CT 上的 FDG 摄取相同，不能用于区分这些疾病。50%~65% 的胸腺癌患者会发生转移。胸腺癌大小

通常是 5~15cm。胸腺癌患者的平均年龄为 50 岁（通常为 30~60 岁），男女比例为 1.5∶1。胸腺癌的瘤外综合征可包括重症肌无力、纯红细胞再生障碍和低丙种球蛋白血症。

39. 与胸腺瘤相比，以下特征**不常见**于胸腺癌的是
    A. 侵袭性
    B. 淋巴结转移
    C. 远处转移
    D. 组织学分类为 C 型
    E. 组织学分类为 AB 型
    【解析】与胸腺瘤相比，胸腺癌往往更具有侵袭性，表现出淋巴结病变，并导致远处转移。世界卫生组织将胸腺肿瘤分为 A、AB、B1、B2、B3 和 C 型等六种病理类型，其中 C 型为胸腺癌。

40. 假设该患者行 FDG PET/CT 检查后未见肿瘤远处转移，肿块与周围组织界限相对清楚。以下治疗方案合理的是
    A. 行手术治疗
    B. 行放射治疗
    C. 行化疗
    D. 行放、化疗
    E. 以手术切除为基础的综合治疗
    【解析】根治性手术切除仍然是胸腺癌最佳的治疗手段。术后根据病理结果辅助综合治疗，包括化疗、放疗等。

（41~44 题共用题干）
    患者男，50 岁。胸骨后疼痛 2 个月余入院。查体：颈静脉怒张，气管居中，双肺呼吸音清，四肢肌力正常，浅表未触及肿大淋巴结。胸部 X 线片提示上纵隔影增宽。AFP、CEA、HCG 等实验室检验正常。查胸

答案：　37. B　38. A　39. E　40. E

部 CT 显示前上纵隔不规则类圆形肿块影，质地均匀，边界模糊，大小为 5cm×6cm，与升主动脉边界不清，肺内多发结节影。彩超提示肝脏实性占位。

41. 该患者诊断可能性最大的是
    A. 畸胎瘤
    B. 淋巴瘤
    C. 胸腺瘤
    D. 肺癌
    E. 胸腺癌

【解析】患者前上纵隔不规则肿块，质地均匀，边界模糊，大小为 5cm×6cm，与升主动脉边界不清，AFP、CEA、HCG 等实验室检验正常，四肢肌力正常，浅表未触及肿大淋巴结，提示胸腺癌可能性大。肺及肝脏是胸腺癌常见的转移器官。

42. 下一步的临床决策为
    A. 进行局部放疗
    B. 实行全身化学治疗
    C. CT 引导纵隔肿物穿刺
    D. 前正中开胸肿物切除，诊断治疗同时进行
    E. 经胸腔镜手术活检

【解析】任何抗肿瘤治疗的前提是明确病理诊断。

43. 假设患者病理镜下提示细胞异型性、核分裂明显，丧失胸腺相关的特殊结构。依据 WHO 组织学分类，该患者属于
    A. AB 型
    B. B₁ 型
    C. B₂ 型
    D. B₃ 型
    E. 胸腺癌

【解析】细胞异型性、核分裂明显，丧失

胸腺相关的特殊结构等，提示该组织为胸腺癌。

44. 上述患者合理的治疗方案是
    A. 术前诱导化疗后手术
    B. 局部放射治疗
    C. 卡铂 / 紫杉醇方案化疗
    D. 顺铂 / 表柔比星 / 环磷酰胺 / 泼尼松联合方案化疗
    E. 免疫治疗

【解析】胸腺癌首选卡铂 / 紫杉醇方案化疗。

（45~48 题共用题干）

患者男，67 岁。因胸、背痛 2 个月就诊。有吸烟史 45 年。胸部 X 线片显示脊柱旁类圆形密度均匀的阴影，边界尚清楚。

45. 为明确病情，下一步需进行的检查是
    A. 胸部 CT
    B. 剖胸探查
    C. 纵隔镜检查
    D. 痰细胞学检查
    E. 经胸壁穿刺活组织检查

【解析】胸部 CT 是纵隔占位最常用的检查方法。

46. 胸部 CT 示右后上纵隔脊柱旁有一 3cm×3cm×2cm 占位，肿块紧邻脊柱，边界光滑。考虑手术方式，还须进一步完善
    A. 支气管镜
    B. 肺功能
    C. 胸椎 MRI
    D. 活动平板或冠脉造影
    E. 经胸壁穿刺活组织检查

【解析】完善胸椎 MRI，明确肿块有无侵犯椎管，视情况择期手术切除占位。

答案： 41. E　42. C　43. E　44. C　45. A　46. C

47. 若 MRI 显示肿瘤突入椎管内,呈哑铃形
生长,应选取的治疗方式为
A. 化疗
B. 局部放疗
C. 请神经外科或脊柱外科医师协同手
术,切除肿块
D. 免疫治疗
E. 化疗＋放疗＋免疫治疗

【解析】肿瘤突入椎管内,呈哑铃形
生长,应请神经外科或脊柱外科医师协同
手术,切除肿块。先经俯卧位后路径完
成椎管内肿瘤分离和椎间孔扩大,然后
再翻转体位,采用 VATS 或开胸手术切除
肿瘤。

48. 患者术后出现右面部无汗,瞳孔缩小,
上睑下垂,眼球内陷,可能是手术损
伤了
A. 膈神经
B. 喉返神经
C. 臂丛神经
D. 上腔静脉
E. 交感神经干

【解析】后上纵隔的肿瘤有时紧邻交
感神经干,手术易于损伤,引起 Horner 综
合征。

(49~52 题共用题干)
患者男,30 岁。因胸闷、气促 1 个月就
诊。胸部 X 线片示前纵隔较大的肿块。

49. 为明确诊断,应首选
A. 胸部 CT
B. 纵隔镜检查
C. 经胸壁穿刺活组织检查
D. 胸腔镜检查
E. 支气管镜

【解析】对于前纵隔肿块,需行胸部 CT

确定肿块的大小、位置、邻近受累结构、是
否存在包膜以及肿块的组织成分。

50. 胸部 CT 示前纵隔质地均匀的实性
肿块,大小为 6cm×5cm×5cm。血
浆 β-HCG 和 AFP 水平正常。考虑诊
断为
A. 良性畸胎瘤
B. 恶性胸腺瘤
C. 淋巴瘤
D. 精原细胞瘤
E. 绒毛膜癌

【解析】年轻男性,前纵隔大的、质地
均匀的实性肿块,首先考虑精原细胞瘤。
结合血浆 β-HCG 和 AFP 水平,诊断基本
成立。

51. 为明确诊断,该患者接受 CT 穿刺活检。
最终诊断为精原细胞瘤。精原细胞瘤
显微镜下表现,描述错误的是
A. 单一的睾丸精原细胞瘤细胞,细胞被
膜呈现巢状结构
B. 细胞体积较大,细胞间界限不清
C. 细胞质嗜酸性,细胞核向一侧突起,
核仁圆形
D. 细胞分隔成小叶状
E. 核分裂象多见,不伴有淋巴细胞浸润

【解析】精原细胞瘤镜下表现为核分裂
象很少见,但可伴有淋巴细胞等炎症细胞
浸润。

52. 该患者最佳的治疗方式是
A. 胸腔镜下手术切除
B. 开放下手术切除
C. 博来霉素、依托泊苷及顺铂联用化疗
D. 放疗
E. 免疫治疗

答案:　47. C　48. E　49. A　50. D　51. E　52. C

【解析】精原细胞瘤首选化疗。化疗效果很好，完全缓解率在 90% 以上。

切除并不困难。治疗上以手术完整切除治疗为宜，预后良好。

（53~55 题共用题干）

患者女，59 岁。因胸闷 1 个月住院。胸部 X 线片提示右肺下野右心缘旁可见一 9cm×8cm 巨大的圆形肿块影，边缘光整，密度均匀，内缘与心影重叠。

53. 为明确诊断，应首选
　A. 胸部 CT
　B. 剖胸探查
　C. 纵隔镜检查
　D. 痰细胞学检查
　E. 经胸壁穿刺活组织检查

【解析】胸部 CT 是诊断纵隔占位性病变最常用的检查手段。

54. 胸部 CT 示右肺下野心缘旁中纵隔可见一 9cm×8cm 不规则低密度肿块影，边缘光整，密度均匀，CT 值 −129HU。诊断考虑
　A. 畸胎瘤
　B. 淋巴瘤
　C. 平滑肌瘤
　D. 胸腺瘤
　E. 脂肪瘤

【解析】纵隔肿块边界清楚，密度均匀，CT 值 −129HU，考虑脂肪瘤的可能性大。

55. 患者应选取的处理方式
　A. 化疗
　B. 局部放疗
　C. 免疫治疗
　D. 手术切除肿块
　E. CT 引导下穿刺

【解析】纵隔脂肪瘤因具有完整的包膜，

（56~58 题共用题干）

患者男，40 岁。高热半个月。右颈及锁骨上淋巴结肿大、无压痛，质硬融合。血红蛋白 90g/L、白细胞 $10×10^9$/L、中性粒细胞 0.66、淋巴细胞 0.24。骨髓穿刺涂片找到 R-S 细胞。

56. 患者诊断考虑为
　A. 癌转移
　B. 淋巴结核
　C. 淋巴瘤
　D. 淋巴结反应性增生
　E. 传染性单核细胞增多症

【解析】患者无痛性淋巴结肿大，高热，骨髓穿刺涂片找到 R-S 细胞，诊断考虑淋巴瘤。

57. 进一步确诊需要做的检查是
　A. 肿瘤标志物检查
　B. 血沉
　C. PET/CT
　D. 淋巴结活检
　E. CRP

【解析】进行淋巴结活检的病理学检查是诊断淋巴瘤的金标准。

58. 常用的化疗方案是
　A. MOPP
　B. CHOP
　C. 羟基脲
　D. 苯丁酸氮芥
　E. HA/DA

【解析】MOPP（氮芥、长春新碱、丙卡巴肼、泼尼松）是霍奇金淋巴瘤的首选化疗方案。

答案：　53. A　54. E　55. D　56. C　57. D　58. A

（59~62题共用题干）

患者女,28岁。体检时胸部X线片显示双肺可见广泛分布的粟粒样结节影,大小、密度、分布均匀。双侧肺门可见基本对称的肿块,呈土豆征。心脏大小形态未见异常,双膈面光滑,双肋膈角锐利。B超示双肾结石。

59. 此患者为求进一步检查于我院就诊。作为主诊医师应首选
    A. 结核菌素试验
    B. 胸部HRCT
    C. 支气管镜检查
    D. 肺功能检查
    E. 新型冠状病毒核酸及抗体检测

【解析】患者胸部X线片示大小、密度、分布均匀的粟粒样结节,提示肺结核的可能;双侧肺门可见对称性肿块,呈土豆征,提示结节病的可能。应行胸部HRCT进一步检查明确病情。

60. 假设该患者自述无近期发热病史,无其他不适主诉,结核菌素试验阴性。首先考虑的诊断是
    A. 急性血行播散性肺结核
    B. 中央型肺癌
    C. 慢性阻塞性肺疾病
    D. 结节病
    E. 新型冠状病毒性肺炎

【解析】一般认为,胸部X线片示"三均匀"的粟粒结节是血行播散性肺结核的特征性表现,但是当大量结核菌急性血行播散时,有全身毒血症状,如高热、盗汗、乏力、干咳、呼吸困难、发绀等;少数可有头痛、恶心、呕吐、嗜睡、意识障碍等症状,该患者临床表现不符合血行播散性肺结核,胸部X线片示双侧肺门可见对称性肿块,呈土豆征,且肾结石是结节病常见并发症,提示结节病。

61. 该患者疾病分期为
    A. Ⅰ期
    B. Ⅱ期
    C. Ⅲ期
    D. Ⅳ期
    E. 0期

【解析】Ⅱ期:肺门淋巴结大,伴肺浸润。肺部病变广泛对称地分布于两侧,呈1~3mm的结节状、点状或絮状阴影。少数病例可分布在一侧肺或某些肺段。

62. 该患者向你询问治疗方案,你应建议
    A. 泼尼松起始40~60mg/d,缓慢减量至20mg/d,总疗程1年
    B. 泼尼松起始30~40mg/d,缓慢减量至20mg/d,总疗程1年
    C. 手术切除肺门肿块
    D. 甲氨蝶呤联合硫唑嘌呤治疗
    E. 随访观察

【解析】部分患者可自行缓解。对于胸内结节病,病情稳定、无症状且肺功能正常的Ⅰ期、Ⅱ期和Ⅲ期患者无须立即治疗,每3个月复查胸部X线片和肺功能等,无进展则不需治疗。

（63~65题共用题干）

患者男,55岁。反复低热1个月余,伴体重减轻,纳差。查体贫血貌,肝脾大,腹股沟可扪及质硬淋巴结。胸部CT示纵隔巨大占位。腹部CT示肠系膜及腹膜后淋巴结肿大。行腹股沟淋巴结穿刺活检,病理组织学提示滤泡组织内成熟浆细胞层状排列,环绕正常或大于正常的生发中心,未见毛细导管增生。

63. 诊断首先考虑

答案:　59. B　60. D　61. B　62. E　63. D

A. 透明细胞型巨大淋巴结增生症

B. 淋巴瘤

C. 胸腺瘤

D. 浆细胞型巨大淋巴结增生症

E. 混合型巨大淋巴结增生症

【解析】术后病理组织学提示滤泡组织内成熟浆细胞层状排列，环绕正常或大于正常的生发中心，未见毛细导管增生。结合患者体征及影像学检查，考虑浆细胞型巨大淋巴结增生症。

64. 关于该疾病诊断，下列说法正确的是

A. 与 IL-6 异常无关

B. 全身症状较轻

C. 预后较好，死亡率低

D. 合并非霍奇金淋巴瘤和 Kaposi 肉瘤相对多见

E. 单发型最常见，占 90%，增长慢，为局限性疾病

【解析】浆细胞型巨大淋巴结增生症合并非霍奇金淋巴瘤和 Kaposi 肉瘤相对多见。

65. 下一步治疗方案是

A. CHOP 化疗

B. 放疗

C. 靶向治疗

D. 免疫治理

E. 放疗 + 靶向治疗

【解析】该患者全身情况重，多脏器受损，临床分型考虑多中心巨大淋巴结增生症（MCD）。MCD 大多具有侵袭性，与淋巴瘤同属于淋巴组织增殖性疾病。因此，治疗可选择非霍奇金淋巴瘤的治疗方案，化疗方案如 CHOP 或 CVP 效果较为明显。

四、案例分析题

【案例1】患者男，50 岁。左颈部红肿 3 日，呼吸困难 1 日。患者 3 日前出现左颈部肿胀、疼痛，去当地医院就诊。行 B 超检查，考虑为淋巴结炎。给予口服抗生素治疗。1 日前患者开始出现发冷、高热、呼吸困难和胸痛表现。查体：胸部皮肤肿胀，体温 39.8℃，心率 110 次 /min，呼吸 22 次 /min。白细胞 $28×10^9$/L。胸部 CT 显示纵隔内包裹性积液，下缘到达膈肌水平。有心包积液、双侧胸腔积液。

第1问：该病例诊断为

A. 胸膜炎

B. 下行性坏死性纵隔炎

C. 心包炎

D. 蜂窝织炎

E. 呼吸窘迫综合征

F. 败血症

【解析】口咽部感染的患者一旦出现胸痛、发热、呼吸或吞咽困难，应考虑下行性坏死性纵隔炎。诊断标准：①严重感染的临床表现；②纵隔炎的典型影像学特征；③纵隔炎与口咽部感染存在联系，症状可出现于颈部感染后 12 小时至 2 周内，最常见于 48 小时内。

第2问：该患者的治疗原则中，**错误**的是

A. 外科引流

B. 抗生素

C. 必要时进行气管切开

D. 早期应用广谱抗生素

E. 经颈部进行脓肿引流

F. 气道管理

【解析】下行性坏死性纵隔炎的治疗原则包括外科引流、抗生素和气道管理。

答案： 64. D 65. A
【案例1】 1. B 2. E

ENDO 等提出根据脓肿位置确定脓肿引流入路。早期应用广谱抗生素(比如碳青霉烯类)，必要时多种抗生素联合使用；在获得培养结果后，有针对性调整抗生素。如果出现气道受压或预计需要长期呼吸机支持，建议气管切开。但气管切开可能加剧感染的扩散，应慎重采用。

第 3 问：如果要进行脓液引流，下列说法**错误**的是

A. 首选穿刺引流

B. 选择"蛤壳式"入路引流时应慎重

C. 脓肿位于气管分叉以上，选择颈部入路

D. 脓肿位于气管分叉以下，选择颈部 + 胸部入路

E. 纵隔镜或胸腔镜等微创手段可以达到与开胸类似的引流效果

F. 对于危重患者的紧急处置，可以考虑穿刺引流

【解析】ENDO 等提出应用 CT 评估纵隔炎的位置、严重程度，制订外科手术方案。他将纵隔脓肿分为三型，Ⅰ型：脓肿位于气管分叉以上，选择颈部入路进行引流；Ⅱa型：脓肿位于隆突水平以下的前纵隔，颈部 + 胸部或剑突入路引流；Ⅱb 型：脓肿位于隆突水平以下后纵隔，颈部 + 胸部入路引流。不推荐经皮穿刺引流，但危重患者紧急减症处理时可以采用。选择"蛤壳式"入路时应慎重，缺点是不能充分引流后纵隔，且存在术后骨髓炎及不愈合的风险。

第 4 问：下行性坏死性纵隔炎的死亡率可高达 40%。其死亡原因**不包括**

A. 败血症

B. 脓肿侵蚀血管导致大出血

C. 颅内感染

D. 化脓性心包炎导致填塞

E. 脓胸

F. 感染导致的营养不良

【解析】下行性坏死性纵隔炎的致死原因，包括暴发性败血症，感染侵蚀血管导致的大出血、误吸、转移性颅内感染、脓胸和化脓性心包炎伴填塞等。

【案例 2】患者女，46 岁。咳嗽 2 个月，咳白色泡沫痰。查体无阳性体征。胸部 X 线片示右肺下野半圆形团块影，凸出于右心缘，基底与心包相连。侧位片见团块位于前下纵隔。

第 1 问：常见的纵隔肿瘤有

A. 神经源性肿瘤

B. 胸腺瘤

C. 骨肉瘤

D. 畸胎瘤与皮样囊肿

E. 支气管源性囊肿

F. 恶性淋巴瘤

G. 胸骨后甲状腺肿

【解析】前纵隔常见的纵隔肿瘤有胸腺瘤、畸胎瘤与皮样囊肿、恶性淋巴瘤和胸骨后甲状腺肿；中纵隔常见的肿瘤为支气管源性囊肿；后纵隔常见的肿瘤为神经源性肿瘤。

第 2 问：应与哪些疾病相鉴别

A. 肺癌

B. 纵隔淋巴结结核

C. 纵隔巨大淋巴结增生症

D. 纵隔转移性恶性肿瘤

E. 原发性纵隔肿瘤

F. 结节病

G. 食管平滑肌瘤

【解析】食管平滑肌瘤位于后纵隔，结节病常表现为双侧肺门及纵隔多发淋巴结

答案：　3. A　4. F　【案例 2】1. ABDEFG　2. ABCDE

肿大,此两者皆不会发生于前纵隔,因此无须与这两种疾病鉴别。其余情况均须鉴别诊断。

第3问:若该患者术后病理诊断为良性畸胎瘤,以下说法正确的是

A. 90% 以上的良性畸胎瘤发生于前纵隔

B. 50% 左右的畸胎瘤为恶性

C. 畸胎瘤由多种组织构成

D. 畸胎瘤突然破裂可以造成急性过敏性休克

E. 当畸胎瘤破入支气管时,可咳出毛发和油脂样物

F. 畸胎瘤发生自一个胚层

【解析】纵隔的成熟畸胎瘤常位于前纵隔,通常呈良性表现。未成熟畸胎瘤具有侵袭性,预后较差。畸胎瘤含有外胚层、中胚层和内胚层中至少2个胚层的成分。当畸胎瘤破入支气管时,可咳出毛发和油脂样物质。

第4问:若患者曾咳出灰白色豆渣样物质。胸部 CT 示右前下纵隔内软组织密度影,密度均匀,边缘有钙化,边界清,CT 值 40HU,纵隔未见肿大淋巴结。下列正确的是

A. 该病预后不佳

B. 宜保守治疗,定期观察

C. 肿瘤体积大时,可压迫胸内及纵隔重要脏器,引起生理紊乱

D. 神经纤维瘤可能性大

E. 该病需手术治疗

F. 畸胎瘤可能性大

G. 应当放射治疗

【解析】若患者曾咳出灰白色豆渣样物质,结合影像学表现考虑为纵隔成熟良性畸胎瘤,治疗以完全手术切除为主。肿瘤体积

大时,可压迫胸内及纵隔重要脏器,引起生理紊乱。

【案例 3】患者男,60 岁。因胸闷、活动后憋气 2 周就诊。查体:头颈部肿胀,颈静脉怒张。胸部 CT 示前纵隔巨大肿物,7cm×6cm,外形不规则,包绕无名静脉,与其他组织间隙尚可。CT 增强扫描示肿物不均匀强化,局部可见坏死。

第1问:该疾病诊断首先考虑

A. 纵隔型肺癌

B. 恶性畸胎瘤

C. 胸腺癌

D. 霍奇金淋巴瘤

E. 侵袭性胸腺瘤

F. 胸骨后甲状腺肿

G. 胸腺瘤

【解析】前纵隔肿瘤外形光滑主要见于 A 型胸腺瘤,而外形不规则者多见于胸腺癌(75% 以上),但 AB、B_1、B_2、B_3 型胸腺瘤也有一部分是这种表现。胸腺癌与侵袭性型胸腺瘤(B_3)多可见到肿瘤不均匀强化。

第2问:下一步适合的治疗是

A. 手术切除

B. 细针穿刺活检

C. 开胸活检

D. 放射治疗

E. 化学治疗

F. 放射治疗+化学治疗

G. 免疫治疗

【解析】放疗、化疗、免疫治疗需病理学支持。

第3问:如果术后需要加辅助放射治疗,临床常用的剂量是

答案: 3. ACE 4. CEF 【案例3】1. C 2. ABC 3. EFG

A. 40~70Gy

B. 40~60Gy

C. 30~70Gy

D. 50~80Gy

E. 45~50Gy

F. 60~70Gy

G. 54Gy

【解析】对于I期的术后患者不推荐辅助治疗。对于肿瘤毗邻手术切缘的推荐剂量为45~50Gy，对于显微镜下切缘阳性的推荐剂量为54Gy，肉眼可见肿瘤残留的推荐剂量为60~70Gy，对于不能手术切除的胸腺癌患者，推荐剂量为60~70Gy（每次1.8~2.0Gy）或行同步放、化疗。

第4问：影响该肿瘤患者预后的最主要因素是

A. 手术切除程度

B. Masaoka 分期

C. TNM 分期

D. WHO 组织学分型

E. Bernatz 组织学分型

F. Bergh 分期

G. GETT 分期

【解析】Bernatz 分类存在的缺点是在临床中发现胸腺瘤细胞的形态与临床观察到肿瘤生物学性质不相符，评估患者预后时作用不大。Bergh 分期不能有效评估预后情况。

【案例4】患者男，40岁。胸闷憋气2个月余入院。查体：头面部肿胀，颈静脉怒张，气管居中，双肺呼吸音对称、清晰，无咳嗽、咳痰。胸部 X 线片提示右肺门阴影，前上纵隔影增宽。PET/CT 示前纵隔肿物呈高代谢，包绕左侧无名静脉，右肺门可见高代谢淋巴结。行正中开胸前纵隔肿瘤切除＋人工血管置换＋纵隔及肺门淋巴结清扫术。

术后病理为胸腺癌。

第1问：根据 WHO 分型，该病例为

A. A

B. AB

C. B_1

D. B_2

E. B_3

F. C

【解析】WHO 分型中 C 型为胸腺癌。

第2问：根据 TNM 分期，该病例为

A. $T_2N_1M_0$

B. $T_3N_2M_0$

C. $T_4N_2M_0$

D. $T_4N_3M_0$

E. $T_2N_2M_0$

F. $T_3N_1M_0$

G. $T_4N_1M_0$

【解析】T_3 为侵犯周围器官，如心包、大血管和肺；N_2 为除前纵隔淋巴结外其他胸内淋巴转移。

第3问：患者术后病理免疫组化结果可为

A. 上皮膜抗原阳性

B. 细胞角蛋白阳性

C. α-AFP 阴性

D. β-HCG 阴性

E. 碱性磷酸酶阴性

F. 白细胞共同抗原反应阴性

【解析】在各类型的胸腺癌中，对上皮膜抗原和细胞角蛋白呈免疫阳性反应，对 α-AFP、β-HCG、碱性磷酸酶、白细胞共同抗原反应（CLA）不反应，这是胸腺癌与其他相关疾病最重要的鉴别方法。

第4问：患者拟行术后辅助治疗，可选方案有

A. 卡铂／紫杉醇

答案：　4. ABCDG　【案例4】1. F　2. B　3. ABCDEF　4. ABCDEF

B. CAP

C. ADOC

D. PE

E. 依托泊苷 / 环磷酰胺 / 顺铂

F. 45~70Gy 放射治疗

【解析】术后辅助治疗可选择放疗、化疗,选项 A、B、C、D、E 为胸腺癌指南推荐可选化疗方案。

【案例 5】患者女,14 岁。因左侧胸背痛 3 日就诊。胸部 CT 示左后纵隔脊柱旁巨大占位伴少量胸腔积液,邻近肋骨可见骨质破坏。建议进一步检查。

第 1 问:患者下一步可进行的检查是

A. 支气管镜

B. 脊柱 MRI

C. PET/CT

D. 尿中儿茶酚胺及其代谢产物检测

E. 心脏彩超

F. 经皮细针穿刺活检

【解析】MRI 可确定椎管内病变,有利于显示肿块全貌及其与脊神经根、脊髓与椎骨等邻近结构的关系,对诊断哑铃形肿瘤有特殊价值。儿童纵隔肿瘤恶性的可能性相对较高,怀疑神经母细胞瘤时可检测尿中儿茶酚胺及其代谢产物高香草酸(HVA)和香草扁桃酸(VMA)的升高程度,行 PET/CT 或者经皮穿刺活检。

第 2 问:可能的诊断有

A. 胸腺瘤

B. 神经鞘瘤

C. 心包囊肿

D. 神经母细胞瘤

E. 副神经节瘤

F. 节神经母细胞瘤

【解析】胸腺瘤、心包囊肿多见于前纵隔;神经鞘瘤、副神经节瘤多为良性;后纵隔巨大占位,合并胸腔积液,邻近肋骨可见骨质破坏,主要考虑恶性的神经母细胞瘤和节神经母细胞瘤可能。

第 3 问:若确诊为神经母细胞瘤,可以首先采用的治疗有

A. 手术切除

B. 化疗

C. 放疗

D. 靶向治疗

E. 免疫治疗

F. 中医中药治疗

【解析】神经母细胞瘤的治疗方法比较多,I 期、II 期神经母细胞瘤的主要治疗方法是手术;III 期、IV 期病变不易切除,可给予术前放疗或化疗使原发肿瘤缩小,转移灶得到理想控制后再行延期手术。本患者左后纵隔脊柱旁巨大占位伴少量胸腔积液,邻近肋骨可见骨质破坏,应首选化疗。

第 4 问:有关后纵隔神经源性肿瘤预后正确的是

A. 神经鞘瘤预后良好

B. 神经纤维瘤预后良好

C. 节细胞神经瘤预后不佳

D. 恶性外周神经鞘瘤预后不良

E. 节细胞神经母细胞瘤预后良好

F. 神经母细胞瘤预后不良

G. 原始神经外胚层肿瘤预后不良

【解析】神经鞘瘤、神经纤维瘤和节细胞神经瘤预后良好。恶性外周神经鞘瘤、节细胞神经母细胞瘤、神经母细胞瘤和原始神经外胚层肿瘤预后不良。

【案例 6】患者男,55 岁。因反复胸背痛 3

答案:【案例 5】 1. BCDF 2. DF 3. B 4. ABDFG

个月就诊。既往有高血压病史,目前口服降压药,血压控制可。有吸烟史30年,每日1包。胸部X线片显示脊柱旁类圆形密度均匀的阴影,边界清楚。

第1问:为明确病情,下一步首先需进行的检查是

A. 胸部CT增强扫描

B. 剖胸探查

C. 纵隔镜检查

D. 痰细胞学检查

E. 经胸壁穿刺活组织检查

F. VATS手术探查+活检

G. 肺功能

【解析】胸部CT是纵隔占位最常用的检查方法。

第2问:胸部CT示右后上纵隔脊柱椎旁沟内有一6cm×4cm×4cm肿块,边界光滑。若进一步考虑手术治疗,术前首先需要完善的检查是

A. 支气管镜

B. PET/CT检查

C. 胸椎MRI

D. 脊髓血管造影

E. 经胸壁穿刺活组织检查

F. 胸腔、腹部B超

【解析】完善胸椎MRI,明确肿块有无侵犯椎管,视情况择期手术切除占位。

第3问:MRI检查显示肿瘤部分向椎管内生长,呈哑铃形。应选取的治疗方式是

A. 化疗

B. 局部放疗

C. 请神经外科或脊柱外科医师协同手术,切除肿块

D. 化疗+手术治疗

E. 放疗+手术治疗

F. 免疫治疗

【解析】肿瘤突入椎管内,呈哑铃形生长,应请神经外科或脊柱外科医师协同手术,切除肿块。先经俯卧位后路径完成椎管内肿瘤分离和椎间孔扩大,然后再翻转体位,采用VATS或开胸手术切除肿瘤。

第4问:若手术切除以上肿块,以下**不是**术后常见的并发症的是

A. 血胸

B. 肺部感染

C. 声音嘶哑

D. 脑脊液漏

E. Horner综合征

F. 心包积液

G. 肺不张

【解析】纵隔神经源性肿瘤与脊髓和脊神经关系密切,手术中应注意保护喉返神经、交感神经干等结构,避免术后出现Horner综合征和声音嘶哑。止血一定要彻底,以免术后发生血胸。术中、术后注意肺功能保护,防止术后出现肺部感染和肺不张;哑铃形肿瘤侵及椎管、硬脊膜者术后有发生脊髓损伤、脑脊液外漏的可能。

【案例7】患者男,18岁。因胸闷、胸痛、呼吸困难就诊。胸部CT示前纵隔巨大肿块,边界不清,内有坏死及出血灶,纵隔受压。

第1问:患者下一步应进行的检查是

A. 腹部B超

B. C12检查

C. MRI检查

D. 全身PET/CT检查

E. 穿刺活检

答案:【案例6】1. A　2. C　3. C　4. F　【案例7】1. ABCDE

F. 痰细胞学检查

【解析】腹部 B 超检查睾丸除外原发睾丸生殖细胞肿瘤；C12 检查明确有无血清肿瘤标志物水平增高；MRI 检查更好显示肿瘤外侵情况；全身 PET/CT 检查除外远处转移；穿刺活检明确病理诊断。

第 2 问：若血浆 β-HCG 和 AFP 水平升高，可能的诊断是

A. 精原细胞瘤

B. 卵黄囊瘤

C. 胚胎癌

D. 绒毛膜癌

E. 混合型非精原生殖细胞瘤

F. 良性畸胎瘤

【解析】根据患者发病年龄、影像学表现及血浆 β-HCG 和 AFP 水平升高，考虑为非精原生殖细胞瘤。

第 3 问：关于非精原生殖细胞瘤，若出现远处转移，常见的转移部位是

A. 肺脏

B. 锁骨上淋巴结

C. 腹膜后淋巴结

D. 肝脏

E. 骨

F. 脑

【解析】非精原生长细胞瘤局部生长快，早期可发生远处转移。常见的转移部位为肺、淋巴结（锁骨上、腹膜后），转移至肝、骨、脑较少。

第 4 问：最终患者确诊为卵黄囊瘤合并胚胎癌，下一步应采取的治疗有

A. 定期随诊

B. 手术治疗

C. 放疗

D. 化疗

E. 放、化疗

F. 放弃治疗

G. 手术 + 术后放、化疗

H. 先化疗后再评估手术选择

【解析】以化疗为主，采用含铂类的方案。对于有残余肿瘤且血 β-HCG 和 AFP 水平正常的患者，可选择手术切除残余瘤。

【案例 8】患者女，32 岁。因胸闷、气短 1 年就诊。胸部 X 线片发现纵隔肿瘤。

第 1 问：为进一步检查，应首选

A. 胸部 CT

B. MRI

C. 心电图

D. 肺功能

E. PET/CT

F. 纤维支气管镜

G. 经皮细针穿刺活检

【解析】胸部 CT 是诊断纵隔占位性病变最常用的检查手段。

第 2 问：CT 显示肿瘤位于中纵隔，直径约 15cm，呈巨大分叶团块状。CT 值为 15~20HU。患者下一步的最佳方案是

A. 化疗

B. 局部放疗

C. 靶向治疗

D. 免疫治疗

E. 手术切除肿块

F. 中医、中药治疗

【解析】患者肿瘤位于中纵隔，直径约 15cm，呈巨大分叶团块状。CT 值为 15~20HU。考虑脂肪肉瘤的可能性大，应手术治疗。

答案： 2. BCDE 3. ABC 4. H 【案例 8】1. A 2. E

第3问：患者术后病理结果显示肿块呈胶冻状，呈淡黄色，伴有局部坏死、出血、囊性变。诊断考虑为

A. 畸胎瘤

B. 淋巴瘤

C. 平滑肌瘤

D. 胸腺瘤

E. 脂肪瘤

F. 脂肪肉瘤

G. 神经鞘瘤

【解析】患者肿瘤肿块呈胶冻状，呈淡黄色，伴有局部坏死、出血、囊性变。结合前面肿块呈巨大分叶团块状，CT值为15~20HU，考虑脂肪肉瘤的可能性大。

第4问：患者术后下一步最佳处理措施

A. 定期随诊，复查肺部CT

B. 放疗

C. 化疗

D. 放、化疗

E. 中医、中药治疗

F. 靶向治疗

G. 免疫治疗

【解析】纵隔脂肪肉瘤已经诊断。如果可能，应彻底手术治疗。术后定期随访，复发时可考虑再次手术治疗。脂肪肉瘤对化疗、放疗等其他治疗效果不佳。

【案例9】患者男，23岁。反复发热3个月，体温最高39℃。伴咳嗽、咳痰，痰液呈白色黏痰，头晕、乏力。经抗生素治疗体温降至正常后，患者再次出现反复发热。查体：贫血貌，精神差，全身浅表淋巴结未触及肿大，余各系统查体均未见异常。血常规：白细胞 $8.5×10^9/L$，中性粒细胞 0.7，红细胞 $5.2×10^{12}/L$，血红蛋白 135g/L，血小板 $125×10^9/L$，血沉 39mm/h。肺部CT无明显

异常。腹部CT提示左侧肾上腺小结节，形态欠规则，脾大。骨髓穿刺提示骨髓有核细胞增生活跃，粒系增生，红系增生，形态大致正常，淋巴细胞占14%，形态大致正常，未见特殊细胞。

第1问：该患者**不能**排除

A. 多发性骨髓瘤

B. 嗜铬细胞瘤

C. 脾功能亢进

D. 非霍奇金淋巴瘤

E. 再生障碍性贫血

F. 急性白血病

【解析】多发性骨髓瘤主要确诊指标：骨髓中浆细胞>30%，活检证实；血清中M蛋白：IgG>35g/L，IgA>20g/L；尿本周蛋白>1g/24h。腹部CT提示结节，且形态不规则，嗜铬细胞瘤不能除外。非霍奇金淋巴瘤诊断依据：白细胞数多数正常，伴有淋巴细胞相对增多，疾病活动期有血沉增快，盆腔及腹腔有淋巴结受累。

第2问：为明确诊断需先行的检查是

A. 全身PET/CT

B. 腹部CT增强扫描

C. 淋巴结活检

D. 剖腹探查

E. 腹部B超

F. 骨扫描

第3问：若该患者行进一步腹部CT增强扫描提示左侧肾上腺区结节状软组织密度影，边界清晰，密度均匀，增强后轻度强化，腹膜后可见多个肿大淋巴结。全身PET/CT提示左肾上腺软组织密度结节代谢异常活跃，颈部、腹膜后、双侧髂血管旁多个肿大淋巴结，糖代谢异常活跃，脊柱多个椎体糖代谢活动异常活跃，均考虑恶性病

答案：　3. F　4. A　【案例9】1. ABD　2. AB　3. D

变。尿本周蛋白阴性,血清蛋白电泳、固定免疫蛋白电泳均正常,电解质正常。则可诊断为

- A. 多发性骨髓瘤
- B. 嗜铬细胞瘤
- C. 脾功能亢进
- D. 非霍奇金淋巴瘤
- E. 再生障碍性贫血
- F. 急性白血病

第4问:该患者的临床分期是
- A. Ⅰ期
- B. ⅡA 期
- C. ⅡB 期
- D. Ⅲ期
- E. Ⅳ期
- F. Ⅴ期

第5问:最终患者确诊后,下一步应采取的治疗有
- A. 定期随诊
- B. 手术治疗
- C. 放疗
- D. 化疗
- E. 先化疗,再辅助放疗
- F. 放弃治疗
- G. 手术 + 术后放、化疗
- H. 先放、化疗,后手术治疗

【解析】Ⅳ期非霍奇金淋巴瘤属于晚期,优先考虑化疗,诱导化疗后辅以局部放疗。

【案例10】患儿女,9 岁。半年前无明显诱因出现发热,伴乏力、盗汗、食欲减退,于当地医院就诊。查胸部 X 线片示双肺播散性结节,双侧肺门周围模糊。血常规:Hb 7.3g/L。

第1问:根据患儿病史及化验检查结果,下列最有可能的诊断是
- A. 肺结核
- B. 肺癌伴肺内广泛转移
- C. 特发性肺纤维化
- D. 结节病
- E. 新型冠状病毒性肺炎
- F. 淋巴瘤

【解析】患者发热伴乏力、盗汗、食欲减退病史,胸部 X 线片示双肺播散性结节,双侧肺门周围模糊,血常规示贫血,提示肺结核可能。

第2问:当地医院予以患儿规范抗结核治疗。该患儿经过 4 个月治疗后贫血恶化,上述症状未见明显改善,于当地医院住院治疗,中止抗结核药物治疗,予以纠正贫血等对症支持治疗。完善胸部 CT 示纵隔和双侧腋窝淋巴结融合,双肺播散性结节未见明显改善。查腹部 CT 示肝门淋巴结及肠系膜根部淋巴结肿大,该患儿下一步诊疗最应考虑
- A. 进一步完善 HRCT 检查
- B. 予以纠正贫血,同时继续抗结核治疗
- C. 浅表淋巴结穿刺活检
- D. 外科手术治疗
- E. 放射治疗
- F. 骨髓穿刺检查

【解析】患儿抗结核治疗后影像学检查及症状未见明显改善,提示可能并非肺结核,目前诊断并不明确,进一步 HRCT 检查并无诊断意义。应予以病变组织穿刺活检,明确病理。

第3问:该患儿经过诊治后考虑结节病,应给予的治疗是
- A. 泼尼松起始 40~60mg/d,缓慢减量至

20mg/d，总疗程1年

B. 泼尼松起始30~40mg/d，缓慢减量至20mg/d，总疗程1年

C. ABVD方案治疗

D. CHOP方案治疗

E. CD20单抗治疗

F. 随访观察

【解析】病情恶化或症状明显的胸内型结节病及胸外型结节病患者，可用糖皮质激素治疗。累及重要器官者，常用泼尼松起始40~60mg/d，每4周每日量减少10mg，缓慢减量至20mg/d，可采用隔日1次顿服，总疗程1年。

第4问：该患儿如完善病理检查，镜下可见

A. 纤维结缔组织和炎性细胞增生

B. 结缔组织基质的黏液样变性和胶原纤维素样坏死

C. 单一小淋巴细胞增生为主，其内散在大瘤细胞

D. 慢性肉芽肿性淋巴结炎伴非癌性上皮样肉芽肿

E. 干酪样坏死性肉芽肿性炎

F. 弥漫性纤维素渗出性炎

【解析】非干酪坏死性类上皮样肉芽肿是结节病的典型病理特征。

【案例11】患者女，19岁。右侧前胸部及后背隐痛多年，多汗，消瘦。在外院行胸部X线片检查发现近肺门胸内占位性病变，考虑肺结核性病灶。经过半年抗结核治疗后无效，即来我院就诊。查体：患者消瘦，面色苍白，全身表浅淋巴结未触及肿大。心音正常，心律正常，左上呼吸音偏弱，未闻及啰音，腹软，肝脾未触及。血检验结果均正常。

第1问：目前考虑的诊断可能为

A. 血管免疫母细胞性淋巴结病

B. 多发性骨髓瘤

C. 纵隔巨大淋巴结增生症

D. 肺部肿瘤

E. 纵隔肿瘤

F. 结节病

【解析】血管免疫母细胞性淋巴结病，临床上多见于女性，表现为全身淋巴结增大，发热，可有皮疹或皮肤瘙痒。辅助检查可见白细胞增多，红细胞沉降率加快。多发性骨髓瘤，临床表现为骨痛、贫血、肾功能损害、免疫功能异常、高钙血症。

第2问：我院复查胸部CT增强扫描提示左上肺近肺门处可见一4.5cm×3cm的椭圆形软组织密度影，平均CT值为52.2HU，增强后平均CT值为111.8HU。活检病理提示有淋巴滤泡结构，境界清，大小不一，周围淋巴滤泡呈洋葱皮样排列，滤泡中部见剥离样小血管，部分见结节样纤维化。考虑诊断是

A. 血管免疫母细胞性淋巴结病

B. 多发性骨髓瘤

C. 纵隔巨大淋巴结增生症

D. 肺部恶性肿瘤

E. 胸腺瘤

F. 肺结核

【解析】血管免疫母细胞性淋巴结病病理表现为淋巴结破坏，取而代之的是非典型淋巴样细胞和炎症细胞为主的副皮质区浸润。

第3问：下一步的治疗方案是

A. 继续抗结核治疗

B. 化疗

C. 放疗

D. 外科手术

答案：4. D　【案例11】1. CDE　2. C　3. D

E. 化疗 + 放疗

F. 先手术再化疗

第 4 问：该病可合并的并发症包括

　A. AID

B. POEMS 综合征

C. PNP

D. 蛋白尿

E. 肾功能不全

F. 淀粉样变性

答案：　4. ABCDEF

第六章　膈肌疾病

一、单选题

1. 最常见的膈肌良性肿瘤是
   A. 脂肪瘤
   B. 支气管囊肿
   C. 软骨瘤
   D. 神经鞘瘤
   E. 血管瘤

【解析】脂肪瘤是最常见的膈肌良性肿瘤。

2. **不属于**膈肌麻痹的病因的是
   A. 传染性疾病
   B. 炎症性疾病
   C. 生活习惯不良
   D. 创伤性疾病
   E. 肿瘤性疾病

【解析】膈肌麻痹按解剖部位可分为中枢性（颈$_{3\sim5}$）神经损伤和周围性神经损伤。按病因可分为：①传染病，如急性炎症性脱髓鞘性多发性神经病、白喉、伤寒等原因；②创伤，如颈$_{3\sim5}$外伤、心脏手术时心包使用冰块等原因；③肿瘤：如转移性纵隔淋巴结肿大侵犯膈神经等原因；④炎症：如心包炎、纵隔炎、纵隔结核等原因。另外，在应用臂丛神经阻滞麻醉时，麻醉用药量过大或时间过长，也可因药物直接浸润至颈$_{3\sim5}$，从而出现同侧膈肌及呼吸肌的麻痹。

3. 食管裂孔疝的常见治疗方式中，**不正确**的是
   A. 抑酸药物
   B. 减重
   C. 避免增加腹压动作
   D. 手术治疗
   E. 抗生素治疗

【解析】大多数食管裂孔疝患者症状较轻，可首先考虑内科治疗，以降低腹压和减少胃液反流为主要目标。具体可调整饮食、减重、着宽松衣裤，不做增加腹压的动作等。夜间睡眠时可半卧位以减少胃液反流，必要时可服用抑酸药物。内科治疗如效果不好，可反复发作吸入性肺炎，甚至中耳炎，胃液反流程度严重者可导致食管炎以及食管黏膜形成溃疡，同时可伴有呕血、便血等症状，另外，还可导致下段食管形成瘢痕性狭窄。如已出现上述情况，则需考虑行外科手术治疗。

4. 患者男，65岁。间断恶心、胃灼热，伴上腹饱腹感3年，平卧时加重。以下最可能的诊断是
   A. 食管癌
   B. 食管裂孔疝合并胃食管反流
   C. 胃癌
   D. 胃溃疡
   E. 食管平滑肌瘤

【解析】食管裂孔疝多发于中老年。常

答案： 1. A 2. C 3. E 4. B

见的症状有胸骨后或上腹部饱胀、胃灼热感，恶心，体位性胃液反流以及嗳气等症状，平卧、弯腰俯伏或入睡后症状可加重。

5. 患者男，42岁。2个月前行冠状动脉搭桥手术。1周前自觉呼吸困难，卧位时加重明显。立位血氧饱和度93%，平卧位血氧饱和度89%。心功能检查未见明显异常。坐位 FEV_1 1.80L，占预计值90%；卧位 FEV_1 1.20L，占预计值60%。该患者为以下哪种疾病可能性最大
   A. 肺癌
   B. 慢性阻塞性肺疾病
   C. 膈肌麻痹
   D. 食管裂孔疝
   E. 哮喘
   【解析】心胸手术等创伤性因素是膈肌麻痹的常见病因。单侧膈肌麻痹症状通常较轻，以胸闷、气短为主；双侧膈肌麻痹则可以出现较重症状，包括活动后呼吸困难、发绀甚至腹部矛盾运动，通常卧位症状加重，立位由于重力作用，膈肌下移，症状可部分减轻。血氧饱和度在坐位时可保持正常或轻度下降，卧位时显著下降，这是膈肌麻痹特征性检验结果之一。肺功能检查相关指标也具有类似特点。

6. 患者男，65岁。因肺癌行左肺上叶切除＋淋巴结清扫术。术后左侧膈肌升高明显，伴活动后及平卧位呼吸困难。考虑原因为
   A. 肺癌淋巴结转移
   B. 术后感染
   C. 手术损伤膈神经
   D. 术后胸腔粘连
   E. 药物不良反应
   【解析】心胸手术等创伤性因素是膈肌麻

痹的常见病因，单侧膈肌麻痹症状通常较轻，以胸闷、气短为主；双侧膈肌麻痹则可以出现较重症状，包括活动后呼吸困难、发绀甚至腹部矛盾运动，通常卧位症状加重，立位由于重力作用，膈肌下移，症状可部分减轻。

7. 患者女，43岁。缩窄性心包炎1个月，自觉呼吸困难。查体：双肺下界上移，胸部X线显示膈肌升高，考虑最可能的原因为
   A. 胸腔粘连
   B. 肺部感染
   C. 膈肌麻痹
   D. 心功能不全
   E. 膈疝
   【解析】单侧膈肌麻痹症状通常较轻，以胸闷、气短为主；双侧膈肌麻痹则可以出现较重症状，包括活动后呼吸困难、发绀，甚至腹部矛盾运动，通常卧位症状加重，立位由于重力作用，膈肌下移，症状可部分减轻。有些患者可表现出异常的胸部体征，包括患侧呼吸音减低、肺下界上移或湿啰音。

8. 患者女，4岁。进行性呼吸困难及胸痛2个月加重3日。左胸叩诊鼓音。胸部X线显示左侧胸腔见胃腔。造影见胸腔内造影剂显示。解决此疾病的根本治疗措施为
   A. 吸氧
   B. 手术治疗
   C. 抑酸药物
   D. 减重
   E. 抗感染
   【解析】先天性膈疝常见于婴幼儿。其中胸骨旁疝的病因主要为在横膈的胸骨部与肋骨部之间有一小的三角形区域，该区域的膈肌缺损可以导致胸骨旁疝的发生。疝

答案：5. C　6. C　7. C　8. B

出物包括大网膜、横结肠、胃、小肠以及肝的左叶。临床上以大网膜、横结肠的疝入为多见。先天性膈疝诊断明确后即应尽早施行手术治疗，以免日后形成粘连或并发绞窄性疝。

9. 患者男，54岁。缩窄性心包炎术后1个月。15日前自觉呼吸困难，卧位加重，立位缓解。查体：双肺下界上移。胸部X线片显示膈肌升高，胸透显示膈肌运动障碍，最有效的办法为
   A. 加强运动
   B. 应用BiPAP呼吸机
   C. 合理饮食
   D. 吸氧
   E. 抗感染

【解析】心包炎是膈肌麻痹的常见原因。单侧膈肌麻痹症状通常较轻，以胸闷、气短为主；双侧膈肌麻痹则可以出现较重症状，包括活动后呼吸困难、发绀，甚至腹部矛盾运动。通常卧位症状加重，立位由于重力作用，膈肌下移，症状可部分减轻。有些患者可表现出异常的胸部体征，包括患侧呼吸音减低、肺下界上移或湿啰音。影像学检查：患者在胸部X线片上均可见单侧（与对侧比较）或双侧（与之前比较）的膈肌抬高；胸透检查可见膈肌运动减弱及膈肌矛盾运动；胸部CT检查可见患侧下肺膨胀不全、膈肌抬高。膈肌麻痹的治疗主要应针对原发病进行对因治疗。对症治疗也是治疗膈肌麻痹所引起症状的重要手段，BiPAP呼吸机应用简便而无损伤，疗效可靠，对各原因引起的膈肌麻痹都可以有较好的支持效果，对于夜间平卧后出现呼吸困难的患者尤其适合应用。

10. 患者男，42岁。诊断为膈肌纤维肉瘤，

行手术切除。术后应采取的治疗是
   A. 放、化疗
   B. 靶向治疗
   C. 免疫治疗
   D. 针灸
   E. 中药治疗

【解析】原发性膈肌恶性肿瘤多为间叶组织来源的肉瘤。手术切除应进行放疗或化疗，但是也容易出现复发转移。

11. 患者男，67岁。诊断为右肺下叶肺癌，直接侵犯右侧膈肌。经皮肺穿刺病理为腺癌。全身检查未见远处转移，一般状态良好，则患者应首先采取的治疗是
   A. 放疗
   B. 化疗
   C. 靶向治疗
   D. 手术治疗
   E. 中药治疗

【解析】来自胸腔内和腹腔内的恶性病变均可直接侵及膈肌，任何侵犯或转移到胸膜、腹膜的病变也可累及膈肌。主要的继发恶性肿瘤包括间皮瘤、肺癌、侵袭性胸腺瘤、肝癌、食管癌及卵巢癌等。肺癌无远处转移，直接侵犯附近器官，应进行手术治疗切除肺癌及周围受侵犯组织。

12. 患者男，67岁。诊断为右肺下叶肺癌，右侧胸腔积液，右侧膈肌多发结节。胸腔积液找到腺癌细胞，靶向检测显示*EGRF 19del*（+）。患者一般状态良好。患者应首先采取的治疗是
   A. 放疗
   B. 化疗
   C. 靶向治疗
   D. 手术治疗
   E. 中药治疗

答案： 9. B 10. A 11. D 12. C

【解析】来自胸腔内和腹腔内的恶性病变均可直接侵及膈肌，任何侵犯或转移到胸膜、腹膜的病变也可累及膈肌。主要的继发恶性肿瘤包括间皮瘤、肺癌、侵袭性胸腺瘤、肝癌、食管癌及卵巢癌等。肺癌已出现胸膜转移，不适合直接手术。靶向检测为可应用 EGFR-TKI 的情况，应首选靶向治疗。

13. 患者男，56 岁。吸烟史 36 年，每日 20 支。1 个月前出现咳嗽及呼吸困难，胸部 X 线检查显示左侧肺门团块影，左侧膈肌升高。胸透显示膈肌运动障碍。说法**错误**的是
    A. 患者诊断倾向肺癌合并淋巴结转移及膈肌麻痹
    B. 患者应行支气管镜检查
    C. 患者应行肺 CT 检查
    D. 患者诊断倾向早期肺癌
    E. 患者诊断不除外小细胞肺癌
    【解析】转移性纵隔淋巴结肿大侵犯膈神经等原因可导致膈肌麻痹。中心型肺癌应行肺 CT、支气管镜等检查。小细胞肺癌常常为中心型肺癌，淋巴结转移可较早发生。

14. 患者男，68 岁。体重 85kg。反复发作肺炎 1 年余，伴反酸，胃灼热，卧位加重，立位缓解。胸部 X 线检查见膈肌上方疝囊，内部可见胃黏膜影。说法**错误**的是
    A. 患者存在胃食管反流病
    B. 患者存在食管裂孔疝
    C. 患者可应用内科治疗
    D. 患者应适当减轻体重
    E. 患者无须手术治疗
    【解析】食管裂孔疝多发生于中老年。

常见的症状有胸骨后或上腹部饱胀、胃灼热感，恶心，体位性胃液反流以及嗳气等症状，平卧、弯腰俯伏或入睡后症状可加重。诊断该病主要依靠 X 线钡餐检查。大多数食管裂孔疝患者症状较轻，可首先考虑内科治疗，以降低腹压和减少胃液反流为主要目标，具体可调整饮食、减重、着宽松衣裤，不做增加腹压动作等。夜间睡眠时可半卧位以减少胃液反流，必要时可服用抑酸药物。内科治疗如效果不好，可反复发作吸入性肺炎甚至中耳炎，胃液反流程度严重者可导致食管炎以及食管黏膜形成溃疡，同时可伴有呕血、便血等症状，另外，还可导致下段食管形成瘢痕性狭窄。如已出现上述情况，则需考虑行外科手术治疗。

15. 患者男，54 岁。有多年石棉职业接触史，因呼吸困难 1 周入院。无发热及其他不适。肺部 CT 显示右侧胸腔积液及右侧膈肌多发结节影。行胸腔穿刺见胸腔积液洗肉水样外观，连续 3 次胸腔积液细胞学未见癌细胞。说法**错误**的是
    A. 患者可考虑胸腔镜手术取病理
    B. 患者连续 3 次胸腔积液未见癌细胞，可排除恶性疾病可能
    C. 患者诊断不除外胸膜间皮瘤
    D. 患者预后不佳
    E. 手术不能达到根治目的
    【解析】来自胸腔内和腹腔内的恶性病变均可直接侵及膈肌，任何侵犯或转移到胸膜、腹膜的病变也可累及膈肌，主要的继发恶性肿瘤包括间皮瘤、肺癌、侵袭性胸腺瘤、肝癌、食管癌及卵巢癌等。石棉接触史是胸膜间皮瘤的诱因之一。通常胸腔积液内难以找到癌细胞，手术难以根治，往往预后不佳。

答案： 13. D 14. E 15. B

16. 患者男，63 岁。缩窄性心包炎 1 个月。5 日前自觉呼吸困难，卧位加重，立位缓解。查体：双肺下界上移。胸部 X 线片显示膈肌升高。胸透显示膈肌运动障碍。以下说法正确的是

　　A. 患者呼吸困难原因首先考虑心功能不全

　　B. 患者应适量加强运动

　　C. 患者诊断考虑膈肌麻痹可能性大

　　D. 患者症状不会继续加重

　　E. 患者膈肌运动障碍为术后疼痛导致

【解析】心包炎是膈肌麻痹的常见原因。单侧膈肌麻痹症状通常较轻，以胸闷、气短为主；双侧膈肌麻痹则可以出现较重症状，包括活动后呼吸困难、发绀，甚至腹部矛盾运动，通常卧位症状加重，立位由于重力作用，膈肌下移，症状可部分减轻。有些患者可表现出异常的胸部体征，包括患侧呼吸音减低、肺下界上移或湿啰音。影像学检查：患者在胸部 X 线片上均可见单侧（与对侧比较）或双侧（与之前比较）的膈肌抬高；胸透检查可见膈肌运动减弱及膈肌矛盾运动。

17. 患者男，65 岁。间断恶心、胃灼热，伴上腹饱胀感 3 年。平卧时加重，直立位可缓解，行胃镜检查考虑食管裂孔疝及胃食管反流病。说法**错误**的是

　　A. 患者可应用抑酸药物

　　B. 患者必要时可进行手术治疗

　　C. 患者应增加营养，加强饮食

　　D. 需手术时，腹腔镜手术可治疗大部分该疾病

　　E. 患者目前诊断考虑滑动性食管裂孔疝

【解析】食管裂孔疝多发于中老年。常见的症状有胸骨后或上腹部饱胀、胃灼热感，恶心，体位性胃液反流以及嗳气等症状，平卧、弯腰俯伏或入睡后症状可加重。诊断该病主要依靠 X 线钡餐检查。大多数食管裂孔疝患者症状较轻，可首先考虑内科治疗，以降低腹压和减少胃液反流为主要目标，具体可调整饮食、减重、着宽松衣裤，不做增加腹压动作等。夜间睡眠时可半卧位以减少胃液反流，必要时可服用抑酸药物。内科治疗如效果不好，可反复发作吸入性肺炎甚至中耳炎，胃液反流程度严重者可导致食管炎以及食管黏膜形成溃疡，同时可伴有呕血、便血等症状，另外，还可导致下段食管形成瘢痕性狭窄。如已出现上述情况，则需考虑行外科手术治疗。

二、多选题

1. 以下属于膈肌肿瘤类型的选项是

　　A. 脂肪瘤

　　B. 纤维瘤

　　C. 纤维肉瘤

　　D. 神经鞘瘤

　　E. 血管瘤

【解析】膈肌原发良性肿瘤：以脂肪瘤、纤维瘤、血管纤维瘤、神经纤维瘤及神经鞘瘤为主。膈肌原发恶性肿瘤：主要来源于间叶组织，以纤维肉瘤、平滑肌肉瘤、纤维血管内皮瘤或未分化肉瘤为主。

2. 膈肌囊肿包括

　　A. 单纯性囊肿

　　B. 肺源性囊肿

　　C. 畸胎性囊肿

　　D. 炎症性囊肿

　　E. 外伤性囊肿

【解析】膈肌囊肿分为先天性及后天性两种。先天性囊肿主要见于肺源性囊肿、畸胎样囊肿及有间皮细胞的囊肿等；后天性

答案： 16. C　17. C

　　1. ABCDE　2. ABCE

囊肿主要包括外伤性囊肿及单纯性囊肿等。

3. 膈疝常见类型包括
  A. 食管裂孔疝
  B. 外伤性膈疝
  C. 胸骨旁疝
  D. 胸腹膜疝
  E. 先天性膈疝

【解析】膈疝根据其发病原因通常可以分为先天性膈疝、创伤性膈疝和食管裂孔疝三类。先天性膈疝主要包括胸腹膜疝及胸骨旁疝；食管裂孔疝主要包括滑动性裂孔疝、食管旁疝及混合性疝；创伤性膈疝主要包括膈肌非穿透伤或穿透伤所造成的疝、手术后并发的疝及膈下感染所引起的疝。

三、共用题干单选题

（1~3 题共用题干）

患儿男，3 岁。进行性呼吸困难及胸痛 3 个月，右胸叩诊鼓音。听诊闻及肠鸣音。胸部 X 线片显示右侧胸腔可见肠袢，造影见胸腔内造影剂显示

1. 患儿诊断考虑为
  A. 外伤性膈疝
  B. 先天性胸骨旁疝
  C. 膈肌麻痹
  D. 食管裂孔疝
  E. 气胸

【解析】先天性膈疝常见于婴幼儿。疝出物包括大网膜、横结肠、胃、小肠以及肝的左叶，临床上以大网膜、横结肠的疝入为多见。疝入实质性器官则胸部叩诊呈浊音，疝入空腔性器官则叩诊呈鼓音，有时可闻及肠鸣音。胸部 X 线检查通常可以显示心脏和纵隔移位，患侧胸部含有充气的胃腔或肠袢。造影可见胸腔镜造影剂显示。

2. 此疾病的病因为
  A. 外伤导致
  B. 膈肌缺损致腹腔内容物疝入
  C. 膈肌麻痹
  D. 腹腔压力升高所致
  E. 饮食不规律导致

【解析】胸骨旁疝的病因主要为在横膈的胸骨部与肋骨部之间有一小的三角形区域，该区域的膈肌缺损可以导致胸骨旁疝的发生。疝出物包括大网膜、横结肠、胃、小肠以及肝的左叶，临床上以大网膜、横结肠的疝入为多见，常可伴有完整的疝囊。绝大多数的胸骨旁疝发生在右侧，少部分发生在左侧，另有极少部分为双侧。

3. 以下治疗措施**错误**的是
  A. 开胸手术
  B. 腹腔镜手术
  C. 缺损较小可直接缝合膈肌缺损
  D. 缺损较大可应用补片缝合
  E. 中药治疗

【解析】先天性膈疝诊断明确后即应尽早施行手术治疗，以免日后形成粘连或并发绞窄性疝。经胸部手术优点多，可作为首选推荐。膈疝较小者，可直接缝合膈肌缺损，较大者则需使用补片缝合。近年来，除开胸手术外，胸腔镜下修补也逐渐成为新的可靠术式，无论在胸骨旁疝还是胸腹膜疝的修补中，均大多能取得满意效果。

（4~6 题共用题干）

患者男，68 岁。反复发作肺炎 1 年余，伴反酸，胃灼热，卧位加重，立位缓解。

4. 患者应采取哪项检查以明确病因
  A. 心电图
  B. 上消化道造影

C. 胸部 X 线

D. 心脏彩超

E. 胸部 CT

【解析】食管裂孔疝多发生于中老年。常见的症状有胸骨后或上腹部饱胀、胃灼热感、恶心、体位性胃液反流以及嗳气等症状,平卧、弯腰俯伏或入睡后症状可加重。严重者可出现反复的吸入性肺炎。上消化道造影是其重要检查手段。

5. 上消化道造影见部分造影剂通过食管裂孔进入胸腔,诊断考虑为

A. 胸腹膜疝

B. 胸骨旁疝

C. 食管裂孔疝

D. 食管癌

E. 膈疝

【解析】食管裂孔疝诊断主要依靠 X 线钡餐检查。检查时,需观察平卧位与上腹部加压时贲门与胃的位置改变情况以及反流的程度,以判断是否存在疝以及疝的类型,同时注意了解食管下段有无炎变、溃疡及狭窄。

6. 以下治疗措施,**不正确**的是

A. 给予抑酸药物

B. 减重

C. 避免增加腹压动作

D. 手术治疗

E. 消炎治疗

【解析】大多数食管裂孔疝患者症状较轻,可首先考虑内科治疗。以降低腹压和减少胃液反流为主要目标,具体可调整饮食、减重、着宽松衣裤,不做增加腹压动作等。夜间睡眠时可半卧位以减少胃液反流,必要时可服用抑酸药物。内科治疗如效果不

好,可反复发作吸入性肺炎甚至中耳炎,胃液反流程度严重者可导致食管炎以及食管黏膜形成溃疡,同时可伴有呕血、便血等症状,另外,还可导致下段食管形成瘢痕性狭窄。如已出现上述情况,则需考虑行外科手术治疗。

四、案例分析题

【案例 1】患者男,55 岁。1 个月前因结核性缩窄性心包炎行手术治疗,15 日前出现呼吸困难,立位缓解,卧位加重,午后低热。查体:体温 37.8℃。心界扩大,双肺下界上移,双下肺呼吸音弱,双肺湿啰音,双下肺叩诊浊音。既往有糖尿病病史。

第 1 问:需要考虑的诊断是

A. 双肺肺炎

B. 心功能不全

C. 膈肌麻痹

D. 胸腔积液

E. 肺结核

F. 气胸

G. 血胸

H. 过敏性哮喘

【解析】心包炎及胸心外科手术是膈肌麻痹的常见原因。单侧膈肌麻痹症状通常较轻,以胸闷、气短为主;双侧膈肌麻痹则可以出现较重症状,包括活动后呼吸困难、发绀,甚至腹部矛盾运动。通常卧位症状加重,立位由于重力作用,膈肌下移,症状可部分减轻。有些患者可表现出异常的胸部体征,包括患侧呼吸音减低、肺下界上移或湿啰音。患者双肺湿啰音考虑双肺肺炎;心界扩大考虑心功能不全;双下肺呼吸音弱,双下肺叩诊浊音考虑胸腔积液;午后低热不除外肺结核。

答案:　5. C　6. E

【案例 1】　1. ABCDE

第2问：患者经强心利尿、抗结核、抗感染、胸腔闭式引流治疗，状态部分好转，仍有呼吸困难症状。患者应继续的检查是

A. 卧立位血气分析

B. 心电图

C. 卧立位肺功能

D. 心脏彩超

E. 胸部CT

F. 胸透检查

G. 跨膈压力测定

H. 膈神经刺激检查

【解析】影像学检查：患者在胸部X线片上均可见单侧（与对侧比较）或双侧（与之前比较）的膈肌抬高；胸透检查可见膈肌运动减弱及膈肌矛盾运动。胸部CT检查可见患侧下肺膨胀不全、膈肌抬高。血气分析：动脉血氧分压在坐位时可保持正常或轻度下降，卧位时显著下降，这是膈肌麻痹特征性检验结果之一。肺功能检查：膈肌麻痹主要体现为限制性通气障碍，其变化主要体现在两方面：一是由于膈肌抬高而使肺容积减少，包括肺总量（TLC）、功能残气量（FRC）、残气量（RV）及深吸气量（IC）的下降；二是与吸气肌力量有关的指标下降，如肺活量（VC）、用力肺活量（FVC）、第一秒用力呼气量（FEV_1）及最大自主通气（MVV）等，上述指标在卧位时较立位可以有约50%的下降。其他检查：膈神经刺激检查可显示膈神经动作电位下降，同时传导时间延长甚至缺失；跨膈压测定可显示为压力明显下降。

第3问：患者卧位PaO_2 55mmHg，立位PaO_2 67mmHg，BNP 60pg/ml。血常规：白细胞7.23×10^9/L，淋巴细胞比例62%。卧位FEV_1 1.2L，立位FEV_1 1.8L。胸部CT见双侧膈肌抬高。胸透检查见膈肌运动减弱。患者下一步可接受的治疗是

A. 抗感染治疗

B. 抗结核治疗

C. 强心

D. BiPAP呼吸机治疗

E. 利尿

F. 吸氧

G. 呼吸体操锻炼

H. 增加运动

【解析】患者经过治疗，肺炎及心功能不全得以纠正。对症治疗是治疗膈肌麻痹所引起症状的重要手段。呼吸体操：可通过各种锻炼，如增加吸气负荷、缩口吸气以加强其他辅助吸气肌力量，从而达到增加通气的目的。BiPAP呼吸机应用简便且无损伤，疗效可靠，对各种原因引起的膈肌麻痹都可以有较好的支持效果，对于夜间平卧后出现呼吸困难的患者尤其适合应用。氧疗有助于改善低氧状态，另外，患者诊断为肺结核，须继续进行长程抗结核治疗。

答案： 2. ACEFGH　3. BDFG（其中D为关键答案）

第七章　交感神经疾病

一、单选题

1. 下列**不属于**手汗症典型表现的是
   A. 双手症状对称
   B. 出汗呈发作性
   C. 睡眠中仍经常出汗
   D. 严重时可呈滴淋状
   E. 与热及情绪活动有关

   【解析】手汗症的典型表现为双手发作性出汗伴皮温减低，轻者手掌潮湿，重者形成明显汗珠，汗如滴水，每次发作持续 5~30 分钟，每日发作次数不等，睡眠状态下无发作。

2. 美国胸外科医师协会（STS）发布的手汗症专家共识中提出，在对交感神经切断术的描述中，用 R 代替原来的 T，如原来说的 T_4 切断术，现在称为 R_4 切断术。这主要缘于
   A. 神经节大小存在变异
   B. 神经节与肋骨的位置关系存在变异
   C. 灰白交通支与神经节的位置存在变异
   D. 旁路纤维与肋骨的位置关系存在变异
   E. 手术疗效存在个体差异

   【解析】主要是考虑到神经节与肋骨的位置关系有时存在变异。

3. 患者女，26 岁。双手多汗 10 余年，严重时可见明显滴汗。目前针对该病治疗最有效的方法是
   A. 局部外用药物治疗
   B. 口服药物治疗
   C. 皮内注射肉毒碱治疗
   D. 手术治疗
   E. 电离子渗透治疗

   【解析】交感神经切断术是目前手汗症治疗唯一有持久疗效的方法。

4. 患者男，21 岁。双手多汗 10 余年。严重时可见明显滴汗，严重影响生活。目前针对该病治疗最常用的手术方式是
   A. 交感神经切除术
   B. 交感神经切断术
   C. 交感神经节切除术
   D. 交感神经夹闭术
   E. 交通支切断术

   【解析】手汗症手术仅需要在节间束切断胸交感神经即可。

5. 患者男，23 岁。双手多汗 15 年。严重时可见明显滴汗，严重影响正常生活工作。拟行手术治疗。下列**不属于**手术禁忌证的是
   A. 合并心动过缓
   B. 既往甲状腺功能亢进
   C. 既往结核性胸膜炎

答案： 1. C　2. B　3. D　4. B　5. B

D. 合并精神疾患

E. 显著人格障碍

【解析】胸交感神经手术有加重心动过缓的风险；结核性胸膜炎会造成严重胸腔粘连影响手术；精神疾患和显著人格障碍的患者很难对手术效果满意。

6. 患者男，30岁。双手多汗19年。可见明显滴汗，严重影响正常生活工作。拟行手术治疗。手术患者最常采用的体位是

A. 侧卧位

B. 半侧卧位

C. 平仰卧位

D. 半坐仰卧位

E. 平俯卧位

【解析】半坐仰卧位可同时实施双侧手术，是目前最常采用的术式。

7. 患者女，26岁。双手多汗15年。明显滴汗，严重影响正常生活。拟行手术治疗。手术切口最适宜的是

A. 经乳晕切口

B. 腋窝切口

C. 经脐切口

D. 后外侧切口

E. 正中切口

【解析】经双侧腋窝的切口可很好地显露交感神经，且位置隐蔽，符合美容要求。

8. 患者女，31岁。双手多汗20余年。明显滴汗，严重影响正常生活。拟行手术治疗。术前应重点向家属交代的手术不良反应是

A. 手掌过干

B. 代偿性多汗

C. 伤口慢性疼痛

D. 心动过缓

E. 胃肠功能紊乱

【解析】代偿性多汗是交感神经手术治疗手汗症最常见、最易影响患者满意度的不良反应，术前应着重强调。

9. 患者女，28岁。诊断为手汗症。1个月前行胸腔镜下双侧胸交感神经切断术。目前诉躯体出汗明显增加。该如何向患者解释

A. 一过性的，过几日会好转

B. 与手术造成的炎症反应有关

C. 是交感神经切断术的不良反应

D. 可通过药物治愈

E. 可通过再手术治愈

【解析】代偿性多汗是交感神经手术治疗手汗症最常见的不良反应。症状可长期存在，目前暂无有效治疗方法。

二、多选题

1. 下列有关胸交感神经应用解剖的说法，正确的是

A. 神经节多位于相应肋间隙

B. 灰交通支是节前纤维

C. 白交通支是从脊神经发出进入交感神经节的纤维

D. 灰交通支是节间束纤维

E. 神经节内为节前神经原胞体

三、共用题干单选题

（1~3题共用题干）

患者女，15岁。发作性晕厥10年。每年发作2~6次，近年发作频率增加。发作时心电图检查提示尖端扭转性室速。

答案：6. D 7. B 8. B 9. C
1. AC

1. 该患者最可能的诊断是
   A. 肺心病
   B. 肥厚型心肌病
   C. 预激综合征
   D. 长 QT 综合征
   E. 病态窦房结综合征

【解析】先天性长 QT 综合征临床常表现为尖端扭转型室性心动过速。持续时间长者可引起晕厥，或转化为室颤，引起心搏骤停或猝死。

2. 该患者首选的治疗是
   A. β 受体拮抗药
   B. 左胸交感神经切除术
   C. 置入式体内除颤器（ICD）
   D. 右胸交感神经切除术
   E. 射频消融术

【解析】长 QT 综合征的首选治疗是口服足量的 β 受体拮抗药，如普萘洛尔（心得安）、美托洛尔（倍他乐克）缓释片等。这种疗法可使 75%~80% 的患者获得长期疗效。

3. 该患者药物治疗无效，下一步治疗应采用
   A. β 受体拮抗药
   B. 左胸交感神经切除术
   C. 置入式体内除颤器（ICD）
   D. 右胸交感神经切除术
   E. 射频消融术

【解析】先天性长 QT 综合征反复发作晕厥，β 受体拮抗药无效或有禁忌证，或有致命性心律失常发生，尤其是肾上腺素能依赖型者，采用左侧交感神经切除术。

四、案例分析题

【案例 1】患者男，21 岁。双手多汗 10 余年，就诊于胸外科门诊。

第 1 问：针对该患者，询问病史时要重点关注的是
   A. 症状严重程度
   B. 是否为全身性多汗
   C. 性接触史
   D. 是否有甲状腺功能亢进病史
   E. 是否有糖尿病病史
   F. 是否有粉尘接触史
   G. 是否有胸膜炎病史
   H. 是否有心脏病病史

【解析】该患者考虑为手汗症。继发性多汗症常继发于神经、内分泌或其他系统疾病，须鉴别诊断，但与性接触史、粉尘接触史无关。

第 2 问：如诊断为手汗症，拟行交感神经手术治疗，术前必须完善的检查有
   A. 血常规
   B. 肝肾功能
   C. 凝血功能
   D. 肺功能
   E. 心电图
   F. 超声心动图
   G. 胸部 X 线片
   H. 血气分析

【解析】手术采用全身麻醉，单腔气管插管或喉罩辅助通气，胸腔镜下操作，对肺功能要求不高。

第 3 问：术后相关并发症或不良反应包括
   A. 气胸
   B. 血胸

答案：　1. D　2. A　3. B
【案例 1】　1. ABDEGH　2. ABCEG　3. ABCDF

C. 疼痛
D. 代偿性躯体多汗
E. 代偿性头面多汗
F. 手掌过干
G. 脚掌过干

H. 躯体过干

【解析】代偿性躯体多汗是交感神经切断术最突出的不良反应，部分患者述手掌过干。气胸、血胸、疼痛是胸腔镜手术的常见并发症。

第八章　先天性心脏病

一、单选题

1. 关于成年人室间隔缺损，以下叙述**不正确**的是
   A. 患有小型室间隔缺损的成年人，肺动脉压和心室功能都正常，也没有其他室间隔缺损相关的病变，可以正常耐受体育运动
   B. 患有室间隔缺损合并肺动脉高压的成年人，往往限制运动量
   C. 患有小型室间隔缺损但肺动脉压正常的成年女性，妊娠期间心血管风险升高
   D. 患有中等大小室间隔缺损的成年女性，妊娠期间肺血流量可能升高，意味着循环血量也升高
   E. 艾森曼格综合征的女性怀孕，发生母亲死亡、胎儿死亡和早产的风险都很高

2. 根据三尖瓣闭锁病理解剖分型，临床中最为常见的类型是
   A. Ia 型：大动脉关系正常，伴有室间隔

完整合并肺动脉闭锁
   B. Ib 型：大动脉关系正常，三尖瓣闭锁合并肺动脉狭窄
   C. Ic 型：大动脉关系正常，肺动脉发育正常，无漏斗部狭窄，伴有巨大室间隔缺损
   D. IIa 型：右旋大动脉转位，合并肺动脉闭锁，室间隔缺损很大
   E. IIb 型：右旋大动脉转位，伴有肺动脉瓣和 / 或肺动脉瓣下狭窄，合并大的室间隔缺损，偶有主动脉骑跨

3. 下列手术**不属于**体肺分流手术的是
   A. Blalock-Taussig 手术
   B. Ports 手术
   C. Waterston 手术
   D. 墨尔本分流术
   E. 双向 Glenn 手术

4. 法洛四联症最常用的确诊检查方法为
   A. 超声心动图
   B. CT

答案：　1. C　2. B　3. E　4. A

C. 心电图

D. 心血管造影

E. 磁共振成像

5. 对法洛四联症的畸形结构影响最大的是

　　A. 主动脉骑跨程度

　　B. 肺动脉狭窄类型

　　C. 室间隔缺损的大小

　　D. 漏斗部室间隔的对位不良

　　E. 右室流出道梗阻水平

【解析】漏斗部室间隔的前移和旋转决定了右心室梗阻的部位和严重程度；室间隔缺损主要是漏斗部室间隔对位不良造成的；主动脉骑跨和异常旋转的程度与右心室流出道发育不良及漏斗部室间隔对位不良的程度有关。

6. 法洛四联症术后随访评估右心室功能及肺动脉反流，最好的检查方法是

　　A. 超声心动图

　　B. 心脏 CT

　　C. 心血管造影

　　D. 心脏 MRI

　　E. 心电图

【解析】心脏 MRI 是评估右心室功能和肺动脉瓣反流的金标准。

7. 右室流出道梗阻最常见、最主要的类型是

　　A. 右心室漏斗部下梗阻

　　B. 漏斗部梗阻

　　C. 肺动脉瓣狭窄

　　D. 主肺动脉狭窄

　　E. 肺动脉分支狭窄

8. 孤立性肺动脉瓣狭窄的典型病理形态是

　　A. 圆顶穹窿形

B. 单叶瓣

C. 双叶瓣

D. 发育不良型肺动脉瓣

E. 四叶瓣

【解析】孤立性肺动脉瓣狭窄的典型病理形态是圆锥形或圆顶穹窿形，瓣口收窄只留有一个小的中心孔。

9. 双腔右心室常合并有心脏畸形，最常见的是

　　A. 法洛四联症

　　B. 右室双出口

　　C. 主动脉瓣下狭窄

　　D. 三尖瓣下移畸形

　　E. 膜部室缺

10. 患儿男，6 岁。因发现心脏畸形 6 年入院。患儿活动后有发绀，喜蹲踞，爬 3 层楼梯感气促，精神好，饮食差，体重增长尚可。查体：心率 106 次 /min，呼吸 26 次 /min，血压 106/55mmHg，肺动脉第二心音减弱，胸骨左缘 2~4 肋间可闻及 3/6 收缩期杂音。患儿的诊断最可能为

　　A. 肺动脉狭窄合并心房间隔缺损

　　B. 大动脉转位

　　C. 右室双出口伴肺动脉狭窄

　　D. 法洛四联症

　　E. 三尖瓣闭锁

【解析】发绀、喜蹲踞、活动耐力差、呼吸困难、肺动脉第二心音减弱等，是法洛四联症典型的临床特征，可快速做出初步临床诊断。

11. 患儿女，13 天。因胎儿发现心脏畸形入院。查体：心率 140 次 /min，呼吸 50 次 /min，血压 68/37mmHg，体重

答案：　5. D　6. D　7. C　8. A　9. E　10. D　11. A

3.09kg。反应正常，哭声响亮，四肢暖，呼吸正常，无气促，无三凹征。口唇颜色正常。心律齐，心音正常，可闻及胸骨左缘 2、3 肋间收缩期 3/6 杂音。心脏超声提示：肺动脉瓣呈四叶畸形，反射增粗，开放受限，瓣环径：8.9mm，开放口径：3.3mm，V_{max}：1.9m/s，跨瓣压差：14mmHg；肺动脉瓣狭窄（轻至中度），房间隔缺损（继发孔型）。目前对患儿最佳的诊疗意见是

A. 定期随访

B. 静脉输入前列腺素 E_1

C. 肺动脉瓣球囊扩张术

D. 直视下肺动脉瓣膜交界切开术

E. 右室流出道疏通术

【解析】患儿无症状，跨瓣压差未达到手术指征。

12. 关于合并室间隔缺损、大型体–肺侧支（MAPCAS）的肺动脉闭锁的解剖，正确的是

A. 通常会有粗大的肺动脉形成中央共汇

B. 粗大体–肺侧支可能起源于内脏动脉

C. 大多数 MAPCAS 由胸降主动脉远端发出

D. 室间隔缺损通常是典型的向后对位而形成

E. 畸形与 VATER 综合征无关

13. 肺动脉闭锁合并室缺 MAPCAS 的临床表现是

A. 80% 以上的患者出生时即有症状

B. 室间隔缺损通常是限制型的

C. 有广泛侧支循环形成者症状可能会比较轻微

D. 阻塞性肺血管病变是引发发绀的唯一原因

E. 缺氧发作是由于右室圆锥肌肉痉挛引起

14. 肺动脉闭锁合并室缺 MAPCAS 行心导管检查术前评估时，**不需要**的是

A. 描述固有肺动脉的解剖

B. 右心室压力

C. 评估体–肺侧支分布

D. 静脉嵌入造影

E. 选择性冠脉造影

15. 关于肺动脉闭锁合并室缺 MAPCAS 的外科治疗技术，正确的是

A. 通过打开双侧胸膜腔一直到膈神经前方，来进行体–肺侧支改道重建

B. 固有肺动脉不应该被游离出

C. 在心包横窦打开心包返折底部，可提供体–肺侧支单元化重建最佳显露层面

D. 体外循环开始时要控制体–肺侧支血流

E. 大多数体–肺侧支的单元化重建要在主动脉阻断后进行

16. 关于肺动脉闭锁合并室缺 MAPCAS 的外科治疗结果，正确的是

A. 需要进行主动脉–肺动脉开窗者，术后早期死亡率可达 50%

B. 大约 75% 的患者可以在第一次手术时实施完全肺动脉单元化重建手术

C. 仅有不到 30% 的患者可实现心内畸形修复

D. 总体手术死亡率为 10%~15%

E. 肺动脉重建术后外科再干预的比率小于 10%

答案：12. B　13. C　14. E　15. C　16. B

17. 关于室间隔完整的肺动脉闭锁 PA/IVS，正确的是
　　A. 外科手术方法主要依赖于右心室肥厚的程度
　　B. 如果不及时手术治疗，室间隔完整的肺动脉闭锁患者出生后 6 个月的死亡率接近 85%
　　C. 右心室 – 冠状动脉瘘比较常见于合并重度右心室扩大和三尖瓣大量反流的病例
　　D. 肺动脉血流几乎完全依赖于房间隔缺损
　　E. 三尖瓣下移畸形不合并室间隔完整的肺动脉闭锁

18. 关于合并右心室发育不良的室间隔完整的肺动脉闭锁，正确的是
　　A. 新生儿合并轻度右心室发育不良的 PA/IVS，最佳手术治疗方案是肺动脉瓣切开 + 右心室流出的补片加宽
　　B. 新生儿合并中度右心室发育不良的 PA/IVS，最佳手术治疗方案是肺动脉瓣切开 + 体肺动脉分流术
　　C. 肺动脉瓣交界切开对于合并重度右心室发育不良的 PA/IVS 右心室减压是足够的
　　D. 右心室减压不会引起狭小的窦状隙的退化
　　E. 宽大的冠状动脉 – 右心室瘘可在心脏表面进行结扎

19. 关于室间隔完整的肺动脉闭锁的预后，正确的是
　　A. 室间隔完整的肺动脉闭锁外科治疗 5 年总体生存率为 90%
　　B. 绝大多数室间隔完整的肺动脉闭锁患儿在等待下一阶段根治手术过程中死亡
　　C. 房坦手术是当今室间隔完整的肺动脉闭锁的主要途径
　　D. 双心室矫治是室间隔完整的肺动脉闭锁最常见的外科治疗途径
　　E. 约 60% 室间隔完整的肺动脉闭锁患儿可获得双心室矫治

20. **不符合**动脉导管未闭诊断的体征是
　　A. 心前区连续机器样杂音
　　B. 心前区收缩期杂音
　　C. 脉压增宽
　　D. 心前区杂音不明显
　　E. 心底部双期杂音

21. 关于动脉导管自行闭合的描述，正确的是
　　A. 第一阶段闭合在出生后 4~6 小时之内完成
　　B. 第一阶段闭合是由前列腺素血浆浓度升高而启动的
　　C. 二氧化碳分压增高引起前列腺素合成增加
　　D. 第二阶段闭合在出生后 2~3 周内完成
　　E. 90% 婴幼儿动脉导管在出生后 4 周内完成

22. 关于 PDA 早期结扎的描述，**不正确**的是
　　A. 减少对机械通气的需求
　　B. 减少对氧供给的需求
　　C. 因外科手术后恢复而延长了住院时间
　　D. 降低晶体后纤维增生症发病率（早产儿视网膜病变综合征）
　　E. 降低了坏死性肠炎的发生率

答案：　17. B　18. E　19. D　20. E　21. D　22. C

23. 关于 PDA 非外科治疗, 正确的是
    A. 粗大 PDA 弹簧圈封堵治疗发生残余分流的比率较高
    B. 对于年龄大于 6 个月的小 PDA, 可以用 Amplazer 装置封堵
    C. 对于体重小于 6 千克、直径小于 8mm 的 P D A, 可安全实施经皮导管闭合术
    D. 存在左向右分流和肺动脉高压, 是非外科方法 PDA 闭合术的禁忌证
    E. 肺动脉栓塞的发生率低于 5%

24. 完全性肺静脉异位连接最常见的类型是
    A. 心上型
    B. 心内型
    C. 心下型
    D. 冠状静脉窦型
    E. 混合型
    【解析】完全性肺静脉异位连接分为心上型、心内型、心下型以及混合型四型。心上型约占本病的 45%, 心内型约占 25%, 心下型约占 25%, 混合型约占 5%, 所以, 心上型是其中最常见的类型。

25. 以下**不符合**完全性肺静脉异位引流的是
    A. 左心房增大
    B. 右心房增大
    C. 常有肺淤血表现
    D. 合并房间隔缺损
    E. 可分为心上型、心内型、心下型和混合型
    【解析】肺静脉异位连接使肺静脉回流入右心系统和肺循环, 左心系统则缺乏血液来源, 导致右房、右室增大, 左心房容量减小, 如合并肺静脉梗阻, 可有肺淤血表现。

26. 患儿男, 2 月龄。发现心脏杂音伴轻度发绀来院。临床诊断为完全性肺静脉异位引流。该患者杂音产生的原因是
    A. 房间隔缺损分流
    B. 右房室瓣反流
    C. 增多的血液通过肺动脉瓣口, 导致肺动脉瓣相对狭窄, 以及肺动脉压力增高
    D. 右心室流出道扩大
    E. 右房室瓣相对狭窄
    【解析】完全性肺静脉异位连接患者多在胸骨左缘 2、3 肋间可闻及 2~3 级收缩期杂音, 伴有肺动脉第二心音增强。此杂音是由于异常回流的肺静脉血流增加了通过肺动脉瓣的血流量, 并引起不同程度的肺动脉高压所致。

27. 患儿男, 3 天。生后发现发绀伴呼吸急促入院。心脏彩超诊断为完全性肺静脉异位连接 (心下型), 体温 36.5℃, 脉搏 132 次 /min, 呼吸 60 次 /min, 无创血压 53/30mmHg, $SpO_2$65%。以下检查 / 治疗手段**错误**的是
    A. 动脉穿刺, 监测动脉血压及动脉血气
    B. 呼吸机辅助通气, 吸入氧浓度 100%, 频率 40 次 /min
    C. 正性肌力药物维持, 碳酸氢钠纠正酸中毒
    D. 完善心导管检查, 明确肺静脉回流梗阻情况
    E. 尽早手术治疗
    【解析】完全性肺静脉异位连接患儿手术前药物治疗的目的是通过使用少量的正性肌力药物、利尿药、碳酸氢钠来治疗充血性心力衰竭、纠正代谢性酸中毒以稳定病情。应给予呼吸机辅助正压通气, 高浓度吸入氧浓度过度通气治疗。不稳定的新生儿,

---

答案：　23. A　24. A　25. A　26. C　27. D

要避免进行心导管检查,以免造成治疗延迟和加剧肺静脉梗阻,导致患儿循环衰竭而失去手术最佳时机。心脏增强 CT 即可明确肺静脉回流途径及梗阻部位,是术前检查的首选方法。如果患儿情况不稳定,需尽早手术治疗,必要时 ECMO 改善术前状态。

28. 三房心最常见的类型是
    A. 漏斗型三房心
    B. 管状型三房心
    C. 隔膜型三房心
    D. 窗型三房心
    E. 肌肉型三房心
    【解析】三房心的胚胎学起源与心脏发育期间胎儿肺总静脉融入左心房时发生异常相关,肺总静脉未能完全并入左心房,是最广为接受的三房心胚胎发生学理论。在大多数病例中,副房和左心房之间存在一层纤维肌性隔膜,隔膜上常有开孔。

29. 关于典型三房心的描述,**不正确**的是
    A. 副房接受 4 根肺静脉回流
    B. 真性左房接受 4 根肺静脉回流
    C. 副房经隔膜孔与真性左房相通
    D. 左房被异常纤维肌性隔膜分隔成副房和真房
    E. 真性左房含有左心耳和二尖瓣
    【解析】典型三房心包括一个接受所有 4 根肺静脉的副房,而真正的左心房则包含左心耳和二尖瓣,2 个心房腔之间通过隔膜上的大小不固定的开孔进行交通。

30. 患儿男,5 岁。活动后气促,伴咳嗽 1 个月。查体:体温 36.3℃,呼吸 40 次 /min,心率 102 次 /min,血压 90/55mmHg。口唇无发绀,胸骨左缘 2、3 肋间可闻及收缩期杂音,肺动脉瓣第二心音增强,

无杵状指。ECG:电轴右偏、右室肥厚。胸部 X 线片:心脏增大,心胸比值 0.58,双肺呈毛玻璃样改变。该患儿最**不可能**的诊断为
    A. 房间隔缺损
    B. 先天性肺静脉狭窄
    C. 心上型全部肺静脉异位连接
    D. 先天性二尖瓣狭窄
    E. 三房心
    【解析】根据患者"口唇无发绀,无杵状指"的体征确定为非发绀型先天性心脏病,排除发绀型先天性心脏病心上型全部肺静脉异位连接。根据胸部 X 线的特点确定患者存在肺部淤血。可以导致肺部瘀血的疾病可能为先天性肺静脉狭窄、先天性二尖瓣狭窄、三房心。

31. 患者男,25 岁。因活动后胸闷、气短 5 天就诊。查体:体温 36.2℃,呼吸 18 次 /min,脉搏 76 次 /min,血压 125/75mmHg。发育正常,口唇无发绀,听诊双肺呼吸音粗,心界不大,胸骨左缘第 2、3 肋间可闻及 3/6 级收缩期杂音。腹平软,肝脾肋下未及。双下肢无水肿。超声心动图:左房内隔膜样线状低回声。该患者诊断应为
    A. 二尖瓣狭窄
    B. 房间隔缺损
    C. 三房心
    D. 先天性肺静脉狭窄
    E. 左房黏液瘤
    【解析】三房心主要是出现肺静脉回流梗阻的症状。可引起肺静脉回流梗阻的疾病有二尖瓣狭窄、三房心、先天性肺静脉狭窄、左房黏液瘤。三房心典型的超声心动图表现是在左房内可见异常膜状结构,是确诊三房心的标准。

答案: 28. C 29. B 30. C 31. C

32. 最常见的先天性二尖瓣狭窄的病理类型是
    A. 交界融合
    B. 瓣上环
    C. 瓣环发育不良
    D. 降落伞形二尖瓣
    E. 吊床形瓣

33. 最常见的先天性二尖瓣关闭不全的病理类型是
    A. 瓣叶裂
    B. 瓣叶脱垂
    C. 瓣环扩大
    D. 乳头肌延长
    E. 瓣叶孔洞

34. 下列**不符合**新生儿主动脉瓣狭窄的特点的是
    A. 心内膜纤维弹性组织增生
    B. 可出现差异性发绀
    C. 可出现心内膜下心肌缺血
    D. 外周动脉搏动减弱
    E. 早期治疗均可行双心室矫治

35. 成人主动脉瓣狭窄外科治疗策略**不包括**
    A. 经皮球囊瓣膜成形术
    B. 自体肺动脉瓣 – 主动脉瓣置换
    C. 人工机械瓣置换
    D. 生物瓣置换
    E. 同种主动脉瓣置换

36. 下列**不符合**主动脉瓣下狭窄的临床特点的是
    A. 管型主动脉瓣下狭窄患者室间隔 / 左室壁厚度比值常接近 1.0
    B. 隔膜型主动脉瓣下狭窄隔膜切除后易复发

C. 合并室间隔缺损则肺动脉高压出现早
D. 大部分患者合并主动脉瓣关闭不全
E. 以局限性狭窄为多见

37. 局限性主动脉瓣上狭窄的手术方式**不包括**
    A. 单片法
    B. Doty 法
    C. Brom 法
    D. Myer 法
    E. Konno 手术

38. 主动脉窦瘤破入右室
    A. 右室容量负荷增加
    B. 左室容量负荷增加
    C. 右室压力负荷增加
    D. 左室压力负荷增加
    E. 双室容量负荷均增加

39. 主动脉窦瘤破裂可见
    A. 心电图电轴左偏
    B. 安静时即有发绀
    C. 可闻及股动脉枪击音
    D. 超声心动图示室间隔与左室后壁呈同向运动
    E. 超声多普勒示右室流出道血流速度加快

40. 主动脉窦瘤最常发生于
    A. 左冠窦
    B. 右冠窦
    C. 无冠窦
    D. 无冠窦 + 左冠窦
    E. 左冠窦 + 右冠窦

41. 主动脉窦瘤形成时的分流情况为
    A. 连续性分流
    B. 收缩期分流

答案：32. D　33. C　34. E　35. A　36. C　37. E　38. B　39. C　40. B　41. D

C. 舒张期分流

D. 无分流

E. 双期分流

42. 关于主动脉窦瘤的特点，**错误**的是

　　A. 又称华氏窦瘤

　　B. 主动脉窦成瘤样扩张，窦壁增厚

　　C. 分为先天性和后天性

　　D. 主动脉窦壁发育薄弱

　　E. 可自行破裂

【解析】主动脉窦瘤又称华氏窦瘤。发病率占全部先天性心脏病的 1.4%~3.6%。主动脉窦瘤呈瘤样扩张，窦壁变薄，可分为先天性和后天性两种，大多数属于先天性畸形。由于胚胎时期主动脉窦壁先天性发育薄弱，中层弹力纤维发育不良，与主动脉纤维环融合不全，其薄弱部位长期承受主动脉高血压血流的冲击，囊内压越来越大，囊壁变薄，形成囊状瘤体凸向心腔，又因在某种外因作用下导致窦瘤破裂、穿孔。后天性主动脉窦瘤多由动脉硬化、感染性心内膜炎、风湿、梅毒等引起。开始窦瘤为一盲袋，随压力增高会越来越大，在某种外力作用下可发生破裂。亦可见部分主动脉窦瘤无明显诱因自行破裂。

43. 主动脉窦瘤破裂最常见的是

　　A. 右冠状动脉窦瘤破入右心室和无冠状动脉窦瘤破入右心房

　　B. 无冠状动脉窦瘤破入左心房和右冠状动脉窦瘤破入右心室

　　C. 无冠状动脉窦瘤破入右心室和左冠状动脉窦瘤破入左心房

　　D. 右、无冠状动脉窦瘤均易破入右心房

　　E. 左冠状动脉窦瘤破入左心房

44. 主动脉窦瘤破裂**很少**发生的部位是

　　A. 右冠状动脉窦瘤破入右心室流出道

　　B. 右冠状动脉窦瘤破入右心房

　　C. 右冠状动脉窦瘤破入右心室

　　D. 左冠状动脉窦瘤破入左心房

　　E. 无冠状动脉窦瘤破入右心房

45. 关于先天性主动脉窦瘤破裂下列描述**错误**的是

　　A. 主动脉窦瘤最多见于右冠状动脉窦

　　B. 胸部 X 线检查无左心室增大的征象

　　C. 胸骨左缘有震颤及连续性机器样杂音

　　D. 血流动力学异常为左向右分流

　　E. 穿破方向以右心室最多见

46. 主动脉窦瘤破裂为

　　A. 收缩期杂音

　　B. 舒张期杂音

　　C. 连续性杂音

　　D. 收缩期和舒张期杂音

　　E. Duroziez 双重杂音

47. 主动脉窦瘤破裂时，异常彩色多普勒血流信号出现的部位可能有

　　A. 彩色多普勒血流信号从窦瘤到左心室

　　B. 彩色多普勒血流信号从窦瘤到右心房

　　C. 彩色多普勒血流信号从窦瘤到右心室流出道

　　D. 彩色多普勒血流信号从窦瘤到室间隔

　　E. 以上都是

48. 关于主动脉窦瘤破裂的治疗，说法**不正确**的是

　　A. 无论瘤体破裂与否均应手术切除，在体外循环心脏停搏下施行心内直视手术

　　B. 窦瘤临界破裂，可介入性治疗

　　C. 小的窦瘤做褥式或 8 字缝合，再连续缝合加固，大的窦瘤补片修复

　　D. 合并室间隔缺损，同时处理

答案： 42. B　43. A　44. D　45. B　46. C　47. E　48. B

E. 伴主动脉瓣关闭不全,经升主动脉切口行成形术,必要时行主动脉瓣替换术

49. 左心发育不良综合征术前处理的首要原则是
    A. 增加肺血流
    B. 增加体循环血流
    C. 维持体、肺血流平衡
    D. 降低肺循环阻力
    E. 尽可能提高患儿末梢 SaO_2

50. 治疗左心发育不全的常用术式是
    A. Glenn 手术
    B. Jatene 手术
    C. Ross 手术
    D. Bentall 手术
    E. Norwood 手术

51. 患儿男,出生 10 天。诊断为单心室,主动脉弓发育不良合并主动脉缩窄。最佳手术方案是
    A. 肺动脉环缩术
    B. 改良 B-T 分流术
    C. 主动脉弓降部重建 + 肺动脉环缩术
    D. Norwood I 期手术
    E. DKS 手术

52. 术后处理的首要原则是
    A. 过度通气
    B. 提高 $PaCO_2$
    C. 维持体、肺循环的平衡
    D. 升高血压
    E. 尽可能保证体循环的灌注

53. Norwood I 期手术后其病理生理改变相当于

A. 室间隔缺损
B. 单心室合并肺动脉狭窄
C. 法洛四联症
D. 右心室双出口
E. 大血管转位

54. 左心室很小,伴有二尖瓣和主动脉闭锁或发育不良,应诊断为
    A. 心内膜垫缺损
    B. 完全性肺静脉畸形引流
    C. 左心发育不良综合征
    D. 主动脉瓣闭锁
    E. 法洛四联症

55. 以下哪项是,主要表现为左心系统严重阻塞的左侧心腔、主动脉发育不良的一组复杂先天性心脏病是
    A. 单心室
    B. 大动脉转位
    C. 三尖瓣闭锁
    D. 左心发育不全综合征
    E. 永存动脉干

56. 右心室双出口所合并的室间隔缺损中,最常见的类型是
    A. 主动脉下型
    B. 肺动脉下型
    C. 双动脉相关型
    D. 大动脉无关型
    E. 远离大动脉型

57. **不属于**右心室双出口常见合并畸形的是
    A. 肺静脉异位引流
    B. 肺动脉狭窄
    C. 主动脉缩窄
    D. 主 - 肺动脉窗
    E. 房室间隔缺损

答案: 49. C 50. E 51. C 52. C 53. B 54. C 55. D 56. A 57. D

58. 与右心室双出口 Taussig-Bing 畸形的病
理生理最相似的是
A. 室间隔缺损
B. 法洛四联症
C. 室间隔完整型大动脉错位
D. 大动脉错位合并室间隔缺损
E. 肺动脉闭锁

59. DOLV 的先天性心脏病患儿,最常见的
室间隔缺损类型为
A. 肺动脉下室间隔缺损
B. 主动脉下室间隔缺损
C. 远离大动脉的室间隔缺损
D. 肌部室间隔缺损
E. 多发室间隔缺损
【解析】本题旨在考查对 DOLV 合并室
间隔缺损类型的了解程度。主动脉瓣下室
间隔缺损占 70%~80%。

60. 患儿男。6 个月。近期发现哭闹时全
身轻度发绀。体检测 SpO_2 为 80%。听
诊双肺呼吸音清,对称。心率 120 次 /
min,律齐,$L_{2~4}$ 2/6 SM。肝脏肋下
0.5cm,质地柔软,脾脏肋下未及。四
肢末梢温暖,毛细血管充盈时间 1 秒。
超声心动图诊断为 DOLV、PS、ASD、
PDA、右心室发育不良,三尖瓣瓣环小。
以下最有可能适合该患儿的术式是
A. 心室内板障修补
B. Rastelli 手术
C. Glenn 手术
D. Fontan 手术
E. 肺动脉移位手术
【解析】患儿男,6 个月,近期发现哭
闹时全身轻度发绀,超声心动图诊断为
DOLV、PS、ASD、PDA、右心室发育不良,
三尖瓣瓣环小。因患儿右心室发育不良,

无法行双心室纠治,故排除心室内板障、
Rastelli 手术、肺动脉移位手术。单心室修
补的两种手术方式中,考虑患儿年龄 6 个
月,Glenn 手术更合适。

61. 以下先天性心脏病患儿,如给予高浓度
吸氧,**不会**导致病情恶化的是
A. 法洛四联症
B. 大动脉转位、室间隔完整
C. 主动脉弓中断
D. 左心发育不良综合征
E. 肺动脉闭锁、室间隔完整
【解析】本题旨在考查动脉导管依赖型
先天性心脏病的概念。除了 A 选项以外,
其余四项均为动脉导管依赖的先天性心脏
病。高浓度吸氧可导致动脉导管关闭,造成
体循环血量减少,病情急剧恶化。

62. 关于动脉调转术(ASO 手术),以下**不正确**
的是
A. 大动脉转位、室间隔完整(TGA/IVS)
患儿,即使存在非限制性房间隔缺
损,也必须在出生后 1 个月内完成
手术
B. 解剖左心室压力与解剖右心室压力
的比值必须>0.6
C. 合并室间隔缺损的大动脉转位
(TGA/VSD)患儿,手术年龄不受
限制
D. 冠状动脉畸形并不是 ASO 手术的绝
对禁忌证
E. 主动脉与肺总动脉呈左右位关系并
非 ASO 手术的禁忌证
【解析】动脉调转术的本质是恢复解剖
左心室—主动脉、解剖右心室—肺动脉的
正确连接状态。术前需明确解剖左心室并
未退化,足以承担体循环心室。一般认为

答案: 58. D　59. B　60. C　61. A　62. C

左右心室压力比值>0.6即可耐受ASO手术。TGA/IVS患儿出生1个月后肺阻力明显下降，解剖左心室压力随之下降而退化，从而失去手术机会。而TGA/VSD患儿因为VSD分流的存在，左心室压力一般不会下降，故即使1个月后仍有手术机会，但是TGA/VSD患儿易于充血性心力衰竭和肺动脉高压而导致肺血管梗阻性病变，在6月龄后可能失去手术机会，所以TGA/VSD患儿的手术年龄并非不受限制。冠状动脉分布畸形和大动脉位置关系的异常会增加手术的难度，但并不是手术的禁忌证。

63. 新生儿男，孕39周顺产。其母亲在产前胎儿彩超检查时发现两大动脉位置异常。该新生儿出生后发现全身发绀。SpO_2为78%。听诊双肺呼吸音清，对称。心率150次/min，律齐，L_2 2/6连续性杂音，P_2不亢进。肝脏肋下1cm，质地柔软，脾脏肋下未及。四肢末梢温暖，毛细血管充盈时间1秒。以下对该新生儿的初始处理中，**错误**的是
    A. 心电监护
    B. 给予吸氧
    C. 经皮氧饱和度监测
    D. 置新生儿暖床
    E. 抽取血样做血气分析
    【解析】患儿出生后即有发绀，结合其母亲产前胎儿彩超发现大动脉位置异常，要考虑患儿极有可能为TGA的诊断。而L_2可闻及连续杂音，提示患儿PDA可能为开放状态。而TGA/IVS患儿禁吸氧，因吸氧会引起动脉导管关闭，影响体循环和肺循环血液的混合。

64. 患儿男，1.5月龄。出生后发现哭闹时全身轻度发绀，平素安静时发绀不明

显，家长未予以重视。体检测SpO_2为84%。听诊双肺呼吸音清，对称。心率130次/min，律齐，L_2 1/6连续性杂音，P_2不亢进。肝脏肋下0.5cm，质地柔软，脾脏肋下未及。四肢末梢温暖，毛细血管充盈时间1秒。超声心动图诊断为TGA/IVS，ASD，PDA，提示室间隔明显左偏。以下最有可能适合该患儿的术式是
    A. 随即行一期动脉调转术（ASO术）和ASD/PDA修补术
    B. 满6月龄后行ASO术和ASD/PDA修补术
    C. 先行肺动脉环扎术，6月龄后行Rastelli术
    D. 随即行Senning手术和ASD/PDA修补术
    E. 先行肺动脉环扎术和改良B-T分流术，2~4周后行快速二期ASO术和ASD/PDA修补术
    【解析】患儿年龄为1.5月龄，诊断TGA/IVS，且超声心动图显示室间隔左偏。结合这些信息，可以得知患儿左心室出现退化。因此，先行肺动脉环扎和改良B-T分流手术，对左心室实施锻炼后，再行快速二期ASO手术是适用于此类超过ASO手术最佳年龄小婴儿的合理方案。

65. 心房正位时的矫正型大动脉转位其节段命名为
    A. S，L，L
    B. S，D，L
    C. I，D，D
    D. I，L，D
    E. S，L，D
    【解析】矫正型大动脉转位有两种类型，S，L，L和I，D，D型。取决于心房位置为正常（正位，S）或相反（反位，I）。

答案： 63. B　64. E　65. A

66. 患儿男，3 岁。因发现心脏杂音 2 年前来就诊。查体：体温 36.9℃，血压 98/50mmHg。经皮氧饱和度 90%。呼吸 22 次 /min，双肺呼吸音粗。心率 120 次 /min，律齐，胸骨左缘可闻及 3/6 级收缩期杂音。肝肋下 0.5cm。超声心动图诊断：L-TGA，VSD（1.5cm，膜周向流入道延伸），肺动脉瓣及瓣下狭窄，TR（轻度），三尖瓣多根腱索骑跨于室间隔上。该患儿术中探查发现无法行解剖根治术，肺动脉测压为 50/12mmHg，则该患儿应该采取的术式为

A. 肺动脉环缩术

B. Ⅰ期 Fontan 术

C. 双向 Glenn 术

D. Senning+Rastelli 术

E. Mustard+Switch 术

【解析】 由于三尖瓣腱索骑跨，术中探查无法行解剖根治术。对于该患儿最终应施行单心室纠治的全腔 - 肺吻合手术，即 Fontan 术。但该患儿肺动脉测压为 50/12mmHg，压力偏高，不能施行Ⅰ期 Fontan 或 Glenn 手术，必须先行肺动脉环缩术控制肺动脉压力。

67. 单心室生理中，若体循环与肺循环血流量比为 1∶1，血氧饱和度可能比较接近

A. 50%~60%

B. 60%~70%

C. 70%~80%

D. 80%~90%

E. 90%~100%

【解析】本题旨在考查临床根据血氧饱和度估算先天性心脏病患者 Qp/Qs 值，公式为 $Qp/Qs=SO_2$（体动脉 – 体静脉）$/SO_2$（肺静脉 – 肺动脉）。理想单心室状态下，假设肺静脉氧饱和度 95%，体静脉氧饱和度

60%。另外，肺动脉和体动脉血均来自单心室，默认两者氧饱和度相同，所以根据公式，血氧饱和度在 70%~80% 时，体循环与肺循环血流量比接近 1∶1。

68. 单心室**不会**出现的病理生理改变是

A. 右心室扩张

B. 心力衰竭

C. 肺动脉高压

D. 左心室扩张

E. 差异性发绀

【解析】本题考查差异性发绀发生的病理生理。差异性发绀一般见于动脉导管未闭合并肺动脉高压的患儿。当肺动脉压力超过主动脉压力时，左向右分流明显减少或停止，产生肺动脉血流逆向分流入主动脉，呈现下半身发绀，左上肢轻度发绀，右上肢正常的差异性发绀。而单心室患儿出现的发绀一般为中央型发绀。

69. Norwood Ⅰ期手术后其病理生理改变相当于

A. 室间隔缺损

B. 单心室合并肺动脉狭窄

C. 法洛四联症

D. 右心室双出口

E. 左心室双出口

【解析】Norwood 手术为左心发育不良综合征的一期姑息手术，包括房间隔扩大、主动脉弓成形、主动脉肺动脉根部融合手术以及右心室流出道 - 肺动脉 Sano 分流等手术。手术完成后，右心室既承担体循环心室的功能，亦承担肺循环心室的功能，流向肺动脉的血液来自限制性的 Sano 分流管道，其病理生理接近单心室合并肺动脉狭窄。

答案： 66. A　67. C　68. E　69. B

70. 冠状动脉瘘瘘口最常见于
    A. 肺动脉
    B. 右心房
    C. 左心房
    D. 右心室
    E. 冠状静脉窦

71. 腔静脉连接异常中最常出现的类型是
    A. 全体静脉异位连接
    B. 右位上腔静脉连接至左房
    C. 永存左位上腔静脉
    D. 下腔静脉近心段缺如
    E. 下腔静脉异位连接至左房

72. 先天性血管环最常见的病变部位是
    A. 迷走右锁骨下动脉
    B. 右位主动脉弓
    C. 肺动脉吊带
    D. 右位主动脉弓伴左位动脉导管未闭
    E. 双主动脉弓

73. 胚胎期六对鳃动脉弓中第几对演化为左、右颈总动脉
    A. 第一对
    B. 第二对
    C. 第三对
    D. 第四对
    E. 第六对

二、多选题

1. 关于房间隔缺损的手术治疗时机,下列说法正确的是
    A. 对于有显著血流动力学影响的房间隔缺损,一经诊断应及早治疗
    B. 多数临床医生主张无症状的房间隔缺损应在3~5岁时治疗
    C. 对于老年患者,除非有禁忌证,关闭房间隔缺损是安全的,而且可以有效改善症状
    D. 关闭房间隔缺损在年龄上没有下限值
    E. 房间隔缺损的介入治疗对于小婴儿是可行的

2. 关于 VSD 与传导束的关系,正确的是
    A. 在房室连接一致的膜周型 VSD 中,房室传导束穿过主动脉与三尖瓣之间的延续区域,到达肌性间隔嵴
    B. 膜周型 VSD,传导束走行于缺损的后下缘,即圆锥乳头肌和三尖瓣环之间,靠近膜部间隔残留部位
    C. 对于偏流入道的膜周型 VSD,圆锥乳头肌较正常位置更靠后下
    D. 肌部 VSD,传导束损伤的可能性很小
    E. 经主动脉径路修补 VSD 时,无冠瓣下到右冠瓣对合处,及延伸到右冠瓣中点的区域,应被视为传导束损伤的危险区域

3. 房室间隔缺损修补手术治疗,目前常用的方法有
    A. 肺动脉环缩
    B. 单片法
    C. 改良单片法
    D. 双片法
    E. 改良双片法

4. 下述检查方法中适于合并室间隔缺损的肺动脉闭锁的诊断的是
    A. 超声心动图
    B. 增强 CT
    C. 肺核素扫描

答案：　70. D　71. C　72. E　73. C
　　　　1. ABCD　2. ABDE　3. BCD　4. ABD

D. 心血管造影

E. 动态心电图

5. 主 - 肺动脉间隔缺损可表现为

A. 心力衰竭

B. 脉压减小

C. 肺动脉第二心音减弱

D. 反复呼吸道感染

E. 生长发育差

6. 新生儿早期重症三尖瓣下移畸形抢救性治疗手术方式包括

A. Danielson 三尖瓣成形技术

B. 体 - 肺动脉分流术

C. Starnes 手术

D. Carpentier 成形技术

E. 锥形成形技术（Cone repair）

7. 三尖瓣下移畸形在婴儿、儿童、成年期进行择期三尖瓣成形的手术方式包括

A. Danielson 手术

B. 改良房坦（Fontan）手术

C. Starnes 手术

D. Carpentier 手术

E. Cone repair 手术

8. 右室流出道狭窄可导致的病理改变有

A. 右室壁增厚

B. 右室心肌纤维化

C. 右室心内膜下缺血

D. 右室腔变小

E. 左室扩大

9. 法洛四联症可能发生的临床表现有

A. 发绀

B. 蹲踞

C. 心前区收缩期杂音

D. 杵状指

E. 脑脓肿

10. 新生儿法洛四联症患儿急性缺氧发作时，应给予的治疗有

A. 吸氧

B. 镇静

C. 容量复苏

D. 去氧肾上腺素

E. 胸膝体位

11. 法洛四联症根治术后远期左、右心系统的并发症包括

A. 主动脉根部扩张

B. 主动脉瓣反流

C. 肺动脉瓣反流

D. 三尖瓣反流

E. 右室流出道梗阻

12. 右室流出道及肺动脉狭窄的常规检查有

A. 心电图

B. 胸部 X 线片

C. 心脏超声

D. 心导管检查

E. 心脏 CT

【解析】题目要求选择的是常规检查。心导管检查及心脏 CT 等均为在心脏超声无法做出明确判断时的进一步检查手段。

13. 右室流出道及肺动脉狭窄的鉴别诊断包括

A. 主动脉窦瘤

B. 室间隔缺损

C. 法洛四联症

D. 三尖瓣下移畸形

E. 特发性肺动脉扩张症

答案： 5. ADE　6. BC　7. ADE　8. ABCD　9. ABCDE　10. ABCDE　11. ABCDE　12. ABC　13. ABCDE

14. 孕 28 周早产儿，出生体重 1 300 克。出生后逐渐出现呼吸急促、呼吸窘迫、拒乳、少尿等症状。查体：心率 182 次 / min，血压 79/30mmHg，SaO_2 95%，颜面苍白，无明显发绀，心前区听诊可闻及收缩期杂音，P_2 增强，两肺底部可闻及水泡音。胸部 X 线片显示肺纹理增多，透过度减低，两肺门周围可见蝴蝶翼状阴影，心影向左侧扩大，心胸比约 80%。心脏超声显示左心室舒张末期直径 38mm，降主动脉起始部与左肺动脉之间有直径 6mm 管状结构，收缩期可见大量左向右分流；二尖瓣中至大量反流，三尖瓣少至中量反流，根据三尖瓣反流估算肺动脉压力 55mmHg。左心室射血分数 75%。正确的诊断是

   A. 动脉导管未闭；肺动脉高压

   B. 动脉导管未闭；二尖瓣关闭不全；三尖瓣关闭不全；左心室扩大

   C. 动脉导管未闭；二尖瓣关闭不全；三尖瓣关闭不全；肺动脉高压

   D. 动脉导管未闭；二尖瓣关闭不全；三尖瓣关闭不全；左心室扩大，充血性左心衰竭

   E. 动脉导管未闭；二尖瓣关闭不全；三尖瓣关闭不全；左心室扩大，充血性左心衰竭；肺动脉高压

   【解析】关于肺动脉高压的诊断，临床上可以有不同观点。本例表现为大量左向右分流（肺血显著增多，左心室扩大，临床上有充血性心力衰竭表现），肺动脉压力升高是肺循环高流量所导致的结果，可以不做出肺动脉高压诊断。

15. 主 - 肺动脉间隔缺损按照 Jacobs 分型，共分为

   A. 近端缺损型

   B. 远端缺损型

   C. 完全缺损型

   D. 中间型

   E. 过渡性

   【解析】目前流行的 Jacobs 分型根据北美胸外科协会数据库，将主 - 肺动脉间隔缺损分为四型，即近端缺损型、远端缺损型、完全缺损型和中间型。

16. 患儿 2 岁。发育迟缓、喂养困难、反复呼吸道感染，就诊时可闻及胸骨左缘第 3 肋间连续性机械样杂音，无发绀及杵状指。心电图无明显异常，胸部 X 线片提示肺纹理增粗，充血征象。患者应考虑

   A. 主动脉肺动脉间隔缺损

   B. 动脉导管未闭

   C. 主动脉窦瘤破裂

   D. 室间隔缺损合并主动脉瓣关闭不全

   E. 永存动脉干

   【解析】永存动脉干和法洛四联症多存在不同程度的发绀；而主动脉窦瘤破裂则病程较短且多发生在成年人。

17. 目前临床将主动脉缩窄分为

   A. 单纯型主动脉缩窄

   B. 主动脉缩窄伴室间隔缺损

   C. 主动脉缩窄伴复杂心内畸形及弓发育不良型

   D. 导管前型

   E. 导管后型

   【解析】传统上，根据 CoA 与动脉导管的关系将其分为导管前（婴儿多见）、导管旁和导管后（成年人多见）型。但因不能确切地反映临床与病理的联系，临床上已经很少采用这种分型方法。

答案： 14. DE 15. ABCD 16. ABD 17. ABC

18. 主动脉缩窄外科矫治术后并发症有
    A. 反常高血压
    B. 截瘫
    C. 乳糜胸
    D. 主动脉再缩窄
    E. 主动脉假性动脉瘤或瘤样扩张
    【解析】以上均为主动脉缩窄外科矫治术后并发症。

19. 影响完全型肺静脉异位引流病理生理的主要因素是
    A. 肺静脉回流有无梗阻
    B. 动脉血氧饱和高低
    C. 合并其他心脏畸形
    D. 房间隔缺损大小
    E. 完全性肺静脉异位引流的类型
    【解析】完全性肺静脉异位连接的病理生理变化和病情严重程度取决于两个关键因素：肺静脉回流的梗阻程度和房间隔交通的梗阻程度。

20. 关于完全性肺静脉异位连接，下列**不正确**的是
    A. 右心负荷增加，可致右房扩大，右室心肌肥厚
    B. 可并发肺静脉回流梗阻，引起肺淤血、肺高压、右心衰竭
    C. 一般不合并房间隔缺损或卵圆孔未闭
    D. 肺静脉回流梗阻以心内型最常见
    E. 心下型肺静脉异位连接，垂直静脉穿过膈肌食管裂孔，最常汇入下腔静脉
    【解析】完全性肺静脉异位引流中，全部的肺静脉回流入右心房，使得右心容量负荷增加，因此可造成右心房扩大，右心室心肌肥厚。几乎所有的完全性肺静脉异位连接都合并房间隔缺损或卵圆孔未闭，心房间

隔的分流是患儿存活的必要条件。肺静脉回流梗阻以心下型最为常见，由于肺静脉回流梗阻，早期可引起肺淤血，继而引起继发性肺动脉高压，最终导致右心衰竭。心下型肺静脉异位连接垂直静脉穿过膈肌食管裂孔，最常见是汇入门静脉。

21. 关于典型三房心的描述，正确的是
    A. 左房被异常纤维肌性隔膜分隔成副房和真房
    B. 副房为远侧心房，与肺静脉连接
    C. 真性左房为近侧心房，内含有左心耳和二尖瓣
    D. 真性左房为远侧心房，内含有左心耳和二尖瓣
    E. 副房为近侧心房，与肺静脉连接

22. 关于三房心的分类，说法正确的是
    A. 典型三房心又称 B 型三房心
    B. 根据副房与真性左房有无交通分为典型三房心和非典型三房心
    C. 4 个肺静脉均连接于副房者称为完全型三房心
    D. 完全型三房心可伴有部分肺静脉异位连接
    E. 伴有部分肺静脉异位连接者为部分型三房心
    【解析】典型三房心又称 A 型三房心，肺静脉副房接受全部肺静脉，且肺静脉回流的唯一出口是三房心隔膜上的开孔。不完全型三房心的副房仅接受部分肺静脉，副房可连接至右房或左房，其余肺静脉连接也可出现异常。

23. 可表现为二尖瓣关闭不全的病理类型包括
    A. 降落伞形二尖瓣合并瓣叶发育不良

B. 吊床样二尖瓣合并瓣叶发育不良

C. 乳头肌缺如

D. 二尖瓣瓣上隔膜

E. 双孔二尖瓣

24. 二尖瓣成形术后常见的并发症包括

A. 二尖瓣关闭不全

B. 低心排量综合征

C. 呼吸功能不全

D. 血栓形成

E. 血红蛋白尿

25. 主动脉瓣环发育不良的外科处理技术包括

A. Nicks 法

B. Manoguian 法

C. Doty 法

D. Brom 法

E. Konno 法

26. 易导致主动脉瓣下狭窄出现的异常解剖学特点包括

A. 长而狭窄的左室流出道

B. 主动脉 - 室间隔间的陡峭夹角

C. 二尖瓣 - 主动脉间的距离减少

D. 主动脉的骑跨

E. 局部心肌异常隆起

27. 主动脉瓣下狭窄的手术并发症包括

A. 主动脉瓣损伤

B. 二尖瓣损伤

C. 不同程度的房室传导阻滞

D. 室间隔缺损

E. 感染性心内膜炎

28. 主动脉瓣上狭窄合并冠状动脉异常的特点包括

A. 冠状动脉开口狭窄, 左冠多见

B. 冠状动脉开口狭窄, 右冠多见

C. 冠状动脉走形狭窄

D. 冠状动脉扭曲、扩张

E. 冠状动脉早期动脉粥样硬化

29. 有关主动脉窦瘤的手术治疗, 说法正确的是

A. 手术需在体外循环下完成

B. 急性破裂者, 积极控制心力衰竭, 尽早手术

C. 合并室间隔缺损者应该一并缝合修补

D. 合并主动脉瓣关闭不全者必须行主动脉瓣替换术

E. 合并轻度主动脉瓣反流, 如主动脉瓣病变较轻者, 可以不予处理

30. 须与主动脉窦瘤破裂鉴别的疾病是

A. 室间隔缺损合并主动脉瓣关闭不全

B. 冠状动脉瘘

C. 动脉导管未闭

D. 主动脉瓣狭窄

E. 主动脉肺动脉间隔缺损

31. 主动脉窦瘤破裂的鉴别诊断疾病包括

A. 室间隔缺损合并主动脉瓣关闭不全

B. 冠状动脉瘘

C. 动脉导管未闭

D. 法洛四联症

E. 主动脉瓣狭窄

32. 主动脉右冠窦瘤破入右心室的超声表现有

A. 右冠窦呈袋状扩大, 扩大的右冠窦连续性中断

B. 较少合并室间隔缺损

答案:　24. ABCE　25. ABE　26. ABDE　27. ABCDE　28. ACDE　29. ABCE　30. ABCE　31. ABC　32. ACD

C. CDFI 右冠窦血流呈五彩镶嵌状通过窦瘤向右心室分流
D. 频谱多普勒呈连续性分流
E. 频谱多普勒呈收缩期分流

33. Norwood 手术的主要步骤包括
    A. 扩大房间隔缺损，使房水平有充分的交通
    B. 重建没有梗阻的左心室流出道
    C. 重建合适的肺血流
    D. 肺动脉环缩
    E. 肺动脉切断，近端缝闭

34. Norwood Ⅰ期手术中，重建肺动脉血流的方法有
    A. Sano 分流
    B. 改良 B-T 分流
    C. 心包管道连接
    D. RVOT 补片
    E. 双向 Glenn 手术

35. 左心发育不良综合征的分型有
    A. 主动脉瓣狭窄，二尖瓣狭窄
    B. 主动脉瓣闭锁，二尖瓣闭锁
    C. 主动脉瓣闭锁，二尖瓣狭窄
    D. 主动脉瓣狭窄，二尖瓣闭锁
    E. 主动脉弓发育不良和主动脉弓离断

36. Fontan 手术后常见的并发症包括
    A. 胸腔积液
    B. 肝损伤
    C. 败血症
    D. 室上性心动过速
    E. 蛋白丢失性肠病

37. 以下属于 Taussig-Bing 畸形解剖特点的是
    A. 心房正位、心室右襻
    B. 双动脉下圆锥
    C. 两大动脉左右位关系
    D. 肺动脉下室间隔缺损
    E. 伴或不伴有肺动脉狭窄

38. 关于右心室双出口病理生理的描述，正确的是
    A. 临床呈现发绀时，均合并肺血流的减少
    B. 充血型心力衰竭常出现在不伴有肺循环流出道狭窄的病例中
    C. 合并限制性 VSD 时，如同时存在大的房间隔缺损能降低患者早期死亡的风险
    D. 合并主动脉瓣下 VSD 时，体循环的血氧饱和度高于肺循环
    E. 合并肺动脉瓣下 VSD 时，体循环的血氧饱和度高于肺循环

39. 关于 DOLV 手术治疗，可以采用的手术方式有
    A. 心室内板障修补
    B. Rastelli 手术
    C. Glenn 手术
    D. B-T 手术
    E. REV
    【解析】左心室双出口患儿手术方式因伴发心内畸形不同差异较大。室间隔缺损位置和大小、肺动脉是否有狭窄、右心室发育情况和心房心室连接是否一致等都影响手术方式的选择，常见手术方式有心室内板障、外管道手术、右室流出道补片扩大、肺动脉易位、单心室纠治等。

40. 关于 DOLV 患儿出现发绀，常见原因是
    A. 肺动脉及瓣下狭窄

答案： 33. ABC 34. AB 35. ABCD 36. ABDE 37. ABCD 38. BCD 39. ABCDE 40. AC

B. 肺动脉高压

C. 未经氧化的右心室血液直接通过室间隔缺损进入主动脉

D. 气管狭窄

E. 肺动静脉瘘

【解析】大多数 DOLV 患者存在肺动脉狭窄，往往伴有不同程度的发绀。当室间隔缺损位于主动脉下时，低氧的右心室血流直接经过室间隔缺损进入主动脉，从而会引起进一步发绀。

41. 关于完全型大动脉转位的手术治疗，说法**错误**的是

   A. TGA/IVS 患儿年龄超过 1 岁时左心室退化，因此只能采用 Senning 手术

   B. TGA/VSD 因左心室不会退化，无须在新生儿期手术，可在 1 岁以后行 ASO 手术

   C. TGA/IVS 患儿出现严重低氧血症时，可行房间隔切开手术改善氧合

   D. TGA/VSD 患儿当合并有肺动脉瓣狭窄时，无法行 ASO 手术

   E. TGA/IVS 患儿合并冠状动脉畸形，因此不能做 ASO 手术，只能接受 Rastelli 手术

【解析】A 项错误在于排斥了二期 ASO 手术方案，对于超过 ASO 手术最佳年龄的患儿，可通过左心室锻炼来使左心室做好承担体循环心室的准备后，再二期实施 ASO 手术。B 项错误在于 TGA/VSD 患儿虽不出现左心室的退化，但 VSD 的存在会引起充血性心力衰竭和肺动脉高压，故一般主张在 6 个月之内手术。E 项错误在于将冠状动脉畸形作为 ASO 手术的绝对禁忌证，过于武断。冠状动脉畸形目前并非 ASO 手术的绝对禁忌证，可通过活门技术等改良技术来完成异常冠状动脉的转移。

42. 属于肺血减少的发绀型先天性心脏病的是

   A. 法洛四联症

   B. 右心室双出口伴肺动脉下室间隔缺损

   C. 肺动脉闭锁

   D. 完全型大动脉转位伴室间隔缺损

   E. 完全性肺静脉异位引流

【解析】右心室双出口伴肺动脉下室间隔缺损（Taussig-Bing 畸形）病理生理类似于 TGA/VSD，由于 VSD 的存在，在肺循环阻力远低于体循环阻力时 Qp/Qs>1，故都属于肺血增多的发绀型先天性心脏病；完全性肺静脉异位引流为所有肺静脉异常回流入右心房，引起肺循环血量增加，而体循环氧合血不足，故也属于肺血增多的发绀型先天性心脏病。而法洛四联症和肺动脉闭锁都属于肺血减少的发绀型先天性心脏病。

43. 属于矫正型大动脉转位的解剖根治手术是

   A. 肺动脉环缩术

   B. Fontan 术

   C. Senning/Switch 术

   D. Senning/Rastelli 术

   E. 三尖瓣置换术

【解析】肺动脉环缩术是进行左心室锻炼或减轻三尖瓣反流的姑息性手术，部分患者可以考虑将其作为治疗终点的手术，但不属于解剖根治手术。三尖瓣置换属于传统手术，也不是解剖根治手术。

44. 矫正型大动脉转位常合并的畸形为

   A. 室间隔缺损

   B. 三尖瓣关闭不全

   C. 肺动脉瓣下狭窄

答案：41. ABE　42. AC　43. CD　44. ABC

D. 三房心

E. 主动脉缩窄

【解析】三房心和主动脉缩窄在矫正型大动脉转位中并不常见，其他都是常见的合并畸形。

45. 单心室行 Fontan 术后比较常见的晚期并发症有

A. 蛋白丢失性肠病

B. 塑性支气管炎

C. 急性肝功能不全

D. 心律失常

E. 体静脉血栓形成

【解析】本题考查 Fontan 手术后可能发生的远期并发症。Fontan 手术后由于流向肺动脉的血液缺少泵动力，远期不可避免会出现并发症。常见有慢性心功能不全、心律失常、蛋白丢失性肠病、塑性支气管炎、血栓栓塞并发症。而急性肝功能不全为术后早期的并发症。

46. 关于 Fontan 手术的术前指标，叙述正确的有

A. 窦性心律

B. 肺动脉平均压大于 15mmHg 时不宜手术

C. 心房内侧隧道 Fontan 手术较心外管道 Fontan 手术远期心律失常的发生率更高

D. 肺动脉指数≥250mm^2/m^2

E. 主要房室瓣无明显反流

【解析】本题主要考查 Fontan 手术的 10 条经典标准：窦性心律、腔静脉回流正常、右心房容量正常、mPAP≤15mmHg、肺循环阻力 < 4U/m^2、肺动脉 / 主动脉直径比≥0.75、心室功能正常（EF≥0.6）、左侧房室瓣功能正常、前期分流术无不良影响。另

外，心房内侧隧道 Fontan 手术因为心内操作较多，心律失常的发生率较心外管道高。

47. Norwood Ⅰ期手术中，重建肺动脉血流的方法有

A. Sano 分流

B. 改良 B-T 分流

C. 心包管道连接

D. RVOT 补片

E. 双向 Glenn 手术

【解析】本题考查临床上 Norwood Ⅰ期手术重建肺动脉血流的两种方法，Sano 分流和改良 B-T 分流。

48. 根据 Anderson 的心腔顺序位置系统描述分类方法，单心室可以分为

A. 左心室型单心室

B. 右心室型单心室

C. 不定型单心室

D. 混合型单心室

E. 分化型单心室

【解析】本题考查单心室有不同的病例解剖分类方法。Anderson 将此畸形分为三种类型：左心室型单心室、右心室型单心室和不定型单心室。Van Praagh 将此畸形分为四种类型：A 型为左心室型单心室、B 型为右心室型单心室、C 型为混合型单心室、D 型为不定型和未分化型单心室。

49. 以下关于永存动脉干病理解剖的描述，正确的是

A. 冠状动脉开口位置较正常偏高

B. 多数动脉干瓣叶为二叶瓣

C. 最常合并的畸形是高位室间隔缺损

D. 动脉干下圆锥多发育良好

E. 主动脉弓多数在左侧，少数在右侧，

答案：　45. ABDE　46. ABCDE　47. AB　48. ABC　49. ACE

可合并主动脉弓离断、动脉导管未闭
等畸形

50. 对冠状动脉异常起源于主动脉的患者，
出现心肌缺血、心肌梗死和猝死的机制
有很多种假说，目前广为接受的有
A. 异常冠状动脉走行于主动脉和肺动
脉之间，受两大动脉压迫
B. 异常冠状动脉近段与主动脉壁呈切
线或锐角或裂隙样开口，导致冠状动
脉血流障碍
C. 冠状动脉发育不全
D. 异常冠状动脉近段埋入主动脉壁内
被主动脉压扁或阻塞
E. 主动脉扩张可使冠状动脉裂隙样开
口形成活瓣致阻塞

51. 按照静脉发育的胚胎来源，可将体静脉
异位连接类型分为
A. 右上腔静脉畸形
B. 左上腔静脉残留
C. 右下腔静脉畸形
D. 肝静脉畸形连接
E. 冠状静脉窦畸形

52. 关于迷走右锁骨下动脉的描述，正确
的是
A. 位于降主动脉上部、左锁骨下动脉远
侧端
B. 是胚胎发育过程中右背侧主动脉的
远侧段继续存在所致
C. 可较早产生严重的临床症状
D. 可能发生瘤样扩张、栓塞
E. 不影响上肢血压

53. 正常情况下胚胎期六对腮动脉弓中逐
渐退化的是

A. 第一对
B. 第二对
C. 第三对
D. 第四对
E. 第五对

54. 以下关于冠状动脉瘘的病理解剖与生
理，描述正确的是
A. 瘘支动脉可以发生扩张、迂曲，可呈
瘤样改变，其程度与瘘口大小、汇入
部位、瘘口距冠状动脉开口的远近等
因素相关
B. 瘘支血管可发生粥样硬化性改变，瘘
远端冠状动脉发育良好
C. 其对心脏最主要的病理意义是血
液分流造成的心脏负荷增高，而冠
状动脉窃血是最为致命的病理生
理机制，可引起急性心肌梗死乃至
猝死
D. 获得性或医源性冠状动脉瘘最多见
于右冠状动脉
E. 漏入左室者的血流动力学类似主动
脉瓣关闭不全

55. 对于永存左位上腔静脉，正确的描述有
A. 发生率较高，且可合并无顶冠状静脉
窦综合征
B. 绝大多数连接至冠状静脉窦，连接至
左房者可并发脑脓肿
C. 通常与右位上腔静脉并存，也可与肺
静脉畸形引流并存
D. 一经确诊即应手术矫治
E. 可引起心内右向左分流

三、共用题干单选题

（1~2 题共用题干）
患儿女，6 个月 27 天。因发现心脏杂

答案： 50. BDE　51. ABCDE　52. ABD　53. ABE　54. ACDE　55. ABCE

音 6 个月余入院。患儿出生时体检发现心脏杂音，无气促，无发绀。未患过肺炎，无缺氧发作。吃奶不费力，生长发育正常。查体：心率 122 次 /min，呼吸 24 次 /min，血压 100/69mmHg。心律齐，胸骨左缘第 3~4 肋间，收缩期 3/6 级粗糙杂音。心脏超声提示：卵圆孔未闭，室间隔缺损（膜周部 - 对位不良型、多发肌部），右室流出道重度狭窄，肺动脉瓣似呈四叶瓣，开放可，主动脉骑跨于室间隔上，骑跨度约 50%。

1. 患儿的最佳治疗方案是
   A. 继续定期随访
   B. 法洛四联症根治术
   C. 肺动脉瓣球囊扩张术
   D. 改良 B-T 分流术
   E. 右室流出道疏通术

【解析】无症状患儿建议出生后 6~12 个月行根治手术。

2. 该患儿面临的一期 TOF 根治的风险因素是
   A. 右室流出道重度狭窄
   B. 异常肺动脉瓣
   C. 年龄
   D. 多发性室间隔缺损
   E. 合并卵圆孔未闭

（3~4 题共用题干）
患儿男，月龄 8 个月 15 天。因产检发现心脏畸形入院。心脏超声提示：右房扩大，左房大小正常，卵圆孔未闭，大小为 1mm，极少量左向右分流。三尖瓣反流面积 1.16cm^2，估测右室收缩压 110mmHg。右室扩大，室壁增厚，流出道肥厚肌束致流出道狭窄，内径：3.9mm，CW 测得 V_{max}：5.5m/s，压差：120mmHg。左室大小正常。室间隔中断，分流束宽约 3mm，可见少量左向右

分流。肺动脉瓣环偏小，瓣环径为 7.9mm，瓣叶冗长、增厚，血流速度增快，CW 测得 V_{max}：5.4m/s，压差：115mmHg。主动脉瓣右冠瓣脱垂，瓣下局限反流。

3. 患儿最佳的手术方案为
   A. 右室流出道疏通术 + 室间隔缺损修补术 + 卵圆孔未闭修补术
   B. 右室流出道修补术 + 流出道补片扩大 + 室间隔缺损修补术 + 卵圆孔未闭修补术
   C. 肺动脉瓣球囊扩张术
   D. 肺动脉瓣球囊扩张术 + 流出道支架植入术
   E. Banding+Glenn 术

4. 术后残余梗阻的原因**不包括**
   A. 流出道肥厚肌束切除不彻底
   B. 流出道及肺动脉瓣环加宽不够
   C. 右室反应性痉挛
   D. 瓣膜发育不良
   E. 肺动脉高压

（5~8 题共用题干）
患儿男，8 岁。因发现心脏畸形 8 年入院。查心脏超声提示右房扩大，房间隔完整。右室扩大，室壁肥厚，流出道狭窄。左室腔不大，室间隔中断，大小为 14~17mm，双向分流。肺动脉瓣开放受限，主动脉扩张，骑跨于室间隔上，骑跨度为 40%~50%。初步诊断为法洛四联症。

5. 询问病史发现患儿活动后发绀，喜蹲踞，有咯血史。咯血的原因最有可能是
   A. 侧支血管形成破裂
   B. 肺炎
   C. 支气管扩张
   D. 上消化系统出血
   E. 肺栓塞

答案： 1. B　2. D　3. B　4. E　5. A

【解析】随着年龄增长，劳累性呼吸困难进行性加重，在较大儿童中，侧支血管形成并可能破裂导致咯血。

6. 若心脏超声发现有侧支循环形成，冠状动脉显示不清，疑似横跨右室流出道，需要做的检查是
   A. 心导管检查
   B. 心电图
   C. 心脏 CT
   D. 心脏 MRI
   E. 复查心脏超声
   【解析】多层螺旋 CT 可以确定主动脉和肺动脉位置关系、动脉间侧支血管形成，以及肺内血管稀疏等改变。部分 TOF 患者伴有冠状动脉起源和走行异常，通过多层螺旋 CT 评估可以避免手术误伤经过右心室流出道前方的冠状动脉。

7. 若患者进一步行心脏 CT：肺动脉与右室连接，主动脉骑跨于室间隔上，骑跨率约 40%。主动脉发育良好。肺动脉瓣稍增厚，右室流出道狭窄，肺动脉主干宽约 13mm，左肺动脉宽约 10mm，右肺动脉宽约 12mm，膈水平降主动脉宽约 12mm，M 率为 1.8。降主动脉见细小侧支血管形成。右冠状动脉起源于主动脉根部左侧壁，左主干起源于左冠窦偏后方。最适合患者的手术方案是
   A. 经心房入路法洛四联症根治术
   B. 经心室入路法洛四联症根治术（无跨瓣环补片）
   C. 经心室入路法洛四联症根治术（有跨瓣环补片）
   D. 改良 B-T 分流术
   E. 右室流出道疏通术

8. 若最终完成法洛四联症根治术，术后远期并发症中，最少见的是
   A. 三尖瓣反流
   B. 右心室流出道梗阻
   C. 主动脉根部扩张
   D. 主动脉反流
   E. 主动脉夹层
   【解析】主动脉夹层在 TOF 患者中较为罕见。

（9~11 题共用题干）
   患者男，18 岁。近两个月来胸闷、头晕且下肢乏力，检查发现高血压 158/87mmHg。听诊肺部呼吸音可，未闻及啰音，心脏未闻及明显杂音。心电图提示左心室肥厚。胸部 X 线片可见肋骨切迹，主动脉弓降部呈 3 字征象。

9. 为进一步明确诊断，患者需行的首要检查是
   A. 超声心动图
   B. 胸部增强 CT
   C. 心脏 MRI
   D. 24 小时动态血压监测
   E. 测量四肢血压
   【解析】胸部 X 线片可见肋骨切迹和 3 字征，结合临床表现，应考虑为主动脉缩窄，常规测定四肢血压，然后再行 CT 及超声心动图检查明确诊断。

10. 若患者诊断为主动脉缩窄，其手术指征包括上、下肢压差大于
    A. 10mmHg
    B. 15mmHg
    C. 20mmHg
    D. 25mmHg
    E. 30mmHg
    【解析】对于主动脉缩窄患者手术指征，

答案：6. C 7. C 8. E 9. E 10. C

如无明显症状,上、下肢血压差大于20mmHg或上、下肢血压差不大于20mmHg,但上肢血压较正常平均值高出两个标准差。

11. 若患者具有手术指征,且无其他合并畸形,针对该病,目前首选的治疗方式是
    A. 缩窄段切除及端-端吻合
    B. 缩窄段切除、人工血管移植术
    C. 缩窄段切除加扩大端-端吻合术
    D. 主动脉球囊成形术
    E. 主动脉支架置入术

【解析】一般而言,对于长管状和主动脉弓发育不良型CoA,外科手术和支架置入术均可考虑;对充分发育的青少年和成年人,支架置入术具有安全、高效和微创等优势,为首选治疗方式。对于1岁以内患儿应以手术为主;而儿童患者,尤其是获得性CoA和再缩窄患者,多主张行球囊成形术。

(12~13题共用题干)
患儿女,3个月。体检发现心脏杂音伴轻度气促来院就诊,查体:心前区可闻及2级收缩期杂音,第二心音分裂,SpO_2 90%。心脏彩超提示4支肺静脉形成共干,经垂直静脉回流入无名静脉。房间隔中断10mm。

12. 根据心脏彩超提示,该患儿的肺静脉畸形诊断为
    A. 心下型完全性肺静脉异位连接
    B. 心内型完全性肺静脉异位连接
    C. 心上型完全性肺静脉异位连接
    D. 弯刀综合征
    E. 混合型完全性肺静脉异位连接

【解析】完全性肺静脉异位连接是全部肺静脉都连接到右心房或其汇入血管上,其中心上型为肺静脉及总干与心脏以上的结构相连(右上腔静脉、奇静脉、左上腔静脉,

或无名静脉)。

13. 心脏彩超结果提示诊断为完全性肺静脉异位连接(心上型),肺静脉回流流速无增快,该患儿现阶段最佳的治疗方案是
    A. 继续门诊随访观察
    B. 急诊行心上型肺静脉异位连接纠治术
    C. 收治CICU,正性肌力药物维持,碳酸氢钠纠正酸中毒,必要时呼吸机辅助通气治疗
    D. 完善术前增强CT检查,限期安排手术治疗
    E. 收治心内科行心导管检查,明确肺静脉回流位置及有无梗阻

【解析】完全性肺静脉异位连接无法自愈,且一定对心肺功能造成损害。因此,一经诊断,就需要限期进行手术治疗。心脏增强CT是确诊本病的主要检测方法,能清晰显示肺静脉回流途径及梗阻部位,且比心导管检查更安全便捷,大多数患儿无须行心导管检查。该患儿现病情稳定,肺静脉回流及房间隔分流无梗阻,暂无须收入CICU或急诊手术治疗。

(14~17题共用题干)
患儿女,6个月。因出生后发现发绀、气促就诊。查体:营养发育差,心率135次/min,呼吸45次/min,SpO_2 78%,双肺呼吸音粗,无啰音,胸骨左缘2~3肋间可闻及2级收缩期杂音,P_2亢进。末梢循环稍差。超声心动图提示:主、肺动脉均发自右心室,远离大动脉型室间隔缺损10mm,房间隔缺损12mm,肺动脉瓣及瓣下狭窄,四支肺静脉汇合成共汇后经垂直静脉上行至扩张的无名静脉。

答案:　11. E　12. A　13. D

14. 应诊断为
    A. DORV/VSD/ASD/PS
    B. TGA/VSD/ASD/PS
    C. DORV/VSD/ASD/PS/TAPVC
    D. TGA/VSD/ASD/PS/TAPVC
    E. SV/ASD/PS/TAPVC

【解析】根据超声心动图结果，除了诊断为右室双出口合并远离大动脉室间隔缺损、肺动脉狭窄之外，还有心上型完全性肺静脉异位连接，它的存在对手术时机和方式的选择至关重要，也是治疗效果及预后的影响因素。

15. 现阶段最佳诊治方案是
    A. 收入 CICU，呼吸机辅助通气，正性肌力药物维持
    B. 收治心内科行心导管造影检查
    C. 门诊随访至 1 岁后手术
    D. 完善增强 CT 及术前检查，尽早安排手术治疗
    E. 急诊手术治疗

【解析】该患儿为功能性单心室合并心上型完全性肺静脉异位引流，为进行单心室方向手术，须尽早纠正肺静脉解剖问题以获得尽可能低的肺血管阻力及压力。现患儿出现气促、低氧症状，但暂无明显心力衰竭表现，可完善术前检查后安排尽早手术治疗。

16. 如果只实施了双向 Glenn 术，术后出现中心静脉压增高、低氧等并发症，胸部 X 线片提示肺淤血表现，最有可能的原因是
    A. 术后低心排血量
    B. 胸腔积液
    C. 未处理肺静脉异位连接
    D. 肺高压危象

E. Glenn 吻合口梗阻

【解析】如行单心室手术同时未处理肺静脉异位连接，肺静脉回流梗阻导致肺淤血，进而引起肺阻力增高，影响腔静脉入肺血流，可导致术后中心静脉压增高、低氧等表现。结合该患儿症状及胸部 X 线片表现，考虑可能由肺静脉梗阻引起，可行床边心脏彩超进一步明确原因。

17. 如果该患儿行双向 Glenn + TAPVC 纠治手术后半年，出现头面部浮肿、活动耐量下降、胸腔积液、低氧等症状，心脏彩超提示肺静脉吻合口及分支开口均狭窄，肺动脉高压。最佳后续治疗方案是
    A. 心导管肺静脉支架植入
    B. 降肺高压药物治疗
    C. 口服利尿药，泼尼松
    D. 行肺静脉吻合口及开口探查及补片扩大手术
    E. 行肺静脉吻合口及开口"非缝合"扩大手术

【解析】该患儿术后出现头面部浮肿、胸腔积液、低氧等症状，结合心脏彩超提示，考虑出现术后肺静脉再狭窄。此并发症可能由于吻合口的纤维化缩窄和原因不明且常累及肺静脉全长的内膜增生过程。狭窄多发生在术后最初的 6~12 个月内，术后的肺静脉狭窄是预后差的显著风险因素。术后发生的肺静脉狭窄几乎总是需要手术干预。推荐使用"非缝合"扩大手术，这个手术避免在肺静脉上进行直接缝合，并期望可减少术后内膜增生。

（18~21 题共用题干）

患儿女，3 个月。反复咳嗽半个月，呼吸困难 7 日，喂养困难。查体：体温 36.8℃，

答案：　14. C　15. D　16. C　17. E

呼吸 41 次 /min,脉搏 140 次 /min。发育迟缓。双肺听诊可闻及水泡音,心前区隆起,胸骨左缘 2~3 肋间可闻及 2/6 级收缩期杂音,肺动脉瓣第二心音增强。胸部 X 线检查:双肺淤血。超声心动图检查:左房内可见异常隔膜,隔膜孔径 3mm,未见房间隔缺损。

18. 根据病史及辅助检查,该患儿诊断为
    A. 动脉导管未闭
    B. 室间隔缺损
    C. 三房心
    D. 先天性二尖瓣狭窄
    E. 先天性肺静脉狭窄

【解析】三房心典型的超声心动图表现是在左房内可见异常膜状结构,这是确诊三房心的标准。

19. 该种疾病的心电图最不可能的特点为
    A. 常为窦性心律
    B. 常见高尖的右房 P 波
    C. 电轴右偏
    D. 可见有宽大切迹的左房 P 波
    E. 电轴左偏

【解析】典型的心电图表现为电轴右偏120°~160°,右房、右室肥大。有部分病例可出现房性心律失常。

20. 关于典型三房心的描述,正确的是
    A. 副房为近侧心房,内含左心耳和二尖瓣
    B. 副房为远侧心房,与 4 根肺静脉连接
    C. 真性左房为近侧心房,内含左心耳和二尖瓣
    D. 真性左房为近侧心房,与 4 根肺静脉连接
    E. 副房为近侧心房,与 4 根肺静脉连接

【解析】典型三房心的解剖特点是左房被异常纤维肌性隔膜分隔为副房和真性左房,副房接受 4 根肺静脉回流,真性左房含左心耳和二尖瓣,副房经隔膜孔与真性左房相通。

21. 对该患儿的治疗,描述不正确的是
    A. 需急诊手术
    B. 可给予吸氧、利尿等保守治疗,减轻肺淤血,待该患儿 1 岁以后再手术
    C. 可行球囊扩张治疗
    D. 如果手术,应彻底切除异常隔膜,防止造成副房和真房之间残余梗阻
    E. 该患儿手术可经左房切口进行

【解析】三房心临床症状出现的时间和严重程度与左房内纤维肌性隔膜上交通孔大小、房间隔缺损大小和位置有关。交通孔直径小于 3mm 时,血液不易进入左房,使肺静脉回流梗阻,导致肺淤血、肺水肿、严重肺动脉高压,生后即可出现发绀、呼吸急促、生长发育迟缓、严重反复呼吸道感染和心力衰竭,故应尽早手术。典型三房心不合并其他心脏畸形时,手术可选择左房切口。

(22~25题共用题干)
患儿女,8 个月。活动后气促、多汗 2 个月。查体:体温 36.7℃,呼吸 41 次 /min,心率 123 次 /min,血压 86/53mmHg。口唇无发绀,胸骨左缘 2、3 肋间可闻及收缩期杂音,肺动脉瓣第二心音增强,无杵状指(趾)。心电图提示电轴右偏,伴右室肥厚。胸部 X 线片提示心脏增大,双肺感染。

22. 入院后为明确诊断,首选的检查方法是
    A. CTA
    B. MRI
    C. 经胸超声心动图
    D. 右心导管检查
    E. 经食管超声心动图

答案: 18. C 19. E 20. E 21. B 22. C

【解析】超声心动图是进行心脏疾病诊断的主要手段。经胸超声心动图无创、易行，故为首选的检查措施。在经胸超声心动图不能确诊的情况下可采用经食管超声心动图、CTA、MRA 或右心导管检查，右心导管检查还可以进一步测压。

23. 经完善超声心动图检查，显示左房内可见隔膜状结构，舒张期朝向二尖瓣口，收缩期朝向相反方向。该患儿最后确诊为
    A. 三房心
    B. 先天性二尖瓣狭窄
    C. 房间隔缺损
    D. 心上型全部肺静脉异位链接
    E. 先天性肺静脉狭窄

【解析】三房心典型的超声心动图表现是在左房内可见异常膜状结构，这是确诊三房心的标准。

24. 如果该患儿需要手术治疗，则如下描述**不正确**的是
    A. 典型三房心如果不合并其他心脏畸形，手术可选用房间沟切口
    B. 所有三房心都可经右房切口矫治
    C. 三房心合并房间隔缺损大多直接缝合
    D. 合并其他心脏畸形可增加手术死亡率
    E. 彻底切除心房内异常隔膜是手术成功的关键

【解析】三房心治疗原则是解除左房内纤维肌性隔膜，同时纠正合并畸形。房间隔缺损必要时可行扩大，一般均须补片修补。

25. 关于三房心的预后过程，以下描述正确的是

A. 典型三房心左房两个心腔之间开孔的大小决定了临床表现
B. 三房心的自然病程似二尖瓣狭窄
C. 合并大 ASD 的三房心患者预后较好，ASD 可为肺静脉回流减压
D. 隔膜孔交通受限不明显的患者症状可延迟到青春期或成年以后才出现
E. 术中隔膜切除不彻底可造成术后肺静脉狭窄

【解析】三房心的病理生理学是由副房和左心房之间隔膜上开孔的大小所决定的。如果与右心房有交通，则这个交通的大小以及伴发病变的影响也都是重要因素。三房心诊断本身就是手术的适应证。手术死亡率很大程度上取决于疾病在出现症状时的严重程度以及伴发的心内和心外畸形。经典三房心术后的长期预后是良好的，但术中隔膜切除不彻底可造成术后远期出现不同程度的肺静脉狭窄。

（26~28 题共用题干）

患者男，8 个月。因感冒于当地医院就诊。体检发现心脏杂音入院。查体：心率 145 次 /min，血压 80/45mmHg，律齐，$P_2 > A_2$，胸骨左缘 3~4 肋间可闻及 3/6 收缩期杂音，心尖部可闻及舒张期隆隆样杂音，经皮动脉血氧饱和度（SpO_2）100%。

26. 最可能的诊断是
    A. 室间隔缺损
    B. 二尖瓣关闭不全
    C. 房间隔缺损
    D. 室间隔缺损伴二尖瓣狭窄
    E. 二尖瓣狭窄

27. **不必要**的术前检查或治疗是
    A. 超声心动图
    B. 心电图

答案： 23. A　24. C　25. E　26. D　27. C

C. 胸部 CT 检查

D. 胸部 X 线检查

E. 强心、利尿治疗

28. 先天性二尖瓣狭窄成形效果最差病理改变为

A. 二尖瓣交界融合

B. 二尖瓣瓣上隔膜

C. 降落伞样二尖瓣

D. 吊床样二尖瓣

E. 双孔二尖瓣

（29~31 题共用题干）

患儿男，10 天。因生后即出现喂养困难、呼吸增快、肢体发凉收入院。查体：心率 165 次 /min，血压 48/30mmHg，律齐，$P_2 > A_2$，心前区未闻及明确杂音，双上肢经皮动脉血氧饱和度（SpO_2）98%，双下肢 SpO_2 70%。

29. 最可能的诊断是

A. 先天性主动脉瓣狭窄

B. 先天性主动脉瓣上狭窄

C. 先天性主动脉瓣下狭窄

D. 主动脉缩窄

E. 先天性二尖瓣狭窄

30. **不必要**的术前检查是

A. 超声心动图

B. 心电图

C. 胸部 CT 检查

D. 胸部 X 线检查

E. 心导管检查

31. 下列治疗方式，最合适的是

A. 经皮球囊瓣膜成形术

B. 主动脉瓣下隔膜切除

C. 主动脉缩窄切除，端端吻合

D. 二尖瓣交界切开

E. Ross 手术

（32~34 题共用题干）

患儿男，3 岁。因发现心脏杂音 2 年余入院。查体：心率 110 次 /min，血压 100/65mmHg，律齐，主动脉瓣听诊区可闻及 4/6 级收缩期杂音，主动脉瓣区可触及收缩期震颤。心脏彩超提示主动脉窦管交界上方局限性狭窄，升主动脉血流速度 4.0m/s。

32. 诊断应首先考虑

A. 先天性局限性主动脉瓣上狭窄

B. 先天性主动脉瓣狭窄

C. 动脉导管未闭

D. 先天性主动脉瓣下狭窄

E. 先天性弥漫性主动脉瓣上狭窄

33. 下列诊断及治疗方案**不适宜**的是

A. 心脏 CT 检查

B. 强心、利尿治疗

C. 完善术前检查

D. 观察病情变化，可暂不考虑手术

E. 尽早手术治疗

34. 主动脉瓣上狭窄矫治术目前最常应用的手术方式是

A. 单片法

B. Doty 法

C. Brom 法

D. Myer 法

E. Konno 手术

（35~37 题共用题干）

患儿男，孕 39 周顺产出生。出生后 1 小时评估时发现全身存在轻度发绀，呼吸空气状态下 SpO_2 为 82%。患儿反应尚可，时有哭闹，已喂食糖水。无气促，无吸凹。听

答案：28. D　29. A　30. C　31. A　32. A　33. D　34. B

诊双肺呼吸音对称、清、无啰音。听诊心率150 次/min，心律齐，L_2 2/6 级连续性杂音，P_2 不亢进。触诊肝脏肋下 1cm，质地软，脾肋下未及。四肢末梢暖，指（趾）端均可见发绀。毛细血管充盈时间 1 秒。

35. 产科新生儿病房主管医生怀疑该患儿存在先天性心脏病。为了建立诊断，首选的检查是

    A. 心导管检查

    B. 胸部 X 线片

    C. 心脏 CT

    D. 超声心动图

    E. 心脏 MRI

【解析】超声心动图是建立先天性心脏病诊断的首选检查手段。其余检查并非建立先天性心脏病诊断的一线检查。B 不能建立明确诊断，A、C、E 三项检查都需要应用高渗性造影剂，新生儿在未明确诊断之前盲目应用可能引起风险，故不作为一线检查手段使用。

36. 出生后 4 小时完成超声心动图检查。诊断为：d-TGA/IVS，PFO 3mm，PDA 2.5mm。血压 68/35mmHg，$SpO_2$78%。呼吸尚平稳，30 次/min。拟转运至专科医院治疗，则转运过程中**禁用**的措施包括

    A. 心电监护、经皮氧饱和度监测

    B. 鼻导管或面罩吸氧

    C. 做好气管插管准备

    D. 根据循环变化，酌情启用多巴胺、肾上腺素等正性肌力药物

    E. 置于转运暖箱中进行保暖

【解析】TGA/IVS 患儿禁吸氧，因吸氧会引起动脉导管关闭，影响体循环和肺循环血液的混合。血压稳定，无须升压药物维持。

37. 患儿经救护车转运至专科医院。入院评估时发现其精神反应较前变差，发绀加重，测经皮氧饱和度（SpO_2）70%。听诊双肺呼吸音清，呼吸增快至 50 次/min，心率 160 次/min，血压 52/35mmHg。胸骨左缘第 2 肋间仍可闻及 1/6 级连续性杂音。急诊超声心动图显示 PDA 直径 1.5mm，存在缩小趋势。考虑需要启用前列腺素输注来维持 PDA 开放。在使用前列腺素期间，下列措施正确的是

    A. 提高静脉维持多巴胺或肾上腺素剂量

    B. 一旦 PDA 直径稳定，就要立刻停止使用前列腺素

    C. 做好气管插管和给予空气通气的准备

    D. 做好气管插管和给予纯氧通气的准备

    E. 使用前列腺素期间可给予面罩吸氧

【解析】使用前列腺素促使 PDA 开放时，可能会造成患儿呼吸功能的进一步下降甚至呼吸抑制，因此要做好气管插管机械通气的准备。同时，机械通气过程中，仍不可给予高浓度氧，以免造成 PDA 关闭。

（38~41 题共用题干）

患儿男，2 月龄。5.8kg。出生后即发现皮肤发绀，近 2 周来发绀加重入院。超声心动图检查提示主动脉发自右心室，位于前方，主动脉瓣环 0.98cm。肺动脉发自左心室，位于后方，肺动脉瓣及瓣下狭窄。肺动脉总干 0.76cm，左肺动脉内径 0.52cm，右肺动脉内径 0.61cm。见一 0.85cm 膜周室间隔缺损，双向分流。卵圆孔未闭 0.31cm，左向右分流。动脉导管未闭 0.12cm，左向右分流。

答案：　35. D　36. B　37. C

38. 入院后见患儿反应可,一般情况稳定。呼吸 40 次 /min,无吸气性凹陷。听诊双肺呼吸音清,心音有力,心率 136 次 /min,3/6 SM。测经皮氧饱和度 72%,血气分析: pH 7.36, PaO_2 38mmHg, $PaCO_2$ 44mmHg, BE-1。下一步对疾病诊断最有帮助的检查措施为

　　A. 完善心电图检查

　　B. 胸部 X 线片

　　C. 腹腔 B 超

　　D. 头颅 MRI

　　E. 心血管 CT 或心血管 MRI

【解析】本例患儿超声心动图诊断为 d-TGA/VSD, PS。CT 和 MRI 作为一种有益的补充手段,可有助于进一步明确诊断并显示心内和心外结构。

39. 患儿心血管 CT 检查显示肺动脉瓣环 0.35cm,肺动脉瓣下流出道存在肌性狭窄。结合患儿年龄和诊断特点,此时宜选择的手术方案是

　　A. ASO 手术

　　B. 改良 B-T 分流手术(采用 4# 人工血管)、PDA 离断、房间隔切开

　　C. 改良 B-T 分流手术(采用 4# 人工血管)、房间隔切开

　　D. 改良 B-T 分流手术(采用 5# 人工血管)、PDA 离断、房间隔切开

　　E. 改良 B-T 分流手术(采用 5# 人工血管)、房间隔切开

【解析】根据 CT 检查,肺动脉瓣环明显较主动脉瓣环小,瓣下肌性狭窄,无法行 ASO 手术。而可选的双心室修补方案有 Rastelli 手术和 Nikaidoh 手术。但患儿 2 个月行双心室修补年龄偏小,风险较大。故可考虑分期手术。第一期采用改良 B-T 分流术,根据年龄和体重选用 4# 人造血管,并

将 PDA 离断。同时根据 d-TGA 的病理生理特点,需行房间隔切开术以增加体循环和肺循环血流的混合,改善缺氧。

40. 患儿行 I 期姑息术后,缺氧状况明显改善,不吸氧经皮氧饱和度 86%。随访 2 年后,又出现发绀加重,测经皮氧饱和度 78%。行彩超提示: B-T 分流束宽 0.12cm,左向右分流速度 3.15m/s。行心导管检查测得肺动脉平均压 16mmHg。则下一步治疗可选用的方案是

　　A. 拆除原 B-T 分流,行 ASO 手术

　　B. 拆除原 B-T 分流,行 Rastelli 手术

　　C. 拆除原 B-T 分流,行 Senning 手术

　　D. 保留原 B-T 分流,加行肺动脉瓣交界切开术

　　E. 拆除原 B-T 分流,行 Fontan 手术

【解析】此时手术年龄已满足双心室手术指征,故可拆除 B-T 分流后,选用 Rastelli 或 Nikaidoh 手术中的一种。

41. Rastelli 手术后最常见且不可避免的远期并发症是

　　A. 心外管道狭窄

　　B. 心外管道破裂

　　C. 心外管道瘤样扩张

　　D. 心外管道内血栓形成

　　E. 心外管道内赘生物形成

【解析】随着患儿体格发育,婴幼儿时接受 Rastelli 手术者不可避免出现心外管道狭窄,因此必须要更换心外管道。而其他选项并非必然会发生的情况。

(42~44 题共用题干)

患儿男,3 月龄。因出生后发现心脏杂音伴发绀就诊。查体:体温 37.2℃,血压

答案: 38. E　39. B　40. B　41. A

85/42mmHg，SpO₂ 70%。双肺呼吸音粗，未闻及明显啰音。心率 142 次 /min，律齐，胸骨左缘 3~4 肋间可闻及 3/6 级收缩期杂音。肝脏肋下 1.0cm。

42. 为明确诊断首选检查为

A. 心导管造影

B. 心脏螺旋 CT

C. 胸部 X 线片

D. 心电图

E. 超声心动图

【解析】超声心动图是最简单有效的明确心脏畸形的无创方法。心电图、胸部 X 线片也是临床常用的检查方法，但不能为心脏、大血管畸形的明确诊断提供直接证据。MRI、CT 以及心导管造影对进一步的明确诊断及为手术提供解剖信息极为重要，但因需要注射造影剂或需要入院进行手术操作，不应列为初诊的首选检查。

43. 超声检查提示心房正位，房室连接不一致，心室大动脉连接不一致，室间隔缺损，肺动脉瓣及瓣下狭窄，该患儿可以明确诊断为

A. 完全性心内膜垫缺损

B. 法洛四联症

C. 右室双出口 / 室间隔缺损 / 肺动脉狭窄

D. 矫正型大动脉转位 / 室间隔缺损 / 肺动脉狭窄

E. Ebstein 畸形

44. 对于该患儿，可能的解剖根治手术方法是

A. Senning+Switch 术

B. 室间隔缺损修补 + 右室流出道肺动脉管道连接

C. 三尖瓣锥形重建

D. Switch 术

E. 法洛四联症根治术

【解析】对于矫正型大动脉转位的解剖根治手术，包括心房内调转（Senning 或 Mustard 术）和大动脉换位 Switch 术两方面，即双调转术。

（45~48 题共用题干）

患儿女，4 岁。因发现心脏杂音 1 年伴气促就诊。查体：体温 37.0℃，血压 95/42mmHg，SpO₂ 98%。双肺呼吸音粗，未及明显啰音。心率 102 次 /min，律齐，心前区可闻及 2~3/6 级收缩期杂音。超声检查提示中位心，矫正型大动脉转位，膜周部室间隔缺损直径 4mm，三尖瓣反流（中重度），左室壁厚度低于正常值，室间隔偏向左室面。

45. 该患儿**不需要**进一步做的检查项目包括

A. 心电图

B. 心导管造影

C. 心脏、大血管造影

D. 胸部 X 线片

E. 胸部 CT 平扫

【解析】心电图、胸部 X 线片作为心脏外科常规检查可以协助了解心影位置和大小、肺血多少、是否存在心律失常等情况，对于进一步明确诊断有帮助。心脏、大血管增强 CT 对于进一步明确心内、外合并畸形以及对于左室功能的评估有帮助。心导管造影可以采集左、右心室压力，对于评估左心功能是否退化具有重要意义。胸部 CT 平扫对疾病诊断及后续治疗没有意义。

46. 心导管造影评估该患儿目前左室压力仅为体循环压力的 40%，适合该患儿的手术是

答案： 42. E 43. D 44. A 45. E 46. D

A. Senning+Switch 术

B. Mustard+Rastelli 术

C. Switch 术

D. 肺动脉环缩术

E. Senning+Rastelli 术

【解析】对于左室功能已经退化的矫正型大动脉转位患儿，需要经过肺动脉环缩锻炼左室功能，同时环缩后室间隔偏向形态学右心室面，可以减轻三尖瓣反流。

47. 在对该患儿进行初次肺动脉环缩手术时，左心室压力达到体循环压力的多少是合适的

A. 45%

B. 50%

C. 55%

D. 60%

E. 65%

48. 经过左室锻炼，左心室功能正常且左心室压力达到体循环压力的多少，进行解剖根治才是可行的

A. 60%

B. 65%

C. 70%

D. 75%

E. 80%

四、案例分析题

【案例 1】患儿男，4 岁。因发现心脏杂音 3 年来院就诊。患儿在 1 周岁时因感冒、肺炎在当地医院治疗，查体发现心脏杂音，但未做详查。平素活动可，无发绀、晕厥史。体重及身高发育较同龄儿童稍差，易感冒。门诊查体：体重 18kg；心率 90 次/min，心律整齐，心前区稍隆起，心脏搏动增强，心音清

晰有力，胸骨左缘 2~3 肋间可闻及 2/6 级吹风样收缩期杂音，肺动脉区第二心音亢进并有固定分裂；双肺呼吸音清，未闻及干、湿啰音；唇、甲无发绀。

第 1 问：患儿最可能的诊断是

A. 室间隔缺损

B. 房间隔缺损

C. 完全性房室间隔缺损

D. 肺动脉瓣狭窄

E. 三房心

F. Ebstein 畸形

【解析】平素易感冒，无发绀、晕厥史，符合 ASD 临床表现。ASD 大多可见心前区隆起，心脏搏动增强。听诊发现胸骨左缘第 2~3 肋间柔和的收缩期杂音，其响度一般不超过 3/6 级，以及肺动脉瓣区第二心音固定分裂为 ASD 的典型杂音。

第 2 问：为明确诊断首选的检查是

A. 心脏螺旋 CT

B. 心脏 MRI

C. 超声心动图

D. 心导管和造影检查

E. 心电图

F. 胸部 X 线正侧位片

【解析】超声心动图是检查心脏结构最简单、有效的影像学方法。可以明确心脏房室大小、间隔分流、瓣膜狭窄或反流以及心室收缩状况。

［提示］该患者胸部 X 线片示：肺血增多，右房和右室增大，肺动脉段稍突出。超声心动图检查示：房间隔延续中断，房间隔中部回声缺失 12mm，血液左向右分流。四根肺静脉回流至左房。估测平均肺动脉压力 28mmHg。其余心内结构未见明显

答案： 47. B 48. E

【案例 1】 1. B 2. C

异常。超声诊断：先天性心脏病，继发孔型 ASD。

第 3 问：继发孔型 ASD 自然闭合多发生在

A. 胎儿期

B. 新生儿期

C. 婴儿期

D. 幼儿期

E. 学龄前期

F. 学龄期

【解析】继发孔型 ASD 自然闭合率相对较低，自然闭合多在 1 岁以内，1 岁以后闭合的可能性很小。

第 4 问：对于该患儿可选择治疗方法包括

A. 胸骨正中切口 ASD 直视修补术

B. 右腋下切口 ASD 直视修补术

C. 胸腔镜辅助下小切口 ASD 直视修补术

D. 胸腔镜下 ASD 修补术

E. DSA 引导下经皮介入导管 ASD 封堵术

F. 食管超声引导下经胸 ASD 封堵术

第 5 问：患儿母亲是独生女，计划生第二胎，想做遗传咨询，你将告诉她的是

A. 大多数房间隔缺损都是散发的，而没有明确的发病原因

B. 家族群集性继发孔型房间隔缺损有多种遗传模式，最多见的是常染色体显性遗传

C. 有研究表明，房间隔缺损的发生与心脏分隔相关基因的异常有关

D. 若有先天性心脏病家族史，特别是兄弟姐妹有房间隔缺损，继发隔缺损的风险则增加

E. 继发隔缺损不会出现在遗传综合征患者中

F. 房间隔缺损的发生与环境因素有关，包括胎儿酒精综合征、孕妇在孕早期吸烟，以及使用一些抗抑郁药物等

【案例 2】患儿男，2 岁。因发现心脏杂音 2 年来院就诊。患儿出生时常规查体发现心脏杂音，但未做详查。平素活动可，无发绀、晕厥史。体重及身高发育较同龄儿童稍差，易感冒。门诊查体示：体重 10kg；心率 98 次 /min，心律整齐。心前区稍隆起，心脏搏动增强。心音清晰有力，胸骨左缘 2~3 肋间闻及 2/6 级柔和的收缩期杂音。双肺呼吸音清，未闻及干、湿啰音。唇、甲无发绀。

第 1 问：如果你接诊这位患儿，将建议完善的检查有

A. 心脏大血管 CTA

B. 心脏 MRI

C. 超声心动图

D. 心导管和造影检查

E. 心电图

F. 胸部 X 线正侧位片

【解析】根据患儿病史、体征，考虑简单先天性心脏病。常规检查应包括心电图、胸部 X 线片和超声心动图。

［提示］该患儿胸部 X 线片结果见图 8-1。

第 2 问：该患儿的胸部 X 线片，你看到的表现有

A. 左房增大

B. 右房增大

C. 左室增大

D. 右室增大

E. 肺动脉段突出

F. 肺血增多

G. 主动脉结扩大

［提示］该患儿超声心动图检查见图 8-2（彩图见书末）。

答案：　3. C　4. ABCDEF　5. ABCDF　　【案例 2】1. CEF　2. BDEF

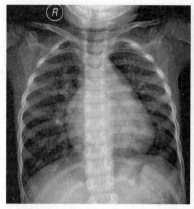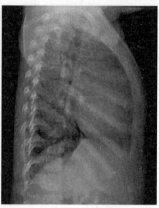

图 8-1

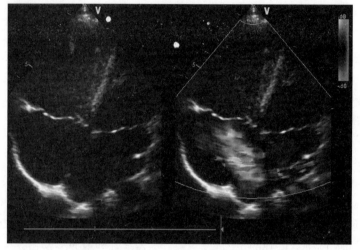

图 8-2

第 3 问：以上超声图像的检查切面是

A. 胸骨旁左室长轴切面

B. 胸骨旁主动脉短轴切面

C. 剑突下下腔静脉切面

D. 胸骨上凹主动脉弓长轴切面

E. 心尖四腔切面

F. 心尖五腔切面

G. 肺动脉长轴切面

H. 剑突下主动脉根部短轴切面

第 4 问：以上超声图像所显示的心脏畸形有

A. 室间隔缺损

B. 房间隔缺损

C. 房室间隔缺损

D. 三尖瓣反流

E. 肺静脉异位引流

F. 二尖瓣脱垂并反流

G. 肺动脉瓣狭窄

H. 动脉导管未闭

[提示]该患儿超声心动图检查结果：房间隔连续中断 19mm，下腔侧残边 1~2mm；AO/PA=15/20 估测 MPAP=28mmHg。

第 5 问：对该患儿，你的处理建议是

A. 暂无特殊处理，建议定期复查超声心动图并随诊

答案： 3. E 4. B 5. C

B. 住院治疗，行 DSA 引导下经皮介入导管 ASD 封堵术

C. 住院治疗，行胸骨正中切口 ASD 直视修补术

D. 住院治疗，行胸腔镜下 ASD 修补术

E. 住院治疗，行食管超声引导下经胸 ASD 封堵术

F. 口服地高辛、利尿药和补钾制剂治疗，1 个月后复诊

【解析】一般认为，ASD 理想的手术年龄为 2~4 岁；该患儿 2 岁，ASD 大小 19mm，下腔侧残边 1~2mm，不适宜封堵术；在目前设备条件下，一般认为胸腔镜下体外循环手术体重应大于 15kg。

［提示］患儿经胸骨正中切口，在体外循环辅助下行 ASD 直视修补术。采用自体心包补片，双头针聚丙烯线连续缝合法。术后恢复良好，顺利出院。出院后一般情况、各项检查无异常，随访 1 年后失访。患儿从 4 岁时开始，受凉感冒或活动后出现口唇、指（趾）端发绀，且症状逐渐加重，5 岁时来院就诊。查体：体重 14kg，经皮氧饱和度 86%。心前区隆起，心脏搏动增强。叩诊心界向两侧扩大。心率 122 次 /min，心律整齐。心音清晰有力，未闻及杂音。双肺呼吸音清，未闻及干、湿啰音。唇、甲轻度发绀，双下肢无水肿。

第 6 问：根据患儿病史，你认为最可能的诊断是

A. 慢性肺栓塞

B. 重度肺动脉高压

C. ASD 修补术后腔静脉异位引流

D. 心力衰竭

E. 间质性肺疾病

F. 三尖瓣反流

第 7 问：首先应该进行的检查是

A. 血常规

B. 动脉血气分析

C. 凝血功能检查

D. 心电图

E. 超声心动图

F. 胸部 X 线正侧位片

G. 肺组织穿刺活检

H. 心肌酶学

I. 心导管和造影检查

J. 纤维支气管镜检查

［提示］患儿超声心动图检查结果：房间隔下腔侧可见 12mm 回声中断，双向分流，右向左为主。

第 8 问：该患儿下一步的处理应该是

A. 强心、利尿、扩血管治疗

B. 呼吸功能锻炼

C. 介入封堵手术

D. 再次 ASD 直视修补手术

E. 心导管及造影检查明确诊断

F. 继续随访

【解析】ASD 术后残余分流，一经确诊，若无手术禁忌证，应尽早再次手术，以免发生不可逆转的心力衰竭。

第 9 问：术前讨论该病例，你认为影响预后的最重要因素是

A. 术中出血多，止血困难

B. 术后切口愈合不良

C. 脑出血或脑栓塞

D. 术中心脏破裂，大出血

E. 术后左心功能不全

F. 术后右心功能不全

G. 三度房室传导阻滞

H. 围手术期肺动脉高压危象

［提示］患儿经原切口路径，在体外循环下行 ASD 再次修补术。

答案：6. C　7. E　8. D　9. F

第 10 问：术中可能见到的病理改变是

A. 心包粘连

B. 右房增大

C. 左房增大

D. 右室增大

E. 左室增大

F. 肺动脉增粗

G. 原 ASD 修补缝线撕脱

第 11 问：患儿术后低心排综合征，正确的治疗是

A. 加大多巴胺用量并延长使用时间

B. 应用硝普钠扩血管

C. 应用肾上腺素维持血压

D. 积极预防感染

E. 增加容量负荷维持血压

F. 加大磷酸二酯酶抑制剂用量并延长使用时间

G. 禁用磷酸二酯酶抑制剂避免血管扩张血压下降

H. 应用前列腺素 E_1

I. 应用西地那非

J. 应用内皮素受体拮抗药

第 12 问：如果该患儿父母计划生二胎，你将建议

A. 孕期母体戒酒

B. 妊娠早期母体戒烟

C. 使用抗抑郁药预防孕期抑郁症

D. 35 岁前生育

E. 常规 Down 综合征筛查

F. 临床高通量测序产前诊断

【案例 3】患儿女，5 岁，因发现心脏杂音 2 个月余收入院。患儿在 2 个月前因感冒、肺炎在当地医院治疗。查体发现心脏杂音，未做进一步检查。平素活动可，无发绀、晕厥史。体重及身高发育较同龄儿童稍差，易感冒。入院查体：体重 14kg；心率 128 次 /min，心律整齐。胸骨左缘 2~3 肋间闻及 3/6 级吹风样收缩期杂音，肺动脉区第二心音亢进并有固定分裂。唇、甲无发绀。患儿心电图见图 8-3。超声心动图报告：房间隔下腔侧回声中断约 13mm，右下肺静脉引流入右房。

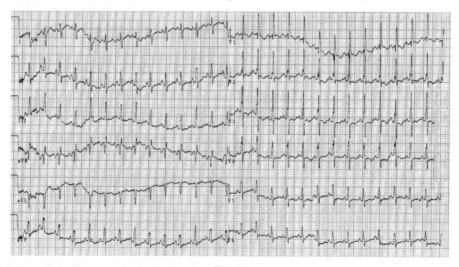

图 8-3

答案：　10. ACEG　11. ACDFHJ　12. ABDEF

第 1 问：患儿心电图的诊断是

A. 窦性心律

B. 窦性心动过速

C. 右心房扩大

D. 右心室肥大

E. 左心房扩大

F. 左心室扩大

G. 不完全性右束支传导阻滞

H. 左后分支传导阻滞

I. 心电轴左偏

J. 心电轴右偏

第 2 问：根据 Robert H Anderson 提出的命名系统，该患儿缺损的类型是

A. 卵圆窝型 ASD

B. 原发孔型 ASD

C. 继发孔型 ASD

D. 下腔静脉型 ASD

E. 静脉窦型 ASD

F. 冠状窦型 ASD

【解析】Anderson 提出的 ASD 命名系统包括卵圆窝型、原发孔型、静脉窦型和冠状窦型。其中静脉窦型又分为上部和下部静脉窦型缺损，是指缺损位于 1 根或多根右肺静脉与上腔静脉开口或卵圆窝后下部的下腔静脉开口之间。

第 3 问：房间隔缺损最常见的合并畸形是

A. 肺动脉高压

B. 肺动脉瓣狭窄

C. 三尖瓣反流

D. 部分型肺静脉异位引流

E. 二尖瓣脱垂

F. 室间隔缺损

【解析】部分型肺静脉异位引流是房间隔缺损最常见的合并畸形。

［提示］该患儿在体外循环辅助下采用补片法修补 ASD，同时矫治部分型肺静脉异位引流，停体外循环后经皮氧饱和度 93%，经吸痰和调整呼吸机参数后，上升至 95%，遂关胸送回监护室。术后 5 小时内，呼吸机辅助呼吸条件下，经皮氧饱和度波动在 94%~99%，动脉血氧分压为 54~81mmHg。

第 4 问：此时最应该采取的措施是

A. 调整呼吸机模式和参数

B. 提高氧浓度

C. 加强吸痰和肺部体疗

D. 增加血管活性药物

E. 撤离呼吸机辅助呼吸

F. 床旁超声心动图检查

G. 床旁胸部 X 线片检查

H. 胸腔闭式引流

【解析】下部的静脉窦型 ASD 术后血氧饱和度及氧分压偏低，应首先排除缺损再通或医源性腔静脉异位引流等手术并发症，超声心动图可有效诊断。

［提示］超声心动图检查发现房间隔下腔侧 4mm 连续中断，可见右向左分流。

第 5 问：下一步应该采取的措施是

A. 残余分流小，不做特殊处理

B. 申请 DSA 引导下 ASD 术后残余分流封堵术

C. 再次开胸体外循环手术

D. 停呼吸机，正常呼吸下超声心动图观察分流变化情况

E. 加强利尿，降低右房压力后超声心动图观察分流变化情况

F. 向家属说明情况，取得家属的理解

【解析】ASD 术后右向左分流，明确诊断后应尽早再次手术。

答案：【案例3】 1. BCDGJ 2. E 3. D 4. F 5. CF

第6问：从这一例病例中,可得到的经验教训有

    A. 静脉窦型 ASD,都要做补片修补,使肺静脉引流入左房

    B. 下腔静脉插管位置尽量低,以便暴露 ASD 的下缘

    C. 修补 ASD 时,缝合从邻近下腔静脉的缺损下缘开始

    D. 避免将下腔静脉瓣缝至继发隔

    E. 修补静脉窦型 ASD,补片应足够大

    F. 经食管超声心动图在静脉窦型 ASD 修补术中应常规应用

    G. 静脉窦型 ASD 常合并腔静脉骑跨

    H. 缝合 ASD 下腔侧时,务必把将补片与边缘之间严密缝合

【解析】该患者第1次术后氧饱和度和氧分压偏低,但并无明显发绀,原因并非是将下腔静脉瓣缝合至继发隔,而是下缘缝合不严密,因为静脉窦型 ASD 常合并腔静脉骑跨,导致右向左分流。

【案例4】患儿女,2岁。因发现心脏杂音2年来院就诊。患儿在出生后不久因感冒、肺炎在当地医院治疗,查体发现心脏杂音,但未做详查。平素易感冒,已患过4次肺炎。无发绀、晕厥史。体重及身高发育较同龄儿童稍差。门诊查体:体重 12kg。心前区稍隆起,可扣及收缩期震颤。心率96次/min,心律整齐。心音清晰有力,胸骨左缘3~4肋间闻及 3/6 级收缩期粗糙杂音,肺动脉区第二心音稍亢进。双肺呼吸音清,未闻及干、湿啰音。唇、甲无发绀。

第1问：患儿最可能的诊断是

    A. 房间隔缺损

    B. 室间隔缺损

    C. 房室间隔缺损

    D. 肺动脉瓣狭窄

    E. 右室双腔心

    F. 法洛四联症

【解析】平素易感冒,已患过4次肺炎,无发绀、晕厥史,体重及身高发育较同龄儿童稍差,符合 VSD 临床表现。小型 VSD 主要的临床体征为胸骨左缘3、4肋间闻及全收缩期响亮杂音,常伴有震颤,很少见心前区隆起及搏动强烈。

[提示]该患儿的胸部 X 线片显示心影增大,呈二尖瓣型,主动脉结正常,肺动脉段稍丰满,左室段圆隆延长,心后缘向后下突出,双肺血增多。

第2问：据此判断

    A. 左房增大

    B. 右房增大

    C. 左室增大

    D. 右室增大

    E. 符合 VSD 改变

    F. 符合二尖瓣反流改变

[提示]超声心动图显示:室间隔延续中断,膜周流出道室间隔回声缺失 5mm,血液左向右分流。估测平均肺动脉压力 32mmHg。其余心内结构未见明显异常。

第3问：以上超声描述的缺损,可以探及的标准切面是

    A. 胸骨旁左室长轴切面

    B. 胸骨旁主动脉短轴切面

    C. 胸骨旁左室短轴切面

    D. 胸骨上凹主动脉弓长轴切面

    E. 心尖四腔切面

    F. 心尖五腔切面

第4问：关于 VSD 的自然闭合,正确的是

    A. VSD 的闭合概率与所处的部位及大小有关

答案：6. ABFGH   【案例4】 1. B   2. CE   3. ABE   4. ABEF

B. 小型 VSD 自然闭合的概率明显高于大型 VSD

C. 膜部和肌部的中型 VSD 不易闭合，而干下小 VSD 则容易闭合

D. 缺口向流出道伸展的 VSD，因距离隔瓣较远而易于闭合

E. 自然闭合的年龄多在 2 岁以内，尤其以婴儿期最高

F. 自然闭合率随年龄增长而逐渐下降

【解析】膜部和肌部的中小型 VSD 容易闭合，而干下型 VSD 几乎不自然闭合；缺口向流出道伸展的 VSD，常因缺损上、下缘对位不良，且距离隔瓣较远，而不易闭合。

第 5 问：对于该患儿可选择的治疗方法包括

A. 胸骨正中切口 VSD 直视修补术

B. 右腋下切口 VSD 直视修补术

C. 胸腔镜辅助下小切口 VSD 直视修补术

D. 胸腔镜下 VSD 修补术

E. DSA 引导下经皮介入导管 VSD 封堵术

F. TEE 引导下经胸 VSD 封堵术

第 6 问：就目前所知，下列关于室间隔缺损形成的说法正确的是

A. 小梁部缺损与原始心室间隔未能完全形成有关

B. 小梁部肌性缺损可能是由于肌小梁之间或者肌小梁下面的过度潜挖作用

C. 房室垫的融合不全可能导致流出道的缺损

D. 流出道垫的排列不齐或发育不全可能导致流出道的缺损

E. 膜部间隔区域未能完全闭合可以导致膜周缺损

F. 膜周缺损与肌部室间隔相关组成部分的发育不全无关

【解析】房室垫的融合不全可能导致流入道的缺损。膜周缺损与肌部室间隔相关组成部分的发育不全也有关系。

【案例 5】患儿男，7 个月。因发现心脏杂音 7 个月来院就诊。患儿出生时常规查体发现心脏杂音，但未做详查。出生体重 3.2kg。平素易感冒，患肺炎 2 次。无发绀、晕厥史。发育较同龄儿差。门诊查体：体重 5.3kg。心前区未触及震颤。心率 128 次 / min，心律整齐。心音清晰有力，胸骨左缘 3~4 肋间闻及 3/6 级柔和的收缩期杂音，肺动脉区第二心音（P_2）明显亢进。双下肺闻及少许细湿啰音。唇、甲无发绀。

第 1 问：如果你接诊这位患儿，首先完善的检查有

A. 心脏大血管 CTA

B. 心脏 MRI

C. 超声心动图

D. 心导管和造影检查

E. 心电图

F. 胸部 X 线正侧位片

【解析】根据患儿病史、体征，首先考虑简单先天性心脏病，常规检查应包括心电图、胸部 X 线片和超声心动图。

［提示］该患儿超声心动图检查见图 8-4（彩图见书末）。

第 2 问：以上超声图像的检查切面是

A. 胸骨旁左室长轴切面

B. 胸骨旁主动脉短轴切面

C. 剑突下下腔静脉切面

D. 胸骨上凹主动脉弓长轴切面

E. 心尖四腔切面

F. 心尖五腔切面

G. 肺动脉长轴切面

H. 剑突下主动脉根部短轴切面

答案： 5. ABEF　6. ABDE　【案例5】1. CEF　2. B

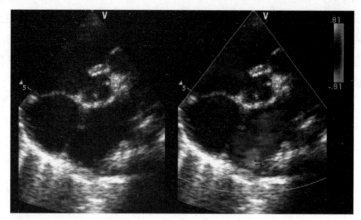

图 8-4

第 3 问：以上超声图像所显示的心脏畸形有

　A. 双动脉下室间隔缺损

　B. 膜周室间隔缺损

　C. 肌部室间隔缺损

　D. 房间隔缺损

　E. 房室间隔缺损

　F. 主动脉瓣反流

　G. 二尖瓣脱垂并反流

　H. 肺动脉瓣狭窄

　I. 主动脉瓣狭窄

【解析】胸骨旁主动脉短轴切面见缺损位置在 10~11 点位置，提示膜周室间隔缺损。

［提示］该患儿超声心动图结果：膜周室间隔回声中断 9mm，AO/PA 为 10mm/15mm，估测 MPAP=50mmHg；胸部 X 线片显示心影增大，右心缘膨隆，心前间隙变窄，双肺血增多，双下肺可见少量斑片状影。

第 4 问：关于 VSD 分型方法，最早提出膜周缺损概念的是

　A. Kirklin 分型

　B. Cooley 分型

　C. Goor 分型

　D. Soto 分型

　E. Van·Praagh 分型

　F. Anderson 分型

　G. 朱晓东分型

　H. 胡盛寿分型

【解析】1980 年 Soto 等将 VSD 分为三种类型及若干亚型，提出膜周缺损的概念。

第 5 问：对该患儿，你的处理建议是

　A. 暂无特殊处理，建议定期复查超声心动图并随诊

　B. 儿科住院治疗，积极控制肺部感染

　C. 儿科住院治疗，行 DSA 引导下经皮介入导管 VSD 封堵术

　D. 外科住院治疗，行胸骨正中切口 VSD 直视修补术

　E. 外科住院治疗，完善心导管和造影检查

　F. 外科住院治疗，行食管超声引导下经胸 VSD 封堵术

　G. 口服内皮素受体拮抗药，1 个月后复查心脏超声

【解析】患儿大型 VSD，临床症状明显，应尽早外科手术治疗。

【案例 6】患儿女，6 个月。因发现心脏杂音 6 个月来院就诊。患儿出生时常规查体发现心脏杂音，出生体重 3.0kg。平素易感冒，但未曾患肺炎，无发绀、晕厥史，发育较同

答案：3. B　4. D　5. D

龄儿稍差。门诊查体：体重 6.3kg；心前区未触及震颤。心率 124 次 /min，心律整齐。心音清晰有力，胸骨左缘 2~3 肋间闻及 3/6 级吹风样收缩期杂音，P_2 无明显亢进。唇、甲无发绀。

第 1 问：患儿可能的诊断是

A. 室间隔缺损

B. 房间隔缺损

C. 房室间隔缺损

D. 肺动脉瓣狭窄

E. 主肺动脉间隔缺损

F. 主动脉瓣狭窄

［提示］患儿超声心动图显示：双动脉下型室间隔缺损，大小约 6mm；主动脉瓣无明显脱垂，AO/PA=1/1.4，估测 MPAP=32mmHg。

第 2 问：观察双动脉下型室间隔缺损，常用的检查切面是

A. 胸骨旁左室长轴切面

B. 胸骨旁主动脉短轴切面

C. 心尖四腔切面

D. 心尖五腔切面

E. 肺动脉长轴切面

F. 胸骨上区主动脉长轴切面

第 3 问：对于该患儿，你的建议是

A. VSD 自然闭合的概率在婴儿期内最高，可观察至 1 岁以后

B. 无充血性心力衰竭表现，3 岁前手术即可

C. 尚未出现主动脉瓣脱垂等并发症，可随访观察

D. 缺损不大，2 岁内不会发生肺血管阻塞性病变，暂不手术

E. 尽早心内直视修补手术治疗

F. 为减少创伤，尽早介入封堵治疗

【解析】双动脉下型室间隔缺损合并主动脉瓣脱垂的概率较高，一经确诊，应尽早手术治疗。多采用心内直视补片修补。

第 4 问：关于双动脉下型室间隔缺损修补术，正确的是

A. 多采用右心室流出道切口

B. 无论缺损大小，多采用补片修补

C. 为保护主动脉瓣，缺损上缘应缝合于肺动脉瓣根部

D. 缺损后下缘远离传导束，不可能引起传导阻滞

E. 只要合并主动脉瓣反流，应尽可能主动脉瓣成形

F. 连续缝合时，必要部位可加缝双头针带垫片，但补片上的出针点应在连续缝合针内侧

第 5 问：关于室间隔缺损的遗传学和病因学，以下描述正确的是

A. 大部分室间隔缺损是单一病因引起的

B. 潜在的遗传倾向可以和表观遗传因素、环境因素以及单纯随机效应协同作用，共同导致室间隔缺损的发生

C. 在一些病例，单基因缺陷是室间隔缺损的明确病因

D. *TBX5* 和 *GATA4* 基因的多态性与室间隔缺损的发生有关

E. 环境因素，如致畸药物、母体感染以及未经治疗的母体代谢性疾病，都与室间隔缺损的发生有关

F. 心脏发育是一个非常精细而复杂的过程，必须精确运行才能成功完成，这个过程免不了发生偶然的故障

【解析】包括室间隔缺损在内的大多数先天性心脏病都是多种致病因素共同导致的。

答案：【案例6】 1. ABCDEF　2. AB　3. E　4. B　5. BCDEF

【案例 7】患儿男，1 岁 3 个月。因发现心脏杂音 1 年余就诊。患儿出生时常规查体发现心脏杂音，但未做详查。平素活动可，无发绀、晕厥史。体重及身高发育较同龄儿童稍差，易感冒。门诊查体：体重 8.5kg；心率 108 次 /min，心律整齐。心前区稍隆起，心脏搏动增强。心音清晰有力，胸骨左缘 2~3 肋间闻及 2/6 级柔和的收缩期杂音，心尖区闻及收缩期吹风样杂音，P₂ 亢进。双肺呼吸音清，未闻及干、湿啰音。唇、甲无发绀。

第 1 问：患儿最可能的诊断是

A. 室间隔缺损

B. 房间隔缺损

C. 部分型房室间隔缺损

D. 肺动脉瓣狭窄

E. 三房心

F. 部分型肺静脉异位引流

【解析】胸骨左缘 2~3 肋间闻及 2/6 级柔和的收缩期杂音，心尖区闻及收缩期吹风样杂音，符合部分型房室间隔缺损的临床表现。

第 2 问：为明确诊断首选的检查是

A. 心脏螺旋 CT

B. 心脏 MRI

C. 超声心动图

D. 心导管和造影检查

E. 心电图

F. 胸部 X 线正侧位片

【解析】超声心动图已成为诊断房室间隔缺损的常规手段。

［提示］该患者胸部 X 线片显示心影增大，心胸比率约 0.61，主动脉结不大，肺动脉段稍突出，心尖圆隆上翘，心前间隙变窄，心后三角存在，双肺纹理增多、增粗呈充血改变。超声心动图显示房间隔连续性回声中断 33mm（原发孔），二尖瓣前瓣体部连续性回声中断，二尖瓣短切呈断桥样改变。二、三尖瓣轻度反流。AO/PA=12/17，估测 MPAP=47mmHg。

第 3 问：关于部分型房室间隔缺损，正确的是

A. 主要包括原发孔房间隔缺损和二尖瓣裂缺及其所致的二尖瓣反流

B. 原发孔房间隔缺损多呈椭圆形，在房间隔下部和房室瓣上方

C. 早期肺血管病变通常较轻，没有症状的患儿多主张在学龄前期进行手术

D. 心室扩大和房室瓣反流不会随时间延长而加重

E. 二尖瓣反流明显的患儿应提早手术

F. 房室间隔缺损常导致房室传导组织异位，房室结较正常位置更靠前上，远离冠状静脉窦

【解析】原发孔房间隔缺损呈新月形，在房间隔下部和房室瓣上方。心室扩大和房室瓣反流可能随时间延长而加重。房室间隔缺损常导致房室传导组织异位，房室结较正常位置更靠后下，更接近冠状静脉窦。

第 4 问：你对该患儿的处理建议是

A. 等到 2~4 岁时手术

B. 手术前定期复查超声心动图

C. 目前二尖瓣反流仅为轻度，无须提前手术

D. 原发孔房间隔缺损巨大，应提前手术

E. MPAP 明显升高提示肺血管阻塞性病变，应尽早手术治疗

F. 无须提前手术，但可口服扩血管药物降低肺血管阻力

【案例 8】患儿女，1 岁 11 个月。因发现心脏杂音 1 个月余就诊。患儿 1 个月余前因

肺炎在当地医院就诊。查体发现心脏杂音。平素活动可，无发绀、晕厥史。生长发育较同龄儿童差，易感冒。门诊查体：体重 9kg；四肢氧饱和度：左上肢 96%，右上肢 95%，左下肢 97%，右下肢 94%。特殊面容，眼距宽，鼻根低平，眼裂小，外耳小，流涎多，身材矮小，头前、后径短，枕部平呈扁头，颈短。心率 131 次 /min，心律整齐。心前区稍隆起，心脏搏动增强。心音清晰有力，胸骨左缘 3~4 肋间闻及 3/6 级粗糙的收缩期杂音，P₂ 亢进。双肺呼吸音清，未闻及干、湿啰音。唇、甲无发绀。

第 1 问： 根据患儿的特殊面容，最可能的遗传综合征是

- A. DiGeorge 综合征
- B. Down 综合征
- C. Edward 综合征
- D. Marfan 综合征
- E. Noonan 综合征
- F. Patan 综合征
- G. Turner 综合征
- H. Williams-Beuren 综合征

第 2 问： 该患儿最可能的心脏畸形是

- A. 房间隔缺损
- B. 室间隔缺损
- C. 部分型房室间隔缺损
- D. 完全型房室间隔缺损
- E. 法洛四联症
- F. 右心室双出口
- G. 大动脉转位
- H. 主动脉瓣畸形

【解析】先天性心脏病在 Down 综合征患者中发生率较高，被认为是该综合征的三个典型特征之一。其发生率高达 40%~50%，其中以完全性房室间隔缺损最为常见，约占 40%。

[提示] 该患儿超声心动图显示：一组房室瓣横跨左、右心，形成前、后桥瓣，中度反流。房间隔及室间隔连续性回声中断共 19mm。AO/PA=15/21，估测 MPAP=47mmHg。

第 3 问： 关于 Down 综合征对完全性房室间隔缺损手术的影响，正确的是

- A. Down 综合征者房室瓣组织易于成形，术后房室瓣残余反流率较低，手术效果较好
- B. Down 综合征者术后早期并发症发生率较高，最多见的是肺部感染
- C. Down 综合征者住院时间和住院费用明显增加
- D. Down 综合征者术后早期和晚期都存在较高的完全性房室传导阻滞的发病率
- E. Down 综合征者肺血管梗阻性病变较早发生，病变进展也可能比非综合征患儿更快而且更加严重
- F. Down 综合征增加完全性房室间隔缺损手术的死亡率

【解析】Down 综合征增加先天性心脏病手术的早期风险性，但不增加死亡率。

第 4 问： 关于 Down 综合征的遗传咨询，正确的是

- A. Down 综合征属染色体畸变，是染色体病中最常见的一种
- B. 母亲年龄愈大，本病的发生率愈高
- C. 按照核型分析可将 Down 综合征患儿分为三型：标准型、易位型和嵌合体型
- D. 标准型 Down 综合征的再发生风险率为 1%
- E. 易位型患儿的双亲应进行核型分析，以便发现平衡易位携带者

答案：【案例 8】 1. B　2. D　3. ABCDE　4. ABCDEF

F. Down 综合征是由染色体数量变异引起的,因患者不能产生正常配子(精子或卵细胞),所以一般不会遗传

【案例9】患者男,8 个月。因体检发现心脏杂音 1 个月收入院。患者平素偶有感冒,无口唇发绀及呼吸困难,身体发育可。查体:血压 86/50mmHg,心率 142 次/min,律齐,胸骨左缘 3~4 肋间可闻及 5/6 级粗糙收缩期杂音。超声心动图显示:右心增大,右室壁增厚,室间隔膜周部回声中断约 9mm,卵圆孔处回声分离,主动脉骑跨约 40%,右室腔内探及异常肌束致室腔分隔,交通口直径约 5mm,主肺动脉 13mm,左肺动脉 7.2mm,右肺动脉 7.4mm。

第 1 问:此患者的诊断包括
A. 卵圆孔未闭
B. 室间隔缺损
C. 右室双腔心
D. 肺动脉瓣狭窄
E. 右室流出道狭窄
F. 肺动脉狭窄

第 2 问:术中探查证实为右室双腔心,矫正时可能出现的并发症有
A. 三尖瓣乳头肌损伤
B. 三尖瓣腱索损伤
C. 主动脉瓣损伤
D. 右室前壁穿孔
E. 室间隔穿孔
F. 残余狭窄

[提示]畸形矫正完毕后,食管超声未见异常,调整停机。一停机即发现血压由 75/50mmHg 下降至 55/40mmHg,左房压亦下降明显,心率无变化、心脏不胀。

第 3 问:此时的处理应是

A. 马上再次转机
B. 给予升压药物
C. 补充容量
D. 查看腔静脉管道是否阻碍回流
E. 降低肺动脉压力
F. 检查冠状动脉进气情况

【解析】停机后血压下降,应查找原因维持血压,给升压药物,补充容量,故选 B、C 项;腔静脉管道可影响静脉回流,造成有效循环血量不足,故选 D 项。心率未变慢、心脏不胀说明冠状动脉未进气,故不选 F 项。

[提示]患儿回监护室后持续血氧低,PaO$_2$ 60mmHg,血氧饱和度 85%,循环平稳,胸部 X 线片示双肺透光度正常,双肺呼吸音粗,未闻及明显干、湿啰音。

第 4 问:此时的处理策略是
A. 床旁超声检查了解心内畸形纠正是否满意
B. 调整呼吸机参数,加大 PEEP
C. 加强吸痰、体疗
D. 立即拔出气管插管
E. 加大液体入量
F. 增加升压药物用量

【解析】术后低氧原因一般包括:灌注肺、感染、气管分泌物阻塞、肺不张、气胸、通气血流比例失调、存在左向右分流等。此患者胸部 X 线片正常,循环平稳,可以基本排除灌注肺、肺不张、气胸。超声也未见异常左向右分流,所以应考虑气管分泌物阻塞,分泌物堵塞细支气管也可能出现低氧而胸部 X 线片不易察觉,此时就应吸痰、体疗、加强呼吸支持。

【案例10】患儿女,8 天。因胎儿 B 超发现心脏畸形,发绀 8 日入院。出生后出现发绀,血氧饱和度 85% 以下。查体:心率

答案:【案例9】 1. ABC 2. ABCDEF 3. BCD 4. ABC

240 次 /min, 呼吸 53 次 /min, 血压 63/41mmHg, 血氧饱和度 80%。稍气促, 无三凹征。口唇发绀。双肺呼吸音稍粗, 心律齐, 心音正常, 胸骨左缘 2~3 肋间闻及 3/6 级收缩期杂音。

第 1 问: 患儿的初步诊断可能是

A. 房间隔缺损

B. 法洛四联症

C. 三尖瓣下移畸形

D. 室间隔缺损

E. 右室双出口

F. 新生儿危重型肺动脉狭窄

第 2 问: 为明确诊断, 需行的常规检查有

A. 心电图

B. 胸部 X 线片

C. 动态心电图

D. 心脏超声

E. 心脏 CT

F. 心导管检查

[提示] 心电图提示: 室上性心动过速可能性大。心脏超声提示: 肺动脉瓣口流速 3.9m/s; LVEF 65%; 右房及左房大小正常, 房间隔中部菲薄, 中断大小: 4mm, 右向左为主的双向分流。三尖瓣开放稍受限, 反流面积 2.1cm^2, 估测右室收缩压 94mmHg, 瓣环径 15mm(Z 值: 0.65)。右室腔小, 大小为 9.5mm(横径)×17mm(纵径), 心尖部发育差, 室壁明显肥厚; 左室大小正常。肺动脉瓣反射增强, 开放明显受限, 瓣环径 8.5mm(Z 值 0.44), V_{max}3.9m/s, 跨瓣压差: 60mmHg; 主动脉瓣形态及功能正常。主肺动脉狭窄后扩张, 主动脉正常。动脉导管未闭, 大小 3mm。

第 3 问: 最可能的诊断为

A. 室间隔缺损

B. 右室双出口

C. 大动脉转位

D. 房间隔缺损合并肺动脉瓣重度狭窄

E. 动脉导管未闭

F. 法洛四联症

第 4 问: 目前最紧急的非手术治疗方案为

A. 静脉输入胺碘酮

B. 静脉输入前列地尔

C. 吸氧

D. 利尿

E. 强心药物

F. 补液

第 5 问: 首先考虑的治疗方案为

A. Banding+Glenn 术

B. 肺动脉瓣交界切开 + 跨瓣环补片

C. 右室流出道疏通术

D. 肺动脉瓣球囊扩张术

E. 房间隔缺损球囊扩大

F. 右室流出道支架植入术

【案例 11】患儿男, 6 个月。因自幼查体发现心脏杂音入院。平素偶有感冒, 口唇轻度发绀, 哭闹时加重, 身体及智力发育可。查体: 血压 96/60mmHg, 心率 140 次 /min, 律齐。双肺呼吸音清, 胸骨左缘 2~4 肋间可闻及 3/6 级收缩期杂音。

第 1 问: 可能的诊断是

A. 室间隔缺损

B. 右室双出口

C. 法洛四联症

D. 动脉导管未闭

E. 房间隔缺损

F. 轻度肺动脉瓣狭窄

第 2 问: 为明确诊断, 可进行的常规辅助检查有

A. 胸部 X 线片

答案:【案例 10】1. BCEF 2. ABD 3. DE 4. ABC 5. D 【案例 11】1. BC 2. ABE

B. 超声心动图

C. 动态心电图

D. 磁共振成像

E. 心电图

F. 核素心肌显像

【解析】动态心电图用于心律失常的检查，磁共振成像检查不方便且价高，核素心肌显像用于心肌缺血的诊断，都不作为先天性心脏病的常规检查。

［提示］胸部 X 线片检查见图 8-5。超声心动图：右房右室大，膜周部室间隔缺损 9mm，主动脉骑跨于室间隔上，骑跨率 50%，右室流出道肌性肥厚狭窄，肺动脉瓣粘连，开放受限。

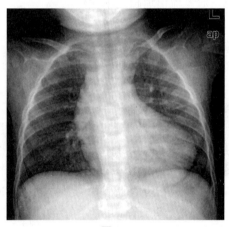

图 8-5

第 3 问：最可能的诊断是

A. 室间隔缺损

B. 右室双出口

C. 大动脉转位

D. 室间隔缺损合并肺动脉瓣狭窄

E. 艾森门格综合征

F. 法洛四联症

［提示］患儿身高 71cm，体重 8kg。超声及造影测量数据：升主动脉直径 11mm，左

室舒张末径 22mm，右室前后径 9.6mm，主肺动脉直径 8mm，左肺动脉直径 6mm，右肺动脉直径 7mm，肺动脉瓣环直径 10mm。

第 4 问：患儿最适合的术式是

A. 法洛四联症根治术（跨环）

B. 法洛四联症根治术（不跨环）

C. B-T 分流

D. 中心分流术

E. 双向 Glenn 手术

F. 右室流出道疏通术

【解析】根据体重计算出患者肺动脉瓣环直径为 9.5mm，此患者超声提示瓣环直径为 10mm，且法洛四联症患者肺动脉瓣环实际直径一般较超声测量值略大，再加上术中肺动脉瓣交界切开扩张，所以不需要跨环。

【案例 12】患儿女，8 个月。体重 8.7kg。口唇发绀，心率 131 次 /min，律齐，血氧饱和度 83%，胸骨左缘 3~4 肋间可闻及 3/6 级 ~ 4/6 级收缩期杂音，伴收缩期震颤。心电图提示电轴右偏，右心室肥厚。

第 1 问：最可能的诊断为

A. 肺动脉闭锁

B. 完全型大动脉转位合并肺动脉瓣狭窄

C. 法洛四联症

D. 室间隔缺损合并弓缩窄

E. 右室双出口合并肺动脉高压

F. Ebstein 畸形

第 2 问：为明确诊断制定手术方案，常用的检查是

A. 增强 CT

B. 心脏 PET

C. 运动试验

D. 动态心电图

E. 心肌活检

F. 超声心动图

答案： 3. F　4. B　【案例 12】1. ABC　2. AF

【解析】先天性心脏病简便首选的检查为超声心动图,对于法洛四联症,还需要了解肺动脉的发育情况,评判 McGoon 比值,有时需要做 CT 检查。

[提示]超声心动图显示:室间隔缺损 13mm,左室内径 15mm,主肺动脉 4mm,主动脉骑跨 50%。CT 结果提示:左肺动脉 3.2mm,开口狭窄,右肺动脉 4.0mm,膈肌部降主动脉直径 8.6mm,可见体肺侧支形成。

第3问:适宜的手术方案为

A. 双向 Glenn 术

B. 法洛四联症根治术

C. Fontan 手术

D. 体肺侧支封堵+法洛四联症根治术

E. 改良 B-T 分流

F. 保守药物治疗

【解析】患儿行 CT 检查,左、右肺动脉均发育较差,计算 McGoon 比值未到达根治标准,应行一期姑息手术。

第4问:患儿行一期 B-T 分流术后 1 年复查,可行根治手术的标准是

A. McGoon 比值至少大于 1.5

B. Nakata 指数至少大于 $200mm/m^2$

C. McGoon 比值大于 1.2

D. Nakata 指数大于 $150mm/m^2$

E. 左室舒张末径大于 30mm

F. McGoon 比值至少大于 2.0

G. 左室舒张末期容量指数大于 $30ml/m^2$

第5问:患儿术后出现灌注肺,具体表现为

A. 二氧化碳分压下降

B. 吸痰为粉红色水样痰

C. 氧分压下降

D. 血压上升

E. 气道阻力上升

F. 中心静脉压下降

第6问:此时处理措施为

A. 增加呼吸机 PEEP

B. 提高吸入氧浓度

C. 利尿

D. 清除呼吸道分泌物

E. 使用提高心率的药物

F. 安装 IABP

第7问:法洛四联症术后,影响远期疗效的因素有

A. 低心排血量

B. 肺动脉瓣反流

C. 室缺残余漏

D. 灌注肺

E. 右心功能下降

F. 右室流出道或肺动脉残余梗阻

【案例 13】患儿女,4 岁。因口唇发绀就医。身体发育及活动量较同龄人差。查体:血压 80/60mmHg,脉搏血氧饱和度 73%,心率 120 次 /min,律齐,双肺呼吸音清。

第1问:以下可能的诊断是

A. 房间隔缺损

B. 室间隔缺损

C. 艾森门格综合征

D. 法洛四联症

E. 肺动脉闭锁合并室间隔缺损

F. 动脉导管未闭

G. 大动脉转位

【解析】因患儿有发绀,发绀的疾病都有可能。

[提示]患儿体重 15kg。超声心动图显示右室壁增厚,左心内径小,室间隔干下部

答案:　3. E　4. CDG　5. BCE　6. ABCD　7. BCEF　　【案例 13】1. CDEG

回声脱失约 10mm，主动脉增宽，骑跨于室间隔之上，骑跨率约 50%，肺动脉瓣及主肺动脉近端闭锁，主肺动脉延续为右肺动脉，动脉导管远端延续为左肺动脉，左室舒张末径 20mm，右室前后径 24mm，主肺动脉直径 4mm，左肺动脉直径 3mm，右肺动脉直径 4mm。

第 2 问：可选择的术式是

    A. 肺动脉闭锁根治术

    B. 肺动脉融合术 + 右室 - 肺动脉连接术 + 动脉导管未闭切断缝合术

    C. 室间隔缺损修补术

    D. 动脉导管未闭切断缝合术

    E. 法洛四联症根治术

    F. BT+ 肺动脉环缩术

［提示］术后当夜患者出现胸部 X 线片透光度降低，痰白稀、量多，白细胞 10.1×10^9/L，体温 38℃，血压 92/65mmHg，心率 130 次 /min，经皮动脉血氧饱和度由 90% 降至 70%。

第 3 问：此时患者最可能出现的问题是

    A. 肺部感染

    B. 灌注肺

    C. 肺梗死

    D. 肺过度通气

    E. 左心衰竭

    F. 肺淤血

第 4 问：此时对患者的处理策略是

    A. 加大血管活性药物用量

    B. 镇静，及时吸痰

    C. 呼吸机适当过度通气，加大 PEEP

    D. 保持出入量负平衡

    E. 给予白蛋白，提高胶渗压

    F. 尽快脱呼吸机

【解析】血压 92/65mmHg，不需加大血管活性药物用量，不选 A 项；经皮动脉血氧饱和度 70%，不能脱呼吸机，不选 F 项；其余各项均为改善呼吸功能的措施。

【案例 14】患儿男，1 个月 10 天。以发绀伴呼吸困难 20 日入院。查体：体温平，口唇发绀，双肺呼吸音粗，可及湿啰音，心脏浊音界增大，胸骨左缘 2~3 肋间可及 2 级收缩期杂音，P_2 增强，末梢循环差。心电图提示：电轴右偏，右房右室大。

第 1 问：患儿下一步应进行的检验 / 检查是

    A. 正位胸部 X 线

    B. 血常规 +CRP

    C. 超声心动图

    D. 心导管造影术

    E. 心脏 CT 平扫

    F. 心脏 CT 增强

【解析】患儿查体提示可能为右心容量负荷增加的发绀先天性心血管病，且肺部体征明显，正位胸部 X 线片观察心影及肺血情况；血常规 +CRP 可初步判断感染状态；超声心动图对各类先天性心脏病是早期诊断的必备检查。心脏增强 CT 是大多数先天性心脏病特别是心外血管结构异常诊断的金标准。心导管检查可提示心、内外血流交通的混合状态，可测定体、肺循环的氧饱和度和压力，对手术具有指导意义，但往往不作为首选的检查手段。

第 2 问：如胸部 X 线检查提示：肺血增多，上纵隔增宽，心影呈 8 字征。该患儿最可能的诊断是

    A. 完全型大动脉转位

    B. 部分性肺静脉异位连接

    C. 室间隔完整的肺动脉闭锁

    D. 法洛四联症

    E. 心上型完全性肺静脉异位连接

答案：　2. B　3. B　4. BCDE　【案例 14】1. ABCF　2. E

F. 心下型完全性肺静脉异位连接

【解析】完全性肺静脉异位连接的胸部X线片可见较明显的右心房、心室增大和肺血增多,合并肺静脉梗阻者,可有明显的肺淤血改变。心上型肺静脉异位连接者,因左侧扩张的垂直静脉在胸部X线片上显示左上纵隔影增宽,与心脏构成雪人征或8字征。

第3问:如患儿诊断为完全性肺静脉异位连接,该疾病各分型中预后最好的分型是

A. 心上型

B. 肺静脉连接至冠状静脉窦的心内型

C. 肺静脉汇合后连接至右心房的心内型

D. 心下型

E. 混合型

F. 弯刀综合征

【解析】心内型完全性肺静脉异位连接约占该疾病25%,肺静脉及总干连接至扩张的冠状静脉窦,或两侧肺静脉分别或汇成共同开口与右心房连接。其中肺静脉直接连接至冠状静脉窦的类型术前及术后出现肺静脉梗阻概率低,预后较好。

第4问:诊断完全性肺静脉异位连接后,需尽早手术治疗。手术治疗后,术后常见并发症是

A. 心律失常

B. 胸腔积液

C. 肺动脉高压危象

D. 左心功能不全

E. 肝功能不全

F. 肺静脉再狭窄

G. 肺出血

【解析】完全性肺静脉异位连接术后常出现的并发症如下。①左心功能不全:术前左心容量不足,加之右心室增大和肺动脉高压导致的室间隔左移,左心室较小,术后

易发生左心功能不全;②心律失常:术后易发生房性心律失常;③肺动脉高压危象:易发生于术前合并肺静脉梗阻的病例,术后注意对症治疗及密切护理;④肺静脉再狭窄:长期预后受到术后肺静脉狭窄发生率的影响,5%~15%的病例会发生术后肺静脉狭窄。此并发症可能由于吻合口的纤维化缩窄和原因不明且常累及肺静脉全长的内膜增生过程。狭窄多发生在术后最初的6~12个月内,术后的肺静脉狭窄是预后差的显著风险因素。

【案例15】患儿男,3个月。因咳嗽、呼吸困难20日入院。曾诊断为肺炎,喂养困难,尿少。查体:口唇不发绀,双肺呼吸音粗,可闻及湿啰音,心脏浊音界稍扩大,胸骨左缘第2~3肋间可闻及收缩期杂音,肺动脉瓣区第二音增强,末梢循环差。心电图:电轴右偏,右房、右室肥大。

第1问:该患者可能的初步诊断为

A. 完全型大动脉转位

B. 法洛四联症

C. 全部肺静脉异位连接

D. 先天性二尖瓣狭窄

E. 三房心

F. 先天性肺静脉狭窄

G. 房间隔缺损

【解析】根据病史及查体特点,考虑患儿为非发绀型先天性心脏病。在备选答案中,发绀型先天性心脏病有完全型大动脉转位、法洛四联症、全部肺静脉异位连接,须去除。二尖瓣狭窄的典型心电图为左心房增大,合并肺动脉高压累及右心时可有电轴右偏和右心室肥大的心电图表现,不符合题意。

第2问:为明确诊断,首选的检查方法有

A. CTA

答案:　3. B　4. ACDF　【案例15】1. EFG　2. C

B. MRI

C. 经胸超声心动图

D. 胸部 X 线片

E. 右心导管检查

F. 经食管超声心动图

G. PET/CT

【解析】超声心动图是心脏疾病首选和主要的检查方法,可分为经胸超声心动图和经食管超声心动图检查,因为经胸超声心动图具备无创、简便、准确率高的特点,是最优先的检查方法。对于经胸超声心动图检查不能确诊或确诊困难的病例,可以进行经食管超声心动图、CTA、MRI、右心导管检查等进一步检查。

第 3 问:患儿超声心动图提示:左房内可见异常隔膜,隔膜孔交通 0.3cm,全部肺静脉回流入近端心房,房间隔回声中断 0.5cm,位于远端心房,初步诊断三房心。对于该患儿 Lucas 分型描述最准确的是

A. Ⅰ-A

B. Ⅰ-B

C. Ⅱ-A

D. Ⅱ-B

E. Ⅲ-A

F. Ⅲ-B

【解析】Ⅰ-A 又称典型三房心。解剖特点是左房被异常纤维肌性隔膜分隔为副房和真性左房,副房接受 4 根肺静脉回流,真性左房含左心耳和二尖瓣,副房经隔膜孔与真性左房相通。

第 4 问:对于该患者治疗说法正确的是

A. 可直接缝合房间隔缺损

B. 该患者必须经右房切口进行手术

C. 该患者可经左房切口进行手术

D. 可择期手术

E. 必须行急诊手术

F. 术中应彻底切除隔膜,并连续缝合粗糙面,防止术后发生左房血栓

【解析】三房心合并房间隔缺损需要补片修补,以防止术后左房压力升高。如果不合并其他心脏畸形,三房心可经左房切口进行。本例患者年龄小,左房扩张不大,所以必须经右房切口进行手术。因为患者隔膜孔交通较小,故临床症状出现较早,诊断明确应尽早手术。

【案例 16】患儿女,1 岁。因感冒于当地医院就诊。体检发现心脏杂音入院。查体:心率 105 次 /min,血压 110/65mmHg,律齐,$P_2>A_2$,胸骨左缘 3~4 肋间可闻及 3/6 收缩期杂音,心尖部可闻及 3/6 收缩期高调、吹风样杂音,经皮动脉血氧饱和度(SpO_2)98%。

第 1 问:为明确诊断应立即进行的检查项目包括

A. 心电图

B. 胸部 X 线检查

C. 超声心动图

D. 心血管造影

E. 心血管 CT 检查

F. 血常规

［提示］经术前检查患儿确诊为先天性心脏病,室间隔缺损,二尖瓣前叶脱垂,二尖瓣大量反流,行室间隔缺损修补 + 二尖瓣成形术。术中食管超声提示:室间隔缺损无残余分流,二尖瓣微少量反流。术后第 2 天,尿色由正常转变为酱油色。

第 2 问:尿色发生改变考虑为下列哪种情况可能性大

A. 尿道损伤

B. 血红蛋白尿

答案:　3. A　4. BEF　【案例 16】1. ABC　2. BC

C. 术后溶血

D. 尿路感染

E. 会阴部损伤

［提示］血常规：血红蛋白由 120g/L 降至 87g/L。急检尿常规：红细胞 +++。行床旁超声心动图检查提示室间隔缺损无残余分流，二尖瓣中量反流。

第 3 问：目前的处理方式为

A. 输入悬浮红细胞

B. 输入洗涤红细胞

C. 碱化尿液

D. 限制活动

E. 尽早再次手术

F. 继续观察病情变化

G. 定期复查血、尿常规

H. 尽早拔除导尿管

【案例 17】患儿女，6 岁。因入学前体检发现心脏杂音 15 日来院就诊。查体：心率 110 次 /min，血压 100/65mmHg，律齐，胸骨左缘 2~3 肋间可闻及 4/6 级收缩期杂音，P_2 无亢进。双肺呼吸音清，无啰音。患儿平素偶有感冒，无晕厥、抽搐，活动量较同龄儿童无明显减低。

第 1 问：为明确诊断应立即进行的检查项目包括

A. 心电图

B. 胸部 X 线检查

C. 超声心动图

D. 心血管造影

E. 心血管 CT 检查

F. 血常规

［提示］心电图显示：左室肥厚。超声心动图提示：冠状窦上缘水平有环形狭窄，狭窄前后压差 75mmHg。

第 2 问：目前诊断考虑

A. 先天性主动脉瓣狭窄

B. 先天性主动脉瓣下狭窄

C. 先天性主动脉瓣上狭窄

D. 主动脉缩窄

E. 左室发育不良综合征

［提示］详查患儿面部特征，符合 Williams 面容。

第 3 问：Wiliams 面容的特征包括

A. 小头，圆脸

B. 鼻梁宽平

C. 眼距大

D. 额宽且前突

E. 长人中，唇厚

F. 虹膜呈星芒状

G. 耳郭较大

H. 眼距小

第 4 问：Williams 综合征相关的染色体异常为

A. 22q11.2 缺失

B. 21- 三体

C. 18- 三体

D. 17q11.23 缺失

E. 7q11.23 缺失

［提示］完善术前检查后拟行手术治疗。

第 5 问：目前常用的手术方式是

A. 单片法

B. 缩窄段切除、端 - 端吻合

C. Doty 法

D. Brom 法

E. Myer 法

F. Konno 法

第 6 问：如患儿主动脉瓣上狭窄为弥漫性狭窄，则目前常用的手术方法包括

答案：　3. BCDFG　　【案例 17】 1. ABC　 2. C　 3. ABCDEFG　 4. E　 5. ACDE　 6. ABCD

A. 升主动脉和动脉弓联合补片成形

B. 同种主动脉外管道置入

C. Bental 手术

D. 左室主动脉带瓣管道

E. Ross 手术

F. Ross-konno 手术

【案例 18】患者男，23 岁。搬重物后突发胸闷、胸痛，活动后明显心悸、气促。查体：心率 124 次/min，血压 135/45mmHg。双肺呼吸音对称，L_{2-3} 可闻及连续性的杂音，P_2 增强。

第 1 问：最可能的诊断是

A. 动脉导管未闭

B. 室间隔缺损

C. 动脉窦瘤破裂

D. 室间隔缺损合并主动脉瓣反流

E. 冠状动脉瘘

F. 室间隔缺损合并肺动脉狭窄

【解析】以上多种诊断均可闻及连续性杂音，但结合病史，年轻男性，搬重物后发生胸闷、胸痛等症状是主动脉华氏窦瘤破裂的特征表现之一。

第 2 问：能确定诊断的检查是

A. 心电图

B. 胸部 X 线片

C. 心脏彩超

D. 心导管检查

E. 心脏 CT

F. 心脏核素扫描

[提示] 心脏 B 超提示华氏窦瘤破裂入右室，破口较大，7.5mm，合并小的干下型 VSD，4.5mm；经抗心力衰竭治疗，患者症状无好转，反而加重。

第 3 问：下一步处理方式为

A. 继续保守治疗，直至心功能好转

B. 尽快手术治疗

C. 气管插管，呼吸机辅助呼吸

D. 加强强心、利尿处理，待心功能平稳后再手术

E. 心脏移植手术

F. 应用扩张血管药物

第 4 问：该病例在心脏手术时，可以采用的心肌保护措施是

A. 关闭窦瘤破口后，经主动脉根部直接灌注

B. 经冠状窦逆行灌注

C. 左、右冠状动脉直接灌注

D. 深低温停循环，无须冠状动脉灌注

E. 深低温停循环，经冠状动脉灌注

F. 联合主动脉根部灌注和冠状动脉直接灌注

【解析】主动脉窦瘤破裂，不能经主动脉根部直接灌注，需要直接切开经左、右冠状动脉开口灌注；亦可以经冠状窦逆行灌注；如果是志贺Ⅰ型窦瘤可横行切开右室流出道，用直角钳夹闭窦口，然后经主动脉根部直接顺行灌注。

【案例 19】患者男，28 岁。自幼发现心脏杂音，没有明显的临床症状，一直未予治疗。近 2 个月来逐渐出现心悸、气促，运动后更明显，到医院就诊。查体：心率 125 次/min，血压 140/50mmHg。双肺呼吸音对称，L_{2-3} 可闻及连续性的杂音，P_2 增强。

第 1 问：需要鉴别的诊断是

A. 动脉导管未闭

B. 主动脉肺动脉间隔缺损

C. 冠状动脉右室漏

D. 室间隔缺损合并主动脉反流

E. 华氏窦瘤破裂

F. 室间隔缺损合并肺动脉狭窄

答案：【案例 18】 1. C 2. CDE 3. B 4. ABC 【案例 19】 1. ABCDE

第 2 问：能确定诊断的首选检查为

A. 心电图

B. 胸部 X 线检查

C. 心脏彩超

D. 心导管检查

E. 心脏 CT

F. 心脏核素扫描

[提示] 心脏彩超提示华氏窦瘤破裂入右室，合并小的干下型 VSD，4.5mm，右冠窦脱入右室内，部分阻挡 VSD 开口，同时合并中度的主动脉瓣反流。经抗心力衰竭治疗，患者症状无好转，反而加重。

第 3 问：下一步处理方式为

A. 继续保守治疗，直至心功能好转

B. 尽快手术治疗

C. 气管插管，呼吸机辅助呼吸

D. 加强强心、利尿处理，待心功能平稳后再手术

E. 介入封堵 VSD

F. 介入封堵动脉窦瘤的破裂口

【解析】一般在病情的开始阶段，可以先调整心功能治疗，稳定后再手术；但题干提示已经过积极的抗心力衰竭治疗，效果不佳，故应果断手术修补窦瘤破裂、室间隔缺损以及进行主动脉瓣的处理。

第 4 问：患者最后进行外科手术治疗，以下操作正确的是

A. 关闭窦瘤破口后，经主动脉根部直接灌注心肌保护液

B. 通过右室或肺动脉切口切除窦瘤组织，应用自体心包补片修补窦瘤及室间隔缺损

C. 主动脉瓣无须处理，修补 VSD 后其反流可逐渐缓解并消失

D. 需要通过主动脉切口，行主动脉瓣

探查

E. 行主动脉瓣整形或置换手术

F. 室间隔缺损较小，可以予以直接缝闭

【解析】目前，对于动脉窦瘤破裂的患者，一般采取双切口的方式进行心内畸形的探查与修补：经肺动脉或右室切口修补窦瘤裂口和室间隔缺损，经主动脉切口进行窦瘤主动脉侧的补片修补加固，同时探查或处理主动脉瓣。如果是志贺Ⅰ型窦瘤可横行切开右室流出道，用直角钳夹闭窦口，然后经主动脉根部直接顺行灌注。

【案例 20】患儿男，5 岁。因心脏杂音 4 年余入院。自幼被发现有心脏杂音，平时无明显不适，曾在外院检查，诊断不详。入院查体：脉搏 110 次 /min，呼吸 22 次 /min，体温 36.7℃，血压 85/35mmHg。双肺呼吸音对称，未闻及干湿性啰音，胸骨右缘可闻及连续性杂音，4/6 级，P_2 亢进。心脏彩超显示：右房、右室明显增大，无冠窦呈风帆样向右房突出，其顶端可见破口，4.5mm，连续性彩流。肺动脉瓣环大小正常，流速增快，2.3m/s，压差 25mmHg。

第 1 问：患儿目前诊断为

A. 肺动脉瓣狭窄

B. 主动脉窦瘤破裂入右房

C. 主动脉瓣反流

D. 主动脉右房漏

E. 主动脉右房通道

F. 肺动脉瓣狭窄（相对性）

【解析】根据心脏B超检查，诊断为主动脉窦瘤破裂入右房是确定的。同时根据肺动脉瓣处的血流速度及本身瓣环的大小，应该拟诊为相对性的肺动脉瓣狭窄，因为动脉窦瘤破裂导致大量的左向右分流，通过肺动脉的血流过大，造成肺动脉瓣处相对性狭窄。

答案：　2. C　3. B　4. ABDE　【案例 20】1. BF

第2问：该患儿还需要做的必要的检查包括

A. 胸部 X 线片

B. 心电图

C. 心脏 CT

D. 心导管检查

E. 心肌核素扫描

F. 肺功能检查

第3问：在术中可以采用以下哪些措施进行有效的心肌保护

A. 主动脉根部直接灌注

B. 切开升主动脉，经左、右冠状动脉直接灌注

C. 冠状窦逆行灌注

D. 阻断升主动脉，切开右房，钳夹窦瘤破口后再经主动脉灌注

E. 深低温停循环

F. 主动脉根部灌注的同时用手挤压心脏

第4问：以下手术操作，正确的是

A. 切开右心房，切除窦瘤组织，直接缝闭

B. 切开右心房，切除窦瘤组织，应用心包补片修补

C. 切开升主动脉，探查主动脉瓣

D. 切开升主动脉，应用 Gore-tex 人造血管片修补窦瘤

E. 术后应用食管超声检查

【解析】目前主动脉窦瘤手术一般采用双切口的形式，同时相对于心包片，Gore-tex 血管片更适合用来修补窦瘤的破口，保持主动脉瓣环的形态；而且术后常规应用食管超声检验手术的效果。

【案例21】患儿男，19天。气促、哭闹后发绀11日。患儿系足月顺产儿，出生体重4.2kg。出生后8日喂奶时出现哭闹、烦躁、口唇发绀，严重时全身发绀，四肢冰冷，呼吸费力、气促。体检时发现有心脏杂音。在外院行心脏彩色多普勒超声检查提示主动脉缩窄、动脉导管未闭、肺动脉高压。血氧饱和度监测提示差异性发绀，上肢血压高于下肢血压。经外院治疗后症状缓解，但于4日前症状再次出现，并且呼吸费力、发绀加重不能缓解，在当地医院予气管插管机械辅助呼吸治疗，同时经强心、利尿、扩血管等治疗措施后，症状减轻。入院查体：体温37℃，心率130次/min，呼吸40次/min，血压76/46mmHg，体重4.1kg。神清，反应好，镇静状态。气管插管，机械辅助呼吸。唇周轻度发绀，皮肤无黄染，全身浅表淋巴结未及肿大。胸廓无畸形，双肺呼吸音粗，右肺底可闻及少许细湿啰音。心前区饱满，心尖搏动局限，位于左锁骨中线上第5肋间。未触及震颤，无心包摩擦感。心率130次/min，律齐，$P_2>A_2$，胸骨左缘第2~4肋间可闻及3/6级连续性粗糙杂音。腹软，无压痛，肝肋下3cm。四肢关节无红肿。双下肢无浮肿，神经系统检查无异常发现。

第1问：患儿收入病房后需进行的检查是

A. 心电图

B. 胸部 X 线片检查

C. 超声心动图

D. 有条件者可选择行心脏螺旋 CT 检查

E. 呼吸功能检查

F. 腹部 B 超检查

G. 24 小时心电图

［提示］心脏 CT 提示：升主动脉直径2.5mm，主动脉弓及降部缩窄，最窄处2.5mm，跨窄压差90mmHg，缩窄长度12.1mm；动脉导管未闭，大小6mm；双下肺斑片状影。心脏 B 超显示：右室增大，大小

31.4mm×23mm，左室发育不良，大小10.2mm×21.8mm；左室流出道狭窄，内径5.7mm，跨窄压差19mmHg；室间隔中断，左向右分流，大小5.7mm，跨隔压差53mmHg。主肺动脉增宽，主动脉发育细小，主动脉弓及降部扭曲、缩窄，跨窄压差90mmHg。动脉导管未闭，大小5.7mm，呈双期双向分流。

第2问：目前主要诊断为

  A. 左心发育不良综合征

  B. 室间隔缺损

  C. 主动脉弓发育不良并主动脉缩窄

  D. 动脉导管未闭

  E. 右心室发育不良

  F. 新生儿肺炎

第3问：根据目前诊断，以下处理正确的是

  A. 提高吸入氧浓度，改善缺氧

  B. 吸入空气氧浓度

  C. 静脉持续注入前列腺素，保持动脉导管开放

  D. 如果存在代谢性酸中毒，应予以积极纠正

  E. 过度通气

  F. 病情稳定后尽快行 Norwood Ⅰ期手术

【解析】HLHS 患儿术前处理的原则是保持体、肺血流的平衡，防止动脉导管过早闭合，所以要吸入低氧的空气，保持二氧化碳分压偏高的水平，必要时应用前列腺素保持 PDA 开放，有酸中毒的情况下要积极纠酸治疗（文中并未提及酸中毒）。最后应尽快行 Norwood Ⅰ期手术。

[提示] 患儿行 Norwood Ⅰ期手术，手术顺利，但术后出现末梢 SaO_2 92%，血压55/20mmHg，动脉血气提示代谢性酸中毒，末梢循环凉。

第4问：改善以上症状应

  A. 过度通气

  B. 调整左、右 $PaCO_2$ 至 45mmHg

  C. 吸入空气氧浓度

  D. 静脉注射 5% 碳酸氢钠迅速矫正代谢性酸中毒

  E. 应用少量硝酸甘油等药物降低体循环阻力

  F. 应用肾上腺素增强心肌收缩力

  G. 适当补充容量

【解析】Norwood Ⅰ期术后处理的关键是维持体、肺血流平衡。根据提示，暗示肺血流过多而体循环灌注不足，所以除 A 选项外，其余处理是合适的。

【案例 22】患儿女，31 天。气促 1 个月余。患儿系足月顺产儿，双胎之小，出生体重2.9kg。出生后喂奶时出现哭闹、烦躁、呼吸费力、气促。体检发现有心脏杂音。在外院行心脏彩色多普勒超声检查，提示永存动脉干，室间隔缺损，动脉导管未闭、肺动脉高压，左室收缩功能减退，二尖瓣、三尖瓣、共同动脉瓣轻度反流。血氧饱和度监测提示差异性发绀，上肢血压高于下肢血压。经在外院治疗后症状缓解，但于 4 日前症状再次出现，并且呼吸费力、发绀加重不能缓解，在当地医院予气管插管机械辅助呼吸治疗，同时经强心、利尿、扩血管等治疗措施后，症状减轻。入院体检：体温37.2℃，心率 135 次 /min，呼吸 46 次 /min，血压 76/36mmHg，体重 3.1kg。神清，反应好，镇静状态。唇周轻度发绀，皮肤无黄染，全身浅表淋巴结未及肿大。胸廓无畸形，双肺呼吸音粗，右肺底可闻及少许细湿啰音。心前区饱满，心尖搏动局限，位于左锁骨中线上第 5 肋间。未触及震颤，无心包摩擦感。心率 135 次 /min，律齐，$P_2>A_2$，胸

答案： 2. ABCDF 3. BCDF 4. BCDEFG

骨左缘第 2~4 肋间可闻及 3/6 级收缩期粗糙杂音。腹软，无压痛，肝肋下 3cm。四肢关节无红肿。双下肢无浮肿，神经系统检查无异常发现。

第 1 问：患儿收入病房后需进行的检查是

　　A. 心电图

　　B. 胸部 X 线片检查

　　C. 超声心动图

　　D. 有条件者可选择行心脏螺旋 CT 检查

　　E. 呼吸功能检查

　　F. 腹部 B 超检查

　　G. 24 小时心电图

［提示］心脏 CT 提示：升主动脉直径 2mm，主动脉弓及降部正常，峡部 4.5mm，粗大的动脉导管未闭，大小 6mm；肺动脉明显增粗，1.8cm，连接粗大的动脉导管；左、右心室发育正常，大小对称，室间隔缺损，7.5mm。双下肺斑片状影。心脏 B 超提示：右室增大，大小 30mm，左室，24mm/16mm；室间隔中断，左向右分流，大小 5.7mm，跨隔压差 53mmHg。主肺动脉增宽，主动脉观察不清，主动脉弓及降主动脉发育尚好。动脉导管未闭，大小 5.7mm，呈双向分流，右向左分流为主。二尖瓣、三尖瓣大小正常，轻度反流。

第 2 问：目前更正后的主要诊断是

　　A. 左心发育不良综合征

　　B. 升主动脉重度发育不良

　　C. 室间隔缺损

　　D. 动脉导管未闭

　　E. 重度肺动脉高压

　　F. 新生儿肺炎

【解析】CT 及 B 超提示升主动脉细小，直径仅 2mm，但左、右心室发育良好，所以不能诊断为左心发育不良综合征，其余诊断是正确的。

［提示］患儿目前以气促为主要症状，末梢 SaO_2 波动于 90%~95%，动脉血气分析提示反复代谢性酸中毒。

第 3 问：以下处理正确的是

　　A. 提高吸入氧浓度，改善缺氧

　　B. 吸入空气氧浓度

　　C. 静脉持续注入前列腺素，保持动脉导管开放

　　D. 静脉注射 5% 碳酸氢钠迅速矫正代谢性酸中毒

　　E. 必要时气管插管，维持过度通气

　　F. 尽快手术

第 4 问：术中探查发现 VSD 距离肺动脉瓣较近，那么手术应采取的策略是

　　A. 单心室治疗

　　B. 双心室治疗

　　C. 1½ 心室矫治

　　D. 1¼ 心室矫治

　　E. 姑息手术（肺动脉环缩＋房间隔扩大）

　　F. 心脏移植

【解析】由于患儿左、右心室发育良好，VSD 距离肺动脉瓣较近，可以建立心内隧道，所以应该采用双心室矫治的策略。

第 5 问：根据患儿的解剖畸形，应采取双心室矫治的策略，合适的手术方式包括

　　A. Norwood Stage I 手术

　　B. Rastelli's 手术

　　C. 室间隔缺损修补

　　D. 心室内隧道补片

　　E. Senning 手术

　　F. Mustard 手术

【案例 23】患儿男，10 天。因气促 3 日，哭闹伴发绀 1 日入院。患儿 G_4P_2，胎龄 39^{+6} 周，剖宫产出生。3 日前无明显诱因出现

气促，未予特殊重视，1日前患儿哭闹时明显伴有颜面发绀，气促加重，即送至我院就诊。经吸氧、清理呼吸道、纠酸等处理，呼吸仍然急促，血氧无法维持，40%左右，即予气管插管，呼吸机辅助通气。体格检查：体温 37.5℃，P 166 次/min，呼吸机辅助通气。血压：左上肢 54/37mmHg（SaO_2 92%），左下肢 46/31mmHg（SaO_2 89%），右上肢 45/33mmHg（SaO_2 99%），右下肢 56/35mmHg（SaO_2 92%）。体重 3.67kg，身长 52cm。反应欠佳，四肢稍凉。双下肺可闻及细小啰音，心前区明显搏动，心率 166 次/min，$L_{2\sim3}$ SM 3/6 级。腹胀，柔软，肝大，肋下 3cm。急查血常规：WBC 2×10^9/L，中性粒细胞 0.75；血气分析：pH 7.20，PaO_2 52mmHg，$PaCO_2$ 28mmHg，BE −7.6mmol/L。

第 1 问：根据已有的病历资料，可以拟诊为
 A. 先天性心脏病
 B. 主动脉缩窄
 C. 肺动脉狭窄
 D. 代谢性酸中毒
 E. 室间隔缺损
 F. 新生儿肺炎

第 2 问：根据病情，目前最需要进行的处理是
 A. 床旁心脏超声检查，尽快明确诊断
 B. 静脉滴注 5% 碳酸氢钠纠酸
 C. 心脏 CT 检查
 D. 心电图
 E. 胸部 X 线检查
 F. 经验性抗生素治疗

［提示］床边心脏 B 超检查提示：房室连接正常，右室扩大，左室近闭锁；肺动脉瓣形态正常，主、肺动脉扩张，主动脉瓣闭锁，

升主动脉发育不良，内径：2.2mm，主动脉弓内径：3.1mm；降动脉位于左锁骨下动脉发出之前局限性缩窄，内径：2.3mm，动脉导管未闭，大小：2.0mm，连续性右向左分流，压差：38mmHg（收缩期），1mmHg（舒张期）；血流从降主动脉逆灌入主动脉弓及升主动脉；卵圆孔未闭 2.5mm。三尖瓣反流，面积：$0.6cm^2$，估测右室收缩压：69mmHg，二尖瓣闭锁。

第 3 问：根据心脏 B 超结果，确诊为左心发育不良综合征（HLHS），常见的 HLHS 分型有
 A. 主动脉瓣狭窄，二尖瓣狭窄
 B. 主动脉瓣闭锁，二尖瓣闭锁
 C. 主动脉瓣闭锁，二尖瓣狭窄
 D. 主动脉瓣狭窄，二尖瓣闭锁
 E. 左心室闭锁，主动脉闭锁
 F. 左心室闭锁，二尖瓣闭锁

【解析】HLHS 的分型主要是根据主动脉瓣和二尖瓣的病变（狭窄或闭锁）进行组合分类的。

［提示］患儿最终进行 Norwood Stage I 手术，手术中应用了 Sano 分流重建肺动脉血流。

第 4 问：Norwood I 期手术中，相对于改良 B-T 分流，Sano 分流手术的优点有
 A. 较高的主动脉舒张压
 B. 减少主动脉窃血
 C. 术后相对稳定的血流动力学
 D. 减少潜在的冠状动脉缺血
 E. 不破坏右心室的完整性
 F. II 期手术时可以在非体外循环下完成双向 Glenn 手术

【解析】在 Norwood 手术中重建肺动脉血流主要的方式有 Sano 分流和改良 B-T 分流，Sano 分流是建立心室-肺动脉的分流管道，所以其动脉舒张压较高，减少冠状动脉

答案：【案例23】 1. ADF　2. ABF　3. ABCD　4. ABCDF

的窃血，但破坏了右室的完整性。Ⅱ期手术时由于不影响右肺动脉，因此可在非体外循环下完成双向 Glenn 手术。所以，除 E 外其余都正确。

【案例 24】患儿女，6 个月，7kg。因出生后发现心脏杂音，伴有发绀就诊。查体：体温 36.9℃，血压 93/58mmHg；SpO_2 83%。双肺呼吸音粗，未闻及明显啰音，心率 125 次 /min，律齐，胸骨左缘可闻及 3~4/6 级收缩期喷射样杂音，肝脏肋下 0.5cm。胸部 X 线片：心胸比 0.75，双肺纹理减少，肺动脉段凹陷，右心室增大明显。

第 1 问：根据上述病史体征，可初步排除的疾病有

A. 完全性肺静脉异位引流（TAPVD）

B. 完全性大动脉错位合并室间隔缺损与肺动脉狭窄（TGA/VSD，PS）

C. 法洛四联症（TOF）

D. 右心室双出口合并主动脉下室间隔缺损与肺动脉狭窄（DORV/VSD，PS）

E. 室隔完整型肺动脉闭锁（PA/IVS）

F. 肺动脉闭锁合并室间隔缺损（PA/VSD）

【解析】根据患者发绀，外周血氧饱和度降低，胸部 X 线片肺纹理减少，可明确为肺血减少的发绀型先天性心脏病，首先排除 A；根据胸骨左缘喷射性杂音，可明确存在肺循环流出道狭窄，但不是肺动脉闭锁，故排除 E 和 F。

第 2 问：为明确诊断，可考虑的进一步检查包括

A. 心脏 MRI

B. 心脏大血管螺旋 CT

C. 心脏彩超

D. 心电图运动试验

E. 心脏 ECT

F. 心导管检查

【解析】D 与 E 一般用于冠心病心肌缺血的诊断，可排除。

第 3 问：患儿接受心脏彩超检查，显示主动脉和肺动脉均起源于右心室，室间隔缺损直径 1.2cm，位于主动脉下，室间隔缺损处血流呈双向分流，肺动脉瓣及瓣下狭窄，肺动脉二叶瓣，过瓣流速 4m/s。则下列关于该患者病理生理的描述，正确的是

A. 经肺循环回流的氧合血被主要射入主动脉

B. 经肺循环回流的氧合血被主要射入肺动脉

C. 肺循环血流量显著大于体循环

D. 肺循环血压显著低于体循环血压

E. 肺循环阻力显著高于体循环

F. 患儿可能会有缺氧发作

【解析】右心室双出口，室间隔缺损（VSD）为左心室唯一的出口，当 VSD 位于主动脉下时，经肺循环回流的氧合血经 VSD 大部分被射入主动脉，故 A 正确、B 错误。本例肺动脉瓣及瓣下的狭窄导致了肺血流减少，故 C 错误。由过肺动脉瓣流速 4m/s 可估测跨瓣压差达 64mmHg，即肺动脉压显著低于体动脉压，故 D 正确。肺动脉狭窄同时保护了肺血管床，故肺循环阻力显著低于体循环，E 错误。当肺动脉瓣下右心室流出道的肌肉收缩时，可进一步减少肺血流，降低氧饱和度，导致缺氧发作，故 F 正确。

第 4 问：进一步的心导管检查显示，肺总动脉内径 5mm，左肺动脉内径 7mm，右肺动脉内径 8mm，降主动脉横膈处的直径 10mm。则该患儿的手术治疗需包括

答案：【案例 24】 1. AEF　2. ABCF　3. ADF　4. AE

A. 建立 VSD 至主动脉的心室内隧道

B. 建立 VSD 至肺动脉的心室内隧道

C. 建立右侧无名动脉至右肺动脉的 B-T 分流

D. 建立右侧上腔静脉至右肺动脉的腔 - 肺分流（右侧 Glenn）

E. 解除右心室与肺动脉之间的梗阻

F. 环缩肺动脉总干

【解析】该患者的 McGoon 指数为 (7+8)/10=1.5，大于 1.2 的界值，提示可以进行根治手术。

【案例 25】患儿男，2 个月，4.5kg。因出生后气促发绀、喂养困难前来就诊。查体：体温 36.9℃，血压 86/53mmHg，心率 145 次 /min，呼吸 38 次 /min，SpO_2 96%。听诊双肺呼吸音粗，未闻及啰音。心律齐，胸骨左缘可闻及 3/6 级收缩期杂音，P_2 亢进，肝肋下 2cm。超声心动图诊断：右心室双出口、室间隔缺损（远离大动脉，限制性 5mm，左向右分流，流速 3.3m/s）、卵圆孔未闭（细束左向右分流 2mm），肺动脉高压。左心室发育可，肺总动脉及左、右肺动脉增粗。

第 1 问：以下关于该患者病理生理的描述正确的是

A. 患儿 P_2 亢进，故存在肺动脉高压

B. 患儿 VSD 处存在左向右高速血流，故不存在肺动脉高压

C. 不能确定患儿是否存在肺动脉高压，需要进一步心导管评估肺动脉压力

D. 患儿的左心室压力高于右心室

E. 患儿的右心室压力高于左心室

F. 患儿的左、右心室压力相等

【解析】本例患儿为 DORV 远离大动脉限制性 VSD，且房间隔水平仅有卵圆孔限制性分流。由于 VSD 为左心室唯一的出口，

且为限制性，导致左心室无法得到减压，其压力高于右心室，导致左向右高速分流的产生。进一步可推断患者存在肺循环淤血导致的肺动脉高压。

第 2 问：进一步的治疗方案包括

A. 保守治疗，待 6 个月左右时行上腔肺动脉吻合术（Glenn 手术）

B. 立即行上腔肺动脉吻合术（Glenn 手术）

C. 行右侧无名动脉至肺动脉的改良 B-T 分流术

D. 行房间隔缺损扩大手术

E. 行室间隔缺损扩大手术

F. 行肺动脉环缩术

【解析】DORV 远离大动脉 VSD，存在肺循环淤血和肺动脉高压，小婴儿期治疗原则应以姑息手术为主，本例患儿手术目的是解除肺静脉回流梗阻并控制肺血，使体、肺循环的血流量控制在 1:1 左右，因此选择 D 和 F。保守治疗进一步加重肺动脉高压，Glenn 手术要求肺动脉压力处在较低水平，改良 B-T 手术进一步增加肺血，故都不适用。小婴儿期手术扩大室间隔缺损会严重影响心功能，存在较大风险，也不推荐。

第 3 问：肺动脉环缩术后的氧饱和度期望值一般为

A. 60%~65%

B. 65%~70%

C. 70%~75%

D. 75%~80%

E. 80%~85%

F. 85%~90%

[提示] 该患儿经过肺动脉环缩和房间隔扩大手术治疗后，症状改善，体重增

答案：【案例 25】 1. AD　2. DF　3. E

长。现年龄为 14 个月，体重 11kg。行心脏彩超检查，提示房间隔水平双向分流，VSD 直径 6mm，双向分流，左心室舒张末内径 =2.11cm（Z 值 =-2.5），原肺动脉环缩处流速 4.2m/s。进一步行心导管检查，结果如表 8-1。

表 8-1

	收缩压（mmHg）	舒张压（mmHg）	平均压（mmHg）	血氧饱和度（%）
上腔静脉			7	63
下腔静脉			7	63
左肺动脉	17	10	12	
右肺动脉	17	11	13	
主动脉	88	45	60	86
左心室	89	7		
右心室	87	2		

第 4 问：此时，应选择的进一步手术方案为

A. 肺动脉环缩拆除

B. 保留肺动脉环缩

C. 室间隔缺损扩大

D. 建立左心室到主动脉的心室内隧道

E. 上腔肺动脉吻合术（Glenn 手术）

F. 全腔肺吻合术（Fontan 术）

【解析】超声提示 LVDD Z 值<-2，提示左心室发育不佳，此时应避免行双室修补。考虑患儿肺动脉平均压不高，故可行保留肺动脉前向血流的 Glenn 手术。患儿年龄偏小，仅 14 个月，暂不考虑行 Fontan 手术。

【案例 26】患儿男，29 天，3.8kg。出生后 5 天因发热、气促、黄疸到本院求治。诊断为新生儿肺炎、新生儿黄疸入住新生儿科。胸部 X 线片提示心影增大，肺纹理增多，有渗出影。超声心动图检查发现主动脉发自右心室，肺总动脉发自左心室，双流出道无梗阻，膜部室间隔有 6mm 回声中断，并见双向分流。心脏 CT 检查结果与超声心动图结果相符。

第 1 问：根据资料，推断患儿肯定会存在的临床表现是

A. SpO$_2$=100%

B. 下肢动脉搏动减弱

C. 心前区 2~3 级杂音

D. 安静时有发绀

E. 喂养困难

F. 缺氧发作

【解析】本例患儿胸部 X 线片提示心影大，肺血多。超声心动图和 CT 结果提示大型室间隔缺损，主动脉发自右心室，肺动脉发自左心室，无左、右心室流出道狭窄，故可诊断为 D-TGA/VSD。此类患儿出生后即有发绀和心脏杂音，且易出现充血性心力衰竭和肺部感染。A 选项不符合现实。B 选项提示存在主动脉缩窄。E 选项并非必然存在的表现。F 选项多见于法洛四联症合并严重右室流出道狭窄。

第 2 问：患儿目前经内科治疗，无发热，肝脏较前缩小，胸部 X 线片示肺部渗出较前好转。则下一步治疗方案为

A. 随即行一期 ASO 术 +VSD 修补术

B. 待 6 个月以后行 ASO 术 +VSD 修补术

答案：4. BE 　【案例 26】1. CD 2. A

C. 行肺动脉环扎术，6个月以后行Rastelli术

D. 随即行VSD修补术+Senning术

E. 行房间隔扩大术，6个月以后行二期ASO术+VSD修补术

F. 行肺动脉环缩术+B-T分流术，6个月以后行二期ASO术+VSD修补术

G. 行B-T分流+VSD修补术

【解析】D-TGA/VSD诊断明确后，只要一般情况允许，应及早行解剖根治手术（ASO手术+VSD修补）。

第3问：手术中发现患儿主动脉、肺动脉位置关系及冠状动脉分布如图8-6所示，则根据Leiden分类规则，可描述为

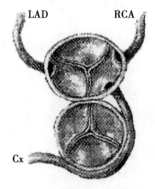

图8-6

A. 1AD；2R，Cx

B. 1R，Cx；2AD

C. 1R，AD；2Cx

D. 1R；2AD，Cx

E. 1AD；2R，2Cx

F. 1AD，Cx，R

G. 1R，1Cx；2AD

【解析】为了描述冠状动脉的分支走行模式，一般采用Leiden规则。这个分类规则定义了3根冠状动脉主干在每一个主动脉窦内的起源。按照规则对主动脉窦进行编号，是以一个人从主动脉望向肺动脉的方向，将居于观察者右手边且紧邻肺动脉的主动脉窦定义为1号窦，而2号窦则是居于观察者左手边且紧邻肺动脉的主动脉窦。因此，对于冠状动脉最常见的分布模式而言，1号窦即通常在解剖上位于左后的主动脉窦，发出冠状动脉前降支和回旋支，而2号窦通常是指解剖上位于右后的主动脉窦，发出右冠状动脉。因此，常见分布模式可描述为（1AD，CX；2R）。即1号窦发出前降支和回旋支冠状动脉，2号窦发出右冠状动脉。其中的逗号用来表示各冠状动脉主干起源于同一根冠状动脉总干的并列关系，而分号则表明其各自为独立起源。而图中的1号窦发出冠状动脉前降支，2号窦发出右冠状动脉和回旋支，因此，Leiden分类规则描述为（1AD；2R，2Cx），选E项。

第4问：该患儿在手术操作过程中需包括

A. 冠状动脉移植时，需移植到新主动脉瓣窦水平的下方

B. 冠状动脉移植时，需移植到新主动脉瓣窦水平的上方

C. 主动脉、肺动脉不行交叉换位

D. 主动脉、肺动脉行交叉换位

E. 修补室间隔缺损时，在其后下缘需浅缝

F. 修补室间隔缺损时，在其前上缘需浅缝

【解析】D-TGA的主动脉瓣下有圆锥形成，使其主动脉瓣环的位置高于肺动脉瓣环。当Switch术中进行冠状动脉移植时，需移植到肺动脉（新主动脉）瓣窦水平的上方，以避免冠状动脉扭曲。当大动脉位置关系为前后位时，术中需将主动脉与肺动脉交叉换位。D-TGA心室成襻与正常心脏相同，故传导束走形在VSD的后下缘。

答案：　3. E　4. BDE

【案例 27】患儿男，7 个月。因出生后发现心脏杂音伴发绀就诊。查体：体温 36.7℃，血压 92/65mmHg。口唇、甲床发绀，经皮动脉血氧饱和度 82%。双肺呼吸音粗，无明显啰音。心率 140 次/min，律齐，胸骨左缘 3~4 肋间可闻及 3/6 级收缩期杂音，肺动脉瓣区第二音减弱。

第 1 问：该患儿需要考虑的先天性心脏病包括

　　A. Taussig-bing 畸形
　　B. 永存动脉干
　　C. 室间隔完整的大动脉错位
　　D. 矫正型大动脉转位/室间隔缺损/肺动脉瓣下狭窄
　　E. 法洛四联症
　　F. 室间隔缺损合并主动脉弓缩窄

【解析】该题考查合并收缩期杂音的发绀型先天性心脏病，Taussig-bing 畸形、永存动脉干和室间隔缺损合并主动脉弓缩窄均为左向右分流的非发绀型先天性心脏病。室隔完整的大动脉错位虽然有发绀，但不合并胸骨左缘的 3/6 级收缩期杂音。

第 2 问：为明确诊断，该患儿应该首选的检查为

　　A. 心电图
　　B. 心导管术
　　C. 心脏超声
　　D. 心脏、大血管增强 CT
　　E. 胸部 X 线片
　　F. 心脏 MRI

【解析】心脏超声是明确心内畸形及心脏、大血管连接方式非常重要且无创的检查方法，应该作为先天性心脏病诊断的首选检查方法。心电图、胸部 X 线片虽然可以作为常规检查进一步提供相关信息，但对于明确诊断帮助不大。心脏 CT 或 MRI 以及心导管术对于先天性心脏病的诊断非常重要，但不应该作为首选检查方法。

第 3 问：心脏超声检查提示房室连接一致，对位不良型室间隔缺损，主动脉骑跨 <50%，肺动脉狭窄，右心室明显肥厚。该患儿的诊断应该考虑

　　A. Taussig-bing 畸形
　　B. 右室双出口
　　C. 法洛四联症
　　D. 矫正型大动脉转位/室间隔缺损/肺动脉狭窄
　　E. 大动脉错位
　　F. 右室双出口/肺动脉狭窄

【解析】根据心脏超声描述，属于典型的法洛四联症的超声心动图表现。

第 4 问：该患儿明确诊断为法洛四联症。以下检查对于该疾病的手术治疗方案意义重大是

　　A. 心脏、大血管增强 CT
　　B. 心电图
　　C. 冠脉造影
　　D. 24 小时 Holter
　　E. 胸部 X 线片
　　F. 胸部 CT 平扫

【解析】心脏、大血管增强 CT 对于了解肺动脉发育情况以便判断手术方案十分重要，且同时可以了解是否存在心外大血管畸形，如主动脉缩窄，另外，通过气道重建评估气管畸形（如气管狭窄）具有重要意义，部分患儿需要同时进行气管狭窄纠治手术。

【案例 28】患儿女，1 个月。因出生后发现心杂音伴发绀入院。平素吃奶稍费力，汗多，生长发育正常。心脏彩超提示：单心室（右室型），大动脉异位，房间隔缺损，共

同房室瓣，房室瓣反流轻微，动脉导管未闭2mm，主动脉峡部缩窄，直径3mm，肺动脉高压。

第1问：本例患儿目前最佳的治疗方案是

A. 继续随访

B. 行肺动脉环缩术

C. 行主动脉缩窄纠治+肺动脉环缩术

D. 行主动脉缩窄纠治+动脉导管未闭离断+肺动脉环缩术

E. 行DKS手术+Blalock-Taussig分流术

F. 行DKS手术+双向GLENN分流术

【解析】右室型单心室伴大动脉异位，主动脉一般发自主心腔（右心室）。超声心动图提示有主动脉缩窄及肺动脉高压，Ⅰ期手术应重建主动脉弓缩窄，并行肺动脉环缩术控制肺动脉压力。因为主动脉发自主心腔，无须行DKS手术预防左室流出道狭窄。

第2问：肺动脉环缩术的术中要求有

A. 远端MPA压力约为Ao压力的2/3

B. 远端MPA压力约为Ao压力的1/2

C. 在可接受的SpO_2范围内，尽可能使远端MPA压力最低

D. 吸入50%浓度氧时动脉SpO_2维持在80%~85%

E. 保证环缩带在原位不能移动

F. 环缩带只要位于肺总动脉上即可，无须特别注意其位置

【解析】对于最终拟进行Fontan手术的患者，在可接受的SpO_2范围内，应当尽可能使远端MPA压力最低。将行双心室修补的患者吸入50%浓度氧时SpO_2维持在90%左右即可；但对于将进行Fontan手术的患者，SpO_2最好降低至80%~85%。环缩带移动可能导致右肺动脉弯折，使过多的血流进入左肺动脉，导致右肺动脉狭窄和左肺动脉高压。

［提示］患儿6月龄时行右侧双向Glenn手术。4岁时行超声心动图及心导管检查，提示右室型单心室，房室瓣中度反流，左、右肺动脉发育可，肺静脉回流正常。下腔静脉造影可见下腔静脉收集肝静脉血流后入右心房。平均肺动脉压15mmHg，肺血管阻力PVR $2.6U/m^2$。

第3问：此时患儿的最佳手术治疗方案是

A. Fontan手术

B. Fontan手术+共同房室瓣整形

C. 共同房室瓣整形手术

D. 不宜手术

E. 拆除GLENN分流，改为B-T分流

F. 房间隔缺损关闭术

【解析】房室瓣反流是Fontan手术的高危因素，对于Glenn手术后房室瓣出现中度及以上反流的患者，即使肺动脉压力及阻力指标满足Fontan手术的条件，目前临床上不建议立即行Fontan手术，或Fontan手术同时行房室瓣整形手术，而比较倾向于先行房室瓣整形，若房室瓣反流情况得到有效改善，才考虑择期行Fontan手术。此患儿目前超声心动图提示房室瓣中度反流，目前最佳的治疗方案应是手术处理房室瓣。

第4问：半年后超声心动图提示共同房室瓣轻度反流，顺利进行了Fontan手术。Fontan术后随访必须遵循的注意事项有

A. 低盐饮食

B. 持续服用地高辛和利尿药

C. 持续服用阿司匹林防止血栓形成

D. 使用抗生素预防SBE

E. 适当参加竞技体育运动

F. 可完全按照日常生活习惯禁食，无任何饮食禁忌

【解析】本题考查Fontan术后的日常注意事项，心脏病患儿低盐饮食有助于减轻心

答案：【案例28】　1. D　2. CDE　3. C　4. AC

脏负担，Fontan 术后由于腔静脉和肺动脉血流较慢，需要长期服用阿司匹林防止血栓形成。若心功能稳定，无须长期服用地高辛和利尿药。Fontan 术后患儿不建议参加竞技体育活动。

第 5 问：若 Fontan 术后发生蛋白丢失性肠病，其原因可能为

    A. 蛋白质消化吸收不良

    B. 胃肠道或腹腔感染

    C. 体静脉压增高

    D. 肺循环阻力增高

    E. 射血分数降低

    F. 心室舒张末压增高

【解析】本题考查蛋白丢失性肠病可能的发生机制。蛋白丢失性肠病的病理生理学尚不明确，可能与腔静脉压力升高，以及 Fontan 术后低心输出量和低流态有关，这会造成肠系膜血管阻力升高，导致肠黏膜功能变化，通透性增加，血浆蛋白漏入肠腔。

【案例 29】患儿男，3 岁。因出生后发现心脏杂音 3 年入院。术前心脏超声提示：双侧右房结构，功能性单心房，单心室（右室型），共同房室瓣轻度反流，大动脉异位，肺动脉狭窄，细小侧支血管形成。心导管检查提示：大动脉位置关系为右前、左后位，上腔静脉右侧，下腔静脉右侧偏中间，肺动脉瓣口及瓣下狭窄，左肺动脉 9mm，右肺动脉 10mm，平均肺动脉压 12mmHg，肺血管阻力 PVR 1.8U/m^2。故决定行一期 Fontan+ 开窗术。

第 1 问：与心房内侧隧道 Fontan 术比较，心房外管道 Fontan 术的优势主要有

    A. 血流动力学效应更好

    B. 室上性心律失常发生率较低

    C. 血栓事件发生率较低

    D. 体外循环转流和升主动脉阻闭时间较短

    E. 无狭窄，不影响肺动脉和下腔静脉生长

【解析】心外管道远端斜口对应左肺动脉，心房壁不扩张，血流动力学效应更好。心外管道手术所致室上性心律失常、心房颤动和心房扑动发生率较低。与接受心内侧隧道手术者相比，接受心外管道手术治疗者的死亡率较低。接受心外管道手术治疗者的血栓事件发生率低于接受心内侧隧道手术治疗者，血栓主要形成于板障的肺静脉心房侧和主、肺动脉残端。心外管道手术已从完全或部分采用体外循环发展至不采用体外循环；而心内侧隧道手术的体外循环转流和升主动脉阻闭时间较长。心外管道手术未导致肺动脉扭曲，也不影响肺动脉和下腔静脉生长，且无狭窄或血栓形成。

第 2 问：开窗 Fontan 术的优势包括

    A. 减低体静脉回流压力

    B. 减少心律失常发生率

    C. 维持术后早期心排血量

    D. 降低术后胸腔积液发生率和持续时间

    E. 降低术后早期死亡率

    F. 缩短住院时间

【解析】对于高危患者推荐使用开窗 Fontan 术。已经证实的优势包括降低术后早期死亡率，术后胸腔积液发生率和持续时间降低，住院时间缩短，当肺部血流减少时通过开窗处的右向左分流有助于维持术后早期心排血量。

第 3 问：Fontan 术开窗的缺点主要有

    A. 血栓形成及脑卒中可能

    B. 动脉血氧饱和度降低

答案： 5. CDEF 【案例 29】1. ABCDE 2. ACDEF 3. ABE

C. 心律失常发生增加

D. 降低术后心排血量

E. 需要以后封堵开窗

【解析】由于 Fontan 手术后静脉系统血流缓慢，容易形成血栓。血栓可以通过开创的孔进入左心系统，造成脑血管血管栓塞。Fontan 手术患儿开窗后，静脉血可以通过开孔进入左心系统，形成右向左分流，临床上可造成动脉血氧饱和度降低。

第 4 问：Fontan 术后远期循环衰竭最有效的临床治疗方法是

A. 药物治疗

B. VAD

C. ECMO

D. 微型血泵

E. 心脏移植

【解析】心脏移植是 Fontan 术后远期循环衰竭唯一有效的治疗手段。

【案例 30】患者男，20 岁。因疲乏、心悸并下半身水肿 5 年，加重 2 个月就诊。查体：体温 36.7℃，心率 74 次 /min，血压 95/50mmHg。恶病质表现，重度中央型发绀，杵状指，巩膜轻微黄染，颈静脉充盈。双下肺叩诊浊音，未闻及明显啰音，心律齐，胸骨右缘闻及收缩期杂音。腹膨隆，肝脏肋下 3~4cm，质韧，移动性浊音阳性，双下肢明显凹陷性水肿。心脏彩超显示：心室壁增厚，左、右心扩大，三尖瓣重度关闭不全，有一大动脉干起源于心底并骑跨于非限制性室间隔缺损之上，在动脉干开口近端发出肺动脉干，左室 EF 40%。

第 1 问：根据以上病例信息，该患者最可能的主要病理诊断是

A. 主 - 肺动脉窗 Ⅲ 型

B. 永存动脉干 -Collett 和 Edwards Ⅰ 型

C. 永存动脉干 -Collett 和 Edwards Ⅱ 型

D. 永存动脉干 -Van Praaph A₁ 型

E. 永存动脉干 -Van Praaph A₂ 型

F. 永存动脉干 -Van Praaph B 型

【解析】永存动脉干的两种主要病理分型，Collett 和 Edwards 法主要根据肺动脉起源划分为 Ⅰ~Ⅳ 四型；Van Praaph 法根据有无室间隔缺损分为 A、B 两组，在 A 组根据肺动脉起源又分为 A_1~A_4 四种。

［提示］患者血液检查提示：动脉血氧饱和度为 75%，全血 Hb 210g/L，HCT 66%，Cr 195μmol/L，提示肾功能不全。

第 2 问：为进一步明确患者的解剖异常并确定治疗方案，还需进行的辅助检查有

A. 心脏大血管 CTA

B. 心血管 MRI

C. 心导管检查及心血管造影

D. 心电图

E. 冠脉造影

F. 肝、肾和肾动脉、颈动脉超声检查

G. 胸部 X 线片

H. 肺功能检查

【解析】行心脏大血管 CTA 了解肺动脉及侧支情况，需静脉注射造影剂，但可能加重肾功能不全，对该患者行心血管 MRI 检查更合适。冠脉造影并非必须。虽有必要测肺阻力以决定术式，但因心导管进入肺动脉比较困难，右心导管测肺动脉压有可能失败。结合患者 10 余年病史，肺血管床病变可能较重，理论上有必要行穿刺肺活检，但因创伤大、并发症多，临床应用较少。其余均为术前常规评估手段。

［提示］术前肺功能检查提示，中度混合性通气障碍。该患者进行了肺穿刺活检，结果提示肺血管阻塞性内膜纤维化及丛样病变。

答案：　4. E　【案例 30】1. BD　2. BCDFGH

第 3 问：结合病例资料，该患者可考虑的手术方案包括

　　A. 室间隔缺损修补和重建右室肺动脉连接并三尖瓣整形或置换

　　B. 离断肺动脉干并行全腔静脉 - 肺动脉连接

　　C. 心肺联合移植

　　D. 一期房间隔切开并三尖瓣整形或置换

　　E. 三尖瓣置换或整形

　　F. 心脏移植

【解析】由于患者肺血管出现不可逆病变，包括 A、F 选项在内的根治手术很难实施，Fontan 类术式也不合适，唯一可能有效的术式是心肺联合移植，然而若等不到供体或者因费用等其他问题拒绝心肺联合移植时，可考虑行姑息性手术。该患者合并三尖瓣病变，采用一期房间隔切开以及三尖瓣整形或置换是可行的选择，有助于解除全身充血，增加心室前负荷，提高心排血量，改善患者症状，提高生存质量。

【案例 31】患儿女，6 岁。因反复呼吸道感染、乏力 6 年就诊。家属诉其出生后 3 个月开始反复发生肺部感染，且易疲乏。头 4 年发作频繁，无发绀病史。查体示：心率 100 次 /min，血压 110/64mmHg，心尖搏动位于左锁骨中线第 6 肋间外侧，心律齐，第二心音亢进且呈单音，左侧胸骨旁第 2~3 肋间可闻及 2/6 级收缩期柔和杂音。心脏彩超提示：肺动脉增粗，左室增大，对位异常的干下型大室间隔缺损并双向分流，重度肺动脉高压。该患儿心脏大血管 CTA 矢状切面可见右肺动脉起源于升主动脉后壁主动脉瓣近侧，胸片见肺血显著增多。

第 1 问：结合以上病历资料，患儿最有可能的主要病理诊断是

　　A. 半共干

　　B. 永存动脉干

　　C. 法洛四联症伴粗大主肺动脉侧支形成

　　D. 大动脉转位

　　E. 肺动脉闭锁

　　F. 右肺动脉起源于升主动脉

【解析】初步诊断的主要依据是 CTA，矢状切面可见右肺动脉起源于升主动脉后壁主动脉瓣近侧，其他诊断均错误。值得指出的，一侧肺动脉异常起源于升主动脉，在许多文献中又称为"半共干"，但严格意义上"半共干"是一种永存动脉干的特殊类型：系一侧肺动脉起源于升主动脉，另一侧肺动脉缺如，且该侧肺血由侧支供给，没有肺动脉主干与肺动脉瓣。

第 2 问：关于该疾病，下列说法中正确的是

　　A. 该病常伴发粗大主肺动脉侧支循环形成

　　B. 该病的发生多认为与胚胎期第六对主动脉弓及主动脉囊的发育异常有关

　　C. 右肺动脉起源于升主动脉较左肺动脉起源于升主动脉更多见

　　D. 右侧肺较易发生肺血管病变，左侧肺血管因血流动力学正常而不会发生病变

　　E. 患儿易出现充血性心力衰竭，1 岁以内死亡率高

　　F. 该疾病的诊断金标准是心导管检查及心血管造影

【解析】D 选项错误，虽然左肺动脉并未起源于体循环，但右心系统的全部血液均灌注入左肺，容易导致肺阻塞性病变，只是程度较轻，因此该类患者双肺的压力与流量负荷均升高。其余说法均正确。

第 3 问：若考虑对该患者选择一期矫治，以下支持行一期矫治术的有

　　A. 反复发生肺炎，易乏力

答案：　3. CD　　【案例 31】 1. F　2. ABCEF　3. ABCDEF

B. 胸部 X 线片显示心影增大，心胸比 0.7，肺血增多

C. 心脏彩超提示：干下型室间隔缺损，双向分流，重度肺高压。脉冲多普勒提示：右侧连续肺血流

D. 心导管示体循环压力 120/69mmHg、SaO_2 93%，左肺动脉压 106/46mmHg、$S_{LP}O_2$ 83%，上腔静脉 $S_{cv}O_2$ 65%，左侧肺血管阻力 8.9 Wood U

E. 心血管造影提示：主动脉骑跨率 <50%，右室流出道无梗阻

F. CTA 提示：右肺动脉 1.08cm×1cm，起自升主动脉距主动脉瓣 2cm 处，开口无狭窄；主肺动脉 1.6cm×1.5cm，与左肺动脉 1.1cm×1cm 直接延续，升主动脉 2.2cm×2.3cm。

【解析】能否行根治手术的关键在于对肺阻力的评估。由于右肺动脉起源于升主动脉，难以进行肺阻力测定。然而以上选项提示患者左心超负荷，肺血通畅，肺血管尚未发生完全不可逆性病变。虽然左侧肺阻力 8.9 Wood U，但依据公式 $1/R=1/R_1+1/R_2$，即使右侧肺阻力为 10 Wood U，估测矫治后全肺阻力 $R=R_1×R_2/(R_1+R_2)=89/18.9<5$ Wood U，故可试行手术。

第 4 问：若对该患者行矫治术，可能需要完成的手术操作包括

A. 室间隔缺损修补

B. 肺动脉环缩

C. 人工血管右肺动脉 - 主肺动脉连接

D. 右室流出道疏通

E. 右肺动脉与肺动脉干端 - 侧吻合

F. 房间隔造口

【解析】肺动脉环缩属于姑息性手术。近端型右肺动脉异常起源于升主动脉，可以直接行端 - 侧吻合，或采用主动脉单瓣片或双瓣片技术行右肺动脉与主肺动脉的吻合，一般不需要人工血管连接。该患者没有右室流出道狭窄，不需要疏通。鉴于患者肺动脉高压，行房间隔造口有助早期减轻右心负荷，避免术后右心衰竭，尤其适合停机后低心排血量者。

【案例 32】患者女，65 岁。因突发胸背部疼痛后晕厥 5 分钟，急诊收入 ICU。既往有高血压、高血脂病史。入院时神志已恢复且未诉胸部疼痛。查体：心率 90 次 /min，血压 76/40mmHg，体温 37.0℃，呼吸 22 次 /min。可见颈静脉充盈扩张。听诊示双下肺散在湿啰音，心律齐，心音遥远。肢端稍凉，指甲充盈欠佳。腹软，无压痛及反跳痛。双下肢水肿。

第 1 问：对该患者，可能的诊断有

A. 急性心肌梗死并发急性心力衰竭

B. 急性 A 型主动脉夹层伴大量心包积液

C. Valsava 窦瘤破裂伴大量心包积液

D. 冠状动脉瘘破裂伴大量心包积液

E. 急性心肌梗死伴大量心包积液

F. 急性心包炎伴大量心包积液

G. 急性心肌梗死并发二尖瓣关闭不全

［提示］急诊超声检查可见心包腔充盈并有心脏压塞，液性暗区最厚处约 2.6cm。心电图提示：窦性心律，ST-T 段未见异常。胸部 CT 检查未见主动脉夹层，心包腔大量液体充盈，心内结构未见明显异常。全血化验 Hb 68g/L。

第 2 问：结合上述资料，下一步需要进行的是

A. 急诊冠脉造影

B. 急诊开胸探查术

C. 血管活性药物应用

D. 右心导管检查

答案：　4. AEF　　【**案例 32**】　1. ABCDEF　　2. BCF

E. 诊断性心包穿刺

F. 输血或血制品维持血压

【解析】因为存在休克前的系列体征，可以判断患者有急性心脏压塞，且为血性填塞。急性心肌梗死的可能性基本被排除，且循环状态不佳不宜行冠脉造影检查。临床需要在心包穿刺与急诊开胸之中作出抉择，因为患者短期内心包大量积血，循环状态已近休克，血红蛋白下降明显，预估其出血速度较快，单纯诊断性穿刺可能无法解决问题，故选择急诊开胸探查。在此过程中，为防治休克需行扩容、升压治疗。

［提示］急诊开胸探查见心包腔大量血性积液，心脏前侧壁房室沟表面可见囊袋状冠状动脉瘤样扩张，大小约 10mm×30mm，位于左侧回旋支近端，囊袋表面有一破口，血液自此破口流出，漏入心大静脉。

第 3 问：关于手术的处理，以下正确的有

A. 直接绕线缝扎冠状动脉瘘

B. 仔细分离瘘口处血管，双头针带两个垫片夹住动脉瘘，三明治样缝闭动脉瘘口，破口处亦可用带垫片褥式缝线缝闭或 7-0 prolene 线连续缝合

C. 打结之前最好阻闭 10~15 分钟，观察心脏表面颜色以及心电图有无缺血改变

D. 若有条件，可以在缝闭瘘口后即行冠脉造影检查，若有必要可行 CABG 术

E. 为操作方便，该手术必须在体外循环下进行

F. 缝闭后应在瘘口周围探查有无细震颤

【解析】因为存在破口，且瘘口位于冠状动脉近端，应避免用缝线直接缝合。该瘘口位于心脏前侧壁，暴露良好，可行冠状动脉下切口缝合术。手术可无须停跳和体外循环辅助，若有体外循环辅助，畸形矫治较完全。

第 4 问：冠状动脉瘘是一种少见的先天性心脏病，以下关于冠状动脉瘘说法正确的是

A. 早期多无症状，多数于 20 岁以后出现症状，发病的高峰年龄段在 40 岁以后

B. 其发病的机制与胚胎期 Thebesion 静脉发育异常有关

C. 一般单独发病，较少合并其他心脏畸形

D. 可有一个或多个瘘口，多漏入右侧心腔

E. 治疗方式有外科手术或者介入治疗

F. 部分患者可以自然愈合

【案例 33】患儿男，6 个月。因发现先天性心脏病 3 日就诊。既往史无特殊。查体：体温 37℃，心率 132 次/min，呼吸 22 次/min，血压未测。发育可，全身皮肤、巩膜无黄染，口唇无发绀，双肺清，心律齐，心音可，心前区可闻及 2~3/6 级连续性杂音，腹软，肝脾不大，双下肢无水肿，足背动脉搏动可。

第 1 问：以下病变中可以有连续性杂音的是

A. PDA

B. 主动脉缩窄

C. 永存动脉干

D. Valsava 窦瘤破裂

E. 主动脉 - 左室隧道

F. 冠状动脉瘘

G. 主 - 肺动脉间隔缺损

H. 室间隔缺损伴主动脉瓣关闭不全

【解析】单纯主动脉缩窄、永存主动脉干的心脏杂音仅见于收缩期。PDA 为连续性杂音。Valsava 窦瘤破入右房或右室可产生连续性杂音，破入左室则只有舒张期杂音。主动脉 - 左室隧道病理生理改变类似主动脉瓣关闭不全，可为双期杂音，并在舒张期增强。冠状动脉瘘多漏入右侧心腔，可闻及

答案：　3. BCDF　4. ABCDEF　【案例 33】1. ADFG

连续性杂音。不合并肺动脉高压的主 - 肺动脉窗可闻及连续性杂音。室间隔缺损合并主动脉瓣关闭不全时为双期杂音。

第 2 问：为进一步明确诊断并决定治疗方案，以下需完成的常规检查包括
A. 心导管检查
B. 经胸超声心动图
C. 心电图
D. 胸部正侧位 X 线片
E. 胸部 CT
F. 经食管超声心动图
【解析】经胸超声心动图对于心脏结构与功能的判断具有重要价值。胸部 X 线片对于小儿肺血流以及心脏大小的评估具有重要意义，心电图可以初步评估传导束工作状态。以上三项检查，是术前患儿的常规检查，基本可以判断病情。

[提示] 术前行经胸超声心动图显示右冠状动脉扩张，起自右冠窦，起始端内径约 0.4cm，右冠向前迂曲走行，沿右室壁绕至右侧房室沟（此处内径 0.5cm），向下走行约 0.7cm，于右室侧壁形成 1.0cm×0.9cm 囊袋状结构，破入右室，破口内径约 0.3cm，CDFI 见扩张的右冠内高速连续性血流信号，右室侧壁瘘口处血流峰速 3.8m/s，压差 58mmHg。左心增大，右心不大。余心脏结构及活动未见异常。胸部 X 线片示肺纹理清晰，心影稍增大。心电图未见明显异常。
第 3 问：以下判断合理的是
A. 考虑诊断为冠状动脉瘘
B. 因为破口分流以致心腔扩大，患儿虽然症状不明显，为防止后期并发症，可行手术治疗
C. 若行体外循环辅助，必须采用深低温停循环

D. 手术可在体外循环下直视修补，切开瘘口处囊袋状扩张的冠状动脉壁，缝合瘘口
E. 若行体外循环辅助，必须采用深低温低流量灌注
F. 若暴露条件允许，也可采用冠状动脉下切线缝合术，无须停跳
【解析】该类手术并非必须体外循环和停循环辅助。

第 4 问：对于症状不明显的冠状动脉瘘患者，手术时机的选择较为争议，以下支持确诊后早期手术的有
A. 冠状动脉瘘引起左向右分流量较大
B. 出现心腔超负荷，心脏增大
C. 合并其他心血管畸形
D. 既往出现细菌性心内膜炎、冠状动脉血栓等并发症
E. 心前区杂音明显
F. 冠状动脉瘤样扩张且有破裂危险
【解析】对于无症状冠状动脉瘘是否手术干预，目前存在争议，但随着心外科技术发展，围手术期手术死亡率已接近 0。虽然部分患儿有自愈可能，但多数随着年龄的增大，20 岁以后多出现临床症状，因此，为防止并发症的出现，不少学者认为只要确诊本病，即应手术治疗。心脏杂音大小与瘘口处血流速度有关；血流速度与压差、瘘口大小有关；杂音大小和分流量大小无直接相关；决定是否手术的主要指标是分流量的大小，因此排除 E 选项。若因心脏杂音引起就业困难者，可行手术。

【案例 34】患儿男，8 岁。两个月前体检时发现心脏杂音。家属诉自幼易患呼吸道感染，发育尚可。体检：神清，口唇无发绀，双肺呼吸音清晰，心音可，律齐，胸骨左缘第

答案：　2. BCD　3. ABDF　4. ABCDF

3~4 肋间闻及 1~2/ 6 级柔和收缩期杂音，P_2 无亢进。

第 1 问：为明确诊断，首选的检查方法是

A. 心脏大血管 CTA

B. 心血管 MRI

C. 经胸超声心动图

D. 心导管检查

E. 心脏核素检查

F. 心脏 PET/CT

【解析】超声心动图是最简单、有效检查心脏结构的影像学方法。可以明确心脏房室大小、间隔分流、瓣膜狭窄或反流以及心室收缩状况。

［提示］超声心动图提示：先天性心脏病；左冠状动脉异常起源于肺动脉可能性大。

第 2 问：为进一步明确诊断，可选择的检查包括

A. 主动脉根部造影

B. 右心室及肺动脉造影

C. 冠脉造影

D. 胸部 CT

E. 心血管 MRI

F. 冠状动脉 CTA

【解析】主动脉根部造影可明确左、右冠状动脉开口位置。右心室及肺动脉造影可明确起源于肺动脉的异常冠状动脉。冠脉造影是检查冠状动脉走行、分布以及狭窄程度的金标准。冠状动脉 CTA 可显示冠状动脉和侧支循环情况，明确冠状动脉在肺动脉干的变异起始位置，其显示更加直观清晰，能为手术提供明确依据。

第 3 问：左冠状动脉异常起源于肺动脉的开口位置可位于肺动脉干的任何部位或肺动脉分支近侧，其中最常见的开口依次为

A. 肺动脉右窦>肺动脉左窦>肺动脉非面向窦>肺动脉干后壁

B. 肺动脉右窦>肺动脉非面向窦>肺动脉干后壁>右肺动脉

C. 肺动脉非面向窦>肺动脉右窦>肺动脉干前壁>右肺动脉

D. 肺动脉非面向窦>肺动脉左窦>肺动脉右窦>肺动脉干前壁

E. 肺动脉右窦>肺动脉非面向窦>肺动脉左窦>肺动脉干后壁

F. 肺动脉非面向窦>肺动脉右窦>肺动脉左窦>肺动脉干前壁

【解析】这是根据文献报道的发生率排序的。

［提示］冠状动脉 CTA 显示：左冠状动脉起自肺动脉右窦，右冠状动脉起自主动脉的右冠状窦；左、右冠状动脉管腔通畅，但明显增粗迂曲。肺动脉右窦可见局限性密度增高，为左冠状动脉逆行灌注显影。

第 4 问：目前对于该患儿应采取的首选手术方式是

A. Takeuchi 手术

B. 改良 Takeuchi 手术

C. 主动脉再植术

D. 锁骨下动脉与左冠状动脉吻合术

E. 冠状动脉旁路移植术

F. 冠状动脉结扎术

【解析】目前需要建立双冠状动脉供血，冠状动脉结扎手术已废弃。少数成人可行冠状动脉搭桥手术。Takeuchi 技术是为部分开口远离不易移栽的患者设计，有导致晚期肺动脉狭窄可能。随着技术改进，绝大多数病例可以实现主动脉再植，也称为冠状动脉移植，已成为目前主流手术方法。

答案：【案例 34】　1. C　2. ABCF　3. B　4. C

【案例35】患者男，65岁。因活动后心前区不适2年，加重1日入院。舌下含服硝酸甘油后症状稍缓解，爬四层楼有气促。既往有心脏病史，否认高血压及糖尿病病史。吸烟、饮酒史20年。体检：血压158/98mmHg，心率69次/min，心律不齐，S1强弱不等。主动脉瓣听诊区可闻及3/6级粗糙全收缩期杂音，心界向左扩大，双肺呼吸音清。腹软无压痛，双下肢无水肿。随机血糖10.7mmol/L。超声心动图提示：升主动脉增宽，主动脉瓣狭窄伴反流。心电图提示房颤心律，ST-T改变。

第1问：该患者初步诊断应包括

　A. 瓣膜性心脏病：主动脉瓣狭窄伴关闭不全

　B. 冠心病，稳定型心绞痛

　C. 高血压病1级 高危组

　D. 心律失常：心房颤动

　E. 2型糖尿病

　F. 心功能I级

【解析】超声心动图提示主动脉瓣狭窄伴反流。心电图提示心房颤动。根据病史、症状、体征以及初步检查可考虑的诊断有冠心病、高血压等。随机血糖10.7mmol/L，尚不足以确诊糖尿病。

第2问：为确诊是否患冠心病，需进一步完善的检查项目中首选

　A. 心脏大血管CTA

　B. 心血管MRI

　C. 心脏PET-CT

　D. 冠脉造影

　E. 心导管检查

　F. 冠状动脉CTA

［提示］行主动脉根部和冠脉造影：左侧冠脉造影仅见前降支血管显影，未见回旋支血管影像；左冠窦内注入造影剂未见回旋支开口。右侧冠脉造影见右冠状动脉开口、走行正常，且较粗大；右冠窦内注入造影剂发现回旋支开口于右冠窦内，在右冠窦内旋转导管找到回旋支开口，见回旋支开口异常，仍沿左侧房室沟走行，管腔较细。

第3问：回旋支异常起源于主动脉右窦是冠状动脉异常起源于主动脉的一种少见畸形。下列对冠状动脉异常起源于主动脉，描述正确的有

　A. 是一种少见的先天性心脏病

　B. 少数患者为良性，可存活80~90岁

　C. 异常冠状动脉开口多呈裂隙状

　D. 此畸形产生心肌缺血和梗死是由多种因素引起的

　E. 冠脉造影是最可靠的诊断方法

　F. 首选手术方式是改良Takeuchi手术

【解析】大多数冠状动脉异常起源的患者为良性过程，可存活80~90岁。冠状动脉开口重塑术是首选术式。

第4问：对于冠状动脉异常起源于主动脉的常见手术方式有

　A. 异常冠状动脉开口重塑术

　B. 改良Takeuchi手术

　C. 锁骨下动脉与左冠状动脉吻合术

　D. 冠状动脉旁路移植术

　E. 异常冠状动脉结扎术

　F. Takeuchi手术

【解析】治疗原则是重建两冠状动脉系统，达到长期冠状动脉血流通畅。异常冠状动脉开口重塑术是首选手术。对于不能应用开口重塑术的患者，可选择内乳动脉或大隐静脉旁路移植术。

【案例36】患者男，23岁。因活动后气短1年余就诊。既往曾有脑顶叶脓肿和晕厥史。

答案：【案例35】1. ABCD　2. D　3. ACDE　4. AD

查体：体温 36.8℃，血压 110/73mmHg。口唇发绀，杵状指。双肺底未闻及湿啰音。心率 78 次 /min，心音可，律齐，未闻及明显杂音。肝脾肋下未触及，神经系统检查无明显异常，双下肢不肿。胸部 X 线片以及实验室化验均无明显异常。吸氧前后 SpO$_2$ 分别为 84% 和 85%。外院经胸超声心动图提示：卵圆孔未闭且呈左向右分流，余心脏结构和主动脉、肺动脉无明显异常。

第 1 问：为确定患者低氧血症原因以明确诊断，应首选的检查为

　　A. 胸部正侧位 X 线片

　　B. 心脏大血管 CTA

　　C. 经胸超声心动图及声学造影

　　D. 右心导管检查

　　E. 心脏核素检查

　　F. 经食管超声心动图

【解析】外院经胸超声心动图仅提示心内卵圆孔未闭，尚无法解释低氧血症的原因，因此怀疑心外大血管可能存在异常。心脏超声造影经静脉注射声学造影剂（国内常用 3% 过氧化氢或碳酸氢钠醋酸混合液），造影剂与血液混合后含有微小可吸收气泡，心腔若出现云雾状回声，可确定心内有无右向左的分流以及体静脉连接有无异常。

［提示］经左侧肘正中静脉注入造影剂后，在左心房内见到云雾状回声，提示存在左位上腔静脉，下腔静脉正常。

第 2 问：为进一步明确其走行路径及与右位上腔静脉有无侧支，应行的检查有

　　A. 心血管 MRI 或 CTA

　　B. 上肢静脉造影

　　C. 心脏核素检查

　　D. 冠脉造影

　　E. 左心导管检查

　　F. 经食管超声心动图

【解析】上肢静脉造影不仅可以确证永存左位上腔静脉，还可明确其大小，以及与右位上腔静脉、肺动脉之间的连接关系，这是诊断永存左位上腔静脉的金标准。然而随着技术的发展，相当多的学者倾向于选择 MRI 或 CTA 作为其主要确诊手段。

［提示］患者上肢静脉造影结果提示，存在左位上腔静脉，右上腔静脉发育正常，引流通畅。

第 3 问：根据上述结果，可选择的手术方式包括

　　A. 左上腔静脉在主动脉前由人工血管与右心房行端 - 端吻合，近心端切断或缝扎

　　B. 左上腔静脉经心包横窦由人工管道与右心房行端 - 端吻合，近心端切断或缝扎

　　C. 建立心内隧道将左上腔静脉经未闭卵圆孔引流入右心房

　　D. 左上腔静脉结扎术

　　E. 同期闭式封堵卵圆孔

　　F. 采用封堵器介入封堵左上腔静脉

【解析】造影显示，存在左位上腔静脉，右上腔静脉发育正常引流通畅。左、右上腔静脉直接由足够粗的无名静脉引流且有侧支，因此可以采用左位上腔静脉结扎术，同时采用封堵器封堵未闭卵圆孔。对于有条件的单位，可以试行介入封堵异位上腔静脉。

第 4 问：以下对永存左位上腔静脉引流入左心房，描述正确的有

　　A. 发生率极低

　　B. 易并发脑脓肿，原因可能与血流未经过肺循环过滤有关

　　C. 多合并其他心脏畸形，单独发生者少见

　　D. 一经发现即应手术

答案：【案例36】　1. C　2. AB　3. ABDEF　4. ABCDEF

E. 其形成与胚胎第 8 周时左主静脉发育异常有关

F. 超声心动图检查时经上肢注入造影剂有助于提高其诊断率

【案例 37】患者女，17 岁。因发绀 13 年，加重 1 年入院。专科体检：生命体征平稳，口唇和甲床发绀，杵状指，颈静脉无扩张，双肺呼吸音清，未闻及啰音，第二心音固定分裂，胸骨左缘第 2~3 肋间可闻及 2~3/6 级收缩期杂音，腹软，肝脾不大，双下肢不肿，四肢动脉搏动正常。辅助检查：SpO_2 85%，Hb 178g/L，HCT 50%。胸部 X 线片提示：右室增大，肺野清晰。心电图提示：窦性心律，肺型 P 波，右室大，电轴右偏。超声心动图提示：继发孔型房间隔缺损，直径约 3.5cm，位于房间隔后下侧，右室扩大，左房、左室不大，收缩功能正常，超声多普勒提示房间隔水平左向右分流，余结构未见明显异常。

第 1 问：结合上述资料，该患者产生发绀的

原因可能有

A. 房间隔缺损合并 Eisenmenger 综合征

B. 肺静脉畸形引流

C. 主动脉缩窄

D. 体静脉异位连接至左心房

E. 肺实质病变

F. 先天性血管环

G. PDA

H. 肺动静脉瘘

【解析】以上检查结果均不支持 ABCFG 选项，体静脉异位连接至左房、肺动静脉瘘和肺实质病变均可导致中央型发绀，此患者经上述检查尚不能排除。

［提示］进一步完善检查，肺功能检查结果正常；血管造影未见动脉导管未闭、肺内动静脉瘘，冠状动脉走行及发育正常；左、右心导管检查结果如表 8-2 所示。

CTA 提示下腔静脉直接注入左心房，血流通畅。

表 8-2

	SVC	RA	IVC	RV	PA	PV	LV	AO
SO_2（%）	70.9	91.8	76.2	87.4	91	96	88	85.4
P（mmHg）				35/11	31/14		112/6	115/74

第 2 问：根据以上检查结果，以下判断正确的有

A. 可以确定的诊断有：继发孔型房间隔缺损、下腔静脉异位连接至左心房

B. 中度肺动脉高压

C. 该患者具有手术适应证

D. 该患者右室与左室血氧饱和度分别为 87.4% 和 88%，提示存在右向左分流

E. 一般情况下，当右房与腔静脉水平血氧饱和度之差大于 9% 时，可以认为

心房水平存在左向右分流

F. 该患者可行介入治疗

【解析】患者肺动脉收缩压<40mmHg，应判定为轻度肺动脉高压。右向左分流是在排除肺部病变的情况下，外周血氧饱和度始终低于 95%，而不是仅关注左、右室之间的差异。右房与腔静脉水平血氧饱和度之差大于 9% 时，可以认为心房水平存在左向右分流，该患者由于下腔静脉与右心房之间无交通支，故无法行介入手术，故外科手术

答案：【案例 37】 1. DEH 2. ACE

矫治是唯一的治疗方法。另外,患者具有巨大房间隔缺损,下腔静脉引流入左房,大量未氧合血液进入左房,引起发绀、心脏扩大等异常,因此,一经发现即需行手术治疗。

第3问:对该畸形的手术处理,以下描述正确的有

A. 采用胸骨正中切口

B. 一般需浅中低温(32℃)体外循环支持

C. 建立上、下腔静脉插管后,必要时短时间深低温停循环

D. 多采用补片修补房间隔,同时将下腔静脉隔入右房

E. 应将下腔静脉离断后接入右房

F. 需要保持下腔静脉足够的口径

【解析】由于直接将下腔静脉离断后接入右房难度较大,手术时间较长,因此多采用补片修补房间隔,同时将下腔静脉隔入右房。建立体外循环时若下腔静脉插管影响缝合,必要时需要短暂深低温停循环,拔出下腔静脉插管,进行补片缝合。

第4问:除先天性心脏病外,尚能引起发绀的病变有

A. 弥漫性肺间质纤维化

B. 氧化亚氮等有毒气体中毒

C. 肺梗死,肺不张

D. 原发性肺动脉高压

E. 肺动静脉瘘

F. 多发性肺小动脉栓塞

G. 重度支气管哮喘

H. 雷诺病

第5问:以下关于冠状动脉瘘的描述,**错误**的是

A. 常见的临床表现是乏力、活动后呼吸困难、不典型心绞痛以及心脏杂音

B. 瘘入冠状静脉窦者,心力衰竭发生率较其他部位高

C. 多于儿童期或婴幼儿期出现临床症状

D. 其根治手段只有外科手术治疗

E. 诊断的金标准是冠脉造影

【案例38】患者男,22岁。因癫痫大发作经急诊科收住。既往因脑脓肿于17岁时行手术治疗,余无特殊。因难以解释的低氧血症行核素灌注扫描时发现体静脉异位连接而转入心血管外科。专科体检:体温36.4℃,血压115/80mmHg,心率60次/min,发育良好,口唇发绀,轻度杵状指,颈静脉无扩张,听诊双肺清,心音可,杂音不明显,腹软,双下肢无水肿。

第1问:行核素灌注扫描目的在于明确低氧血症是否由肺栓塞所致。以下关于肺栓塞描述,正确的有

A. 最常见的栓子是血栓

B. 症状常较典型

C. 常见症状有胸痛、呼吸困难、咯血、晕厥,甚至休克等

D. 核素灌注扫描是诊断肺栓塞最敏感的检查,而肺动脉造影是最特异的方法

E. 仅能通过外科手术对其进行治疗

F. 患者多具有血栓形成史,如手术、外伤、长期卧床、分娩、剖宫产、肿瘤等

【解析】肺栓塞症状常不典型,程度可从轻到重,甚至急性右心衰竭乃至猝死。治疗方法包括抗凝或溶栓、介入或外科手术。

〔提示〕进一步完善检查。胸部X线片示:心胸比0.53,心脏稍大,余心脏结构无

答案:　3. ABCDF　4. ABCDEFGH　5. CD　　【案例38】1. ACDF

异常。心电图未见异常。超声心动图示：左房横径 4.8cm，左室横径 5.9cm，左房、左室轻中度增大，室壁运动无异常。心脏超声声学造影示：右上腔静脉异位引流入左心房，下腔静脉引流正常。静脉造影示：上腔静脉发育良好，异位引流入左心房，无左位上腔静脉。

第 2 问：根据上述结果应进行手术矫正。关于手术处理，正确描述有

A. 术中要特别注意探查右肺静脉的引流位置

B. 手术需要中低温体外循环的支持

C. 采用第 4 肋间后外侧切口入路

D. 应建立心内隧道将上腔静脉经房间隔引流入右心房

E. 在上、下腔静脉之间插管建立外转流，同时视探查情况可结扎奇静脉

F. 应采用上腔静脉 - 右心耳端 - 端吻合法

【解析】目前多采用上腔静脉 - 右心耳端 - 端吻合法。该方法不需体外循环，但需要建立腔静脉外转流，以防止术中上腔静脉压过高。建立心内隧道的方法缺点太多，已被淘汰。

第 3 问：该类手术后早期可能的并发症有

A. 灌注肺

B. 毛细血管渗漏综合征

C. 右心衰竭

D. 心律失常

E. 心脏压塞

F. 心肌梗死

【解析】因不采用体外循环，故无 A、B 选项，因右心系统突然容量负荷增多，有可能产生一过性的右心衰竭。因操作靠近窦房结，故需注意心律失常的发生。吻合口渗漏有可能造成心脏压塞。该类手术几乎不会造成心肌梗死。

第 4 问：上腔静脉异位引流入左心房是一种较为少见的疾病。以下检查对于提高诊断率具有较大价值的是

A. 胸部 CTA

B. 上腔静脉造影

C. 心血管 MRI

D. 冠脉造影

E. 心导管检查及心血管造影

F. 经食管超声心动图

【解析】除 CTA、MRI 和上腔静脉造影外，心导管检查及心血管造影易于开展，对诊断体静脉异位连接具有较高的价值，因此对于提高其诊断阳性率具有重要意义。

【案例 39】患儿男，9 个月。反复咳嗽、喘息 1 个月。平素吃奶停顿，多汗，活动及哭闹后明显气促、喘鸣。查体：体温 37.0℃，呼吸 40 次 /min，脉搏 140 次 /min，血氧饱和度 96%。神志清楚，口唇无发绀，听诊双肺呼吸音粗，可闻及痰鸣音和哮鸣音，胸骨右缘 2~3 肋间可闻及收缩期 2 级杂音，P₂ 略增强。腹平软，肝脾肋下未及。双下肢无水肿。超声心动图示：右心室肥大。胸部 X 线片示：左肺明显充血，右肺透过度高，肺纹理减少。

第 1 问：该患儿的初步诊断为

A. 动脉导管未闭

B. 支气管肺炎

C. 先天性气管狭窄

D. 肺动脉吊带

E. 肺动静脉瘘

F. 肺动脉瓣狭窄

G. 气管异物

【解析】患者主要症状为呼吸道症状，考虑与呼吸道相关疾病进行鉴别。根据心脏杂音听诊的特点可以排除动脉导管未闭和

肺动脉瓣狭窄及肺动静脉瘘。肺动脉吊带因压迫气管可出现咳嗽、喘鸣、呼吸困难，同时可合并房间隔缺损等心内畸形。

第2问：为明确诊断，需要进一步进行的相关检查有

A. 心电图

B. 纤维支气管镜检查

C. 心血管三维 CT

D. 心脏超声

E. PET/CT

F. 胸部 X 线片

［提示］心血管三维 CT（图 8-7，彩图见书末）：左肺动脉起源于右肺动脉并绕过气管，向左后走行于气管的后方，压迫气管，左肺动脉起始段长段狭窄，最窄处内径 1mm。

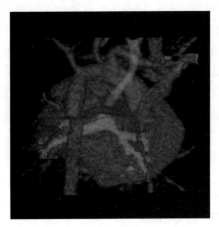

图 8-7

第3问：根据心血管三维 CT 检查结果，该患儿可确诊为

A. 房间隔缺损合并肺动脉高压

B. 支气管哮喘

C. 气管狭窄

D. 肺动脉吊带

E. 支气管肺炎

F. 肺动脉狭窄

G. 气管异物

【解析】心血管三维 CT 可以清楚地显示异常血管的走行情况，对诊断先天性血管环和肺动脉吊带很有价值，左肺动脉吊带CTA 的典型表现：左肺动脉异常起源于右肺动脉，经气管后方进入左肺门。

第4问：关于该患儿的治疗正确的是

A. 可采取保守方法

B. 确诊即需要手术

C. 行气管、支气管支架即可达到治疗目的

D. 常规行右主支气管重定位术

E. 术中在左肺动脉异常起源处切断左肺动脉，将其移到气管前进行吻合

F. 如果合并弥漫性气管狭窄，需要纵行切开全部狭窄的气管后壁，行气管成形术

【解析】肺动脉吊带患者尽早手术，可避免长期缺氧、呼吸困难、猝死，手术的目的在于解除异常起源的肺动脉对气管的压迫。切断右主支气管，将其在肺动脉后进行吻合的手术称为右主支气管重定位术，由于术后易发生吻合口狭窄及术后右肺通气功能不良等并发症，现已很少应用。

【案例 40】患儿女，19 个月。因喉鸣 11 日，加重 3 日入院。患儿曾因反复咳嗽、喘鸣和呼吸困难多次住院。入院查体：体温 36.7℃，呼吸 35 次 /min，心率 110 次 /min，体重 10kg。发育差，口唇无发绀，呼吸急促，三凹征明显，喉部可闻及喉鸣音，双肺可闻及喘鸣音和痰鸣音。心脏听诊第二肋间可闻及 2 级收缩期杂音。腹平软，肝脾肋下未及。双下肢无水肿。

第1问：该患者的初步诊断为

答案： 2. BCD　3. D　4. BE　【案例 40】 1. ABEF

A. 支气管肺炎

B. 急性喉炎

C. 肺动脉瓣狭窄

D. 室间隔缺损

E. 双主动脉弓

F. 肺动脉吊带

【解析】根据患儿病史和查体，可以判断患儿存在呼吸道疾病，则 A、B 均可能成为诊断。因为双主动脉弓、肺动脉吊带均存在气管、支气管压迫，故可出现喉鸣、呼吸困难等呼吸道疾病的症状，故 E、F 也为正确答案。

［提示］肺部 CT 平扫：双肺下叶炎症，气管远端变窄，气管分叉开大。超声心动图：房间隔缺损，左肺动脉发育异常，右肺动脉向左肺动脉方向发出分支走行伴局限性血管瘤形成。心血管增强 + 三维重建 CT：主肺动脉明显扩张，左肺动脉异常起源于右肺动脉，经食管后方进入左肺门，气管远端扭曲、受压变窄。

第 2 问：该患儿可确诊为

A. 双主动脉弓

B. 先天性血管环

C. 迷走右锁骨下动脉

D. 肺动脉吊带

E. 肺动脉分支狭窄

F. 左肺动脉栓塞

【解析】心血管增强 + 三维 CT：可以清楚地显示异常血管的走行情况，对诊断先天性血管环和肺动脉吊带很有价值。左肺动脉吊带 CTA 的典型表现：左肺动脉异常起源于右肺动脉，经食管后方进入左肺门。

第 3 问：肺动脉吊带的手术并发症有

A. 气管软化

B. 气管狭窄

C. 气管吻合口瘘

D. 乳糜胸

E. 支气管胸膜瘘

F. 左肺动脉栓塞

第 4 问：关于肺动脉吊带的描述正确的是

A. 近 2/3 的肺动脉吊带患者合并完全性气管环

B. 可缺乏气管膜性后壁，形成严重的弥漫性气管狭窄

C. 出现反复呼吸道感染、呼吸困难者应及早手术

D. 行右主支气管重定位术后易发生吻合口狭窄

E. 迷走左肺动脉行血管矫正术后可出现右肺动脉栓塞

F. 合并弥漫性气管狭窄者需要行气管成形术

答案：　2. D　3. ABCDEF　4. ABCDF

第九章 瓣膜疾病

一、单选题

1. 风湿性二尖瓣病变属于
   A. Carpentier I型
   B. Carpentier II型
   C. Carpentier IIIa型
   D. Carpentier IIIb型
   E. Carpentier II型或者 Carpentier IIIb型
   【解析】Carpentier IIIa型指二尖瓣瓣叶运动受限,符合风湿性二尖瓣病变的特征。

2. 风湿性心脏病发生心房颤动后最常见的并发症为
   A. 动脉栓塞
   B. 心源性脑缺血
   C. 感染性心内膜炎
   D. 脑出血
   E. 肺部感染
   【解析】心房颤动的危害涉及损害心功能以及左心房血栓形成,其中左心房血栓形成易导致外周动脉栓塞。

3. 风湿性心脏病是
   A. 对某物质过敏引起的一种疾病
   B. 人体免疫系统对自身的组织和器官造成损伤而引发的免疫缺陷病
   C. 机体免疫功能不足或缺乏而引发的疾病
   D. 一种自身免疫性疾病
   E. 病原微生物感染心脏而导致的慢性炎症反应
   【解析】免疫失调引起的疾病有:①过敏反应:是指已产生免疫的机体在再次接受相同抗原刺激时所发生的组织损伤或功能紊乱的反应。②自身免疫病:是指机体对自身抗原发生免疫反应而导致自身组织损害所引起的疾病,如系统性红斑狼疮、风湿性心脏病、类风湿关节炎。③免疫缺陷病:包括先天性免疫缺陷病和后天获得的免疫缺陷病(如艾滋病)。

4. 胸部挤压伤最常受累的心脏瓣膜是
   A. 主动脉瓣
   B. 二尖瓣
   C. 三尖瓣
   D. 肺动脉瓣
   E. 二尖瓣 + 主动脉瓣
   【解析】胸部挤压伤导致胸内、心腔内压力骤升。由于左心室为高压腔,心腔压力骤升易导致二尖瓣损害从而出现反流。

5. 患者女,52岁。反复活动后气短、心悸5年。查体:二尖瓣听诊区闻及舒张期隆隆样杂音,杂音性质与体位无关系。如果行胸部 X 线检查,心形最可能呈
   A. 靴形

答案: 1. C 2. A 3. D 4. B 5. B

394

B. 梨形

C. 普大型

D. 烧瓶形

E. 横位型

【解析】靴形心见于以法洛四联症为代表的先天性心脏病；梨形心常见于风湿性二尖瓣狭窄；普大型心常见于心肌炎和全心衰竭；烧瓶形心见于心包积液；横位型心为正常心脏的一种。

6. 美国心脏协会（AHA）关于二尖瓣反流的手术适应证下列**不正确**的是

A. I类：重度二尖瓣反流伴有症状（NYHA II~Ⅳ）

B. I类：重度二尖瓣反流伴左心室改变（收缩末径 ESD>40mm 或 LYEF <60%）

C. Ⅱa 类：重度二尖瓣反流无症状，左心室大小正常和功能良好，当有 90% 修复可能性时

D. Ⅱa 类：重度二尖瓣反流伴心房颤动

E. Ⅱb 类：重度二尖瓣反流伴肺动脉高压（静息时 >50mmHg，活动时 >60mmHg）

7. 感染性心内膜炎的手术**禁忌**是

A. 感染不能控制

B. 药物治疗心力衰竭不能缓解

C. 合并与感染相关的肾功能受损

D. 两周前患者曾发生脑出血

E. 病原菌为真菌

二、多选题

1. 关于风湿性心脏瓣膜病，以下描述**不正确**的有

A. 进行二尖瓣置换术时，心房颤动患者

不能选择生物瓣

B. 生物瓣寿命短而机械瓣可终身使用，对于 65 岁以上老年患者，如果预期寿命可达 80 岁，应选择机械瓣

C. 风湿性二尖瓣狭窄合并三尖瓣中度以上反流，单纯进行二尖瓣置换就可明显改善三尖瓣反流

D. 风湿性心脏病患者的三尖瓣反流都是功能性反流

E. 重度风湿性二尖瓣狭窄的患者，术后需要将心率控制在 70 次 /min 以下

【解析】合并心房颤动的风湿性二尖瓣病变患者，可以同期实施经胸心脏射频改良迷宫术与二尖瓣生物瓣膜置换术。对于高龄患者，相对于二尖瓣机械瓣膜置换，生物瓣膜置换术可以降低远期不良事件的发生率。风湿性心脏病可以直接累及三尖瓣叶，导致瓣叶发生器质性病变。重度风湿性二尖瓣狭窄的患者往往存在小左心室，术后心率不宜过慢。

2. 关于风湿性瓣膜病，下列描述正确的是

A. 风湿性瓣膜病最容易累及二尖瓣

B. 随着人民生活水平提高，我国风湿性心脏病的发病率逐年降低

C. 风湿性心脏病和类风湿关节炎存在密切关系

D. 风湿性心脏病多在中年出现症状

E. 风湿性心脏病合并心房颤动及脑卒中是手术禁忌，应该接受保守治疗

【解析】风湿性瓣膜病是一种机体对自身抗原发生免疫反应而导致自身组织损害所引起的疾病，最容易累及二尖瓣。病变进展较为缓慢，多在中年出现症状。术前合并心房颤动及脑卒中，是术后恢复不良的危险因素，但不是手术禁忌。

答案： 6. E 7. D

　　 1. ABCDE 2. ABD

3. 下列关于二尖瓣反流的诊断与手术方法正确的是
   A. 前叶腱索断裂处可直接行三角形切除缝合术
   B. 根据实测二尖瓣前叶的大小选择人工瓣环的型号
   C. Gore-Tex 线不是理想的人工腱索替代材料
   D. 术中应用食管超声是 AHA 心脏瓣膜病患者管理指南的Ⅱa 类适应证
   E. 通过机器人或胸腔镜微创途径完成二尖瓣修复手术

4. 感染性心内膜炎心脏外病变包括
   A. 弥漫增生性肾小球肾炎
   B. 罗特斑
   C. Janeway 损害
   D. 奥斯勒结节
   E. 颅内细菌性动脉瘤

5. 感染性心内膜炎的病原微生物包括
   A. 细菌
   B. 病毒
   C. 立克次体
   D. 螺旋体
   E. 真菌

6. 关于人工二尖瓣成形环的应用下列正确的是
   A. 缺血性二尖瓣反流选择比实测小 1~2 号的人工瓣环
   B. 退行性变二尖瓣反流应选择实测（真实）大小的瓣环
   C. Barlow 病应选择比实测大一些的人工瓣环以防 SAM 征
   D. Barlow 病可选择特殊瓣环，如 Myxo

ETlogix 环
   E. 缺血性二尖瓣反流不应该用软环或成形带

三、共用题干单选题

（1~2 题共用题干）

患者女，50 岁。2 周来不规则发冷、发热伴明显乏力。以往除有轻度高血压外，无相关心肺方面的症状，也未发现过明显杂音。2 年来有反复泌尿系感染病史。查体：贫血外貌，心率 100 次 /min，律齐，血压 130/60mmHg，第二心音减弱，胸骨左缘第 3 肋间有舒张期吹风样杂音，双侧结膜下有出血点。

1. 该患者的诊断应考虑
   A. 病毒性心肌炎
   B. 风湿性心肌炎
   C. 风湿性心内膜炎
   D. 感染性心内膜炎，主动脉瓣受累
   E. 感染性心内膜炎，二尖瓣受累

2. 如确定诊断，一般抗菌治疗需
   A. 1~2 周
   B. 3~4 周
   C. 4~8 周
   D. 6~8 周
   E. 3 个月

（3~4 题共用题干）

患者女，34 岁。间断低热 2 个月，风湿性心脏病病史 5 年，胸骨左缘第 4 肋间可闻及乐音样杂音，心尖部闻及 4/6 级收缩期杂音，向左腋下传导。

3. 该患者的诊断应考虑
   A. 二尖瓣关闭不全合并感染性心内膜炎

答案： 3. ABCDE 4. ABCDE 5. ABCE 6. ABCD
1. D 2. C 3. A

B. 二尖瓣狭窄合并腱索断裂

C. 二尖瓣关闭不全合并主动脉瓣关闭不全

D. 二尖瓣狭窄合并感染性心内膜炎

E. 二尖瓣关闭不全合并二尖瓣脱垂

4. 为明确诊断,最重要的检查是
   A. 血常规
   B. 血气分析
   C. 血培养
   D. 心电图
   E. 胸部 X 线片

(5~8 题共用题干)

患者女,45 岁。劳累后胸闷、心悸 3 年,加重 2 个月,曾有夜间阵发性呼吸困难及咳血性泡沫痰病史。另有咯血 2 次,为痰中血丝。双下肢无明显水肿,既往有四肢关节酸痛史。听诊心尖区舒张期隆隆样杂音,肺动脉瓣区第二心音增强。

5. 该患者最可能的诊断是
   A. 风湿性心脏病二尖瓣关闭不全
   B. 风湿性心脏病二尖瓣狭窄
   C. 风湿性心脏病二尖瓣狭窄伴关闭不全
   D. 风湿性心脏病主动脉瓣狭窄
   E. 肺癌

6. 该患者的病理生理改变,**不符合**的是
   A. 肺淤血
   B. 肺间质水肿
   C. 左心房扩大
   D. 左心室肥大
   E. 右心室肥大

7. 最合适的治疗方法为
   A. 二尖瓣替换术
   B. 二尖瓣整复术

C. 二尖瓣直视分离术

D. 二尖瓣闭式分离术

E. 不须手术

8. 如果超声心动图发现该患者有二尖瓣关闭不全存在,则最合适的治疗方法为
   A. 二尖瓣替换术
   B. 二尖瓣球囊扩张术
   C. 二尖瓣直视分离术
   D. 二尖瓣闭式分离术
   E. 不须手术

(9~11 题共用题干)

患者女,40 岁,不规则发热 2 周。体温波动在 37.6~38.9℃ 之间,已应用抗生素 3 天,体温有下降趋势,以往体检心前区未闻及杂音。今晨早餐后病人突发呼吸困难,尤以平卧为重,心电图未发现明显变化。

9. 该患者应首先考虑
   A. 肺栓塞
   B. 乳头及功能索乱致急性二尖瓣关闭不全
   C. 腱索断裂致急性二尖瓣关闭不全
   D. 急性肺水肿
   E. 大量胸腔积液致呼吸困难

【解析】病人有发热。心电图无变化,应首先考虑感染性心内膜炎引起的二尖瓣腱索断裂。

10. 为明确诊断,首选影像学检查是
    A. 经胸超声心动图(TTE)
    B. 床旁胸部 X 线片
    C. MRI
    D. CT
    E. 经食管超声心动图(TEE)

【解析】AHA 2020 年心脏瓣膜病患者管

答案: 4. C 5. B 6. D 7. D 8. A 9. C 10. A

理指南建议：急性二尖瓣关闭不全,TTE 是首选的影像学检查方式,以明确左心室功能,右心室功能和肺动脉压力,以及造成急性二尖瓣关闭不全的原因。

11. 此时心前区听诊的特点是

    A. 心尖部可闻及全收缩期粗糙吹风样杂音

    B. 心尖部内侧 1cm 处闻及双期杂音

    C. 心尖部偏外侧闻及收缩早中期吹风样杂音并向左腋下传导

    D. 心尖部闻及收缩早期轻度杂音

    E. 心尖部及心尖部内侧均闻及全收缩期杂音

【解析】急性二尖瓣关闭不全造成突然的负荷增加,导致左心房和肺静脉压力增加,造成肺淤血和低氧血症,减少了组织供氧,同时降低了左心室收缩力,致左心室射血压力差降低,二尖瓣反流只在收缩早期明显。

四、案例分析题

【案例 1】患者女,42 岁。因活动后气促就诊。查体:两颊潮红,心率 98 次 /min,律不齐,心尖部可闻及舒张期杂音 2 级。追问病史,患者 1 年前有发热持续 1 周不退,伴咳嗽、咳痰史。

第 1 问: 明确诊断必需的检查是

    A. 心脏 MRI 平扫

    B. 超声心动图

    C. 心电图

    D. 胸部 CT

    E. 动态心电图

    F. 核素心肌显像

【解析】该患者根据病史及体格检查考虑心脏瓣膜病。进行超声心动图、心电图和胸部 CT 检查是必需的,除非有特殊情况再进行其他检查。

［提示］常规心电图见图 9-1。

第 2 问: 心电图诊断为

    A. 频发房性期前收缩

    B. 窦性心律不齐

    C. 心房颤动

    D. 心房扑动

    E. 病态窦房结综合征

    F. 预激综合征

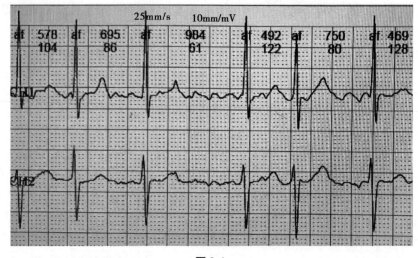

图 9-1

答案：　11. D

    【案例 1】　1. BCD　2. C

[提示] 超声心动图描述：左心房前后径 53mm，左心耳内见附壁血栓，左心室舒张末期内径 48mm，二尖瓣增厚、钙化，开放时呈圆隆状，瓣口面积 1.0cm²，二尖瓣腱索增粗挛缩。三尖瓣中度关闭不全。左心室 LVEF 为 58%。

第3问：根据超声描述，考虑诊断为

A. 感染性心内膜炎，心房颤动合并左心房血栓及三尖瓣关闭不全

B. 风湿性心脏病、二尖瓣狭窄，心房颤动合并左心房血栓及三尖瓣关闭不全

C. 先天性二尖瓣狭窄及三尖瓣关闭不全，心房颤动合并左心房血栓

D. 风湿性二尖瓣狭窄合并感染性心内膜炎，心房颤动合并左心房血栓及三尖瓣关闭不全

E. 先天性二尖瓣狭窄合并感染性心内膜炎，心房颤动合并左心房血栓及三尖瓣关闭不全

F. 先天性二尖瓣狭窄，心房颤动合并左心房血栓，风湿性三尖瓣关闭不全

【解析】根据超声心动图描述，二尖瓣形态符合典型风湿性改变。不支持其他诊断。

第4问：该患者下一步应该做的处理为

A. 积极抗凝治疗直至左心房血栓消除

B. 可考虑先溶栓，再行二尖瓣球囊扩张术

C. 抗凝治疗 1 个月后行左心耳封堵术，然后再行二尖瓣球囊扩张术

D. 可微创手术，在机器人辅助下行二尖瓣修复及左心耳血栓取出术

E. 直接行二尖瓣置换术及三尖瓣成形术，左心耳切除并取栓及迷宫术

F. 因患者有血栓，选择植入生物瓣膜

【解析】风湿性二尖瓣病变应考虑手术换瓣；存在心房颤动伴随血栓形成，应取

栓，切除左心耳；对于心房颤动时间不长左心房无显著扩大患者可进行迷宫术。

【案例2】患者男，65 岁。因活动后心慌、气短半年余，加重 1 周入院。糖尿病史 8 年，风湿性瓣膜病史 10 余年。2 年前曾因心房颤动行内科导管消融治疗，半年前再次出现心悸症状。查体：体温 36.2℃，血压 140/90mmHg。双肺未闻及啰音，心率 90 次/min，律不齐，心尖部可闻及 2/6 级收缩期吹风样杂音，向腋下传导。腹平软，肝脾肋下未及，双下肢无水肿。心电图提示心房颤动。胸部 X 线片示：心胸比例 0.55。超声心动图提示：风湿性瓣膜病，二尖瓣瓣叶增厚，瓣下结构无明显增厚钙化，二尖瓣瓣叶活动良好，二尖瓣瓣口面积 2.2cm²，二尖瓣反流面积 6.0cm²，三尖瓣轻至中度反流，左心房内径 45mm，LVEF 55%。

第1问：该患者导管消融术后心房颤动复发属于

A. 极早期复发

B. 早期复发

C. 近期复发

D. 中期复发

E. 晚期复发

F. 极晚期复发

【解析】《2020 ESC 心房颤动诊断和管理指南》中将心房颤动消融术后复发分为三类：早期复发：术后 3 个月内复发；晚期复发：术后 4~12 个月复发；极晚期复发：术后 12 个月后复发。该患者属于极晚期复发。

第2问：消融术后心房颤动复发的机制可能为

A. 消融线电传导恢复

B. 新的折返环形成

C. 新的局灶激动形成

答案：3. B　4. E　【案例2】1. F　2. ABCDE

D. 左心房扩大

E. 心房纤维化

F. 心房有效不应期延长

【解析】消融术后心房颤动复发的机制包括心房的结构重构和电重构，心房有效不应期的变化属于心房电重构，但心房有效不应期缩短、有效不应期离散度增加时心房颤动才容易发生。

第 3 问：该患者理论上可以选择的手术方案为

A. 二尖瓣置换（机械瓣）＋心房颤动射频消融

B. 二尖瓣置换（生物瓣）＋心房颤动射频消融

C. 二尖瓣置换（机械瓣）＋三尖瓣成形＋心房颤动射频消融

D. 二尖瓣置换（生物瓣）＋三尖瓣成形＋心房颤动射频消融

E. 二尖瓣置换（生物瓣）＋三尖瓣成形

F. 二尖瓣成形＋三尖瓣成形＋心房颤动射频消融

【解析】该患者 65 岁，如果换瓣则应首选生物瓣，但考虑患者术后仍然存在心房颤动可能，因此也可选用机械瓣。患者有心房颤动，《2020 ESC 心房颤动诊断和管理指南》规定心脏手术同期应行心房颤动消融；如果置换了生物瓣，而又不进行心房颤动消融，则术后仍需长期服用华法林，无法体现生物瓣的优越性。此外，三尖瓣有反流，术中应积极干预。对于风湿性二尖瓣病变只要瓣膜活动良好，瓣下结构无明显僵硬钙化，就可以进行成形，虽然成形较换瓣难度大，但风湿性二尖瓣瓣膜成形仍是一种非常重要而又很有前景的治疗方式。文献报道 10 年免于再次手术率超过 70%。

第 4 问：该患者如果未进行心房颤动射频消融，术后可能造成的不良影响包括

A. 术后近远期死亡风险增加

B. 术后脑卒中风险增加

C. 术后心力衰竭风险增加

D. 影响瓣膜成形的效果

E. 生活质量降低

F. 削弱了瓣膜成形或生物瓣置换的优势

第 5 问：与内科导管消融相比，心房颤动外科消融的优势在于

A. 手术同期有效去除左心耳

B. 外科双极射频消融能保证消融线的连续性和透壁性

C. 心外膜去迷走神经治疗

D. 单次手术成功率高

E. 围手术期并发症少

F. 适应证广泛，适用于各种类型心房颤动

【解析】外科治疗心房颤动的成功率明显高于导管消融，但从目前的文献看外科消融围手术期的并发症要稍多于内科导管。

【案例 3】患者女，74 岁。PCI 术后 6 年。以活动后心前区痛伴气短 10 个月，加重 1 周就诊。查体：慢性病容，端坐位。体温 36.2℃，血压 130/90mmHg。双肺呼吸音粗，肺底有湿啰音。心率 80 次 /min，律齐，心尖部可闻及收缩期杂音，3/6 级，向左腋下传导。肝脏肋下 3cm，质地中等偏软。双下肢轻度水肿。胸部 X 线片：两肺充血，纹理重，透过度差，左心房、室扩大。ECG：窦性心律，正后壁陈旧性心肌梗死。门诊超声心动图显示左心房径 50mm，左心室收缩末径 38mm，左心室舒张末径 72mm，LVEF 45%。二尖瓣重度反流，左心室节段性运动

答案： 3. CDF   4. ABCDEF   5. ABCDF

异常。呼吸功能检查：中度通气与弥散功能障碍。头颅 CT：陈旧性脑梗死。生化检查：血肌酐 87mmol/L。患者入院诊断：冠心病三支病变，慢性缺血性二尖瓣反流，心功能Ⅲ级，糖尿病，陈旧性脑梗死，COPD 待排除。

第 1 问：患者入院处理正确的有

A. 呋塞米 + 螺内酯

B. β 受体拮抗药

C. 静脉硝酸甘油扩血管

D. ACEI

E. 静脉用钙通道阻滞药尼卡地平

F. 停阿司匹林，给低分子肝素

【解析】患者应内科保守治疗——抗心力衰竭。待病情好转后，完成术前准备和特殊检查，如复查冠脉造影和超声心动图以及 MRI 等。静脉用钙通道阻滞药，可能会加重心力衰竭。

第 2 问：关于缺血性二尖瓣反流的病理正确的是

A. 慢性心肌缺血左心室扩张乳头肌异位瓣膜对合缘低于瓣环水平，中心性反流

B. 左心室后下壁运动低下，后内乳头肌受累后瓣叶 P_2 和 P_3 处活动受限，偏心性反流

C. 急性乳头肌断裂，二尖瓣连枷样运动，超出二尖瓣环，偏心性反流

D. 慢性心肌缺血导致的二尖瓣反流 60% 由后内乳头肌受累所致

E. 左心室后壁无运动，前外乳头肌受累前瓣叶 A_1 和 A_2 处活动受限，偏心性反流

F. 前壁巨大室壁瘤，后内乳头肌受累后瓣叶 P_2 和 P_3 处活动受限，偏心性反流

第 3 问：代表慢性二尖瓣反流左心室功能状况的指标，大家相对公认的是

A. LVEF>60% 和 LVSED <40mm，提示左心室功能正常

B. LVEF 31%~59% 和 LVSED 41~54mm，提示左心室功能不全

C. LVEF<30% 和 LVSED>55mm，提示左心室功能严重不全

D. LVEF>50% 和 LVSED<50mm，提示左心室功能正常

E. LVEF 21%~49% 和 LVSED 51~64mm，提示左心室功能不全

F. LVEF <20% 和 LVSED>65mm，提示左心室功能严重不全

第 4 问：缺血性二尖瓣反流的手术方法下列描述正确的是

A. 先做桥血管远端吻合口再换瓣，防止左心室后壁损伤，最后桥血管近端吻合

B. 术中应用 CO_2，术后充分排气

C. 术前了解二尖瓣反流程度、左心室功能不全的程度和冠状动脉狭窄的程度

D. 术中食管超声对于确定的反流具体部位结合术中探查决定手术方法

E. 选择上腔直角插管经右心房房间隔径路便于显露二尖瓣

F. 由于二尖瓣组织结构脆弱，尽量不要保留瓣下组织，以防影响人工瓣膜功能

第 5 问：合理的手术方法选择是

A. 前瓣或后瓣扩大补片

B. Alfieri 缘对缘修复技术

C. 乳头肌再移位，如直接缝合缩小两乳头肌根部之间的距离

答案：【案例 3】 1. ABCDF 2. ABCD 3. ABC 4. ABCDE 5. DEF

D. 冠状动脉搭桥术（CABG）

E. 小号人工瓣环

F. 保留全瓣瓣膜生物瓣替换

【解析】患者为高龄女性，术前左心室功能差，合并肺功能低下，脑血管病史，故选择冠状动脉搭桥术＋换瓣。目的是简化手术，缩短体外循环和阻断时间，手术疗效不劣于修复，降低住院风险。近年有文献报道，植入小号人工瓣环多能有效消除反流，修复成功率较大。

第6问：缺血性二尖瓣反流的病理机制下列描述正确的是

A. 由于发病机制不同和瓣叶受牵拉程度不同，缺血性二尖瓣反流的手术是一个复杂的难题

B. 没有标准的术式可以确保瓣膜修复的长期效果和防止左心室结构随时间再度恶化

C. 外科医师应通过超声精确评价、了解左心室二尖瓣的功能和形态，制订理想的个体化方案

D. 新研究提示，因缺血性二尖瓣反流修复术复发率高，所以二尖瓣替换是可行的替代方法

E. 高危缺血性二尖瓣反流的患者，无论修复还是换瓣，幸存率相似

F. 术前左心室舒张末径＞65mm，缺血性二尖瓣反流修复术后5年生存率满意

【案例4】患者男，36岁。因发现心脏杂音10年，活动后乏力、气短5个月就诊。查体：慢性病容，体温36.2℃，血压110/60mmHg。双肺呼吸音清。心率75次/min，律齐，心尖部可闻及吹风样收缩期杂音（SM），3/6级，向腋下传导，与体位改变无关。肝脾肋下未及，下肢无水肿。胸部X线片：两肺充血，左心房、室扩大。ECG：窦性心律，左心室高电压。

第1问：该患者最可能的诊断是

A. 先天性心脏病室间隔缺损

B. 先天性心脏病肺动脉瓣狭窄

C. 冠心病缺血性二尖瓣反流

D. 退行性心脏病二尖瓣脱垂伴反流

E. 肥厚性梗阻性心脏病

F. 风湿性心脏病二尖瓣反流

【解析】听诊发现心尖部SM，吹风样，向腋下传导，典型二尖瓣反流的杂音，结合胸部X线片提示左心房、室扩大，年轻无冠心病的危险因素，未提及风湿史，所以，退行性心脏病二尖瓣脱垂伴反流最有可能。门诊超声心动图显示左心房径56mm，左心室收缩末径36mm，左心室舒张末径65mm，LVEF 55%。二尖瓣前后叶脱垂，二尖瓣重度反流。初步诊断：退行性变二尖瓣脱垂伴重度二尖瓣反流。

第2问：关于退行性变二尖瓣反流病因的下列描述正确的是

A. 黏液性变结缔组织过多，弹力纤维缺乏则结缔组织太少

B. 黏液性变发病时程短，数日到数月；弹力纤维缺乏病程长，数年到十年

C. 黏液性变病变累及多个瓣叶，弹力纤维缺乏仅累及单个瓣叶

D. 黏液性变多个瓣叶增厚膨出，弹力纤维缺乏仅受累瓣叶增厚

E. 黏液性变前后瓣叶均易脱垂，弹力纤维缺乏受累瓣叶断裂或脱垂

F. 黏液性变患者发病时偏老，修复手术复杂；弹力纤维缺乏患者发病时年轻，手术相对简单

【解析】患者入院后完成相关术前检

答案：　6. ABCDE　　【案例4】　1. D　2. ACDE

查。复查超声心动图显示瓣环扩张伴瓣叶组织过多，瓣叶对合不良，前、后瓣叶严重脱垂（A_2 和 P_2），中心性反流。病因诊断为 Barlow 病，拟行二尖瓣修复手术。

第 3 问：关于该患者应该采用的二尖瓣修复技术正确的是

A. 前叶修复可选用多个人工腱索（Loop 技术）

B. 后叶修复可选用多个人工腱索（Loop 技术）

C. 选择人工二尖瓣软环：DURAN 环或 C 形环（Cosgrove-Edward 环）

D. 选择人工二尖瓣硬环，如 Carpentier-Edward Physio 环

E. 选择比实测小一号的人工二尖瓣环

F. 后瓣部分可切除部分多余的组织

第 4 问：二尖瓣手术修复后 TEE 评价满意的要点是

A. 左心室充分充盈，收缩压 120~140mmHg

B. 无 SAM 现象

C. 左心室室壁运动佳

D. 二尖瓣跨瓣压差平均<5mmHg，血流速度<1.5 m/s

E. 瓣膜关闭功能评价微 - 少量反流

F. 解剖学评价瓣尖对合缘在瓣环水平以下，对合缘高度 2~4mm

第 5 问：如果术中经食管超声心动图检查（TEE）发现修复术后有 SAM 现象，应采取的措施是

A. 术前发现后瓣叶高度>2.5cm，术中应该做后瓣矩形切除和瓣环滑行缝合技术

B. 通过减少容量负荷观察能否改善

SAM 现象和 LVOT 压差

C. 通过减慢心率和减少正性肌力药观察改善 SAM 现象的程度

D. 如果术中未做后叶矩形切除和滑行瓣环缝合，可以重新再做

E. 可以换用大一号的二尖瓣硬环或专用环，如 Myxo ETlogix 环增加二尖瓣的前后径

F. 通过降低血压观察能否改善 SAM 现象和 LVOT 压差

【解析】Barlow 病前、后瓣叶均增多，尤其是后瓣叶。如果高度>1.5cm，术后极易出现 SAM 现象，选用大一些的硬环或专用环，同时切除部分后瓣叶，并滑行缝合后瓣环，降低后瓣高度，扩容，减慢心率，不强心，提高外周阻力，可以防止或减轻其出现 SAM 现象，不造成左心室流出道梗阻。

第 6 问：目前三维经食管超声心动图检查（TEE）对二尖瓣反流手术的指导，正确的是

A. 三维重建 TEE 由于滞后和伪影未能广泛应用

B. 三维 TEE 为外科医师了解二尖瓣自身几何形状和反流的机制提供了新视角

C. 实时三维 TEE 可以快速成像精确定位诊断，完全不依赖二维超声

D. 实时三维 TEE 的应用可以不需要像二维超声多平面检查推测三维结构

E. 可以减少超声医师由于取样或手法不同出现个体差异

F. 实时三维 TEE 在定量诊断二尖瓣反流程度方面明显优于二维 TEE

【案例5】患者男，66 岁。以活动后乏力、气

答案： 3. ABCDF 4. ABCDE 5. CDE 6. ACE

短 5 个月就诊。平时身体佳,爱打乒乓球。查体:体温 36.2℃,血压 140/80mmHg。双肺呼吸音清。心率 75 次/min,律齐,心尖部可闻及吹风样收缩期杂音,3/6 级,向左腋下传导。肝脾肋下未及,双下肢无水肿。胸部 X 线片:两肺充血,左心房、室扩大。ECG:窦性心律,左心室高电压。

第 1 问:该患者可能的诊断是

A. 冠心病缺血性二尖瓣反流

B. 退行性心脏病二尖瓣脱垂(腱索断裂)

C. 扩张型心肌病二尖瓣功能性反流

D. 风湿性心脏病二尖瓣反流

E. 感染性心内膜炎二尖瓣瓣叶穿孔

F. 先天性心脏病心内膜垫缺损

【解析】患者,66 岁。冠心病、扩张型心肌病、风湿性心脏病均有可能,但突然在近期发病,考虑退行性变二尖瓣腱索断裂的可能性大。超声心动图显示:左心房径为 50mm,左心室收缩末径为 35mm,左心室舒张末径为 63mm,LVEF 60%。二尖瓣前叶脱垂,腱索断裂,二尖瓣重度反流。该患者初步诊断为退行性变二尖瓣前叶脱垂,伴重度二尖瓣反流,拟行二尖瓣修复手术。为了更好地了解病情,确保手术效果满意,术者应该熟悉并亲自查看超声心动图,以便达到个体化的治疗目的。

第 2 问:关于术中食管超声对二尖瓣反流手术的指导,下列描述正确的是

A. 手术前为外科手术提供实时生理状态下的解剖和功能信息,指导手术方案的最后确定

B. 手术后即刻对手术疗效做出评价,及时发现问题并定性、定量和定位,便于立即手术矫正

C. 探查与二尖瓣外科手术相关而术前未发现的异常

D. 了解术后排气状况,指导充分排气

E. 手术后即刻左心室功能状态对术后治疗没有指导意义

F. 术者与食管超声医师及时沟通,团队协作保证了手术的质量

第 3 问:术中食管超声显示退行性变二尖瓣脱垂(A_2 或 P_2 区)最好的切面是

A. 0°~30°

B. 30°~60°

C. 60°~90°

D. 90°~120°

E. 120°~150°

F. 150°~180°

【解析】术者还应熟悉并熟练掌握术中食管超声的切面与解剖结构的关系,能与超声医师顺利沟通,这对于完成二尖瓣反流的修复十分重要。0°~30° 为四腔心或五腔心平面;30°~60° 为两交界平面;60°~90° 为两腔心切面;120°~150° 为左心室长轴切面。

第 4 问:关于术者修复前探查二尖瓣结构并做瓣膜分析的描述正确的是

A. 经右心房房间隔切口可以很好地显露二尖瓣

B. 胸腔镜辅助下微创右侧小切口经房间沟进左心房显露更佳

C. 首先应全面检查瓣膜结构,以明确是正常解剖还是异常的病理变化

D. 将前瓣根部中点作为瓣环平面的参照点与两个瓣叶对比为腱索手术做依据

E. 打水判断瓣膜反流部位并与术前超声的对比印证

F. 测量器测定二尖瓣前后瓣叶的大小,

答案:【案例5】 1. B　2. ABCDF　3. E　4. ABCDE

为人工瓣环选择做准备

第5问：二尖瓣前叶反流手术方法应该选用的是

A. 腱索断裂处三角形切除

B. 人工瓣环植入

C. 缘对缘成形术（Alfieri 技术）

D. 人工腱索替代或 LOOP 技术

E. 腱索转移（后瓣翻转替代或次级腱索替代）

F. 延长腱索短缩术

第6问：关于应用人工二尖瓣环的意义正确的有

A. 矫治扩大了的瓣环

B. 防止瓣环进一步扩大

C. 增加瓣叶对合缘

D. 加强瓣环缝线

E. 软环比硬环更符合生理，因此应尽量选择软环

F. 为防止术后二尖瓣狭窄，应尽可能选择大型号的瓣环

【解析】该患者最终选择的手术方法是人工腱索替代和人工瓣环植入。许多临床研究提示，人工腱索 GORE-TEX 线是目前较理想的方法，人工瓣环对保证长期疗效、防止复发至关重要。

【案例6】患者男，42 岁。8 年前接受主动脉瓣及二尖瓣人工机械瓣膜置入手术。术后多次超声心动图复查结果正常。目前患者需要接受口腔手术。

第1问：根据 AHA 2020 年心脏瓣膜病患者管理指南，口腔手术需要接受围手术期抗生素治疗，预防感染性心内膜炎的情况包括

A. 人工心脏瓣膜

B. 有感染性心内膜炎病史

C. 未手术的发绀型先天性心脏病

D. 房间隔缺损封堵术后 1 年

E. 继发孔型房间隔缺损，未治疗

F. 二尖瓣成形术后无瓣叶增厚及二尖瓣反流

［提示］患者接受拔牙手术，围手术期未应用抗生素，手术后即开始发热，血培养阳性，为链球菌感染，应用敏感抗生素后两日体温降至正常。

第2问：如果按照 AHA 2020 年心脏瓣膜病患者管理指南，这种情况下，转为口服抗生素应在使用静脉抗生素后

A. 5 天

B. 2 周

C. 10 天

D. 3 周

E. 4 周

F. 6 周

【解析】根据 AHA 2020 年心脏瓣膜病患者管理指南建议，由链球菌、粪肠球菌、金黄色葡萄球菌或凝血酶阴性葡萄球菌引起的感染性心内膜炎（IE），需要持续静脉应用抗生素或至少静脉应用抗生素 10 日后方可转为口服抗生素，且在抗生素结束治疗前 1~3 日行经食管超声心动图（TEE）检查以确定病人对治疗反应良好。

［提示］患者体温持续正常 1 个月，但出现血红蛋白尿及贫血，血红蛋白浓度稳定在 70g/L，原因为机械性溶血。复查超声心动图显示主动脉瓣人工瓣周漏一处，3mm；二尖瓣人工瓣周漏两处，分别为 2mm 及 1mm；LVEDD 49mm，LVEF 67%。患者体温、血象及血结果正常。

答案： 5. ABCDE 6. ABCD 【案例6】1. ABC 2. C

第3问：下列处理中，**不恰当**的是

A. 输注红细胞

B. 服用碳酸氢钠

C. 介入封堵瓣周漏

D. 准备再次手术，处理瓣周漏

E. 不考虑外科手术，继续观察

F. 输全血

【解析】瓣周漏已经造成溶血，若不再次手术无法终止对血细胞的破坏。

第4问：伴有肾功能不全的感染性心内膜炎患者**不应该**使用的抗生素是

A. 青霉素

B. 万古霉素

C. 红霉素

D. 林可霉素

E. 氯霉素

F. 利福平

【案例7】患者男，35岁。2个月前感冒后开始间断发热，发热时伴寒战，应用抗生素治疗可控制体温，但停药后体温再次升高。以往查体有心脏杂音史。

第1问：患者来急诊室就诊，首先应该做的物理检查和辅助检查包括

A. 寻找 Osler 小结

B. 冠状动脉造影

C. 裂隙灯检查，寻找 Roth 斑点

D. 血常规

E. 血培养

F. 头颅血管 CT

G. 超声心动图

【解析】因为不考虑冠心病，故不首选冠状动脉造影；虽然感染性心内膜炎并发动脉瘤，但 CT 不是诊断心内膜炎的必要检查，故不选。

［提示］超声心动图示：二尖瓣前叶脱垂，中度二尖瓣反流，二尖瓣前叶赘生物，12mm×8mm，LVEDD 54mm，EF 69%。WBC $15.2×10^9$/L，N 0.9，血培养为草绿色链球菌。患者心脏功能Ⅱ级。应用抗生素 1 日后体温正常。进一步追问病史，发病以来有 3 次突发腹痛史。体检发现左足 Janeway 病变。头颅血管 CT 发现左侧枕叶内一颅内细菌性动脉瘤，约 7mm。化验检查肾功能正常。

第2问：目前患者的治疗方案应该包括

A. 敏感抗生素治疗

B. 急诊外科手术

C. 继续药物治疗，多次复查超声心动图

D. 继续复查血培养

E. 复查头颅血管 CT

F. 复查血常规

【解析】按新发布的 AHA 心脏瓣膜病患者管理指南，因为有结构性心脏病，在应用抗生素同时应尽早手术。

［提示］患者手术前夜突发剧烈头痛，伴呕吐和意识淡漠。急诊头颅 CT 示左侧脑出血。

第3问：下列措施中**不适当**的是

A. 急诊体外循环心脏手术

B. 继续抗生素治疗

C. 应用脱水药物

D. 防止高血压

E. 监测颅内压变化

F. 脑血管造影

【解析】在脑出血急性期行体外循环手术，会加重出血。

第4问：感染性心内膜炎最常见的死亡原因是

答案：　3. ACE　4. B　【案例7】1. ACDEG　2. ABF　3. A　4. C

A. 脑栓塞

B. 细菌性动脉瘤破裂

C. 心力衰竭

D. 肾功能不全

E. 脾破裂

F. 心律失常

【案例8】患者,53 岁。因主动脉瓣二瓣化畸形接受主动脉瓣机械瓣替换术。术后第 9 天开始发热,持续 20 余日,最高 38.5℃。体温呈弛张热型,发热伴寒战。

第 1 问:下列检查中应该做的有

A. 经胸超声心动图

B. 经食管超声心动图

C. 血常规

D. 血培养

E. 血降钙素原

F. 主动脉 CT

【解析】若经胸部超声心动图能够明确瓣膜功能,则不须再做经食管超声心动图。

第 2 问:下列实施方案中公认的耐感染性最好的瓣膜是

A. 人工支架生物瓣

B. 人工无支架生物瓣

C. 人工机械瓣

D. 人工机械瓣及人工涤纶编织主动脉血管复合体

E. 同种主动脉移植物

F. 自膨胀支架瓣膜

第 3 问:曾经有一种人工机械瓣市售,将含有金属银的物质覆盖此瓣膜的缝合环,希望用银离子的杀菌特性,降低手术后感染性心内膜炎的发生率。此种瓣膜(Silzone)临床应用后发现了新的问题,被召回禁用。问题是

A. 二尖瓣位患者术后早期与抗凝相关的

出血增多

B. 二尖瓣位患者术后早期与抗凝相关的血栓增多

C. 二尖瓣位瓣周漏发生率增加

D. 主动脉瓣位患者术后早期与抗凝相关的出血增多

E. 主动脉瓣位患者术后早期与抗凝相关的血栓增多

F. 主动脉瓣位瓣周漏发生率增加

第 4 问:亚急性细菌性心内膜炎的抗生素治疗中,**错误**的是

A. 早期应用

B. 小剂量,长疗程治疗

C. 加用小剂量氨基糖苷类抗生素,以发挥协同杀菌作用

D. 急性者应用针对金黄色葡萄球菌、链球菌和革兰氏阴性杆菌的广谱抗菌治疗

E. 亚急性者采用针对包括肠球菌在内的链球菌的抗生素

F. 对有肾功能下降的患者应适当调整抗生素剂量

【解析】治疗感染性心内膜炎,应该用杀菌剂,大剂量,长疗程。

【案例9】患者男,68 岁。以发作性心前区疼痛 10 个月,加重伴活动后乏力、气短 2 个月入院。10 个月前在当地医院诊断为急性下后壁心肌梗死。有糖尿病史 10 年。入院查体:体温 36.2℃,血压 120/80mmHg。双肺呼吸音清。心率 80 次 /min,律齐,心尖部可闻及收缩期杂音,2~3/6 级,腋下传导不明显。肝脾肋下未及。下肢无水肿。胸部 X 线片:两肺充血,左心房、室扩大。ECG:窦性心律,陈旧性下壁心肌梗死。门诊超声心动图:左心房径为 50mm,左心室收缩末径为 34mm,左心室舒张末径为

答案:【案例8】 1. ACDEF 2. E 3. ABC 4. B

68mm，LVEF 50%。下壁反向搏动，二尖瓣中重度反流。

第1问：为了明确外科治疗方案，下一步应该完成的特殊检查有

A. 冠脉造影

B. ECG 运动平板实验

C. MRI

D. 核素心肌灌注动静态扫描

E. 复查超声心动图

F. PET/CT

【解析】患者应尽快完成常规术前准备和特殊检查，运动平板和核素运动显像已没必要，而且会使病情加重。最后确诊冠心病三支病变、中重度缺血性二尖瓣反流、下壁室壁瘤形成，糖尿病心功能Ⅲ级。

第2问：慢性缺血性二尖瓣反流的病理机制，下列描述正确的是

A. 瓣叶活动受限是产生慢性缺血性二尖瓣反流的主要机制

B. 乳头肌断裂是产生慢性缺血性二尖瓣反流的主要机制

C. 与单独左心室功能障碍相反，乳头肌移位和左心室扩大是导致瓣叶受限的决定因素

D. 慢性缺血性二尖瓣反流的血流动力学特点常导致反流程度被低估

E. 慢性缺血性二尖瓣反流瓣环扩大并不多见

F. 慢性缺血性二尖瓣反流瓣叶组织多为正常

第3问：确定二尖瓣重度反流的超声心动图定量指标下列正确的是

A. 射流面积/左心房面积>40%

B. 反流容量>60 ml/次

C. 反流分数>50%

D. 有效反流孔面积>0.2cm^2

E. 缩流径宽度>0.4cm^2

F. 反流指数>0.5cm/m^2

【解析】确定慢性缺血性二尖瓣反流的严重程度对于指导手术治疗很重要。心室造影的方法不太准，MRI 较准确，但经胸超声心动图更方便可靠，尤其是反流容积和有效反流孔面积必须记住。2010 年 ESC 瓣膜患者管理指南提出：有效反流孔面积>0.4cm^2，反流容量>60ml/次，为重度反流。

第4问：慢性缺血性二尖瓣反流的治疗策略以下描述正确的是

A. 单独的 CABG 不能纠正中度的慢性缺血性二尖瓣反流

B. 复杂机制的重度缺血性二尖瓣反流，CABG 同时处理二尖瓣明显增加了手术风险

C. 轻度缺血性二尖瓣反流可以仅行 CABG

D. 持续存在的中度缺血性二尖瓣反流会对远期预后产生不利影响，应该积极纠正

E. 缺血性二尖瓣反流修复术后明确有一定的复发率，应选择合理的术式

F. 限制性人工瓣环的应用不会产生功能性二尖瓣狭窄

第5问：该患者应采用的手术方法有

A. 左心室下壁室壁瘤补片成形

B. 冠状动脉搭桥术（CABG）

C. 选择人工二尖瓣软环或 C 形成形束带

D. 乳头肌根部切除再移位植入缝合消除对腱索的牵拉

E. 比实测小 1 个型号人工瓣环硬环

F. P$_2$~P$_3$ 区二级腱索切除松解牵拉

答案：【案例9】 1. ACEF 2. ACDF 3. BE 4. ACDE 5. ABEF

第6问：针对中度以上慢性缺血性二尖瓣反流，以下手术方法可以采用的是

A. 前瓣或后瓣扩大补片

B. Alfieri 缘对缘修复技术

C. 乳头肌再移位，如直接缝合缩小两乳头肌根部，缩小之间的距离

D. Coapsys 装置左心室重塑形

E. 二尖瓣内、外交界环缩缝合

F. 人工腱索从乳头肌到右纤维三角连接调节乳头肌的牵拉

【解析】针对慢性缺血性二尖瓣反流的病理解剖机制出现的手术方法很多，较为成熟的是限制性人工二尖瓣硬环植入，受限区的瓣膜二级腱索切除，以及相关联的左心室室壁瘤成形，瓣叶水平补片，乳头肌再移位虽然较大但还未广泛应用，切除乳头肌再移位的方法从未有过，属于干扰选项，另外，二尖瓣两交界缝缩对于这类疾患很难有效，软环或成形束带也不推荐。

【案例10】患者男，25岁。3周前感冒后开始间断发热，发热时伴寒战，应用抗生素治疗可控制体温，但停药后体温再次升高。以往查体有心脏杂音史。

第1问：患者来急诊室就诊。应该做的物理检查和辅助检查包括

A. 寻找 Osler 小节

B. 裂隙灯检查，寻找 Roth 斑点

C. 血常规

D. 血培养

E. 超声心动图

F. 冠状动脉造影

［提示］超声心动图显示：二尖瓣前叶脱垂，中度二尖瓣反流，二尖瓣前叶多发小赘生物，2~3mm。白细胞 17.2×10^9/L，中心粒细胞 0.89。血培养为草绿色链球菌。进一步追问病史，无体循环栓塞史。头颅血管 CT 未见颅内细菌性动脉瘤。化验检查肾功能正常。

第2问：目前患者的治疗方案应该包括

A. 敏感抗生素治疗

B. 急诊外科手术

C. 多次复查超声心动图

D. 继续复查血培养

E. 复查头颅血管 CT

F. 复查血常规

【解析】应先将体温控制，找到感染病原体后再考虑手术，这样成功率高。

［提示］抗生素治疗后两日体温持续正常。超声心动图显示：二尖瓣反流程度无变化，赘生物无增大。白细胞 8.6×10^9/L，中性粒细胞 0.76。患者心脏功能 II 级，无新发的 Osler 小节及 Janeway 病变。

第3问：下一步治疗应该是

A. 继续敏感抗生素治疗至体温正常后1周

B. 继续敏感抗生素治疗至体温正常后2周

C. 继续敏感抗生素治疗至体温正常后4周

D. 继续敏感抗生素治疗至体温正常后8周

E. 继续敏感抗生素治疗至体温正常后6周

F. 继续敏感抗生素治疗的同时尽早行二尖瓣手术，治疗二尖瓣反流及感染性心内膜炎

【解析】根据 AHA 心脏瓣膜病患者管理指南，感染性心内膜炎应在体温控制后尽早手术。

答案： 6. ABCDF 【案例10】 1. ABCDE 2. ACDF 3. E

第4问：以下疾病**很少**引起感染性心内膜炎的是

    A. 室间隔缺损

    B. 动脉导管未闭

    C. 二尖瓣关闭不全

    D. 主动脉瓣关闭不全

    E. 二尖瓣狭窄合并心房颤动

    F. 三尖瓣关闭不全

【解析】因为二尖瓣狭窄时，血流速度慢，对瓣叶本身的损伤小。

答案：4. E

第十章　冠状动脉粥样硬化性疾病

一、单选题

1. **不由**左冠状动脉供血的室壁是
   A. 左心室前壁
   B. 右心室前壁一小部分
   C. 室间隔前 2/3
   D. 左心室侧壁和后壁及部分左心房
   E. 整个室间隔的血均来自左冠状动脉

2. 关于冠状沟的描述,正确的是
   A. 冠状沟介于左、右心室之间
   B. 近心底处,几乎呈环形,冠状沟将心房和心室分开
   C. 冠状沟将左、右心房分开
   D. 冠状沟呈环形将心房与心室分开
   E. 冠状沟绕至心脏后方与左心室间沟相连

3. 冠心病的左主干病变,是指
   A. 发出前降支与回旋支的共同开口
   B. 发出钝缘支与前降支的共同开口
   C. 发出对角支与回旋支的共同开口
   D. 发出后降支与前降支的共同开口
   E. 发出前降支与对角支的共同开口

4. 冠状动脉旁路移植术(简称搭桥术)的**非**手术适应证为
   A. 冠状动脉双支及双支以上的血管狭窄大于 75%
   B. 左主干狭窄

C. 左心室射血分数大于 30%
D. 狭窄远端的冠状动脉血管通畅,供作吻合处管腔大于 1.0~1.5mm
E. 狭窄远端的冠状动脉血管通畅,供作吻合处管腔小于 1.0mm

【解析】冠状动脉搭桥术要求靶血管直径大于 1mm,才能达到血运重建的目的。

5. 在左冠状动脉优势的冠状动脉分布中,后降支发自
   A. 前降支
   B. 对角支
   C. 右冠状动脉
   D. 回旋支
   E. 左冠状动脉

【解析】右冠状动脉优势的冠状动脉分布中,后降支发自右冠状动脉;左冠状动脉优势的冠状动脉分布中,后降支发自回旋支。

6. 室壁瘤是
   A. 继发于心力衰竭的一种病理状态
   B. 心室壁的恶性肿瘤
   C. 继发于心肌梗死的一种病理状态
   D. 心室壁的瘤样增生
   E. 心室壁的良性肿瘤

7. 心脏破裂最常见的部位是
   A. 右心室

答案:　1. B　2. B　3. A　4. E　5. D　6. C　7. D

B. 左心房

C. 右心房

D. 左心室

E. 全心

8. 心肌桥大多发生于

A. 前降支中段

B. 回旋支中段

C. 右冠状动脉中段

D. 钝缘支

E. 后降支

9. 桥血管通畅率最高的是

A. 乳内动脉

B. 桡动脉

C. 大隐静脉

D. 胃网膜动脉

E. 小隐静脉

【解析】冠状动脉搭桥术中，左乳内动脉桥 10 年通畅率 90% 以上。

10. Dressler 综合征**不包括**

A. 心包钙化

B. 双肺下叶渗出性改变

C. 胸腔积液

D. 心包积液

E. 有发热、胸痛、白细胞增多和血沉增快等症状

11. 冠状动脉搭桥术后最常见的心律失常是

A. 房性早搏

B. 心房颤动

C. 心房扑动

D. 室性早搏

E. 房室传导阻滞

12. 进行二尖瓣置换术时，最易损伤的冠状

动脉是

A. 对角支

B. 右冠状动脉

C. 前降支

D. 回旋支

E. 左冠状动脉主干

13. 患者男，58 岁。因急性下壁心肌梗死入院。当时心脏听诊未发现杂音，次日出现胸闷、气促症状。体检：心率 100 次 /min，心尖区闻及粗糙的收缩期杂音及收缩中晚期喀喇音。可能出现的并发症是

A. 心脏破裂

B. 心肌梗死后综合征

C. 夹层动脉分离

D. 右心衰竭

E. 乳头肌功能失调

【解析】乳头肌功能失调指房室瓣腱索所附着的乳头肌由于缺血、坏死、纤维化或其他原因，收缩功能障碍或乳头肌方位改变，导致二尖瓣关闭不全，产生二尖瓣反流。后内侧乳头肌由左冠状动脉回旋支供血，故后内侧乳头肌受累较前外侧乳头肌多见。乳头肌断裂多发生于急性心肌梗死后 5~7 日，少数在 3 周内。后内侧乳头肌断裂常见于急性穿透性下壁心肌梗死，前外侧乳头肌断裂则是急性前侧壁心肌梗死的后果。

14. 患者女，75 岁。因急性下壁心肌梗死入院。次日患者出现颈静脉怒张，下肢浮肿，肝肿大。心率 100 次 /min，血压 95/50mmHg。胸骨右缘闻及第三心音，心律齐。肺部未闻及啰音。胸部 X 线片：肺野清晰。既往有高血压病史，无肺源性疾病、风湿性心脏病及肝病史。上述体征提示的诊断是

答案： 8. A 9. A 10. A 11. B 12. D 13. E 14. C

A. 合并侧壁心肌梗死

B. 合并广泛心内膜下心肌梗死

C. 右心室心肌梗死

D. 合并室间隔穿孔

E. 乳头肌功能失调

15. 患者男，67 岁。急性下壁心肌梗死入院。入院时气促，呼吸困难，大汗，口唇及指端发绀，咳粉红色泡沫痰，两肺有湿啰音。心率：120 次 /min，有舒张期奔马律，心尖部及 SM 1~2/6 级。最可能的诊断为

A. 肺部感染

B. 心肌梗死后综合征

C. 急性乳头肌断裂

D. 急性左心衰竭伴肺水肿

E. 心脏破裂

16. 患者男，65 岁。有高血压及糖尿病史10 余年。数月来劳累后发生心前区闷痛，每次持续 1~3 分钟，含服硝酸甘油可迅速缓解。发作前后心电图有动态改变。对该患者冠心病有确诊意义的检查是

A. 心脏磁共振成像

B. 超声心动图

C. 冠状动脉 CT

D. 冠状动脉造影

E. 动态心电图

17. 患者男，65 岁。广泛前壁心肌梗死。2周后出现发热、胸痛，无咳嗽。查体：颈静脉怒张，胸部 X 线片示心影明显增大。超声心动图提示中等量心包积液，双侧中等量胸腔积液，最可能的诊断是

A. 右心衰竭

B. 心肌梗死后综合征

C. 全心衰竭

D. 肺栓塞

E. 室壁瘤形成

【解析】心肌梗死后综合征（postinfarction syndrome）由 Dressler 于 1956 年首先报道，所以也称 Dressler 综合征。心肌梗死后数周至数月内出现，可反复发生，表现为心包炎、胸膜炎或肺炎，有发热、胸痛、白细胞增多和血沉增快等症状，可能是机体对坏死物质的过敏反应。

二、多选题

1. 下列心肌部位由前室间支供血的是

A. 左心室前壁

B. 前乳头肌

C. 心尖

D. 室间隔的前 2/3

E. 左心室后壁

2. 对于冠状动脉的叙述，哪项是正确的

A. 冠状动脉血流量占心输出量的4%~5%

B. 前室间支仅供应于左心室前壁及室间隔

C. 前室间支的主要分支有左心室前支、右心室前支、室间隔前支

D. 左缘支较恒定粗大，分支供应心左缘及邻近的左心室壁

E. 旋支的主要分支为左缘支、左心室后支、窦房结支、左心房旋支

3. 下列血管是右冠状动脉的分支的是

A. 窦房结支

B. 右缘支

C. 后室间支

答案：　15. D　16. D　17. B

　　1. ABCD　2. ACDE　3. ABCE

D. 室间隔前支

E. 右房支

4. 左冠状动脉前降支闭塞可引起梗死的部位包括

　　A. 左心室前壁

　　B. 左心室膈面

　　C. 前间隔

　　D. 右心室

　　E. 心尖部

5. 适合做冠状动脉搭桥术的疾病是

　　A. 三支血管狭窄大于75%

　　B. 左主干病变

　　C. 心肌梗死合并室间隔穿孔

　　D. 支架植入术后再次狭窄

　　E. 合并瓣膜病需要同期行瓣膜置换

6. 可引起心绞痛的疾病是

　　A. 主动脉瓣狭窄或关闭不全

　　B. 风湿性冠状动脉炎

　　C. 肥厚型心肌病

　　D. X综合征

　　E. 心肌桥

7. 目前冠状动脉旁路移植术的术式包括

　　A. 体外循环下的冠状动脉旁路移植术

　　B. 非体外循环下不停跳冠状动脉旁路移植术

　　C. 小切口冠状动脉旁路移植术

　　D. 胸腔镜辅助下冠状动脉旁路移植术

　　E. 机器人辅助的冠状动脉旁路移植术

8. 冠状动脉搭桥的禁忌证包括

　　A. 冠状动脉弥漫性病变,且以远端冠状动脉损伤为主,狭窄远端血管腔内径<1mm

　　B. 陈旧性大面积心肌梗死,同位素及超声心动图检查无存活心肌

　　C. 心脏扩大显著,心胸比>0.75,射血分数<20%

　　D. 有心绞痛,EF 30%

　　E. 左心室舒张末径>70mm、重度肺动脉高压、右心衰竭或严重肝、肾功能不全

9. 杂交冠状动脉血运重建(HCR)的优点有

　　A. 不需要体外循环,手术输血少,减少了体外循环及输血相关的并发症

　　B. 在MIDCAB后、行PCI前可通过冠状动脉造影评估吻合口通畅度,结合了CABG与PCI的优点

　　C. 在内镜或机器人技术辅助下手术更加精准,手术创伤小

　　D. 适用于有抗血小板治疗禁忌证的患者

　　E. 患者术后恢复快,住院时间短

10. 冠状动脉肌桥的处理方式是

　　A. 药物治疗

　　B. 介入治疗

　　C. 冠状动脉肌桥松解术

　　D. 射频消融术

　　E. 冠状动脉搭桥术

11. 冠状动脉旁路移植术围手术期神经系统损伤原因

　　A. 血栓栓塞

　　B. 体外循环时灌注压不足

　　C. 侧支循环差

　　D. 血管痉挛

　　E. 颅内出血

答案：　4. ACE　5. ABCDE　6. ABCDE　7. ABCDE　8. ABCE　9. ABCE　10. ABCE　11. ABCDE

12. 取桡动脉之前需做什么检查
    A. Allen 实验低于 10 秒
    B. Allen 实验低于 8 秒
    C. Allen 实验低于 6 秒
    D. 多普勒超声
    E. 手指血氧饱和度

13. 乳内动脉应用的并发症
    A. 乳内动脉痉挛
    B. 乳内动脉扭曲
    C. 乳内动脉过短或过长
    D. 吻合口狭窄
    E. 内膜撕裂夹层

三、共用题干单选题

（1~5 题共用题干）

患者女，57 岁。1 小时前上楼时突发胸骨后疼痛伴出汗，不能缓解，既往无病史。

1. 来诊后宜急做的辅助检查是
    A. 心脏核素扫描
    B. 超声心动图
    C. CPK
    D. 心电图
    E. 心电向量

2. 酶学检查特异性最高的是
    A. CK-MB
    B. LDH
    C. SGPT
    D. SGOT
    E. CK

3. 如果确诊为心肌梗死，尽早采用的治疗对患者最有价值的是
    A. 吸氧
    B. 镇痛剂

C. PCI
D. 应用硝酸甘油
E. 卧床休息

4. 如果患者出现阿 - 斯综合征，最可能原因为
    A. 室上性心动过速
    B. 室性心动过速
    C. 心房颤动
    D. 心房扑动
    E. 心室颤动

5. 如果患者 CAG 示三支血管病变，心脏彩超示 LVEF 45%，最好选用
    A. PCI
    B. 冠状动脉旁路移植术
    C. 球囊扩张
    D. 药物治疗
    E. 植入 IABP

（6~7 题共用题干）

患者男，60 岁。冠心病 5 年。咳嗽 1 周，上腹痛、呕吐 2 小时，伴气短，难以平卧。查体：血压 100/70mmHg，出冷汗。

6. 最**不应该**遗漏的是
    A. 胸部 X 线
    B. 心电图
    C. 肌钙蛋白
    D. 适当补液
    E. 电解质检查

7. 患者的诊断**不应**忽视哪种疾病的可能性
    A. 糖尿病酮症酸中毒
    B. 急性胃炎
    C. 食物中毒
    D. 急性心肌梗死

答案：　12. CDE　13. ABCDE
　　　1. D　2. A　3. C　4. B　5. B　6. B　7. D

E. 急性肺炎

（8~9题共用题干）

患者，因急性广泛前壁心肌梗死住院5日。突然出现呼吸困难，出冷汗，不能平卧。查体：心底部可闻及3/6级收缩期杂音。

8. 最可能的原因是
   A. 感染性心内膜炎
   B. 急性主动脉夹层
   C. 室间隔破裂
   D. 二尖瓣后乳头肌断裂
   E. 可能不是杂音，而是心包摩擦音

9. 最有效的治疗应该是
   A. 洋地黄类药物
   B. ACEI
   C. 利尿药
   D. 主动脉内球囊反搏术
   E. 循环支持下外科手术

（10~13题共用题干）

患者男，60岁。突发心前区疼痛3小时。心电图显示急性广泛前壁心肌梗死。既往无高血压史、癫痫史和出血性疾病史。入院时心率80次/min，律齐，血压150/90mmHg。

10. 入院2小时突然出现短暂意识丧失，抽搐，听不到心音，最可能的心电图表现是
    A. 房室传导阻滞
    B. 心室颤动
    C. 心房颤动
    D. 窦房传导阻滞
    E. 室性心动过速

11. 如该病例为下后壁急性心肌梗死，最常出现的心律失常应是
    A. 室性早搏
    B. 心房扑动
    C. 心室颤动
    D. 心室内传导阻滞
    E. 房室传导阻滞

12. 若并发乳头肌断裂，出现何种体征的可能最大
    A. 心尖区出现收缩中晚期喀喇音和响亮的收缩期杂音
    B. 心尖区出现舒张期奔马律
    C. 室性心律失常
    D. 心尖区 S_1 降低，出现第4心音
    E. 心包摩擦音

13. 患者有心绞痛。冠状动脉造影提示严重左主干病变。最适宜的治疗方案是
    A. PCI
    B. 溶栓治疗＋静脉滴注硝酸甘油
    C. 冠状动脉搭桥术
    D. 主动脉内球囊反搏
    E. ECMO辅助

四、案例分析题

【案例1】患者男，66岁。活动后胸闷胸痛1年，加重1个月。既往有心肌梗死病史，有糖尿病、高血压病史。查体：心前区未闻及杂音，两肺底闻及少许湿啰音。双下肢无凹陷性水肿，无杵状指。建议进一步检查。

第1问：患者下一步应进行的检查是
    A. 胸部 X 线片
    B. 胸部平扫 CT
    C. 胸部增强 CT

答案： 8. D 9. E 10. E 11. E 12. A 13. C
【案例1】 1. DEG

D. 心电图

E. 心脏彩超

F. 冠状动脉 CTA

G. 冠状动脉造影

［提示］心脏彩超提示：左心室收缩功能减退，EF 35%，左心室室壁瘤形成，二尖瓣轻度反流。心电图提示：陈旧性广泛前壁心肌梗死，$V_1 \sim V_4$ ST 段抬高。CAG 提示：三支血管病变，左前降支及右冠状动脉闭塞，回旋支近中段 90% 狭窄，远端向前降支远端侧支供血。

第 2 问：考虑的诊断是

A. 二尖瓣反流

B. 室间隔缺损

C. 冠心病

D. 左心室室壁瘤

E. 陈旧性心肌梗死

F. 糖尿病

第 3 问：关于室壁瘤，描述正确的是

A. 室壁瘤占心肌梗死并发症的 15%~20%

B. 80% 好发于左心室前壁、侧壁、心尖部和正后壁

C. 心电图可表现前壁导联的 Q 波和 ST 段改变

D. 左心室造影显示在前间隔和心尖处的无收缩功能区域，伴有反向搏动

E. LVA 伴有左心室增大、射血分数减低严重的冠状动脉病变患者，其预后良好

F. 左心室室壁瘤的诊断主要依据辅助检查

G. 常合并左心室血栓

H. 常有房性或室性心律失常

第 4 问：下一步应采取的治疗有

A. 药物治疗，定期随诊

B. 冠状动脉搭桥

C. 二尖瓣成形

D. 室壁瘤手术

E. PCI

F. 可能冠状动脉内膜剥脱术

G. 杂交冠状动脉血运重建

H. 左心室血栓清除术

答案：　2. CDEF　3. ABCDFGH　4. BDF

第十一章　主动脉疾病

一、单选题

1. TEVAR 术后 I 型内漏首选
   A. 随访观察
   B. 再植入支架修复内漏
   C. 腔内栓塞内漏动脉
   D. 经腰穿刺注射瘤腔
   E. 腹腔镜下固定瘤颈
   【解析】I 型内漏需要积极干预。

2. TEVAR 术后 II 型内漏首选
   A. 随访观察
   B. 再植入支架修复内漏
   C. 腔内栓塞内漏动脉
   D. 经背穿刺注射瘤腔
   E. 胸腔镜下固定瘤颈
   【解析】II 型内漏如漏口或漏入量不大，无须即刻处理。术后用 CTA 随访观察，如假腔完全性或部分性血栓化，不需要进一步治疗。

3. 以下关于主动脉瘤的描述，**错误**的是
   A. 真性动脉瘤和假性动脉瘤的区别在于真性动脉瘤具有正常动脉壁的全部层次，而假性动脉瘤仅为动脉外膜和周围的纤维组织
   B. Debakey III 型主动脉夹层相当于 Standford 分型中的 Standford B 型
   C. 根据 Laplace 定律，动脉瘤直径大于

6cm 有自发破裂的可能，应尽快手术治疗
   D. Standford A 型主动脉夹层由于手术风险大，应首选药物控制血压等保守治疗；而 Standford B 型则由于容易累及重要脏器的血供，应行急诊手术或尽快手术治疗
   E. Standford A 型主动脉夹层可以导致急性心肌梗死
   【解析】Stanford A 型积极手术；B 型可以尝试药物控制血压。

4. **不属于**胸主动脉真性动脉瘤的常见病因是
   A. 动脉粥样硬化
   B. 梅毒
   C. 动脉中层囊性坏死
   D. 外伤
   E. 大动脉炎
   【解析】胸主动脉真性动脉瘤的常见原因有动脉粥样硬化、梅毒性主动脉炎、马方综合征、大动脉炎、二叶式主动脉瓣膜合并升主动脉瘤等，而外伤往往导致假性动脉瘤。

5. 以下对真性胸动脉瘤描述**错误**的是
   A. 真性动脉瘤和假性动脉瘤的区别在于真性动脉瘤具有正常动脉壁的全部层次，而假性动脉瘤壁仅为动脉外膜和周围纤维组织

答案：　1. B　2. A　3. D　4. D　5. E

B. 随着动脉瘤体直径的增大,其瘤壁的张力也随之增大,自发破裂的可能性增加

C. 主动脉夹层是胸主动脉瘤最常见的死亡原因

D. 真性胸主动脉瘤的临床表现主要以压迫症状为主

E. 真性动脉瘤的转归一般为假性动脉瘤

【解析】选项 A、B、C、D 表述正确,而真性动脉瘤的转归有可能是夹层,或破裂,或破裂后形成假性动脉瘤。

6. **不属于**胸主动脉瘤病因的是
　　A. 二尖瓣脱垂
　　B. 外伤
　　C. 主动脉囊性中层坏死
　　D. 炎症和梅毒
　　E. 动脉硬化

【解析】外伤、主动脉囊性中层坏死、炎症、梅毒、动脉硬化都是胸主动脉瘤的病因。

7. Horner 综合征是由于胸主动脉瘤压迫了
　　A. 膈神经
　　B. 脊神经
　　C. 喉返神经
　　D. 交感神经
　　E. 迷走神经

【解析】Horner 综合征又叫颈交感神经综合征,是由于交感神经中枢至眼部的通路上受到任何压迫和破坏,引起瞳孔缩小、眼球内陷、上睑下垂及患侧面部无汗的综合征。

8. 下列检查中**不常**用于胸主动脉瘤诊断的是
　　A. CT

B. MRI
C. 主动脉造影
D. ECT
E. X 线检查

【解析】ECT 不常用于胸主动脉瘤的诊断。

9. 关于胸主动脉瘤的叙述,**不恰当**的是
　　A. 可以产生主动脉瓣关闭不全
　　B. 可以引起 Horner 综合征
　　C. 可以分为真性动脉瘤、假性动脉瘤和夹层动脉瘤
　　D. 死亡原因主要是缺血性脑病
　　E. 手术治疗是最有效的方法

【解析】胸主动脉瘤的死亡原因为瘤体破裂、夹层累及冠状动脉造成心肌梗死、心脏压塞、脏器缺血坏死或是脑缺血。

10. **不属于**胸主动脉瘤产生的压迫症状的是
　　A. 刺激性咳嗽
　　B. 声音嘶哑
　　C. 主动脉瓣关闭不全
　　D. 上腔静脉综合征
　　E. 膈肌麻痹

【解析】选项 A、B、D、E 都与瘤体增大压迫有关。

11. 常见于创伤性动脉瘤,主动脉全层破裂后被周围组织包裹,有造影剂的血管外渗漏现象,一般属于
　　A. 假性动脉瘤
　　B. 囊性动脉瘤
　　C. 夹层动脉瘤
　　D. 真性动脉瘤
　　E. 梭形动脉瘤

【解析】假性动脉瘤定义为主动脉全层破裂后被周围组织包裹,有造影剂的血管外

答案: 6. A 7. D 8. D 9. D 10. C 11. A

渗漏现象。

12. 主动脉全层瘤变和扩大属于
   A. 夹层动脉瘤
   B. 真性动脉瘤
   C. 假性动脉瘤
   D. 囊性动脉瘤
   E. 梭形动脉瘤
   【解析】主动脉全层扩大为真性动脉瘤。

13. 以下关于主动脉瘤的描述，正确的是
   A. 真性动脉瘤和假性动脉瘤的区别在于真性动脉瘤具有正常动脉壁的全部层次，而假性动脉瘤仅为动脉外膜和周围的纤维组织
   B. Debakey Ⅲ型主动脉夹层动脉瘤相当于 Standford 分型中的 Standford B 型
   C. 根据 Laplace 定律，动脉瘤直径大于 6cm 都有自发破裂的可能，都应尽快手术治疗
   D. Standford A 型主动脉夹层应行急诊手术或尽快手术治疗；而 Standford B 型则可考虑进行药物控制血压等保守治疗
   E. 以上均正确
   【解析】选项 A、B、C、D 表述均正确。

14. 主动脉瘤的病因**不包括**
   A. 动脉硬化
   B. 外伤
   C. 高尿酸血症
   D. 梅毒
   E. 细菌感染
   【解析】动脉硬化、外伤、梅毒、细菌感染均是动脉瘤病因，高尿酸血症与动脉瘤发生没有直接因果关系。

15. 动脉粥样硬化的并发症中，下列**少见**的是
   A. 脑血栓形成和脑梗死
   B. 腹主动脉瘤
   C. 心脏瓣膜病
   D. 冠状动脉血栓形成
   E. 冠状动脉内出血
   【解析】A、B、D、E 均为动脉硬化相关的并发症。

16. 升主动脉及根部瘤最常见的病因为
   A. 先天性主动脉瓣二叶式畸形
   B. 马方综合征
   C. 梅毒
   D. 冠状动脉粥样硬化
   E. 外伤
   【解析】马方综合在心血管系统的临床表现最常见为根部瘤。

17. 真性动脉瘤的特点是
   A. 瘤壁为正常血管壁的三层结构
   B. 均为先天性
   C. 瘤壁仅为主动脉外膜
   D. 常用的分型是 Stanford 分型
   E. 多见于儿童
   【解析】参考真性动脉瘤的概念。

18. **不属于**动脉瘤常见原因的是
   A. 动脉粥样硬化
   B. 重金属中毒
   C. 感染
   D. 马方综合征
   E. 损伤
   【解析】中毒不是动脉瘤的常见原因。

19. 我国 30 岁以下人群罹患主动脉夹层最常见的病因是

答案：12. B 13. E 14. C 15. C 16. B 17. A 18. B 19. B

A. 早发高血压病

B. 马方综合征

C. 外伤

D. 主动脉瓣二瓣化畸形

E. 主动脉缩窄

20. 目前急性复杂型 Stanford B 型主动脉夹层最常用的治疗方法是

A. 药物治疗

B. 胸腔镜手术

C. 腔内修复术

D. 杂交手术

E. 主动脉人工血管置换术

21. 急性主动脉夹层是指发病多长时间以内

A. 48 小时

B. 1 周

C. 2 周

D. 1 个月

E. 半年

二、多选题

1. 急性 Stanford B 型主动脉夹层的急诊手术指征有

A. 持续胸背痛

B. 血压难以控制

C. 肠道缺血

D. 左侧大量胸腔积液

E. 一侧肢体发凉

2. 急性 Stanford A 型主动脉夹层的临床表现包括

A. 胸背部剧烈疼痛

B. 急性心肌梗死或左心衰竭

C. 下肢轻瘫或截瘫

D. 少尿、无尿甚至急性肾衰竭

E. 脑血管意外

3. 多发性大动脉炎的临床分型包括

A. 头臂动脉型

B. 主 - 肾动脉型

C. 下肢动脉型

D. 肺动脉型

E. 心脏动脉型

4. 多发性大动脉炎术后出院患者的药物治疗主要包括

A. 激素治疗

B. 免疫抑制剂治疗

C. 抗凝血治疗

D. 扩血管治疗

E. 抗生素治疗

5. 创伤性动脉瘤常发生在

A. 胸部挤压伤,如汽车高速行驶突然刹车,方向盘挤压胸部

B. 高处坠下

C. 好发于升主动脉

D. 创伤性主动脉瘤是真性动脉瘤

E. 主动脉全层破裂者可在短时间内死亡

【解析】外伤是致病根本因素。一旦破裂出血,可以导致患者迅速死亡。

三、共用题干单选题

(1~3 题共用题干)

患者女,21 岁。排球运动员。近半年体力下降,活动后心悸气短,心前区不适。查体:身体细高,四肢细长,心脏较大。主动脉瓣区舒张期叹息样杂音,点头征(+),周围血管征(+),血压 110/40mmHg。心脏超声:主动脉扩张。

答案: 20. C 21. C

　　1. ABCDE　2. ABCDE　3. ABD　4. ABCD　5. ABE

1. 最可能的诊断是

    A. 风湿性心脏病，主动脉瓣关闭不全

    B. 感染性心内膜炎

    C. 先天性心脏病

    D. 马方综合征

    E. 特发性升主动脉扩张

2. 该患者家庭中可见多人发病，与下列密切相关的因素是

    A. 风湿活动

    B. 感染

    C. 环境因素

    D. 情绪精神因素

    E. 遗传性结缔组织病

3. 治疗最佳方案是

    A. 主动脉瓣修补术

    B. 主动脉瓣置换术

    C. 心脏移植术

    D. 主动脉根部带瓣置换术

    E. 主动脉置换术

【解析】从题干中分析，最可能疾病为马方综合征。此综合征最常见心血管表现为根部瘤，通常行 Bentall 手术或 David 手术。

四、案例分析题

【案例 1】患者男，45 岁。因突发性剧烈胸痛 3 小时入院。否认既往心前区不适病史。入院时神清，痛苦面容。呼吸 22 次 /min，指尖血氧饱和度 100%，血压 180/100mmHg，心率 82 次 /min，心音有力，双侧颈动脉、四肢末梢动脉搏动可扪及，左侧足背动脉搏动弱。

第 1 问：结合上述病史，最可能的诊断是

    A. 急性肺动脉栓塞

    B. 急性冠脉综合征

    C. 急性主动脉夹层

    D. 急性心包炎

    E. 急性胸膜炎

    F. 自发性气胸

【解析】患者为中年男性，既往无心前区不适病史，有高血压病，左侧足背动脉搏动弱，符合主动脉夹层累及左下肢动脉，无急性冠脉综合征、急性肺栓塞证据。

第 2 问：紧急处理包括

    A. 绝对卧床休息，心电监护

    B. 含服美托洛尔（倍他乐克）25mg

    C. 嚼服阿司匹林 300mg

    D. 硝普钠静脉泵入控制血压

    E. 主动脉 CT 检查

    F. 紧急合血，术前检查，手术准备

【解析】嚼服阿司匹林 300mg 为急性心肌梗死的急救处理，不适于急性主动脉夹层的治疗。因其影响血小板功能，会显著增加 A 型夹层开胸手术的风险。其余均正确。

［提示］急诊床旁超声多普勒及主动脉 CT 检查确诊为主动脉夹层（Stanford B 型），原发破口位于左锁骨下动脉远端 1.5cm 处，远端累及双侧髂动脉，左侧髂动脉真腔细小，降主动脉、腹主动脉全程可见真假腔。患者左侧椎动脉细小。

第 3 问：Stanford B 型主动脉夹层相当于 Debakey 分型的

    A. Ⅰ型

    B. Ⅱ型

    C. Ⅲ型

    D. Ⅰ型和Ⅱ型

    E. Ⅰ型和Ⅲ型

    F. Ⅱ型和Ⅲ型

答案： 1. D　2. E　3. D

【案例1】 1. C　2. ABDEF　3. C

［提示］住院观察 3 日，患者仍觉反复背痛，程度轻到中度，多次给予吗啡注射液肌内注射，仍难完全控制。遂接受了腔内修复手术。术毕造影显示，原发破口封堵完全，降主动脉真腔打开，假腔显著减小，可见少量Ⅳ型内漏。

第 4 问：关于主动脉夹层腔内修复术后内漏的说法，正确的是

A. 内漏是主动脉夹层腔内修复手术最常见的并发症

B. 内漏可能导致夹层破裂

C. Ⅰ型内漏一般可在随访中减少直至消失，不需处理

D. Ⅱ型内漏量较大时，可通过栓塞分支动脉的方式处理

E. Ⅲ型内漏需要尽快处理

F. Ⅳ型内漏与覆膜材质有关，一般不需处理

【解析】Ⅰ型内漏是支架近远端贴壁不良形成的内漏，血液仍可进入支架覆盖段主动脉假腔，Ⅰ型内漏最为重要，多需处理；Ⅱ型内漏是指支架覆盖段主动脉分支血管反流进入假腔；Ⅲ型内漏是覆膜支架本身发生破裂或支架连接处衔接欠佳导致的漏血；Ⅳ型内漏是指因覆膜材质所致的暂时性渗漏，可能与覆膜材料的严密性有关。

【案例 2】患者男，52 岁。因突发胸背撕裂样痛伴右下肢无力 8 小时急诊就医。高血压病史 10 年，血压控制不佳。查体：双上肢及左下肢血压 160/60mmHg，右下肢血压 70/50mmHg，皮温低。心电图大致正常，心率 100 次/min，律齐，心前区可闻及轻度舒张期叹气样杂音。

第 1 问：根据患者临床表现，最有可能的诊断是

A. 冠心病急性心肌梗死

B. 急性肺栓塞

C. 急性主动脉夹层

D. 反流性食管炎

E. 急性脑栓塞

F. 急性右下肢栓塞

［提示］床旁超声心动图提示主动脉瓣少至中量反流，左心室舒张末横径 50mm，EF 55%，升主动脉增宽，似有内膜片飘动，不除外夹层可能。

第 2 问：为进一步明确诊断，以下作为首选影像学检查的是

A. 胸部 X 线片

B. 经食管超声心动图

C. 主动脉 CTA

D. 主动脉造影

E. 心脏核素

F. 心脏 PET/CT

【解析】临床怀疑主动脉夹层，首选主动脉 CTA 明确诊断。主动脉造影属于有创检查，特别对于 Stanford A 型夹层，会增加并发症及死亡率。

［提示］主动脉 CTA 检查提示主动脉 Stanford A 型夹层，近端累及主动脉窦部，远端累及右侧髂动脉。

第 3 问：关于急性 A 型主动脉夹层的治疗，正确的是

A. 急性 Stanford A 型夹层外科手术效果明显优于内科保守治疗

B. 如无明确手术禁忌，应积极行外科手术治疗

C. 内科药物治疗仅适用于病情严重，不能耐受外科手术或拒绝手术的患者

D. 几乎所有患者在明确诊断或手术前都应接受药物治疗，缓解疼痛，降低血压

答案：　4. ABDEF　【案例2】1. C　2. C　3. ABCD

E. 首选内科药物治疗,夹层进入慢性期再行外科手术可降低手术风险

F. 仅主动脉夹层破裂才需要急诊外科手术治疗

【解析】未经外科手术治疗的 Stanford A 型夹层早期死亡率高,一经确诊即应行急诊外科手术治疗。外科手术前的内科药物治疗非常重要,减少手术前夹层破裂风险。

[提示]患者拟行急诊外科手术治疗。

第 4 问:以下术前检查及治疗正确的是

A. 肌内注射或静脉推注吗啡缓解疼痛

B. 应用 β 受体拮抗药、通道阻滞药、硝普钠等控制血压、心率

C. 行冠状动脉造影明确有无合并冠状动脉病变

D. 行冠状动脉 CTA 检查,明确有无合并冠状动脉病变

E. 绝对卧床,避免剧烈活动

F. 预防夹层累及冠状动脉,予以阿司匹林、硫酸氢氯吡格雷片(波立维)等抗血小板药物治疗

【解析】急性 A 型夹层手术前应积极内科药物治疗,镇痛,控制血压、心率,对于中老年患者应行冠状动脉 CTA 筛查有无冠脉病变,不建议行冠状动脉造影,会增加夹层破裂风险而增加死亡率。主动脉夹层手术前一般不建议予以抗血小板药物,会增加围手术期出、凝血障碍。

[提示]患者术前严格控制血压水平,监测左上肢袖带血压维持收缩压在 100~120mmHg。

第 5 问:此时患者血压突然明显下降到 60/30mmHg,可能原因是

A. 假腔破裂出血致失血性休克

B. 假腔破裂出血致心包积液或急性心脏

压塞

C. 夹层进展累及冠状动脉致急性心肌梗死

D. 夹层累及冠状动脉或主动脉瓣重度关闭不全致急性左心衰竭

E. 降压药物应用量过大

F. 夹层进展累及肢体动脉,致假性低血压

第 6 问:此患者外科手术中可能用到的脑保护方法和措施**不包括**

A. 深低温停循环

B. 选择性脑灌注

C. 应用激素、甘露醇等药物

D. 进行脑脊液引流

E. 冰帽局部物理降温

F. 进行脑血流监测

【解析】该题目设计难度较高,涉及主动脉弓部深低温停循环和选择性脑灌注相关问题,其中进行脑脊液引流主要应用于主动脉弓部手术后截瘫并发症的预防和治疗。

【案例 3】患者女,26 岁。于 5 年前感冒后出现乏力,伴活动后头晕、头痛、视物旋转,且活动后症状加重。在当地医院检查,左上肢血压 200/120mmHg,右上肢血压 80/40mmHg,未能确诊及治疗。1 个月前患者头晕症状较前加重,发展到坐位 10 分钟左右即出现头晕症状,不能下地活动。来我院就诊。检查血压:左上肢 180/80mmHg,右上肢 70/40mmHg,双下肢均为 200/90mmHg。右侧颈动脉可闻及 3 级收缩期杂音,胸椎两侧可闻及 2 级收缩期杂音。血管彩超检查显示:左侧颈总动脉增宽,右侧颈总动脉内膜明显增厚,右侧锁骨下动脉远段血流充盈差。查:血沉 102mm/h,肾功能 Cr 199.3μmol/L。

答案: 4. ABDE 5. ABCDEF 6. D

第1问：为明确诊断，首选检查是

  A. 超声心动图

  B. 心电图

  C. 活动平板试验

  D. 主动脉造影或 DSA

  E. 头颅 CT

  F. 冠状动脉造影

【解析】患者疑似多发性大动脉炎并累及重要的主动脉一级分支，主动脉造影或 DSA 是诊断多发性大动脉炎的金标准。

第2问：该病最可能的初步诊断是

  A. 先天性主动脉缩窄

  B. 多发性大动脉炎

  C. 胸廓出口综合征

  D. 结节性多动脉炎

  E. 颈动脉粥样硬化性狭窄

  F. 血栓闭塞性脉管炎

【解析】年轻女性，肢体血压不对称，有脑缺血症状，严重高血压，血沉快，首先怀疑多发性大动脉炎。

[提示]入院后患者行主动脉造影/DSA，显示右无名动脉、右颈总动脉闭塞，胸主动脉轻度狭窄，右肾动脉开口局限性重度狭窄 90%，肠系膜上动脉近段 50% 狭窄。经给予泼尼松等药物治疗，患者肾功能恢复正常，血沉降至 52 mm/h。

第3问：本患者血运重建首选的治疗方法包括

  A. 右颈动脉经皮腔内血管成形术

  B. 左锁骨下动脉 - 右颈动脉血管转流术

  C. 肾动脉经皮腔内血管成形术

  D. 肾动脉搭桥术

  E. 右颈动脉内膜剥脱术

  F. 肠系膜上动脉经皮腔内血管成形术

【解析】右颈总动脉完全闭塞，腔内血管成形术排除，应选择头臂血管之间的转流术。右肾动脉开口局限重度狭窄且患者合并肾功能不全，肾血管性高血压，应首选肾动脉腔内血管成形。患者无肠道缺血症状且腹腔干无狭窄，肠系膜上动脉的中度狭窄无须处理。

第4问：本患者远期预后的常见并发症包括

  A. 脑卒中

  B. 肾衰竭

  C. 动脉瘤形成

  D. 主动脉夹层

  E. 顽固高血压

  F. 主动脉瓣关闭不全

【解析】本题主要考察多发性大动脉炎的愈后。

答案：【案例3】 1. D   2. B   3. BC   4. ABCDEF

第十二章　体静脉疾病

一、单选题

1. 某胸腺癌患者，近来出现头面部、颈部和上肢水肿。查体可见颈静脉怒张。其发生最有可能是由于
   A. 上腔静脉阻塞
   B. 下腔静脉阻塞
   C. 胸腺癌致胸腔大量积液
   D. 门静脉阻塞
   E. 胸腺癌致心包积液
   【解析】上腔静脉阻塞主要表现为头颈部静脉回流障碍导致的水肿、颈静脉怒张等。

2. 患者男，39岁。2个月前出现腹胀，纳差，乏力，活动后气短、胸闷。查体：下肢和胸腹壁静脉曲张，下肢浮肿，肝脾大。诊断可能为
   A. 上腔静脉阻塞
   B. 巴德-基亚里综合征
   C. 低蛋白血症
   D. 缩窄性心包炎
   E. 肝硬化
   【解析】巴德-基亚里综合征表现为下腔静脉阻塞引起下腔静脉回流障碍、缩窄性心包炎、肝硬化及原发病的严重表现。

二、多选题

1. 当上腔静脉阻塞后，上腔静脉系统血液回流进入心脏主要通过的途径是
   A. 门静脉通路
   B. 椎静脉通路
   C. 胸腹壁静脉通路
   D. 胸廓内静脉通路
   E. 奇静脉通路
   【解析】上腔静脉系统回流通道由椎静脉、胸腹壁静脉、胸廓内静脉、奇静脉组成。门静脉通路回流到肝内。

2. 当前，介入已成为巴德-基亚里综合征的优选治疗策略。主要的治疗方案有
   A. PTA术
   B. ESI术
   C. TIPS术
   D. 右心房破膜术
   E. PMCT
   【解析】巴德-基亚里综合征有下腔静脉阻塞型、肝静脉阻塞型和混合型三类，分别采用球囊扩张、支架植入、门腔分流介入治疗。

3. 上腔静脉综合征手术治疗中，各种血管旁路移植术的治疗包括
   A. 无名静脉——右心房人工血管移植术
   B. 颈内静脉——右心房人工血管移植术
   C. 颈内静脉——上腔静脉人工血管移植术

答案：　1. A　2. B
　　　　1. BCDE　2. ABC　3. ABCDE

426

D. 颈内静脉——下腔静脉人工血管转流术

E. 上腔静脉——右心房人工血管移植术

【解析】旁路移植术通路包括无名静脉到右心房、颈内静脉到右心房、颈内静脉到上/下腔静脉、上腔静脉到右心房等通道。

4. 巴德-基亚里综合征手术治疗后,常见的并发症包括

A. 心功能不全

B. 腹水或乳糜腹

C. 血胸

D. 肝性脑病

E. 肺脓肿

【解析】巴德-基亚里综合征术后容易引起心肺并发症、腹腔渗出,以及肝硬化导致的肝性脑病。

三、共用题干单选题

（1~3题共用题干）

患者女,29岁。因腹胀、食欲减退、乏力2年,症状加重,伴黄瘦,双下肢水肿6个月来院诊治。既往无肝炎病史。体检:腹部膨隆,腹壁浅静脉曲张,巩膜黄染,移动性浊音阴性,双下肢肿胀。

1. 该患者最可能的诊断为

A. 巴德-基亚里综合征

B. 上腔静脉梗阻

C. 心包积液

D. 肝硬化

E. 低蛋白血症

【解析】巴德-基亚里综合征表现为下腔静脉回流障碍引起的临床症状。心包积液同时有上腔静脉回流表现,肝硬化主要为腹部表现。低蛋白血症多数以全身水肿为特

征。因此该患者最可能为巴德-基亚里综合征。

2. 巴德-基亚里综合征是指

A. 肝前性门静脉高压

B. 肝性门静脉高压

C. 肝后性门静脉高压

D. 先天性胆管闭锁综合征

E. 上腔静脉梗阻

【解析】巴德-基亚里综合征是由肝静脉或其开口以上的下腔静脉阻塞引起的,主要是以门静脉高压或门静脉及下腔静脉高压为特征的一组疾病。

3. B超提示下腔静脉通畅,肝静脉开口闭塞,见于下腔静脉梗阻的分型是

A. Ⅰa型

B. Ⅰb型

C. Ⅱ型

D. Ⅲ型

E. Ⅳ型

【解析】下腔静脉梗阻有以下腔静脉隔膜为主的局限性狭窄或阻塞的Ⅰ型,弥漫性狭窄或阻塞的Ⅱ型,肝静脉阻塞的Ⅲ型。

四、案例分析题

【案例1】患者女,49岁。因腹胀、乏力、纳差3年,活动后气促、胸闷4个月入院。查体:腹壁浅静脉曲张,巩膜黄染,下肢水肿,色素沉着。

第1问:为明确诊断,该患者应该进行的检查是

A. 肝、胆、胰B超

B. 上腹部增强CT

C. 血常规

答案:　4. ABCDE
1. A　2. C　3. D
【案例1】 1. ABCDFG

D. 血凝全项

E. 胃镜检查

F. 心脏超声

G. 下腔静脉造影

【解析】根据患者的消化道症状及胸闷气促、下肢水肿等，可能的诊断有肝硬化、心包积液、胃疾病、下腔静脉梗阻等可能。

［提示］该患者入院后 B 超提示巴德 - 基亚里综合征。

第 2 问：巴德 - 基亚里综合征当前首选的治疗是

A. 经右心房手指破膜术

B. 介入治疗

C. 下腔静脉 - 右心房人工血管转流术

D. 经皮肝穿刺扩张支架术

E. 脾静脉 - 右心房人工血管转流术

【解析】外科转流手术和介入治疗为巴德 - 基亚里综合征的治疗方法。当前微创介入治疗安全性大，疗效好，创伤小。

第 3 问：该病例入院后行介入治疗，巴德 - 基亚里综合征介入治疗术中，术后可能的并发症为

A. 急性血栓形成后肺动脉栓塞

B. 出血

C. DIC

D. 心脏压塞

E. 心功能不全

F. 支架移位、断裂

【解析】介入治疗时，隔膜下的静脉血流总是处于淤积状态，容易形成血栓；穿破心包时可能导致心脏压塞。极力扩张可能导致下腔静脉破裂大出血，有引起 DIC 的可能；同时，扩张也有引起下半身静脉回流增加致心功能不全及远期支架移位、断裂等可能。

［提示］该患者行介入球囊扩张及支架植入术后 2 小时，出现心慌气短、端坐呼吸，双肺大量啰音。

第 4 问：此时下列治疗适合的是

A. 半坐位

B. 强心

C. 利尿

D. 抗凝

E. 溶栓

F. 吗啡针

【解析】当前症状考虑为容量大量增加引起的心功能衰竭，可采取半坐位及强心、利尿等治疗，支架植入后需要抗凝。

【案例 2】患者男，26 岁。胸闷气短，颜面部及双上肢肿胀 2 个月。晨起重，活动后减轻，伴有腹部及双下肢肿胀。无头晕、头痛，无高血压、肾病史。查体：体温 36.7℃，血压 110/70mmHg。神清，心肺阴性。肝、脾肋下 2 指触及。

第 1 问：该患者可能的诊断有

A. 继发性上腔静脉综合征

B. 原发性上腔静脉综合征

C. 巴德 - 基亚里综合征

D. 心上型肺静脉异位引流

E. 心包炎

F. 淋巴回流障碍

【解析】患者 26 岁，有上腔静脉回流和下腔静脉回流障碍的表现。肺静脉异位引流主要表现心脏症状，心包炎有特异性发热以及心包摩擦等表现。

第 2 问：为进一步诊断可申请的检查是

A. 胸部 X 线片

B. 心脏彩色超声多普勒

C. 上腔静脉造影

D. 胸部增强 CT

答案： 2. B 3. ABCDEF 4. ABCF 【案例 2】1. ABC 2. ABCDEFG

E. 下腔静脉造影

F. 血沉

G. 腹部 B 超

【解析】根据可能的上腔静脉和下腔静脉疾病,上述检查均为选项。

［提示］心脏彩超提示,上腔静脉管壁明显增厚,管腔狭窄 80%。胸部 CT 除了上腔静脉狭窄外,未见其他异常。血沉 80mm/h。下腔静脉造影提示,下腔静脉狭窄 70%。当前诊断考虑为原发性上腔静脉综合征合并下腔静脉狭窄。

第 3 问:对于该患者,需要的治疗是

A. 激素等免疫抑制剂降血沉

B. 抗生素治疗

C. 介入手术

D. 静脉转流手术

E. 开胸探查

F. 溶栓治疗

【解析】诊断为上腔静脉综合征合并下腔静脉梗阻,血沉升高明显,开胸探查和溶栓治疗可以排除。

第 4 问:该患者手术治疗的方式有

A. 经皮上腔静脉球囊扩张

B. 静脉转流手术

C. 病变血管切除＋人工血管植入

D. 下腔静脉球囊扩张＋支架植入

E. 上腔静脉支架植入

F. TIPS

【解析】门腔分流术主要针对门脉高压患者。该患者目前下腔静脉狭窄 70%,无须门腔分流。

【案例 3】患者男,56 岁。咳嗽、痰中带血、胸闷、气促加剧 1 个月。声音嘶哑,眼裂变窄,上睑下垂,上肢疼痛等。近 5 日来又出现颜面部、颈部及双侧上肢进行性肿胀。

第 1 问:为明确诊断,需要考虑的检查有

A. 胸部 X 线片

B. 胸部 CT 增强扫描

C. 静脉造影

D. 上肢静脉彩色多普勒超声检查

E. 纤维支气管镜

【解析】患者可能为肺部原发性病变压迫上腔静脉,故上述检查均为选项。

［提示］胸部 CT 提示右侧肺部巨大肿块,右侧胸腔积液、心包积液等征象。静脉彩色多普勒超声提示上腔静脉狭窄伴双侧颈内静脉血栓形成。

第 2 问:该患者可能的诊断有

A. 右肺癌

B. 胸腔积液

C. 心包积液

D. Horner 综合征

E. 继发性上腔静脉综合征

F. 胸腺癌

G. 恶性淋巴癌

第 3 问:下列保守治疗中必要的是

A. 利尿

B. 抗凝

C. 溶栓

D. 抗炎

E. 脱水

第 4 问:该患者确诊为右肺癌,已无法行手术治疗,下一步的治疗措施包括

A. 放疗

B. 化疗

C. 上腔静脉介入治疗

D. 右侧头臂干静脉右心房转流术

E. 开胸行上腔静脉探查

答案:　3. ABCD　4. ABCDE　【案例 3】1. ABCDE　2. ABCDE　3. B　4. ABC

【解析】继发性上腔静脉梗阻主要目的为减轻上腔梗阻，可选择介入治疗，另外针对原发病可选择放疗和化疗。

【案例4】患者，66岁。10年前因左下肢深静脉血栓植入下腔静脉滤器。近3个月来双下肢肿胀，皮肤色素沉着，左踝部皮肤溃烂。

第1问：为进一步诊断，应该申请的检查是

    A. 血凝全项

    B. 血常规

    C. 血沉

    D. 双下肢深静脉超声

    E. CTV

    F. 肺部CT

【解析】深静脉血栓非免疫性疾病，无须检测血沉。

［提示］双下肢CTV提示双髂静脉、下腔静脉大量侧支形成，静脉充盈缺损明显；诊断考虑为滤器相关的下腔静脉血栓形成。

第2问：下列哪些治疗可以考虑

    A. 抗凝治疗

    B. 导管溶栓

    C. 血栓机械清除

    D. 球囊扩张

    E. 下腔静脉"KISSING"支架植入

    F. 滤器取出

    G. 再次植入滤器

【解析】滤器植入10年后，为血栓后综合征，滤器无法取出，陈旧性血栓也无须再次植入滤器。抗凝、导管溶栓、血栓抽吸、支架植入为综合治疗方案。

第3问：滤器相关IVCT，发病原因复杂。下列哪些因素具有一定的相关性

    A. 凝血机制异常

    B. 滤器捕获血栓

    C. 滤器损伤下腔静脉

    D. 滤器的种类

    E. 合并下腔静脉隔膜

【解析】滤器相关的血栓后综合征有患者凝血因素、下腔静脉因素、滤器捕获血栓、滤器损伤、滤器自身因素等。

答案：【案例4】 1. ABDEF　2. ABCDE　3. ABCDE

第十三章　心血管外科其他疾病

一、单选题

1. 原发心脏肿瘤中最常见的是
    A. 黏液瘤
    B. 心脏肉瘤
    C. 心脏脂肪瘤
    D. 心脏纤维瘤
    E. 间皮瘤
    【解析】黏液瘤是心脏原发肿瘤中最常见的肿瘤。

2. 非家族性心脏黏液瘤最常见的发生部位是
    A. 右心房
    B. 左心房
    C. 左心室
    D. 右心室
    E. 室间隔
    【解析】左心房是非家族性黏液瘤发生最多的部位。

3. 临床表现与心脏肿瘤的相关性最小的是
    A. 左心衰竭症状
    B. 头晕或晕厥
    C. 栓塞形成有关的症状
    D. 右心衰竭症状
    E. 心绞痛
    【解析】心绞痛多发生于冠心病患者,如果心脏肿瘤的患者,没有发生肿瘤脱离栓塞冠状动脉的情况,一般不会出现心绞痛的症状。

4. **不是**心包的生理功能的是
    A. 限制心脏急剧伸缩
    B. 维持心肌在 Starling 曲线范围内的顺应性和静水压分布
    C. 保护心脏,减少外部摩擦
    D. 固定心脏的作用
    E. 减少纵隔摆动
    【解析】心包的生理功能不包括减少纵隔摆动。

5. 急性心包炎最常见的原因是
    A. 感染
    B. 结缔组织异常
    C. 代谢异常
    D. 损伤
    E. 心肌梗死

6. 慢性心包炎最常见的病因是
    A. 感染性心包炎
    B. 结核性心包炎
    C. 创伤性心包炎
    D. 医源性心包炎
    E. 放射性心包炎

7. 急性心包腔内出血多少就可以导致心脏压塞

答案: 1. A　2. B　3. E　4. E　5. A　6. B　7. C

A. 50~100ml

B. 100~150ml

C. 150~200ml

D. 200~250ml

E. 大于250ml

8. 患者女, 50 岁。逐渐加重的劳累性呼吸困难, 曾出现短暂晕厥。超声心动图提示左心房占位, 肿物随血流摆动。最可能的诊断是

A. 左心房黏液瘤

B. 左心房血栓

C. 左心房肉瘤

D. 心内膜炎

E. 左心房赘生物

【解析】左心房内发现占位, 最常见的原因是肿瘤或者血栓。血栓的发生, 多数伴随二尖瓣狭窄, 血栓多数情况下与心房壁附着, 很少出现随血流摆动。如果患者没有二尖瓣狭窄, 左心房占位最常见的就是黏液瘤, 多数黏液瘤有蒂与心脏附着, 这样肿瘤可随血流摆动。

9. 患者女, 52 岁。劳累性胸闷、气短 1 年。查体: 心尖部可闻及舒张期杂音, 杂音可随体位的改变发生变化。该患者最可能的诊断是

A. 二尖瓣狭窄

B. 二尖瓣关闭不全

C. 左心房黏液瘤

D. 三尖瓣关闭不全

E. 主动脉瓣关闭不全

【解析】如果二尖瓣出现狭窄, 患者查体可以出现心尖部的舒张期杂音, 但是杂音不会随着体位改变而改变。黏液瘤也会造成二尖瓣口狭窄, 但肿瘤可以随着的体位改变, 对二尖瓣口狭窄的程度造成改变,

这样就出现了杂音随体位的改变而改变的情况。

10. 患者男 40 岁。活动后心慌、气短, 伴双下肢水肿 3 年。查体: 血压 95/70mmHg。颈静脉充盈。腹部膨隆, 肝肋下 5 横指可触及, 腹水征阳性。双下肢中度水肿。最可能的诊断是

A. 肝硬化

B. 肝癌

C. 上腔静脉梗阻综合征

D. 缩窄性心包炎

E. 肾上腺瘤

【解析】肝硬化与肝癌患者可以出现肝大、腹水, 但是病史一般较长, 且多数不伴有活动后气短。上腔静脉梗阻的患者, 虽然可以出现颈静脉充盈, 但是一般没有下肢水肿和肝脏增大的表现。另外, 该患者脉压减小, 提示缩窄性心包炎。

11. 患者男 50 岁。左前胸部刺伤 2 小时, 伴平卧憋闷。查体: 颈静脉充盈, 血压 90/70mmHg, 心率 120 次 /min。心音低, 四肢湿冷。下一步最适当便捷的检查是

A. 胸部 X 线检查

B. 胸部 CT 检查

C. 超声心动检查

D. 胸部 MRI 检查

E. 心导管检查

【解析】该患者外伤后出现血压偏低、脉压减小、心率增快的表现。同时四肢湿冷, 是早期休克表现。应考虑心包积液的存在。对心包积液的判断, 最敏感且最方便的检查是超声心动检查。CT 和 MRI 检查虽然也可以进行, 但是便捷程度和敏感性不如超声心动检查。

答案: 8. A 9. C 10. D 11. C

12. 根据心房颤动的发作频率分类**不包括**
   A. 阵发性心房颤动
   B. 孤立性心房颤动
   C. 持续性心房颤动
   D. 长程持续性心房颤动
   E. 永久性心房颤动

【解析】根据发作频率，心房颤动可分为阵发性心房颤动、持续性心房颤动、长程持续性心房颤动、永久性心房颤动。

13. 患者男，50 岁。活动后心慌、气短 3 年，加重 1 个月。3 年前心电图诊断为心房颤动，后多次查心电图均提示心房颤动。超声心动图提示二尖瓣明显增厚钙化，开放受限，重度狭窄，三尖瓣中量反流，估测肺动脉收缩压 43mmHg，双房增大，左心房前后径 60mm，左心室舒张末径 45mm，射血分数 60%。动态心电图提示全程心房颤动。患者心房颤动最合理的处理方式是
   A. 外科单纯肺静脉隔离
   B. 外科左心房后壁隔离
   C. 外科左心房迷宫线路
   D. 外科双房迷宫线路
   E. 暂不处理

【解析】患者心房颤动病史 3 年，诊断为长程持续性心房颤动，循证医学证据显示应在处理二尖瓣、三尖瓣同时行外科消融，改善患者远期预后，患者双房增大，左心房前后径 60mm，三尖瓣中量反流，双房可能均参与心房颤动的维持，最优的消融方案为经典的双房迷宫线路。

14. 与遗传因素关系最密切的心肌病是
   A. 扩张型心肌病
   B. 肥厚型心肌病
   C. 克山病
   D. 围生期心肌病
   E. 限制型心肌病

【解析】肥厚型心肌病目前被普遍认为是一种单基因显性遗传性心脏病，也是最常见的心脏单基因遗传病。

15. 下列为有症状的肥厚型心肌病患者治疗首选药物的是
   A. 美托洛尔
   B. 维拉帕米
   C. 地尔硫䓬
   D. 胺碘酮
   E. 丙吡胺

【解析】美托洛尔为有症状的肥厚型心肌病患者一线用药。通过调整心率、心肌收缩力及顺应性，来改善心室松弛，增加心室舒张期充盈时间，降低心肌兴奋性，改善患者胸闷、气短、心绞痛症状。

16. 肺动脉栓塞的心电图特异性表现是
   A. 肺性 P 波
   B. 左束支传导阻滞
   C. 右束支传导阻滞
   D. $S_I Q_{III} T_{III}$
   E. ST 段抬高和 T 波倒置

【解析】肺动脉栓塞心电图早期常表现为胸导联 $V_1 \sim V_4$ 及肢体导联 II、III、aVF 的 ST 段压低和 T 波倒置，部分患者可出现具有一定特异性的 $S_I Q_{III} T_{III}$（即 I 导联 S 波加深，III 导联出现 Q/q 波及 T 波倒置），这是由于急性肺动脉阻塞、肺动脉高压、右心负荷增加、右心扩张引起。

17. 慢性血栓栓塞性肺动脉高压（CTEPH）诊断标准是
   A. 静息状态下肺动脉平均压≥20mmHg、PAWP<15mmHg

答案： 12. B 13. D 14. B 15. A 16. D 17. C

B. 运动状态下肺动脉平均压≥25mmHg、PAWP>15mmHg

C. 静息状态下肺动脉平均压≥25mmHg、PAWP≤15mmHg

D. 静息状态下肺动脉平均压≥20mmHg、PAWP≥15mmHg

E. 运动状态下肺动脉平均压≥25mmHg、PAWP≤15mmHg

【解析】CTEPH诊断标准是静息状态下肺动脉平均压≥25mmHg、PAWP≤15mmHg，同时在经过3个月的有效抗凝治疗后仍然存在持续性肺动脉阻塞，核素扫描至少一个肺段的灌注显像为充盈缺损，肺动脉造影或肺动脉增强CT可以发现慢性栓塞证据。

18. 患者女，55岁。因憋喘进行性加重2个月入院。曾于外院给予抗炎平喘、扩冠治疗效果不佳。慢性支气管炎史4年，双下肢静脉曲张史20年。查体：血压160/90mmHg，呼吸24次/min。唇、甲发绀，颈静脉怒张。双肺闻及干啰音。心率112次/min，律齐，$P_2 > A_2$。双下肢水肿（+），可见双下肢静脉曲张。下列最可能的诊断是

A. 急性肺栓塞

B. 慢性阻塞性肺疾病

C. 慢性心力衰竭

D. 特发性肺动脉高压

E. 慢性血栓栓塞性肺动脉高压

【解析】患者为中老年女性，慢性病程，临床表现为憋喘进行性加重，有慢性支气管炎病史，但抗炎平喘、扩冠治疗效果不佳，双下肢静脉曲张史20年，体征有唇、甲发绀，颈静脉怒张，$P_2 > A_2$，双下肢水肿等缺氧、肺动脉高压和右心功能不全的表现，最可能诊断为慢性血栓栓塞性肺动脉高压。

二、多选题

1. 关于心脏原发肿瘤，描述正确的是

A. 最常见的是黏液瘤

B. 最常见的发生部位是左心房

C. 心脏四个腔室均可出现

D. 心脏原发肿瘤中恶性肿瘤多见

E. 可有栓塞表现

【解析】心脏原发肿瘤多数是良性肿瘤，以黏液瘤最多见，可位于心脏各个腔室，但左心房最多见。部分肿瘤组织可以出现脱落而发生栓塞。

2. 缩窄性心包炎可能出现的病理生理改变描述正确的是

A. 心脏舒张功能降低

B. 左心房压力升高

C. 左心室舒张末压力升高

D. 右心房压力升高

E. 体静脉系统压力增高

3. 缩窄性心包炎需要与下列哪种疾病相鉴别

A. 肝硬化

B. 充血性心力衰竭

C. 限制性心肌病

D. 冠心病

E. 先天性心脏病

4. 缩窄性心包炎的手术切除范围及原则是

A. 两侧达膈神经

B. 上、下腔静脉入口处，如有瘢痕环应予以切除

C. 上方超越大血管根部

答案：18. E

1. ABCE　2. ABCDE　3. ABC　4. ABCDE

D. 下方达心包膈面

E. 避免损伤心肌和冠脉血管

5. 持续性心房颤动外科消融后复发的危险因素包括

A. 高龄

B. 心房颤动病史时长

C. 单纯的肺静脉隔离

D. 明显增大的左心房

E. 糖尿病

【解析】高龄、明显增大的左心房和心房颤动病史时间长是心房颤动外科消融后复发的危险因素。持续性心房颤动机制更复杂。单纯的肺静脉隔离仅针对肺静脉口周的局灶驱动，增加术后复发的风险，应按照经典的迷宫线路进行消融。

6. 可使肥厚型心肌病杂音增强的因素是

A. 口服美托洛尔

B. 含服硝酸甘油片

C. 取站立位

D. 正性肌力药

E. Valsalva 动作

【解析】增加心肌收缩力或减轻心脏前、后负荷的措施，如应用正性肌力药、做 Valsalva 动作或取站立位、含服硝酸甘油等均可使杂音增强。

7. 2011 AHA/ACC 肥厚型心肌病管理指南关于心源性猝死（SCD）的五大传统危险因素包括

A. 非持续性室性心动过速

B. SCD 家族病史

C. 晕厥史

D. 最大左心室壁的厚度 ≥ 30mm

E. 运动时血压反应异常

【解析】2011 AHA/ACC 肥厚型心肌病

管理指南关于心源性猝死（SCD）的五大传统危险因素包括非持续性室性心动过速、SCD 家族病史、晕厥史、最大左心室壁的厚度 ≥ 30mm 和运动时血压反应异常。

8. 目前发现的肥厚型心肌病的最常见两种致病基因包括

A. *TNNT2*

B. *MYBPC3*

C. *TNNI3*

D. *MYH7*

E. *TPMI*

【解析】最常见的是肌球蛋白结合蛋白 C3（MYBPC3）和肌球蛋白重链（MYH7）的编码基因，约占所有已知突变的 70%。

9. 成年人梗阻性肥厚型心肌病诊断标准包括

A. 超声心动图示舒张期左心室任何一处厚度达 15mm

B. 左心室流出道收缩期峰值压差 ≥ 50mmHg

C. 室间隔与左心室后壁厚度之比 ≥ 1.3

D. 左心室流出道收缩期峰值压差 ≥ 30mmHg

E. 超声心动图示舒张期左心室任何一处厚度达 18mm

【解析】超声心动图示舒张期左心室任何一处厚度达 15mm 或室间隔与左心室后壁厚度之比 ≥ 1.3，无论是静息状态还是激发状态左心室流出道压差 ≥ 30mmHg，即可进一步诊断为梗阻性肥厚型心肌病。

10. 肺栓塞的危险因素包括

A. 肥胖

B. 青年男性

C. 恶性肿瘤

D. 口服避孕药

答案： 5. ABCD　6. BCDE　7. ABCDE　8. BD　9. ACD　10. ACDE

E. 抗磷脂抗体综合征

【解析】PTE 与深静脉血栓形成在发病机制上相互关联，是同一种疾病两个不同病程阶段的临床表现，统称为静脉血栓栓塞症。静脉血栓栓塞症危险因素包括易栓倾向和获得性危险因素（表 13-1）。

表 13-1　静脉血栓栓塞症危险因素

遗传性易栓倾向	获得性危险因素
家族史	高龄
factor Vleiden 导致蛋白 C 活化抵抗	动脉疾病包括颈动脉和冠状动脉病变
凝血酶原 20210A 基因突变	慢性心肺疾病
抗凝血酶缺乏症	肥胖
镰刀型贫血特质	真性红细胞增多症
蛋白 C 缺乏	管状石膏固定患肢
蛋白 S 缺乏	静脉血栓栓塞症病史
	近期手术史、创伤固定或活动受限（如卒中）
	急性感染
	抗磷脂抗体综合征
	长时间旅行
	肿瘤
	妊娠、口服避孕药或激素替代治疗
	起搏器置入、置入型心律转复除颤器置入和中心静脉置管

11. 对确诊肺栓塞有意义的检查是
    A. D- 二聚体
    B. 肺通气 - 灌注扫描
    C. 磁共振成像
    D. CT 肺血管造影
    E. 肺动脉造影

【解析】D- 二聚体由于特异性低，不能通过 D- 二聚体测定直接诊断 PTE。但是通过高敏感度的方法测定 D- 二聚体若为阴性，可排除临床可能性不大的急性PTE。肺通气 / 灌注显像（V/Q 显像）可以用于评估急性肺栓塞，特别是对于存在 CTPA 禁忌证的患者。V/Q 显像具有高灵敏度和高特异性。在评估慢性血栓栓塞性肺动脉高压（CTEPH）时，V/Q 显像也是诊断慢性血栓栓塞症的首选成像方式。V/Q 显像在诊断慢性 PTE 方面比 CTPA 更敏感（97.4% vs 51%）。MRA 可以用来诊断 PTE，特别是用来鉴别肺血管肿瘤性疾病，目前不作为常规检查。CTPA 是诊断 PTE 的重要无创检查技术，敏感性为 83%，特异性为 96%。PTE 的 CTPA 直接征象为肺动脉内低密度充盈缺损，部分或完全包围在不透光血流内（轨道征），或者呈完全充盈缺损，远端血管不显影；间接征象包括肺野楔形带状的高密度区或盘状肺不张，中心肺动脉扩张及远端血管分布减少或消失等。肺血管造影是诊断肺栓塞的"金标准"。

12. 典型的 Beck 三联征包括的临床表现有
    A. 尿少
    B. 意识淡漠
    C. 心音遥远
    D. 收缩压下降
    E. 静脉压增高

答案：　11. BCDE　12. CDE

13. 诊断急性心脏损伤需要进行的检查是
    A. 胸部 X 线检查
    B. 心电图
    C. 心脏多普勒超声
    D. 测定静脉压和动脉压
    E. 心包穿刺

三、共用题干单选题

（1~3 题共用题干）

患者女，49 岁。活动后胸闷、气短，伴不能平卧 3 个月。右侧卧位时胸闷症状相对较轻。查体：心前区可闻及随体位改变的舒张期杂音。超声心动图提示左心房占位，肿物随心脏收缩和舒张在二尖瓣口往来运动。

1. 该患者最可能的诊断是
    A. 左心房黏液瘤
    B. 左心房血栓
    C. 心脏横纹肌瘤
    D. 血管瘤
    E. 心脏畸胎瘤

【解析】心脏最常见的肿瘤是左心房黏液瘤，肿瘤多有蒂，可随血流运动。

2. 该患者最适宜的治疗方案是
    A. 溶栓治疗
    B. 手术切除肿瘤
    C. 对肿瘤进行放射治疗
    D. 对肿瘤进行化学治疗
    E. 对肿瘤进行介入治疗

【解析】心房黏液瘤首选手术切除。

3. 该患者如果接受手术治疗，术后重要的措施是
    A. 术后继续长期抗凝治疗
    B. 术后需定期随访

C. 术后病理报告如果是良性肿瘤，可以不随访
D. 长期应用免疫抑制剂，避免肿瘤复发
E. 术后局部放疗，避免肿瘤复发

【解析】黏液瘤手术后效果良好，少数病例可以复发，因此需要定期随访。

（4~6 题共用题干）

患者男，52 岁。活动后心慌气短，伴双下肢水肿 5 年。查体：血压 95/75mmHg。颈静脉怒张。肝于肋下 3 横指可触及，腹水征阳性。双下肢水肿。胸部 X 线片提示，心缘变直，双侧胸腔积液。超声心动图显示心包增厚，双侧心房扩大。

4. 该患者最可能的诊断是
    A. 二尖瓣狭窄
    B. 肝硬化
    C. 缩窄性心包炎
    D. 双侧胸膜炎
    E. 扩张型心肌病

【解析】患者体循环淤血表现，脉压减小，超声心动图显示心包增厚，结合 5 年病史，可以诊断缩窄性心包炎。

5. 该患者下一步最适合的治疗是
    A. 内科药物治疗心力衰竭
    B. 手术行心包剥脱术
    C. 肝脏穿刺，确诊肝硬化
    D. 胸腔穿刺确诊胸膜炎性质
    E. 心肌活检，确诊是否心肌病

【解析】缩窄性心包炎，一经确诊，应尽早手术治疗。

6. 该患者手术后，下述治疗措施**不适宜**应用的是

A. 给予强心、利尿药物

B. 术后加强心、肺、肾功能的监测

C. 术后应大量补液,防止低血容量

D. 注意水、电解质平衡

E. 继续注意改善患者营养状况

【解析】心包剥脱术后,患者静脉压下降,静脉血液回流增多,淤滞在组织内的体液回纳入血液循环,输液量不宜过多,注意保持水、电解质平衡。

（7~9题共用题干）

患者男,65 岁。心律不齐 4 年,晕厥 2 次,近 2 个月头晕频繁。4 年来多次心电图均提示心房颤动。超声心动图提示主动脉瓣增厚钙化,重度狭窄,主动脉瓣收缩期流速 5m/s,左心室均匀性增厚,室间隔 13mm,后壁厚度 12mm,左心房增大,左心房前后径 52mm,左心室舒张末径 42mm,射血分数 65%。动态心电图提示全程心房颤动。

7. 术中行同期外科消融时,最合适的消融工具为

A. 双极钳

B. 单极笔

C. 双极笔

D. 双极钳 + 冷冻消融或单极笔

E. 电刀

【解析】患者主动脉瓣重度狭窄合并心房颤动,左心房增大,左心房壁会相应增厚,心房颤动病史 4 年,行外科迷宫Ⅳ手术最合理,完成完整的迷宫线路,需使用双极钳 + 冷冻消融或单极笔,冷冻消融或单极笔主要用于消融二尖瓣峡部或三尖瓣峡部。

8. 在进行外科消融时,**不规范**的操作包括

A. 双极钳多次钳夹消融肺静脉

B. 每个部位消融后清洗干式双极钳上的焦痂

C. 双极钳钳夹的左心房组织不能出现皱褶

D. 双极钳完成二尖瓣峡部消融

E. 完整的切缝左心耳

【解析】患者左心房增大,双极钳无法完成完整的二尖瓣峡部消融,应考虑联合射频笔或冷冻消融。

9. 术中行完整的迷宫Ⅳ手术,消融线路**不包括**

A. 双侧肺静脉隔离

B. 左心房顶部、底部线连接双侧肺静脉隔离环

C. 右下肺静脉至二尖瓣后瓣环

D. 腔静脉连线及腔静脉连线至三尖瓣环

E. 左上肺静脉至二尖瓣前瓣环

【解析】完整迷宫Ⅳ手术线路包括双侧肺静脉隔离、连接双侧肺静脉隔离环的左心房顶部和底部线、右下肺静脉至二尖瓣后瓣环、腔静脉连接线、腔静脉连线至三尖瓣环、右心耳消融线。

（10~11题共用题干）

患者男,21 岁。近半年来反复心悸、胸痛、劳力性呼吸困难,时有头晕或短暂神志丧失。体检:心脏轻度增大,心尖部有 2 级收缩期杂音和第 4 心音,胸骨左缘第 3~4 肋间闻及较粗糙的喷射性收缩期杂音。

10. 最可能的诊断是

A. 病毒性心肌炎

B. 二尖瓣关闭不全

C. 主动脉瓣狭窄

答案: 7. D　8. D　9. E　10. D

D. 肥厚型心肌病

E. 主动脉瓣缩窄

【解析】根据典型症状和体征可诊断。

11. 最有价值的诊断方法是

A. 冠状动脉造影

B. 心电图

C. 超声心动图

D. 心脏核素检查

E. 右心导管检查

【解析】超声心动图是目前肥厚型心肌

病的一线检查手段。

（12~15题共用题干）

患者男，20岁。3年前曾突发晕厥。超声心动图示：左心室舒张末期内径 37mm，射血分数 0.70。MRI 示：左心室不大，各节段室壁普遍增厚（室间隔厚度 3.0cm，图 13-1）。患者间断应用美托洛尔、卡托普利等药物，半年前出现心力衰竭症状，入院前 10 日症状加重。

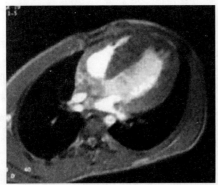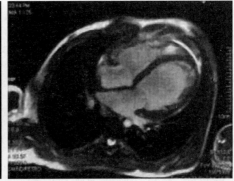

图 13-1

12. 该疾病首选检查是

A. 心电图

B. MRI

C. 超声心动图

D. 核素检查

E. 心导管检查

【解析】超声心动图是临床诊断肥厚型心肌病的一线检查方法。

13. 最佳治疗方式是

A. 酒精消融

B. 双腔起搏

C. 室间隔心肌切除术

D. 二尖瓣置换

E. ICD 植入

【解析】室间隔心肌切除术适应证，包括明显的呼吸困难、胸痛、晕厥等症状，日常活动量受限，药物治疗无效或难以耐受；静息状态或者运动激发试验后，超声心动图检查示左心室流出道收缩期峰值压差≥50mmHg；超声心动图证实左心室流出道梗阻是由室间隔基底部肥厚致 SAM 现象和／或二尖瓣及瓣下结构异常所引起；青少年患者（<21 岁）及重度室间隔肥厚（≥30mm）首选外科手术。

14. 该患者若接受室间隔心肌切除术治疗，最常发生但对患者预后无影响的心律异常为

A. 心房颤动

答案：　11. C　12. C　13. C　14. D

B. 右束支传导阻滞

C. 房室传导阻滞

D. 左束支传导阻滞

E. 阵发性室性心动过速

【解析】左束支传导阻滞尽管发生率较高，但对预后无明显影响，一般无须处理。

15. 若该患者合并有胸痛症状，应做检查为

A. 心电图

B. MRI

C. 超声心动图

D. 核素检查

E. 冠状动脉造影

【解析】有胸痛症状者，应行冠状动脉造影，在年轻患者中可发现冠状动脉肌桥或畸形。

（16~18 题共用题干）

患者女，32 岁。突发左侧胸痛 4 小时，伴轻度咳嗽、憋气。既往间断口服避孕药。查体：一般情况好，胸壁无压痛，双肺呼吸音清晰，未闻及胸膜摩擦音和干、湿啰音。心率 75 次 /min，未闻及杂音。双下肢无水肿，胸部 X 线检查未见明显异常。

16. 下列治疗**不宜**应用的是

A. 组织型纤溶酶原激活剂溶栓

B. 低分子肝素抗凝

C. 华法林抗凝

D. 卧床、制动

E. 吸氧

【解析】溶栓治疗是心源性休克和 / 或持续性低血压高危 PTE 患者的一线治疗方法。对于非高危患者不推荐常规使用，但在充分评估出血风险后，对于部分中危患者可以溶栓，低危患者不应接受溶栓治疗。

17. 可作为确诊依据的检查的是

A. 超声心动图

B. 心电图

C. CT 肺血管造影

D. 胸部 X 线检查

E. D- 二聚体

【解析】CTPA 是诊断 PTE 的重要无创检查技术。

18. 最可能的诊断是

A. 急性支气管炎

B. 胸膜炎

C. 心脏神经症

D. 肺栓塞

E. 肋间神经痛

【解析】患者为中年女性，有间断口服避孕药史，临床表现为胸痛、轻度咳嗽、憋气，结合体征，诊断肺栓塞的可能性大。

（19~22 题共用题干）

患者男，30 岁。左胸刀伤半个小时送到急诊室。烦躁不安，四肢湿冷，面色苍白，呼吸费力，脉搏细速，颈静脉充盈，心音遥远，血压 75/60mmHg。

19. 最可能的诊断是

A. 左侧张力性气胸

B. 左侧血胸

C. 纵隔气肿

D. 心脏压塞

E. 左侧液气胸

20. 既有诊断价值又有治疗作用的措施是

A. 胸部 X 线检查

B. 超声心动图

C. 胸腔闭式引流

D. 心包穿刺

E. 胸部 CTA

答案：　15. E　16. A　17. C　18. D　19. D　20. D

21. 目前该患者诊断明确,应选择的救治措施是
    A. 快速输血输液
    B. 气管插管机械通气
    C. 立即转送手术室
    D. 胸腔穿刺
    E. 胸腔闭式引流

22. 上述救治过程中心搏骤停,抢救应
    A. 输血、输液
    B. 升压药
    C. 胸外心脏按压
    D. 电除颤
    E. 急诊室剖胸探查术

四、案例分析题

【案例1】患者女,24 岁。左前胸部钝器外伤 3 小时。主诉口渴,胸闷气短,不能平卧,四肢湿冷。血压 85/65mmHg,心率 130 次/min。建议进一步检查。

第1问:患者下一步应进行的检查是
    A. 胸部 X 线片
    B. 胸部平扫 CT
    C. 胸部增强 CT
    D. 腹部 MRI
    E. 腹部增强 MRI
    F. 超声心动图检查
    G. 立位腹部 X 线片

【解析】根据患者的临床表现,可以判断患者出现了休克表现,结合病史,左前胸部外伤,应该首先除外心脏是否存在损害。超声心动图检查是判断心脏是否存在外伤性损害,以及是否存在心包积血或积液最直接和最方便的检查。

第2问:患者超声心动图检查提示心包内中

等量积液。首先考虑的诊断是
    A. 急性心包炎
    B. 心脏外伤、心包积液或积血
    C. 缩窄性心包炎
    D. 感染性心内膜炎
    E. 迟发性心包积液
    F. 癌性心包积液

【解析】根据患者超声心动图检查,以及病史,可以诊断心脏外伤、心包积液或积血。缩窄性心包炎一般不存在中等量的心包积液;急性心包炎一般会有胸痛病史;感染性心内膜炎多有发热,但不伴有心包积液;其他选项疾病都不会和外伤相伴。

第3问:根据患者目前情况,进一步的处理办法是
    A. 合血
    B. 通知手术室和麻醉科,联系急诊手术
    C. 应用抗生素治疗
    D. 通知体外循环科,以备术中应用体外循环
    E. 给患者应用减慢心率的药物
    F. 向家属交代手术事宜

【解析】患者诊断心脏外伤、心包积液或积血,且出现休克表现,应该积极准备手术。合血、通知相关的科室、向家属交代病情是必需的工作。该患者为钝器伤,术前不一定需要抗生素治疗;手术前心率快是心包积液的代偿性反应,不能够应用减慢心率的药物。

第4问:该患者手术前的准备还应包括
    A. 胸部 X 线或胸部 CT 检查
    B. 手术前的常规化验检查
    C. 心包积液穿刺,了解积液性质

答案: 21. C 22. E
【案例1】 1. F 2. B 3. ABDF 4. ABDEF

D. 抗生素皮试

E. 了解既往病史、过敏史等

F. 建立中心静脉通路

【解析】该患者应该积极准备手术,手术前不需要进行心包穿刺,了解心包积液性质,以避免拖延手术开始时间,使患者出现生命危险。

【案例 2】患者女,50 岁,体重 50kg。平素身体健康,无特殊主诉。查体发现左心房占位,肿物约 35mm×40mm,肿物有蒂与房间隔附着,随血流在心房内活动。既往无糖尿病和高血压病史。

第 1 问:该患者可能的诊断是

A. 左心房黏液瘤

B. 左心房血栓

C. 左心房赘生物

D. 左心房心脏横纹肌瘤

E. 左心房间皮瘤

F. 左心房肉瘤

【解析】根据超声心动图的描述和心脏肿瘤发生的概率,可以做出左心房黏液瘤的诊断。

第 2 问:该患者手术前的相关检查还应包括

A. 冠状动脉造影检查,了解冠状动脉情况

B. 手术前的常规化验检查

C. 胸部 X 线或胸部 CT 检查,了解肺部情况

D. 心肌核素检查

E. 心脏 MRI 检查

F. 右心导管检查

【解析】根据超声心动图检查可以诊断心脏黏液瘤,结合患者既往病史,无肥胖,无糖尿病、高血压病史等非冠心病高发因素,可以不进行冠状动脉相关的检查(冠状

动脉造影、心肌核素检查),从而尽快施行手术,切除肿瘤,避免发生危及生命的损害。心脏 MRI 检查在了解肿瘤性质方面有一定帮助,但是肿瘤的性质还是以手术后病理结果为准,因此,术前不一定进行 MRI 检查。

第 3 问:该患者手术中需要注意的事项有

A. 手术操作要轻柔

B. 主动脉阻断之前,尽量不搬动、按压心脏

C. 手术中应尽量完整切除肿瘤

D. 肿瘤切除之后,组织残端要用电凝烧灼,防止复发

E. 肿瘤取出后,要冲洗心腔,防止残余肿瘤组织残存

F. 完整修补房间隔

第 4 问:该患者手术后的治疗包括

A. 预防应用抗生素

B. 肿瘤组织送病理检查

C. 应用强心药物,维持血流动力学稳定

D. 叮嘱患者术后定期复查

E. 局部放疗,防止肿瘤复发

F. 化疗预防肿瘤复发

【解析】心脏黏液瘤手术效果良好,但有个别患者复发,因此需要定期复查。局部放、化疗不能防止肿瘤复发。

【案例 3】患者男,52 岁。活动后胸闷气短,双下肢水肿,伴腹部膨隆 5 年。查体:心音遥远,心律不齐,腹部膨隆,肝脏于肋下 5 横指可触及,腹水征阳性。双下肢中度水肿。胸部 CT 提示心包钙化,两侧胸腔中等量积液。腹部 B 超提示肝脏增大,腹腔中等量积液。超声心动图提示心包增厚。

答案:【案例 2】 1. A　2. BC　3. ABCDEF　4. ABCD

第1问：该患者最可能的诊断是

A. 肝硬化

B. 肝癌

C. 缩窄性心包炎

D. 慢性肾功能不全

E. 低蛋白血症

F. 心脏肿瘤

【解析】根据患者目前的检查，可以得出缩窄性心包炎的诊断。

第2问：该患者下一步最需要哪些治疗措施

A. 纠正水、电解质紊乱

B. 应用利尿药，减轻组织水肿

C. 保肝治疗，改善肝功能

D. 手术治疗，行心包剥脱术

E. 应用改善肾功能的药物，促进体液排出

F. 预防、纠正酸碱平衡紊乱

【解析】缩窄性心包炎的治疗，以手术治疗为主，加强利尿促进机体组织积液排出，同时注意水、电解质平衡。

第3问：该患者手术治疗时，心包的剥除顺序应该是

A. 主动脉、左心室、心尖、肺动脉、右心室、右心房、上下腔静脉开口

B. 左心室、主动脉、心尖、肺动脉、右心室、右心房、上下腔静脉开口

C. 心尖、主动脉、左心室、肺动脉、右心室、右心房、上下腔静脉开口

D. 主动脉、左心房、心尖、肺动脉、右心室、右心房、上下腔静脉开口

E. 肺动脉、右心室、右心房、主动脉、左心、心尖、上下腔静脉开口

F. 右心室、右心房、上下腔静脉开口、主动脉、左心室、心尖、肺动脉

【解析】心包剥脱术中应该先剥除左侧

心脏的出口和心尖部，之后剥除右侧心脏的出口，最后剥除右心入口，防止心脏过度膨胀，出现充血性心力衰竭。

第4问：该患者如果病理诊断证实为结核性心包炎，进一步的治疗是

A. 住院治疗期间，需要应用抗结核治疗

B. 出院后不必进行抗结核治疗

C. 按照疗程足量应用抗结核药物

D. 长期应用广谱抗生素

E. 按照普通细菌培养结果，长期应用抗生素

F. 长期应用抗生素期间，注意防止二重感染

【解析】结核性缩窄性心包炎，术后要足疗程、足量应用抗结核药物，而不是普通抗生素。

【案例4】患者女，66岁。心律不齐病史5年，早期呈阵发性发作。3年前动态心电图提示全程心房颤动。1年来感觉活动量下降。既往有高血压、脑卒中病史，目前无脑卒中后遗症。门诊超声心动图未提示心脏结构异常和瓣膜异常。

第1问：若患者拟行胸腔镜下外科消融，下一步进行的检查包括

A. 血常规、血生化

B. 呼吸功能

C. 左心房肺静脉CT

D. 头颅CT

E. 冠状动脉造影

F. 颈动脉超声

G. 心脏MRI检查

【解析】患者拟行胸腔镜下心外膜消融，左心房肺静脉CT可以评估左心房和肺静脉解剖，初步判断左心耳有无血栓；患者既往有脑卒中病史，应行头颅CT和颈动脉超

答案：【案例3】1. C　2. ABDF　3. A　4. C　【案例4】1. ABCDEF

声检查；患者年龄 66 岁，应行冠状动脉造影排除有无冠心病，行呼吸功能检查评估患者是否合并重度的呼吸功能障碍。

第 2 问：该患者 CHA$_2$DS$_2$-VASc 评分的分值为

A. 1

B. 2

C. 3

D. 4

E. 5

F. 6

G. 7

【解析】女性为 1 分，66 岁为 1 分，高血压为 1 分，脑卒中为 2 分，共 5 分。

第 3 问：患者术后可选用的抗心律失常药物**不包括**

A. 美托洛尔

B. 普罗帕酮

C. 胺碘酮

D. 索他洛尔

E. 维拉帕米

F. 地高辛

【解析】地高辛不属于抗心律失常药物。

第 4 问：患者术后可选用的抗凝药物**不包括**

A. 华法林

B. 阿司匹林

C. 利伐沙班

D. 波立维

E. 达比加群

F. 替格瑞洛

【解析】患者 CHA$_2$DS$_2$-VASc 评分 6 分，建议抗凝 3 个月。阿司匹林、波立维和替格瑞洛均为抗血小板药，不属于抗凝药物。

【案例 5】患者男，33 岁。患者活动后反复出现心悸、气促伴胸痛 3 年。近日因突发晕厥 2 次入院。身体评估：心尖部有喷射性收缩期杂音。心电图显示左心室肥大，有 ST-T 改变。超声心电图显示室间隔非对称性肥厚，拟诊肥厚型心肌病收入院。

第 1 问：该疾病的主要病因是

A. 遗传

B. 代谢异常

C. 动脉硬化

D. 饮食因素

E. 病毒感染

F. 理化因素

【解析】肥厚型心肌病是一种单基因显性遗传病。

第 2 问：该患者目前最主要的问题是

A. 疼痛

B. 受伤风险

C. 活动耐力下降

D. 心力衰竭

E. 猝死

F. 心律失常

【解析】肥厚型心肌病对患者最主要影响是活动耐量下降。

第 3 问：对患者的健康指导**不妥**的是

A. 避免情绪激动、劳累

B. 避免屏气、剧烈运动

C. 避免独自外出活动

D. 胸痛发作时停止活动

E. 高蛋白、高维生素、富含纤维素饮食

F. 大剂量利尿药治疗

【解析】屏气、不恰当利尿会加重病情。

答案：　2. E　3. F　4. BDF　【案例 5】1. A　2. C　3. CF

第4问：该病最常见症状为

 A. 呼吸困难

 B. 心绞痛

 C. 心悸

 D. 晕厥

 E. 猝死

 F. 黑矇

【解析】呼吸困难为最常见症状，发生于多数肥厚型心肌病患者中，活动后明显。这与左心室顺应性降低、充盈受阻、舒张末期压力增高以及肺淤血有关。

答案：　4. A

附录一　胸心外科学模拟试卷（副高级）

一、单选题

1. 胸外伤中最容易发生的肋骨骨折为
   A. 1~3
   B. 4~7
   C. 8~10
   D. 11~12
   E. 3~7

2. 开放性气胸时纵隔扑动主要会影响
   A. 腔静脉回心血流
   B. 潮气量
   C. 射血分数
   D. 心率
   E. 迷走神经功能

3. Hamman 征指的是
   A. 左侧少量气胸，有时可在左心缘处听到特殊的破裂音，破裂音与心搏频率一致，左侧卧位呼气时听得更明显，明显时患者自己也能觉察到，称 Hamman 征
   B. 右侧少量气胸，有时可在右心缘处听到特殊的破裂音，破裂音与心搏频率一致，左侧卧位呼气时听得更明显，明显时患者自己也能觉察到，称 Hamman 征
   C. 左侧少量气胸，有时可在左心缘处听到特殊的破裂音，破裂音与心搏频率一致，右侧卧位呼气时听得更明显，明显时患者自己也能觉察到，称 Hamman 征
   D. 右侧少量气胸，有时可在左心缘处听到特殊的破裂音，破裂音与心搏频率一致，左侧卧位呼气时听得更明显，明显时患者自己也能觉察到，称 Hamman 征
   E. 右侧少量气胸，有时可在右心缘处听到特殊的破裂音，破裂音与心搏频率一致，右侧卧位呼气时听得更明显，明显时患者自己也能觉察到，称 Hamman 征

4. 创伤性窒息的急救措施**不包括**
   A. 迅速解除胸部及上腹部的压迫
   B. 头部抬高 30°
   C. 吸氧
   D. 全面迅速排除危及生命的合并伤
   E. 尽早气管插管，恢复良好的氧合和血流灌注

5. 胸部严重损伤后，在何种情况下，首先考虑气管、支气管损伤可能
   A. 广泛皮下气肿
   B. 张力性气胸
   C. 严重血气胸
   D. 明显反常呼吸
   E. 胸腔闭式引流后，胸腔引流瓶持续大量气体排出

6. 漏斗胸最常见的是胸骨哪部分出现凹陷
   A. 胸骨上 1/3

B. 胸骨下 3/4

C. 胸骨上 1/4

D. 胸骨下 1/3

E. 胸骨下 1/4

7. 对于胸壁肿瘤的治疗原则正确的是

A. 良性的胸壁肿瘤都不需要进行手术

B. 恶性胸壁肿瘤的切除范围为切缘距离肿瘤 2~3cm

C. 原发肋骨恶性肿瘤切除范围为该肋骨全长及上、下肋间肌

D. 继发性的肋骨肿瘤预示疾病晚期,往往没有手术指征

E. 胸壁肿瘤的手术方式根据不同的部位、大小和病理特征而不同

8. 以下关于胸壁结核的叙述,正确的是

A. 只要确诊胸壁结核,无论是否活动性需要立即手术

B. 手术无须彻底切除病变组织,以免创面过大影响愈合

C. 手术完毕可以向创面撒入青霉素、链霉素粉剂等预防感染

D. 伤口尽量不要加压包扎,以免影响血供及伤口愈合

E. 术后不可放置引流,以免窦道形成

9. 正常情况下胸膜腔内每日形成和吸收的液体量为

A. 100ml

B. 100~200ml

C. 200~500ml

D. 500~1 000ml

E. 1 000~1 200ml

10. 以下最易出现术后支气管胸膜瘘的术式是

A. 左肺上叶切除

B. 左肺下叶切除

C. 右肺上叶切除

D. 右肺中叶切除

E. 右肺中下叶切除

11. 肺癌的转移方式中,下列正确的是

A. 鳞癌发生血行转移出现早

B. 肺泡细胞癌早期血行淋巴转移

C. 腺癌早期发生淋巴转移,血行转移较晚

D. 未分化癌早期出现血行、淋巴转移

E. 淋巴转移只发生于肺癌同侧

12. 下列关于肺部转移瘤手术完全切除标准的描述,**不正确**的是

A. 原发肿瘤已得到有效的控制

B. 身体其他脏器无转移性病变

C. 患者能耐受手术切除,预期有适宜的肺功能储备

D. 减瘤作用

E. 全部肺转移性结节被切除

13. 容易引起肺脓肿的疾病是

A. 右中叶综合征

B. 肺栓塞

C. 肺炎链球菌肺炎

D. 慢性阻塞性肺疾病

E. 原发性肺结核

14. 肺动静脉瘘最致命的并发症是

A. 呼吸困难

B. 脑脓肿

C. 发绀

D. 血胸

E. 矛盾性栓塞

15. 肺隔离症最常发生的部位是

A. 右下叶

B. 左下叶

C. 左上叶

D. 右上叶

E. 右中叶

16. 终末期肺气肿最佳的治疗是
    A. 肺减容术
    B. 肺移植
    C. 经气管镜肺减容术
    D. 药物治疗
    E. 氧疗

17. 肺减容术最常见的并发症是
    A. 支气管胸膜瘘
    B. 肺漏气
    C. 呼吸衰竭
    D. 肺不张
    E. 肺部感染

18. 食管癌发生最常见的部位是
    A. 颈部食管
    B. 胸部食管上段
    C. 胸部食管中段
    D. 胸部食管下段
    E. 腹部食管

19. 对于食管的血液供应,下列说法正确的是
    A. 食管的血供以胸下段最佳,血供主要来自支气管食管动脉
    B. 腹段食管的血供主要来自胃左动脉和胃网膜左动脉
    C. 因为食管供血的多源性及节段性,一般不提倡过度游离食管
    D. 研究表明食管血供最差的部位在胸廓入口处
    E. 食管动脉血供的特点是节段性、多源性,研究发现颈、胸、腹三段供应食管的动脉彼此并不相通

20. 关于食管平滑肌瘤,下列描述**错误**的是
    A. 患者病史较长,可以有进食梗阻和胸骨后疼痛感

B. 肿瘤边界锐利,充盈缺损明显
C. 肿瘤表面钡剂涂抹不均匀,可有小的溃疡形成
D. 食管壁光滑柔软,食管蠕动正常
E. 食管黏膜皱襞无黏膜破坏,典型征象可见环形征

21. 腐蚀性食管灼伤者,如发现有早期长管状狭窄征象,即应进行
    A. 食管内置入支架加抗生素消炎治疗
    B. 用激光或电烙烧灼狭窄处
    C. 胃造瘘术或空肠造瘘术
    D. 狭窄段食管切除及食管重建术
    E. 吞服长粗丝线 1 根,备以后扩张时作导引用

22. 自发性食管破裂的常见位置为
    A. 环咽肌入口下方
    B. 主动脉弓上右侧壁
    C. 隆突下后侧壁
    D. 食管下段右侧壁
    E. 贲门上左后外侧壁

23. 关于胸腺瘤的描述,**错误**的是
    A. 多位于前上纵隔
    B. 呈椭圆形或分叶状,边界清楚
    C. 约30%合并重症肌无力
    D. 包膜完整,生长缓慢,因此均为良性
    E. 临床上常视为有潜在恶性

24. 胸腺癌术中见肿瘤侵犯纵隔脂肪、无名静脉及部分肺组织,根据 Masaoka 分期,应为
    A. Ⅱa
    B. Ⅱb
    C. Ⅲ
    D. Ⅳa
    E. Ⅳb

25. 巨大淋巴结增生症好发于
    A. 颈部
    B. 腋窝
    C. 纵隔
    D. 腹股沟
    E. 腹膜后

26. **不属于**手汗症典型表现的是
    A. 双手症状对称
    B. 出汗呈发作性
    C. 睡眠中仍经常出汗
    D. 严重时可呈滴淋状
    E. 与热及情绪、活动有关

27. 患者男，23 岁。半小时前从 4 米高处摔下，左胸疼痛，呼吸困难，来院急诊。查体：神清，合作，口唇轻度发绀，左前胸壁 10cm×10cm 皮下瘀血斑，胸壁浮动，可触及骨摩擦感。两肺呼吸音清。X 线提示左第 4、5、6 肋骨各有两处骨折，中段长约 10cm，肋膈角稍钝，此时应采取的治疗措施是
    A. 吸痰
    B. 气管切开
    C. 止痛，包扎固定胸壁
    D. 气管插管
    E. 呼吸机辅助呼吸

28. 患者男，33 岁。半小时前车祸伤，左胸疼痛，呼吸困难，来院急诊。查体：神情，合作，口唇轻度发绀，胸壁可触及骨摩擦，左肺呼吸音低。胸部 X 线显示左第 4、5、6 肋骨各有两处骨折，肋膈角稍钝。入院 6 小时后，呼吸困难加重，出现皮下气肿，左侧呼吸音减弱。胸部 X 线显示左下胸出现 2cm 宽的液平面，膈肌低平，左肺压缩约 80%。此时应
    A. 立即开胸探查
    B. 气管插管

C. 胸腔闭式引流术
D. 气管切开
E. 呼吸机辅助呼吸

29. 患者男，35 岁。因地震被倒塌房屋挤压 30 分钟。面、颈、上胸部皮肤出现针尖大小的紫蓝色瘀斑、水肿，颈部、口唇发绀，颜色可为蓝红色，外耳道出血。最可能的诊断是
    A. 气胸
    B. 血胸
    C. 创伤性窒息
    D. 肺挫伤
    E. 心脏压塞

30. 患者男，18 岁。户外爆炸伤 1 小时就诊。查体：意识清，呼吸急促，喘憋，唇发绀。心率 105 次 /min，血压 99/62mmHg，指尖血氧饱和度 85%。胸壁、上肢多处开放性伤口，少量出血，可见金属残留物，未见明显伤口吮吸音。动脉血气分析（未吸氧）提示 PaO_2 55mmHg，$PaCO_2$ 30mmHg。胸部 X 线片提示蝴蝶样或蝙蝠样的肺渗出表现。该患者的诊断为
    A. 肺挫裂伤
    B. 肺爆震伤
    C. 创伤性窒息
    D. 纵隔气肿
    E. 闭合性气胸

31. 患者男，30 岁。半小时前右胸被水果刀扎伤，伤后气促，呼吸困难。查体：脉搏 108 次 /min，呼吸 28 次 /min，血压 90/62mmHg。气管左侧移位，右前胸有 1.5cm 刀口，流血伴气泡，右胸叩诊呈鼓音，听诊呼吸音低。胸部 X 线示右侧肺萎陷，气胸，纵隔移位。下列治疗措施**不正确**的是

A. 紧急清创缝合胸壁伤口

B. 胸腔穿刺或胸腔闭式引流

C. 立即开胸探查

D. 纠正休克

E. 预防感染

32. 患者男，50岁。2小时前遭遇车祸。随后出现呼吸困难，伴刺激性咳嗽，继而出现皮下气肿，进行性加重，血压 100/65mmHg。到医院就诊，首先应行的检查是

A. 纤维支气管镜

B. 胸部 CT

C. 胸部 X 线片

D. 开胸探查

E. 3D 重建

33. 患者女，25岁。半小时前右胸被水果刀扎伤。伤后气促，呼吸困难。查体：脉搏 130 次 /min，呼吸 28 次 /min，血压 90/62mmHg，体温 39℃。气管左侧移位，右前胸有 1.5cm 刀口，流血伴气泡。右胸叩诊呈鼓音，听诊呼吸音低。下列治疗措施最佳的是

A. 立即输血补液抗休克

B. 给予抗生素后手术治疗

C. 胸腔闭式引流

D. 大量吸氧

E. 呼吸机辅助呼吸

34. 患儿男，2岁。剧烈呛咳，憋气，面色发绀 5 分钟，其奶奶诉 5 分钟前男童食用圆形硬质糖果。此时，诊断最可靠的方法是

A. 胸部 X 线片

B. 胸部听诊

C. 支气管镜检查

D. 胸部透视

E. 胸部 CT

35. 患儿男，2岁。主因出生后发现前胸壁凹陷就诊。查体可见前下胸壁凹陷，双侧肋缘稍外翻，平日无易患呼吸道感染、呼吸困难等不适，既往无外伤及手术史。目前最佳治疗方案为

A. 加强补钙

B. Ravitch 手术

C. 漏斗胸 Nuss 手术

D. 观察随诊

E. 胸骨沉降术

36. 患者男，36岁。突发胸痛、胸闷 2 小时就诊。查体：呼吸急促，气管左偏，右侧肋间隙增宽，右侧叩诊呈鼓音，右肺呼吸音消失。心电监护：心率 120 次 /min，SaO_2 90%，血压 90/50mmHg。胸部 X 线片提示右侧气胸，肺压缩约 90%。以下紧急处理措施应优先考虑

A. 吸氧

B. 胸腔闭式引流

C. 锁骨中线第 2 肋间粗针头穿刺排气

D. 紧急胸腔镜探查

E. 开放静脉通路，补液

37. 患者男，56岁。慢性阻塞性肺疾病病史 10 年。突发胸痛，呼吸困难，口唇发绀。首先考虑的诊断是

A. 心力衰竭

B. 肺栓塞

C. 自发性气胸

D. 肺大疱

E. 心肌梗死

38. 患者女，14岁。右侧胸闷、憋气不适 3 日。胸闷、憋气症状逐渐加重，无发热，无干咳。有右侧股骨骨肉瘤术后放、化疗病史。目前骨肉瘤肺转移，口服阿帕替尼 2 个月余。1 个月前胸部 CT 提示：左肺上叶尖后段胸膜下实性结节较

前变为薄壁空泡。查体：右肺呼吸音减弱，叩诊鼓音。下列措施中**错误**的是
- A. 暂停阿帕替尼
- B. 复查胸部 CT
- C. 吸氧
- D. 必要时胸腔闭式引流术
- E. 肺功能检测

39. 患者男，40 岁。饮白酒后 2 小时。呕吐后突发左胸痛，伴胸闷、心悸 2 小时就诊。入院时查体：呼吸急促，心率 120 次 /min，体温 37.8℃，血压 100/60mmHg。胸部 X 线片提示左侧液气胸。最可能的原因是
- A. 自发性食管破裂
- B. 急性胃肠炎
- C. 急性胃扩张
- D. 左侧自发性血气胸
- E. 食管炎

40. 患者中等量胸腔积液，进行胸穿抽液治疗，缓慢抽出草黄色液体 200ml 后，患者突然出现头晕、大汗，面色苍白，四肢厥冷，脉细数，血压下降，首先考虑
- A. 复张性肺水肿
- B. 胸膜反应
- C. 刺破血管导致血胸
- D. 穿刺导致张力性气胸
- E. 麻醉药物过敏

二、多选题

1. 关于肺挫伤，叙述正确的有
- A. 锐性伤最常见
- B. 局部的肺挫伤不会影响到肺的其他部位
- C. 肺挫伤可能导致 ARDS
- D. 目前诊断肺挫伤最常用的检查手段是胸部 X 线
- E. 单纯性肺挫伤无须特殊治疗，且预后较好

2. 气道异物的病因包括
- A. 婴幼儿口中含异物嬉戏打闹
- B. 全身麻醉患者护理不当误吸
- C. 儿童咽喉保护性反射不健全
- D. 幼儿声门狭小，声门下组织疏松
- E. 气管内假膜脱落

3. 中重度漏斗胸可引起的生理影响包括
- A. 肺的呼吸运动受限，肺功能障碍
- B. 残气量增加，肺通气弥散比例异常
- C. 心脏搏出量减少
- D. P 波双向或倒置，不完全右束支传导阻滞等
- E. 心脏搏出量增加

4. 张力性气胸的表现包括
- A. 剧烈胸痛及胸闷
- B. 呼吸困难
- C. 烦躁不安
- D. 窒息感
- E. 伤口处"嘶嘶"声

5. 首次发作的自发性气胸，以下应及时进行胸腔镜探查的情况是
- A. 自发性血气胸
- B. 对侧同时或曾经发生过气胸
- C. 张力性气胸
- D. 飞行员或潜水员
- E. 胸腔闭式引流 48 小时后仍有持续漏气

6. 关于张力性气胸的病理生理改变，描述正确的是
- A. 引起纵隔扑动
- B. 患侧肺严重萎缩，纵隔显著向健侧移位，健侧肺受压，导致腔静脉回流障碍
- C. 进入胸壁软组织，形成面、颈、胸部的皮下气肿

D. 气管、支气管或肺损伤处形成活瓣，气体随每次吸气进入胸膜腔并积累增多，导致胸膜腔压力高于大气压

E. 高于大气压的胸内压，驱使气体进入纵隔形成纵隔气肿

7. 中大量胸腔积液的体征**错误**的是

　　A. 患侧胸廓饱满，肋间隙增宽

　　B. 气管向患侧移位

　　C. 语颤减弱或消失

　　D. 局部叩诊浊音

　　E. 听诊呼吸音绝对减弱或消失

8. 关于恶性胸膜间皮瘤的治疗，下列说法正确的是

　　A. 肿瘤仅累积心包壁层，单纯手术后复发率极低

　　B. 术后高剂量放疗可显著改善远期生存

　　C. 化疗对恶性胸膜间皮瘤普遍无效

　　D. 姑息性手术优先考虑 VATS 完成

　　E. 靶向治疗是新的有效方法

9. 新辅助化疗的主要作用和目的包括

　　A. 缩小肿瘤体积

　　B. 降低临床分期

　　C. 提高手术完整切除率

　　D. 作为体内药物敏感试验

　　E. 提高化疗的敏感性

10. 肺减容手术在肺功能改善方面主要包括

　　A. FEV_1 升高

　　B. 肺总量 TLC 降低

　　C. 残气量 RV 降低

　　D. 肺总量 TLC 增加

　　E. 残气量 RV 增加

11. 心肺联合移植术适用于

　　A. 原发性肺动脉高压

　　B. 各种先天性心脏病所致继发性肺动脉高压

　　C. Eisenmenger 综合征

　　D. 原发性肺动脉高压继发严重心力衰竭

　　E. 囊性肺纤维化或双侧支气管扩张所致肺脓毒性感染

12. 对于食管癌的研究进展表述正确的是

　　A. 腔镜下外科手术治疗食管疾病已成为外科治疗食管癌的首选

　　B. 就现阶段的食管癌治疗而言，外科治疗的终点目标依然是清除癌灶

　　C. 对于大多数食管癌，综合的治疗模式被公认是最佳的选择

　　D. 目前认为胸段食管癌的淋巴结上可转移至颈部气管食管沟、颈深组群，下至贲门胃左、腹腔动脉旁

　　E. 管状胃替代食管是近年来越来越多应用于临床的食管替代方式

13. 根据不同的病理表现，纵隔巨大淋巴结增生症可分为

　　A. 透明血管型

　　B. 浆细胞型

　　C. 淋巴细胞为主型

　　D. 混合细胞型

　　E. 淋巴细胞消减型

14. 关于普通 X 线片对结节病的分期，下列说法**不正确**的是

　　A. 0 期：肺部 X 线检查阴性，肺部清晰

　　B. Ⅰ期：仅见肺部浸润影，而无肺门淋巴结肿大

　　C. Ⅱ期：双侧肺门和 / 或纵隔淋巴结肿大，常伴右支气管旁淋巴结大，肺内无异常

　　D. Ⅲ期：肺门淋巴结大，伴肺浸润。肺部病变广泛对称地分布于两侧，少

数病例可分布在一侧肺或某些肺段。病灶可在 1 年内逐渐吸收,或发展成肺间质纤维化

E. Ⅳ期:肺纤维化、肺大疱和肺囊肿的改变

三、共用题干单选题

(1~3 题共用题干)

患者男,35 岁。三轮车侧翻,胸腹部受压约 1 小时。入院时神志清,诉胸痛并呼吸困难。测血压 133/84mmHg,脉搏 105 次 /min,心、脉率一致,呼吸 32/min。查体:颈静脉怒张,双侧眼结膜充血,前胸皮肤瘀斑,腹软,无压痛。尿常规正常。

1. 最可能的诊断是
   A. 早期创伤性休克
   B. 创伤性窒息
   C. 挤压综合征
   D. 开放性气胸
   E. 眼结膜损伤

2. 检查过程中,胸部 X 线片提示血胸。欲行胸腔闭式引流术的最佳引流位置是
   A. 腋前线第 6~8 肋间
   B. 腋前线与脑中线之间第 6~8 肋间
   C. 腋中线第 8~10 肋间
   D. 腋中线与腋后线之间第 6~8 肋间
   E. 腋后线第 8~10 肋间

3. 患者胸腔闭式引流时考虑有活动性出血,给予剖胸探查,发现肺脏裂伤出血,予以部分肺叶切除术。术后 8 小时,患者胸管引流液量突然增加,则最有可能的是
   A. 自发性血气胸
   B. 切口渗血
   C. 胸内活动性出血
   D. 肺挫伤
   E. 支气管胸膜瘘

(4~8 题共用题干)

患者男,28 岁。高空坠落伤 1 小时入院。查体:血压 110/65mmHg,脉搏 124 次 /min,呼吸 40 次 /min,SaO_2 86%。神志清醒,痛苦面容,呼吸急促,结膜、上胸及颈部可见瘀斑,左胸有捻发音,胸廓挤压试验阴性,左肺呼吸音减弱。胸部 X 线片示左侧液气胸,左肺压缩 50%。

4. 此患者可能的胸外伤**不包括**
   A. 张力性气胸
   B. 创伤性窒息
   C. 心脏压塞
   D. 肺挫裂伤
   E. 血胸

5. 肺挫裂伤的常用治疗方法**不包括**
   A. 保持呼吸道通畅
   B. 止痛
   C. 抗感染
   D. 解痉
   E. 手术

6. 该患者需要马上进行的处理是
   A. 胸腔闭式引流术
   B. 气管切开术
   C. 剖胸探查术
   D. 气管插管呼吸机辅助呼吸
   E. 进一步检查

7. 经胸腔闭式引流后,患者呼吸困难减轻,但血氧饱和度无明显好转。再次胸部 X 线片检查显示左肺压缩带已明显减少,两肺可见斑片状模糊阴影,考虑为创伤性窒息合并肺挫裂伤。患者进一步治疗**不包括**
   A. 气管插管
   B. 加快补液
   C. 应用肾上腺皮质激素
   D. 使用利尿药
   E. 机械通气治疗

8. 严重的肺挫裂伤引起低氧血症主要与以下哪项因素关系**不大**
   A. 肺间质水肿
   B. 肺泡表面活性物质合成减少，肺顺应性降低
   C. 有效循环血量降低
   D. 肺不张
   E. 炎症细胞的释放

（9~11 题共用题干）

患者男，30 岁。30 分钟前被刀刺伤右前胸部，咳血痰，呼吸困难。体检：血压 107/78mmHg，脉搏 96 次 /min。右前胸有轻度皮下气肿，吸气时可听到"吸吮声"。

9. 该患者气管的位置是
   A. 右偏
   B. 左偏
   C. 在左侧与正中间或右侧摆动
   D. 在右侧与正中间或左侧摆动
   E. 正中位

10. 首选的检查是
    A. 胸部 X 线片
    B. 胸部 CT
    C. 纤维支气管镜
    D. 开胸探查
    E. PET/CT

11. 该患者半小时后收入病房。患者呼吸困难加重，轻度发绀，右胸部皮下气肿明显加重。纤维支气管镜检查显示气管裂伤超过 1/3。正规处理是
    A. 立即输血
    B. 行手术治疗
    C. 伤口清创并行胸腔闭式引流
    D. 用注射器穿刺排气
    E. 继续观察

（12~14 题共用题干）

患者男，30 岁。发现右侧颈胸交界处前胸壁肿块 2 年，逐渐增大。近 3 个月出现右上肢疼痛。

12. 以下说法正确的是
    A. 肿瘤可能压迫喉返神经
    B. 肿瘤可能压迫膈神经
    C. 肿瘤可能压迫臂丛神经
    D. 肿瘤可能压迫脊髓
    E. 肿瘤可能压迫主动脉

13. 对于神经是否侵犯的诊断价值最大的是
    A. 胸部 X 线片
    B. B 超
    C. 胸部增强 CT
    D. 胸部 MRI
    E. PET/CT

14. 手术切除后发现为胸壁纤维瘤病，对于今后复发最为关键的是
    A. 术前诱导化疗
    B. 术前诱导放疗
    C. 术前诱导放、化疗
    D. 彻底切除肿块，保证充足的切缘
    E. 该病为良性疾病，只要切除肿瘤一般情况下不会复发

（15~17 题共用题干）

患者女，25 岁。因左侧胸痛伴呼吸困难急诊收治。半年前左侧自发性气胸，压缩 20%，保守治疗后好转。

15. 首先考虑诊断为
    A. 自发性气胸
    B. 主动脉夹层
    C. 心肌梗死
    D. 肺栓塞
    E. 胸膜炎

16. 急诊首选检查方法是
    A. 胸部 CT
    B. 胸部 X 线片
    C. 主动脉 CTA
    D. 胸腔 MRI
    E. 胸腔 B 超

17. 患者行胸腔镜探查，肺大疱切除术后第
    5 天，突发呼吸困难加重，咳嗽时术侧
    引流可见水柱波动良好，无明显气泡溢
    出，以下处理措施首先考虑的是
    A. 吸氧、继续观察
    B. 加强镇痛治疗
    C. 复查胸部 X 线片，明确胸腔情况
    D. 二次胸腔镜探查
    E. 嘱积极咳嗽，促肺复张

（18~19 题共用题干）
    患者女，52 岁。因头痛 3 日入院。脑
MRI 显示顶叶 2cm 大小肿物，伴明显水
肿带。胸部 CT 显示右上肺约 2.5cm 大
小肿物，伴分叶和毛刺。诊断右上肺癌
$cT_{2a}N_0M_{1b}$ IV A（孤立性脑转移）IV 期。

18. 对于非小细胞肺癌孤立性脑转移的治
    疗策略中，下列说法**错误**的是
    A. 如果脑转移症状不明显，肺部病变可
       完全切除者，需先切除肺部病变
    B. 如果脑转移症状明显，优先处理脑部
       病变
    C. 根据脑转移的部位，可选择手术或者
       放疗处理脑转移病变
    D. 一般来说，手术比放疗能更快减轻脑
       转移症状
    E. 如果合并纵隔淋巴结转移，且 EGFR
       敏感突变，可以在 TKIs 基础上行局
       部治疗

19. 下一步的治疗方案优先推荐
    A. 脑 γ 刀

    B. 化疗
    C. 阿法替尼
    D. 脑手术
    E. 全脑放疗

（20~22 题共用题干）
    患者女，45 岁。反复咳嗽 10 余年，伴
大量脓痰，偶有咯血。近期体检查血常规示
白细胞 $6.5×10^9$/L。胸部 CT：左下肺及左
上肺舌段见蜂窝状成簇的小囊腔，管腔内充
满黏液时似葡萄珠样。

20. 下面治疗最为合理的是
    A. 鼓励患者有效地咳嗽排痰，充分引流
       痰液
    B. 手术切除病灶
    C. 抗感染治疗
    D. 使用止血药物
    E. 行支气管动脉栓塞

21. 支气管扩张症患者发生咯血时有效的
    止血药物**不包括**
    A. 垂体后叶素
    B. 酚妥拉明
    C. 硝酸异山梨酸酯
    D. 蛇毒凝血酶
    E. 普鲁卡因

22. 支气管动脉栓塞术的适应证**不包括**
    A. 致命性大咯血
    B. 生命体征不稳定的失血性休克
    C. 内科治疗无效的咯血
    D. 长期反复咯血
    E. 咯血基础病变广泛，肺功能下降，不
       能耐受外科手术

四、案例分析题

【案例 1】患者男，32 岁。不慎从 8 米高处
摔下，1 小时后被送至急救中心。体检：血
压 30/15mmHg，神志清、气促、面色苍白、

四肢发凉、脉细弱，左侧胸压痛明显，胸廓塌陷，有骨擦感及反常呼吸征，左胸有一长约 3.0cm 创口，可听到气体出入创口响声，左侧呼吸音消失，右侧呼吸音减低。

第 1 问：根据病历摘要，可以明确下列诊断是

A. 多发性肋骨骨折

B. 开放性气胸

C. 血胸

D. 张力性气胸

E. 外伤性膈疝

F. 心脏压塞

G. 创伤性休克

H. 颅脑损伤

第 2 问：紧急处理措施有

A. 快速输血、输液

B. 给氧

C. 气管切开

D. 开胸探查

E. 左胸闭式引流

F. 浮动胸壁加压包扎

G. 半坐卧位

H. 左胸封闭开放性伤口

第 3 问：伤后无昏迷、呕吐，曾咯血两口，瞳孔正常，颈静脉无怒张，气管右移，左胸壁少量皮下气肿。心浊音界右移，心率 120 次/min，律齐，心音弱，无杂音。腹不胀，无压痛，肝浊音界存在，肠鸣音存在。Hb 70g/L。仰卧位胸部 X 线片显示左侧中等量血胸，双肺可疑肺挫裂伤，左侧多根、多处肋骨骨折。根据胸部 X 线片报告及提示，你认为胸部 X 线片的表现是

A. 纵隔向右移位

B. 左下胸外高内低弧形致密阴影

C. 多根、多处肋骨骨折

D. 双侧膈影清晰

E. 右肺散在密度不均阴影

F. 双肺大片毛玻璃样阴影

G. 左胸可见气液平面

H. 心影增大，各弧度清晰可见

第 4 问：入院第 1 天，经胸部加压包扎，固定浮动胸壁，左胸闭式引流，封闭胸部开放性创口及快速补足血容量后，血压逐渐升高，并稳定在 96/60mmHg（12.8/8kPa）以上，心率 124 次/min，但呼吸困难依存，呼吸 24 次/min，有时咳血痰。动脉血气分析：pH 7.45，$PaCO_2$ 3.5kPa，PaO_2 9kPa，BE −3mmol/L，SaO_2 94％。此时呼吸困难的最可能原因是

A. 连枷胸处理不理想

B. 肺挫裂伤

C. 呼吸性酸中毒+代谢性酸中毒

D. 血气胸未消除

E. 心脏压塞

F. 感染

G. 休克未纠正

第 5 问：该伤员确诊为肺挫裂伤。下列措施合理的是

A. 尽快补充胶体液（以白蛋白为主）

B. 应用大量激素

C. 加强抗生素

D. 应用呼吸机时使用 PEEP

E. 定期使用两种以上呼吸兴奋剂

F. 定期肺灌洗，清除血块及分泌物

第 6 问：呼吸机治疗 5 日后，病情稳定，顺利脱离呼吸机并拔除气管导管。患者咳嗽乏力，开始进食后次日突发呼吸困难，鼻翼扇动。体温 38.8℃，气管左偏，左侧呼吸音消失。最大可能是什么原因引起的

A. 肺出血

B. 伤口感染

C. 心力衰竭

D. 左肺不张

E. 左侧自发性气胸

F. 呼吸机依赖（戒断现象）

第 7 问：积极的处理措施应是

A. 压迫气管，刺激咳嗽排痰

B. 鼻导管吸痰

C. 经气管切口导管吸痰或纤支镜吸痰

D. 肺灌洗

E. 加强抗生素治疗

F. 停止进食

G. 静脉高营养

【案例 2】 患者女，70 岁。因高热、咳嗽来诊。患者反复咳嗽、咳痰 15 余年。入院后雾化祛痰抗炎治疗后，体温逐渐下降。入院后 1 周后突然出现左侧胸痛，伴气促，呈进行性加重。查体：体温 38.0℃，脉搏 130 次 /min，呼吸 28 次 /min，血压 110/70mmHg。桶状胸，左侧胸廓较饱满，左肺呼吸音减低，可闻及哮鸣音。

第 1 问：为明确诊断应紧急检查的项目包括

A. 血常规

B. 胸部 X 线

C. D- 二聚体，心肌酶

D. 肺功能

E. 胸部 CT

F. 心电图

G. 消化道造影

第 2 问：下一步紧急处理是

A. 吸氧

B. 镇静、镇痛

C. 禁食

D. 舌下含服硝酸甘油

E. 抑酸治疗

F. 胸腔闭式引流术

G. 抗感染

第 3 问：进一步处理方案是

A. 抗感染治疗

B. 保留胸腔闭式引流管

C. 增加胸腔闭式引流负压值

D. 鼓励其主动咳嗽，排痰

E. 下地活动

F. 复查胸部 X 线片

G. 继续禁食

【案例 3】 患者男，62 岁。咳嗽、咳痰，低热，近半个月出现胸闷憋气。听诊左侧呼吸音低，语颤减弱，心音中等，心律齐。WBC $9×10^9$/L，N 0.73，Hb 112g/L。

第 1 问：该患者下一步检查包括

A. 痰查结核菌

B. 痰查瘤细胞

C. 胸部 CT 平扫

D. 支气管镜检查

E. PET/CT

F. 血肿瘤标志物

G. 心电图

H. 超声心动图

I. 肺功能

J. 胸部超声

第 2 问：患者胸部 CT 平扫可见左侧中大量胸腔积液，左下叶背段可见阴影，周围可见少许卫星灶，目前可能的诊断包括

A. 肺部感染

B. 肺癌

C. 肺结核

D. 支气管扩张

E. 胸腔积液

F. 脓胸伴肺感染

G. 支原体肺炎伴胸膜炎

第 3 问：患者穿刺引流胸腔积液，沉淀送病检为腺癌。以下结果符合恶性胸腔积液的有

A. 胸腔积液葡萄糖含量可<3.3mmol/L

B. LDH>500U/L

C. ADA<25U/L

D. 胸腔积液为血性,增长迅速

E. 积液肿瘤标志物可升高

F. 积液中 pH 和葡萄糖含量较结核性低

第 4 问:患者胸腔积液找到腺癌细胞,考虑来源于肺。未行进一步全身评价的情况下,分期(AJCC 第 8 版)至少为

A. ⅡB 期

B. ⅢA 期

C. ⅢB 期

D. ⅢC 期

E. ⅣA 期

F. ⅣB 期

G. Ⅴ期

【案例 4】患者男,57 岁。因气促 1 周到胸外科急诊就医。胸部 X 线片提示右侧大量胸腔积液。

第 1 问:患者马上要进行的检查和诊断正确的是

A. 胸部 B 超

B. 血常规、生化、凝血指标等检查

C. 胸部增强 CT

D. 胸腔闭式引流或者胸腔穿刺术

E. 如果为血性积液,可以诊断为肺癌

F. 如果为漏出液,可以排除肺癌

第 2 问:患者诊断右上肺腺癌 $cT_4N_2M_{1a}$(胸腔积液)ⅣA 期,基因检测 *EGFR L858R* 突变,拟采用第一代 TKIs 靶向治疗。以下**不属于**第一代 EGFR-TKIs 的药物是

A. 吉非替尼

B. 厄洛替尼

C. 达克替尼

D. 埃克替尼

E. 克唑替尼

F. 阿来替尼

G. 色瑞替尼

第 3 问:患者治疗 6 周后疗效评价 PR,继续服用 8 个月后发现肝脏新发多个转移病灶,下一步的诊疗方案包括

A. 停用第一代 EGFR-TKIs

B. 二次活检

C. 肝脏消融

D. 肝脏介入治疗

E. 如果发现 *EGFR T790M* 突变,改用奥希替尼

F. 如果发现 *EGFR T790M* 突变,改用谷美替尼

【案例 5】患者女,66 岁。因间断咯血 3 个月入院。胸部 CT 平扫提示右下肺心缘旁边界清楚的阴影,内含囊腔。2 年前患者曾因左前胸痛行 CT 平扫,两次 CT 比较右下肺病灶无明显变化。

第 1 问:为进一步明确诊断,以下对该患者合理、准确的检查是

A. 胸部 PET/CT

B. 胸部增强 CT

C. 胸部 X 线片正侧位

D. 胸部 MRI

E. 右后胸壁 B 超

F. 右后胸穿刺取病理

第 2 问:通过上述检查发现病灶由发自腹主动脉的血管供血,患者的诊断是

A. 肺癌

B. 支气管扩张伴感染

C. 肺隔离症

D. 肺脓肿

E. 肺慢性极化性炎

F. 支气管囊肿

第 3 问：如果医师为该患者选择介入治疗，适当的理由是

A. 手术有发生出血的风险

B. 手术经常发生出血

C. 介入技术日趋成熟可基本替代手术

D. 介入治疗后病灶会缩小甚至消失

E. 患者多年来仅有咯血症状

F. 患者年龄大

第 4 问：如果该患者选择手术治疗，决定手术成功最重要的步骤是

A. 术前抗炎治疗直至咯血完全停止

B. 术中首先夹闭右肺气管防止血液进入左肺

C. 术中仔细区分病灶和正常肺分界，避免过多切除正常肺组织

D. 术中寻找并妥善处理异常供血血管

E. 术中重点处理粘连，因为隔离肺往往有反复炎症

F. 术后应用止血药预防咯血复发

【案例 6】患者女，48 岁。既往体健，吞咽困难 1 个月。

第 1 问：如果患者食管造影提示食管下段管壁僵硬，长度为 4cm。可能的诊断是

A. 食管炎

B. 食管癌

C. 贲门失弛缓症

D. 反流性食管炎

E. 食管良性肿瘤

F. 食管静脉曲张

G. 食管结核

第 2 问：如果该患者诊断为下段食管癌，可以选择的手术方式为

A. Mckeown 手术

B. Ivor-Lewis 手术

C. 全腔镜 Ivor-Lewis 手术

D. 经左胸食管癌根治手术，胃代食管弓

下吻合

E. 食管内翻拔脱术

F. 空肠造瘘

G. 经腹腔镜联合纵隔镜食管癌根治术

第 3 问：如果该患者行 Ivor-Lewis 食管癌根治 + 胃代食管吻合术后第 5 天，拔除闭式引流当天，突发右侧胸痛，伴高热，下一步需要采取的诊断治疗是

A. 原闭式引流处重新放置引流管

B. 口服亚甲蓝明确诊断

C. 食管造影

D. 胸部 CT 检查

E. 血培养，选择广谱抗生素

F. 胃镜检查

G. 急诊开胸探查

【案例 7】患者男，53 岁。误咽鱼刺后 10 日，主诉颈痛加重伴发热 1 日来急诊。疼痛吞咽时明显，伴颈部红肿。入室血压 88/50mmHg，心率 121 次 /min，SpO$_2$ 91%，呼吸 25 次 /min。外院血常规检查提示 WBC 24.13×10^{12}/L，Hb 120g/L。既往糖尿病 10 年，血糖控制欠满意。

第 1 问：患者首先应进行的必要影像检查是

A. 颈部 X 线

B. 颈部平扫 CT

C. 胸部平扫 CT

D. 颈、胸部增强 CT

E. 上消化道造影

F. 消化内镜

G. 腹部超声

第 2 问：颈、胸部增强 CT 见咽旁及颈段食管壁增厚水肿，未见明显食管腔内异物，纵隔软组织肿胀，气管食管间隙不清，奇静脉弓上可见脓肿伴气液平。奇静脉弓下纵隔未见明显异常。目前诊断考虑

A. 急性会厌炎

B. 急性化脓性扁桃体炎

C. 上胸段食管穿孔

D. 食管主动脉瘘

E. 咽旁脓肿伴下行性纵隔脓肿形成

F. 糖尿病所致纵隔蜂窝织炎

第 3 问：下列治疗中，**不正确**的是

A. 禁食、禁水，严格控制血糖

B. 食管镜探查

C. 颈部切开—探查—食管修补—纵隔置管引流术

D. 右侧胸腔镜探查—纵隔脓肿切开—清创引流术

E. 右侧开胸—食管切开—异物取出—清创引流术

F. 静脉应用质子泵抑制剂

G. 静脉应用广谱抗生素＋抗真菌药物

H. 应予重症监护，防治休克

第 4 问：如经右侧胸腔镜探查—纵隔脓肿切开—清创引流术，以及充分支持和药物治疗后，患者仍无法脱机拔管，漏气试验时行支气管镜检查见有脓性液体流入气管，需考虑什么治疗

A. 食管镜检查—异物清除

B. 颈部脓肿切开—清创引流术

C. 颈部切开—探查—食管气管修补（肌瓣）—纵隔置管引流术

D. 右侧胸腔镜食管切开异物取出＋食管修补＋清创引流术

E. 气管切开

F. 气管支架植入

【案例 8】患者男，50 岁。左颈部红肿 3 日，呼吸困难 1 日。患者 3 日前出现左颈部肿胀、疼痛，去当地医院就诊。行 B 超检查，考虑为淋巴结炎。给予口服抗生素治疗。1 日前患者开始出现发冷、高热、呼吸困难和胸痛表现。查体：胸部皮肤肿胀，体温

39.8℃，心率 110 次 /min，呼吸 22 次 /min。白细胞 $28×10^9$/L。胸部 CT 显示纵隔内包裹性积液，下缘到达膈肌水平。有心包积液、双侧胸腔积液。

第 1 问：诊断为

A. 胸膜炎

B. 下行性坏死性纵隔炎

C. 心包炎

D. 蜂窝织炎

E. 呼吸窘迫综合征

F. 败血症

第 2 问：该患者的治疗原则中，**错误**的是

A. 外科引流

B. 抗生素

C. 必要时进行气管切开

D. 早期应用广谱抗生素

E. 经颈部进行脓肿引流

F. 气道管理

第 3 问：如果要进行脓液引流，下列说法**错误**的是

A. 首选穿刺引流

B. 选择蛤壳式入路引流时应慎重

C. 脓肿位于气管分叉以上，选择颈部入路

D. 脓肿位于气管分叉以下，选择颈部＋胸部入路

E. 纵隔镜或胸腔镜等微创手段可以达到与开胸类似的引流效果

F. 对于危重患者的紧急处置，可以考虑穿刺引流

第 4 问：下行性坏死性纵隔炎的死亡率可高达 40%。其死亡原因**不包括**

A. 败血症

B. 脓肿侵蚀血管导致大出血

C. 颅内感染

D. 化脓性心包炎导致填塞

E. 脓胸

F. 感染导致的营养不良

【案例 9】患者男，60 岁。因胸闷、活动后憋气 2 周就诊。查体：头颈部肿胀，颈静脉怒张。胸部 CT 显示前纵隔巨大肿物，7cm×6cm，外形不规则，包绕无名静脉，与其他组织间隙尚可。增强 CT 显示肿物不均匀强化，局部可见坏死。

第 1 问：该疾病诊断首先考虑

A. 纵隔型肺癌

B. 恶性畸胎瘤

C. 胸腺癌

D. 霍奇金淋巴瘤

E. 侵袭性胸腺瘤

F. 胸骨后甲状腺肿

G. 胸腺瘤

第 2 问：下一步适合的治疗是

A. 手术切除

B. 细针穿刺活检

C. 开胸活检

D. 放射治疗

E. 化学治疗

F. 放射治疗＋化学治疗

G. 免疫治疗

第 3 问：如果术后需要加辅助放射治疗，临床常用的剂量是

A. 40~70Gy

B. 40~60Gy

C. 30~70Gy

D. 50~80Gy

E. 45~50Gy

F. 60~70Gy

G. 54Gy

第 4 问：影响该肿瘤患者预后的最主要因素是

A. 手术切除程度

B. Masaoka 分期

C. TNM 分期

D. WHO 组织学分型

E. Bernatz 组织学分型

F. Bergh 分期

G. GETT 分期

参考答案与解析

一、单选题

1. B　肋骨骨折以第 4~7 肋骨最容易发生。因其前后固定，长而薄，又暴露最广。第 1~3 肋骨粗短，且有上肢带骨锁骨和肩胛骨的保护，不易发生骨折；一旦骨折说明致伤暴力巨大，常合并锁骨、肩胛骨骨折和颈部、腋部血管神经损伤。第 8~10 肋骨前端肋软骨形成肋弓与胸骨相连，第 11~12 肋骨前端游离，弹性都较大，故不常发生骨折；若发生骨折，应警惕腹内脏器和膈肌同时受损伤。

2. A　纵隔扑动主要会影响腔静脉回心血流，引起循环障碍。纵隔扑动也会刺激纵隔和肺门神经丛，可加重或引起休克。

3. A　左侧少量气胸，有时可在左心缘处听到特殊的破裂音，破裂音与心搏频率一致，左侧卧位呼气时听得更明显，明显时患者自己也能觉察到，称 Hamman 征。

4. E　单纯创伤性窒息者仅需在严密观察下给予对症治疗，半卧位休息、保持呼吸道通畅、吸氧、适当镇痛和镇静，以及应用抗生素预防感染等。一般应限制静脉输液量和速度。皮肤黏膜的出血点或瘀血斑无须特殊处理，2~3 周可自行吸收消退。对于合并损伤应采取相应的急救和治疗措施，少数伤者在压力移除后可发生心跳、呼吸停止，应做好充分抢救准备。创伤性窒息本身并不引起严重后果，其预后取决于胸内、颅脑及其他脏器损伤的严重程度。只有顽固性的低氧血症或二氧化碳潴留时需要气管插管支持治疗。

5. E　气胸漏气明显，行闭式引流后胸管内持续大量排气，但呼吸困难改善不明显，肺复张仍不良的患者，应高度怀疑为气管、支气管损伤。

6. B　大多数漏斗胸的患者体型瘦长，最为常见的是胸骨下 3/4 出现对称性或非对称性的凹陷，绝大多数伴有前胸凹、后背弓、双肩收、腹膨隆的表现。

7. D　只要患者条件许可，无论胸壁的良性、恶性肿瘤，排除恶性胸壁肿瘤远处转移时，均应手术切除。胸壁转移性肿瘤，如原发病灶已切除时，亦可考虑手术治疗。良性肿瘤仅需切除病变的肋骨，恶性或具有恶性生物学行为的肿瘤，需切除包括病变上、下各 1 根正常肋骨、所有附着肋骨及肿瘤的肌肉软组织和壁层胸膜，其前后方切缘应距肿瘤边缘 3~5cm。

8. C　由于胸壁结核是全身结核的一部分，故首先应注意全身治疗，如休息、营养及正规的抗结核药物治疗，根据不同情况和不同患者制订个性化的抗结核治疗方案，一般情况下至少抗结核治疗 2 周，最好 4 周以上。有活动性结核时不可进行手术治疗，此时手术容易导致手术失败、病灶复发，故要等待肺部结核稳定后才可行手术治疗。手术治疗胸壁结核的原则为彻底清除病灶、消灭残腔、加压包扎。手术中不能留死腔，术毕加压包扎，防止血液积聚。必要时安放引流，24 小时拔除引流后再加压包扎。

9. D　正常情况下胸膜腔内每日有 500~1 000ml 液体形成和吸收。

10. E　右肺中下叶切除需要切断、缝合右肺中间干支气管。右肺中间干支气管管径更粗，该术后支气管胸膜瘘发生率仅次于全肺切除，明显高于单一肺叶切除。

11. D　未分化癌属于肺癌中分化较差的病理类型，一般预后较差，早期出现血行、淋巴转移。

12. D　肺部转移瘤一般多为血行转移。手术指征一般在原发灶得到有效控制的前提下实现转移性结节全部切除，减瘤手术不能改变患者的预后。

13. C　有 40% 的肺脓肿患者是由化脓性链球菌、肺炎克雷伯菌以及金黄色葡萄球菌等引起的坏死性肺炎所致。

14. D　血胸和大咯血是可危及生命的并发症。血胸源于胸膜下肺动静脉瘘破裂，患者常出现失血性休克，甚至死亡。

15. B　叶内型肺隔离症最多见，占比 75%~86%。约 2/3 叶内型的肺隔离症发生在左下叶后基底段。

16. B　COPD 终末期最佳治疗方式为肺移植。

17. B　肺减容术最常见的并发症是肺漏气。

18. C　食管癌以胸段最为常见。其中 50% 左右发生在胸部食管中段，30% 在下段，20% 在上段。

19. C　食管动脉血供的特点是节段性、多源性。颈部食管来自双侧的甲状腺下动脉。胸上段来自支气管动脉或支气管食管动脉。胸下段源自降主动脉的食管固有动脉。腹段主要来自胃左动脉，其次是左膈下动脉。颈、胸、腹三段供应食管的动脉借吻合支彼此连通，但吻合支行走距离短，且细小，不能远距离供血。因食管供血的多源性及节段性，一般不提倡过度游离食管。有研究表明，食管血供最差的部位在主动脉弓上及膈肌裂孔上方。

20. C　食管平滑肌瘤多位于黏膜下，钡剂涂抹均匀。

21. E　腐蚀性食管灼伤扩张疗法宜在伤后 2~3 周，食管急性炎症及水肿开始消退时进行。对轻度环状狭窄可采用食管镜下探条扩张术；对长管状狭窄宜采用吞线经胃造瘘口拉出，系紧扩张子顺向或逆向做扩张术。

22. E　自发性食管破裂有剧烈呕吐、分娩、举重等行为，是腹压急剧升高与胸腔负压联合作用的结果。常导致食管纵行裂伤，长度可在 0.6~8.9cm 不等，多见于膈肌上方的胸段食管（80%~90%）或更靠近于胸段的食管下 1/3（10%~20%）左后外侧壁。

23. D　WHO 于 2015 年再次对上述分型进行了更新，纠正胸腺瘤是良性肿瘤的观点，新分类认为，除伴有淋巴样间质的微结节型胸腺瘤和微小胸腺瘤以外，其他所有胸腺瘤都视为恶性肿瘤。

24. C　根据 Masaoka 分期，Ⅲ期为肉眼观察肿瘤侵犯周围器官（如心包、大血管或肺）。

25. C　最常发生的部位是胸内，特别是纵隔区域，其次为颈部、腋窝、腹股沟等。

26. C　手汗症是交感神经过度兴奋导致双手出汗过多，睡眠时症状不明显。

27. C　胸壁浮动的病因一般为外伤导致的多根多处肋骨骨折引起的连枷胸，急救时应首先予以包扎固定胸壁。

28. C　患者多发肋骨骨折，呼吸困难加重，出现皮下气肿，胸部 X 线显示膈肌低平、左肺压缩约 80%，提示张力性气胸。医院急救应积极行胸腔闭式引流术，排气减压缓解症状。

29. C　创伤性窒息（traumatic asphyxia），是瞬间或严重的钝性暴力作用于胸部和 / 或上腹部所致的上半身广泛皮肤、黏膜、末梢毛细血管扩张、瘀血及出血性损害。表现为面、颈、上胸部皮肤出现针尖大小的紫蓝色瘀斑、水肿，颈部、口唇发绀，颜色可为蓝红色到蓝黑色之间，以面部与眶部最为明显。

30. B　肺爆震伤是由于爆炸以后，产生高压气浪或者水波浪冲击胸壁，胸壁再撞击肺，高压后形成的负压，使肺再次撞击胸壁，二次损伤形成的肺损伤。可以造成肺毛细血管破裂、支气管肺泡损伤，引起肺水肿，严重的可以引起血胸、气胸。

31. C　张力性气胸刀扎伤导致气管、支气管损伤部位与胸膜腔相通引起气胸，应先缝合胸壁不再漏气，间断穿刺或持续引流放出已经漏进肺的气体。

32. C　胸部 X 线片对气管、支气管损伤有早期诊断作用，也是诊断气管、支气管损伤最常用的方法。

33. B　患者受到穿透伤后，导致气管、支气管损伤，但出现心率快、发热、血压下降的现象，应考虑此时患者感染出现脓毒血症现象，应及时手术治疗。

34. C　支气管镜、纤维支气管检查为气道异物确诊的金标准。内镜检查可直接明确是否存在气道异物以及异物所在部位和损伤程度等，适用于明确诊断气道异物的患者，同时是取出异物的有效治疗方法。

35. D　3 岁以内小儿由于体弱、骨质较软、肋软骨易变形，应先观察或试行负压吸盘等保守治疗。鉴于该患儿无易患呼吸道感染、呼吸困难等症状，首先可考虑保守观察。若凹陷加重，可试行负压吸盘治疗。

36. C　张力性气胸紧急处理原则：行胸腔穿刺排气，减轻胸腔压力，改善呼吸循环。

37. C　气胸的临床表现：疼痛和呼吸困难为最常见的临床表现，较少见的征兆有端坐呼吸、咯血和干咳。较重的患者可以有患侧呼吸动度减弱或消失。张力性气胸病变可有发绀和明显呼吸困难，纵隔皮下气肿，颈静脉怒张，纵隔向健侧移位。根据患者症状及体征，首先考虑气胸。

38. E　近年来，随着靶向及免疫治疗的进展，肺癌，尤其是肺转移瘤病灶因抗肿瘤治疗有效但出现坏死、空洞形成，胸膜下空洞破裂造成气胸的发生率较前增加。根据病史，确诊为继发性气胸。临床怀疑有气胸者不宜进行肺功能项目检查，用力呼吸动作会导致病情恶化。

39. A　自发性试管破裂多发于青壮年，也可发生于 50 岁以上患者，男性明显多于女性。病初症状为剧烈恶心、呕吐，继之出现胸痛、上腹痛。部分患者有呕血或血性呕吐物。疼痛呈撕裂样，难以忍受，大剂量镇痛剂也不易缓解。疼痛位置多为上腹部、胸骨后、两季肋部、下胸部。有时疼痛放射至肩背部。症状严重时有明显气短，呼吸困难，发绀，甚至休克。X 线胸部透视具有重要价值，不少患者经急诊胸部透视发现一侧液气胸而引起注意。胸部 X 线侧位片可见到纵隔气肿，颈部皮下气肿影，后前位有时可见到后下纵隔一侧气肿阴影，呈三角形。

40. B　缓慢抽液不应首先考虑复张性肺水肿。草黄色胸水，不应考虑血胸；上述症状并非张力性气胸典型症状。

二、多选题

1. CDE　肺挫伤的病因以钝性伤最常见。局部的肺挫伤可能导致气胸、血胸、肺内出血、局部通气或血流异常而使其他肺组织受影响。

2. ABCE　婴幼儿的咽喉反射功能较差，保护作用不健全，进食或口含异物时哭闹、欢笑或玩耍奔跑等，是婴幼儿气道异物发生的重要原因。麻醉状态下、昏迷、酒醉等状态的患者或老年人由于咽喉反射迟钝，气道灵敏度差，气道异物发生率较高。根据异物来源，可分为内源性异物和外源性异物。内源性异物常为呼吸道假膜、血块、脓液等；外源性异物常为糖果、坚果、弹珠等。

3. ABCD　漏斗胸通常发生于婴儿期，在青春期加重，且在整个成年期仍持续发展。中重度以上畸形时，漏斗胸向下凹陷的胸、肋骨压迫肺部和纵隔脏器。胸腔的整体容量减小，肺的呼吸运动受到限制。畸形严重者，可出现肺功能障碍。肺活量减低，最大通气量下降，残气量增加，肺通气弥散比例异常。心脏受压移位，大血管扭曲，使心脏搏出量减少，出现心电轴旋转、窦性心律不齐、P 波双向或倒置、不完全右束支传导阻滞、二尖瓣脱垂等。

4. ABCD　大量气胸或张力性气胸的临床表现有时酷似肺梗死或心肌梗死，烦躁不安，早期即可出现剧烈的胸痛、胸闷、呼吸困难、心慌、大汗等。

5. ABCD　自发性气胸的手术指征：同侧复发性气胸，首次发作对侧复发性气胸，血气胸，特殊职业，张力性气胸，双侧气胸同时发作，引流后持续漏气 5~7 日肺无法完全复张等。

6. BCDE　张力性气胸是指较大的肺气泡破裂或较大较深的肺裂伤或支气管破裂，裂口与胸膜腔相通，且形成单向活瓣，又称高压性气胸。吸气时空气从裂口进入胸膜腔内，而呼气时活瓣关闭，腔内空气不能排出，致胸膜腔内压力不断升高，压迫肺使之逐渐萎陷，并将纵隔推向健侧，挤压健侧肺，产生呼吸和循环功能的严重障碍。胸膜腔内的高压空气若被挤入纵隔，扩散至皮下组织，形成颈部、面部、胸部等处皮下气肿。

7. BE　B 选项：中大量胸腔积液气管应向健侧移位；E 选项：液平面以上由于肺组织受压，呼吸音可增强，或听到支气管肺泡呼吸音。

8. CD　恶性胸膜间皮瘤术后复发率较高，约为 50%。放疗主要目的是缓解疼痛，胸膜切除术或剥离术后不推荐进行放疗。化疗对恶性胸膜间皮瘤效果不佳，蒽环类药物缓解率不超过 15%，铂类药物治疗恶性间皮瘤的缓解率为 8%~16%，培美曲塞联合顺铂是目前一线治疗恶性胸膜间皮瘤的标准方案。手术目的是通过去除脏层肿瘤组织以解除压迫所致肺不张。通过去除壁层肿瘤组织可缓解限制性通气不足和胸壁痛，手术方式应优先考虑 VATS。生物靶向治疗目前尚无药物适用于恶性间皮瘤。

9. ABCD　新辅助化疗的主要目的和作用包括：缩小肿瘤体积，降低临床分期，提高手术完整切除率，并可以作为体内药物敏感试验，明确患者对化疗药物的实际疗效。

10. ABC　肺减容手术在肺功能改善方面已经取得了实质性的进展。FEV_1 升高，肺总量 TLC 和残气量 RV 均降低，一般情况下术后 FEV_1 在 2.5 年内能提高 50%~60%，在术后第 1 年内 FEV_1 改善更加明显，然后会逐渐降到刚才提到的水平。TLC 和 RV 的下降提示过度充气的有效控制。

11. ABCDE　心肺联合移植术主要适用于 55 岁以下原发性肺动脉高压及不能矫正的各种先天性心脏病所致继发性肺动脉高压、晚期肺实质性疾病合并心功能不全、Eisenmenger 综合征、原发性肺动脉高压继发严重心力衰竭、囊性肺纤维化或双侧支气管扩张所致肺脓毒性感染等。

12. ACDE　就食管癌总体治疗结局而言，外科治疗的终点目标不只是清除癌灶，而是使患者获得高水平的长生存期。相比于全胃，用管状胃替代食管既可以减轻反酸的症状，又可以减少占据胸腔的空间，因此，也是近年来越来越多应用于临床的食管替代方式。近年来随着对食管癌淋巴结转移规律研究的深入，胸段食管癌的淋巴结上可转移至颈部气管食管沟、颈深组群，下至贲门胃左、腹腔动脉旁。尤其以下颈和右上纵隔（右侧喉返神经旁）淋巴结转移率最高。随着腔镜手术器械及手术技术的提高，腔镜下外科手术治疗食管疾病已被广泛采用，其中包括治疗食管恶性肿瘤，由于其具有微创、出血少、疼痛轻、术后并发症少及恢复快等独特优势，目前已成为外科治疗食管癌的首选。

13. AB　纵隔巨大淋巴结增生症主要有两种类型：透明血管型和浆细胞型。透明血管型：单发型最常见，占 90%，病理特征为病变淋巴结内广泛毛细导管增生，小生发中心周围以淋巴细胞浸润为主。浆细胞型：多发型少见，淋巴结受累常为多中心，范围较广（胸、肠系膜、腹膜后）。组织学表现：滤泡组织内成熟浆细胞层状排列，环绕着正常的或者大于正常的生发中心。

14. BCD　普通 X 线片对结节病的分期如下，① 0 期：肺部 X 线检查阴性，肺部清晰。② I 期：双侧肺门和 / 或纵隔淋巴结肿大，常伴右支气管旁淋巴结大，肺内无异常。③ II 期：肺门淋巴结大，伴肺浸润。肺部病变广泛对称地分布于两侧，少数病例可分布在一侧肺或某些肺段。病灶可在 1 年内逐渐吸收，或发展成肺间质纤维化。④ III 期：仅见肺部浸润影，而无肺门淋巴结肿大。⑤ IV 期：肺纤维化、肺大疱和肺囊肿的改变。

三、共用题干单选题

1. B

2. D

3. C　三轮车侧翻，胸腹部受压，结合病史和症状，考虑创伤性窒息。血胸最佳引流位置是腋中线与腋后线之间第 6~8 肋间，太低或太高可能引流不畅，甚至穿刺伤及腹腔脏器。术后 8 小时胸管引流液量突然增加，高度怀疑胸腔活动性出血，必要时再次外科手术。

4. C

5. E

6. A

7. B

8. C　结合病史，考虑肺挫伤合并创伤性窒息，循环尚稳定，并没有心脏压塞症状。若无明显活动性出血，暂不考虑手术治疗，以内科保守治疗维护呼吸和循环功能。患者胸部 X 线片显示左侧液气胸，左肺压缩 50%，建议闭式引流。及时补充血容量维持循环稳定，但要控制速度，合理搭配晶体与胶体液比例，防止肺水肿加重。该患者循环尚稳定，无血容量不足证据。肺挫裂伤主要病理改变为肺泡和毛细血管损伤并有间质及肺泡内血液渗出及间质性肺水肿，使肺实质含气减少而血管外含水量增加，通气和换气功能障碍，肺动脉压和肺循环阻力增高。

9. B　穿透伤导致气管损伤引起张力性气胸，气管向健侧移位。

10. A　气管、支气管损伤首先考虑胸部 X 线片检查，也是最常用方法。

11. B　气管、支气管裂伤超过 1/3 时，应行手术治疗。

12. C　压迫臂丛神经表现为上肢疼痛、麻木、活动障碍等。

13. D　对于神经等软组织是否侵犯，MRI 具有特殊的优势。

14. D　对于生物学行为具有浸润生长特点的肿瘤（如软骨瘤、纤维瘤和神经纤维瘤），局部切除后易复发，应与恶性肿瘤切除相同，进行彻底切除。

15. A　自发性气胸好发于瘦高年轻人，易反复发作。

16. B　胸部 X 线片是自发性气胸首选检查方法。

17. C　自发性气胸患者双侧均可发作气胸。

18. A　孤立性脑转移，如果肺部病变可完全切除者，建议先处理脑部病变，后处理肺部病变。

19. D　对于脑转移病灶合并明显水肿，建议优选手术治疗，切除肿瘤，减轻颅内压。

20. A　支气管扩张一经诊断，首先应采取积极的内科治疗。要鼓励患者有效地咳嗽、排痰，充分引流痰液。超声雾化吸入、口服祛痰剂和支气管解痉药物，可使痰液稀薄便于咳出。呼吸道急性感染时，根据最近的细菌培养和药物敏感试验结果，全身和局部合理应用抗生素。

21. D　一般止血药物通常通过改善出凝血机制、毛细血管及血小板功能而起作用。实际上常见的咯血并非或不完全是因上述机制，故它们的治疗效果并不确切，因此不能作为治疗咯血的主要方法。

22. B　选择性支气管动脉栓塞作为治疗咯血的一种有效手段，其适应证广泛。一般认为，任何支气管咯血，经内科治疗无效怀疑出血来自支气管动脉而无血管造影禁忌证者均可考虑行支气管动脉栓塞治疗，尤其适用于急性致命性大咯血的急救、长期反复咯血的治疗以及咯血基础病变广泛，肺功能下降，不能耐受外科手术者的治疗。

四、案例分析题

【案例1】

第1问：ABG

第2问：ABFH

第3问：ACE

第4问：AB

第5问：CD

第6问：D

第7问：CE　肺挫裂伤为常见的肺实质损伤。当强大的暴力作用于胸壁，使胸腔容积缩小，增高的胸内压压迫肺脏，引起肺实质出血及水肿；当外力消除，变形的胸廓弹回，在产生胸内负压的一瞬间又可导致原损伤区的附加损伤。病理变化在伤后12~24小时呈进行性发展。肺挫裂伤往往合并其他损伤，如胸壁骨折、连枷胸、血胸、气胸及心脏和心包损伤。胸部X线片是诊断肺挫裂伤的重要手段。范围可由小的局限区域到一侧或双侧，程度可为斑点状浸润、弥漫性或局部斑点融合浸润，以致弥漫性单肺或双肺大片浸润或实变阴影。经治疗后一般在伤后2~3日开始吸收，完全吸收需2~3周以上。重型肺挫裂伤是引起胸部伤后急性呼吸衰竭的最常见因素。治疗在于维护呼吸和循环功能以及适当处理合并伤。当出现急性呼吸衰竭的先兆时即应及时给予机械通气治疗。成年人急性或慢性肺不张的主要原因是支气管腔内阻塞，常见原因为黏稠支气管分泌液形成黏液栓、肿瘤、肉芽肿或异物。支气管镜检查是肺不张最有价值的诊断手段之一，可用于大部分病例。

【案例2】

第1问：ABCF　根据题干提供信息初步诊断为继发性气胸的可能。诊断气胸及行鉴别诊断所需的紧急检查项目不包括消化道造影；临床可疑气胸患者，肺功能检查为禁忌证。

第2问：ABF　初步诊断为继发性气胸。治疗方式包括卧床休息，限制活动，给予吸氧、镇痛、止咳，必要时给予小剂量镇静药，有感染时给予抗感染治疗。如有休克，应尽快救治，除一般抗休克措施外，由张力性气胸引起的休克，应紧急抽气减压；血气胸引起者，应按失血性休克治疗，并积极行手术探查治疗。

第3问：ABDEF　针对气胸的处理：包括预防感染、留置胸腔闭式引流管、主动咳嗽、下地活动、促使肺复张以及复查胸部X线片了解肺复张情况。

【案例3】

第1问：ABCGHJ　D为有创检查，不首选；PET/CT价格贵、辐射强，不首选；由于存在胸腔积液，肺功能不准确，不选。胸部超声可定位胸腔积液，可选择。其他为该类患者住院常规检查。

第2问：ABCEF　D选项无特征表现，不首先考虑；其他选项均有可能。

第3问：ABCDE　F不正确，恶性胸腔积液多为血性，量大、增长迅速，胸腔积液中pH和葡萄糖含量较结核性高，肿瘤标记物可升高。

第4问：E　参考非小细胞肺癌TNM分期，AJCC第8版。

【案例4】

第1问：BD　对于气促合并大量胸腔积液的患者，需行胸腔闭式引流或者胸腔穿刺术快速缓解症状，并获取胸腔积液进行生化及细胞学检查。胸部CT建议在引流或者穿刺后进行。

第2问：CEFG　目前国内批准上市的第一代EGFR-TKIs包括吉非替尼、厄洛替尼、埃克替尼。

第3问：ABEF　对于第一代EGFR-TKIs治疗后，出现全面进展的患者，建议停第一代EGFR-TKIs，行二代活检，如果发现EGFR T790M突变，改用奥希替尼或者谷美替尼。

【案例5】

第1问：BD　患者囊样病变且无明显变化，肿瘤的可能性小，故PET/CT不是首选，最有可能诊断为肺隔离症，胸部增强CT能发现体循环异常供血动脉存在，从而确定诊断。CT相比动脉造影更安全、简便。胸部MRI也能显示异常供血血管。患者咯血，胸部穿刺取病理不安全。B超因病灶囊性含气图像差。

第2问：C　根据病灶有来自体循环供血这个特点，可以确诊肺隔离症。

第3问：AEF　肺隔离症手术中要特别注意寻找和处理异常血管，一旦异常血管损伤退缩回腹腔或纵隔内，就会造成大出血，处理非常棘手，所以手术有一定风险。患者56岁，没有感染发生，仅有咯血症状，如果患者拒绝接受手术治疗，医师可以推荐介入栓塞异常供血血管，对治疗咯血有效，但病灶大小不会改变。

第4问：D　肺隔离症手术中要特别注意寻找和处理异常血管，一旦异常血管损伤退缩回腹腔或纵隔内，就会造成大出血，处理也非常棘手。

【案例6】

第1问：ABDG　患者有进食困难，造影提示食管下段管壁僵硬，可能是由于炎症、肿瘤引起，食管良性肿瘤、贲门失弛缓症和静脉曲张通常食管黏膜光滑。

第2问：ABCDFG　食管下段癌可以选择的手术方案比较多，入路主要有左侧开胸、右侧开胸和不开胸三种。常见的术式包括左后外一切口、左颈左胸两切口、左侧胸腹联合切口、右胸腹正中两切口、左颈右胸腹正中三切口、颈腹两切口食管拔脱术等。微创技术进入食管癌外科领域，已广泛开展，经腹腔镜联合纵隔镜食管癌根治术可以达到根治目的。空肠造瘘也常在食管癌手术中应用，以改善术后进食。

第3问：CDEF　根据患者情况，最先考虑吻合口或残胃瘘，在未明确诊断前不应经原闭式引流处重新放置引流管或急诊开胸探查；口服亚甲蓝在没有引流的情况下，对诊断没有帮助。食管造影可以发现造影剂外溢；胃镜检查在诊断的基础上可以进行必要的治疗；在血培养结果未出之前，应选择广谱抗生素；胸部CT可以了解胸腔积液情况，指导引流。

【案例7】

第1问：D　病史与检查，需考虑食管异物伴颈部穿孔、纵隔感染、休克早期可能，先积极行颈、胸部增强CT检查评估情况。

第2问：E　患者有误咽鱼刺史及颈部食管穿孔相关症状，但CT未见异物，与鱼刺不显影或鱼刺已排出有关。上纵隔脓肿形成，考虑为下行性感染，感染不易控制，与患者糖尿病基础有关。

第3问：E　胸段食管非致病基础，无切开指征。

第4问：CE　颈部气管食管瘘可能性大，表明右侧胸腔手术可能未能完全实现脓肿引流，颈部食管旁脓肿迁延累及气管，一方面应该保护性气管切开并防止脓液流入气道，另一方面应该将颈部脓肿源头清除并充分引流。

【案例8】

第1问：B　口咽部感染的患者一旦出现胸痛、发热、呼吸或吞咽困难，应考虑下行性坏死性纵隔炎。诊断标准：①严重感染的临床表现；②纵隔炎的典型影像学特征；③纵隔炎与口咽部感染存在联系，症状可出现于颈部感染后12小时至2周内，最常见于48小时内。

第2问：E　下行性坏死性纵隔炎的治疗原则，包括外科引流、抗生素和气道管理。ENDO等提出根据脓肿位置确定脓肿引流入路。Ⅰ型：脓肿位于气管分叉以上，选择颈部入路进行引流；Ⅱa型：脓肿位于隆突水平以下的前纵隔，颈部+胸部或剑突入路引流；Ⅱb型：脓肿位于隆突水平以下后纵隔，颈部+胸部入路引流。早期应用广谱抗生素(如碳青霉烯类)，必要时多种抗生素联合使用；在获得培养结果后，有针对性调整抗生素。如果出现气道受压或预计需要长期呼吸机支持，建议气管切开。但气管切开可能加剧感染的扩散，应慎重开展。

第3问：A　ENDO等提出应用CT评估纵隔炎的位置、严重程度，制定外科手术方案。他将纵隔脓肿分为三型。Ⅰ型：脓肿位于气管分叉以上，选择颈部入路进行引流；Ⅱa型：脓肿位于隆突水平以下的前纵隔，颈部+胸部或剑突入路引流；Ⅱb型：脓肿位于隆突水平以下后纵隔，颈部+胸部入路引流。不推荐经皮穿刺引流，但危重患者紧急减压处理时可以采用。选择蛤壳式入路时应慎重，缺点是不能充分引流后纵隔，且存在术后骨髓炎及不愈合的风险。

第4问：F　下行性坏死性纵隔炎的致死原因，包括暴发性败血症、感染侵蚀血管导致的大出血、误吸、转移性颅内感染、脓胸和化脓性心包炎伴填塞等。

【案例9】

第1问：C　前纵隔肿瘤外形光滑主要见于A型胸腺瘤，而外形不规则者多见于胸腺癌(75%以上)，但AB、B_1、B_2、B_3型胸腺瘤也有一部分是这种表现。胸腺癌与侵袭性胸腺瘤(B_3)多可见到肿瘤不均匀强化。

第2问：ABC　放疗、化疗、免疫治疗需病理学支持。

第3问：EFG　对于Ⅰ期的术后患者不推荐辅助治疗，对于肿瘤毗邻手术切缘的推荐剂量为45~50Gy，对于显微镜下切缘阳性的推荐剂量为54Gy，肉眼可见肿瘤残留的推荐剂量为

60~70Gy，对于不能手术切除的胸腺癌患者，推荐剂量为 60~70Gy（每次 1.8~2.0Gy）或行同步放、化疗。

第 4 问：ABCDG　Bernatz 分类存在的缺点是在临床中发现胸腺瘤细胞的形态与临床观察到肿瘤生物学性质不相符，评估患者预后时作用不大。Bergh 分期不能有效评估预后情况。

附录二　胸心外科学模拟试卷(正高级)

一、多选题

1. 患者女,42岁。做饭时突发煤气罐爆炸,患者顿时左耳听力丧失,呼吸困难伴有呼吸频率的增快。患者被紧急送至医院就诊。胸部CT检查最可能发现的下列影像学表现是
   - A. 蝴蝶样征象
   - B. 蝙蝠样征象
   - C. 肺实变
   - D. 支气管充气征
   - E. 片状磨玻璃影

2. 当发生气道异物,应考虑气管切开的情况是
   - A. 患者严重呼吸困难,病情危急
   - B. 现场缺乏必要的内镜设备或技术条件
   - C. 较大的异物,估计难以通过声门
   - D. 长时间停留的喉、声门下异物患者
   - E. 支气管镜检查术后患者病房内突发呼吸困难

3. 关于张力性气胸,正确的是
   - A. 外界大气与胸膜腔短暂相通,气体不能自由出入
   - B. 外界大气与胸膜腔持续相通,气体自由出入
   - C. 外界大气与胸膜腔间断相通,气体不能自由出入
   - D. 胸膜腔内持续高压力状态
   - E. 胸膜腔内逐步出现高压力状态

4. 以下提示进行性血胸的征象是
   - A. 血压降低、脉搏加快
   - B. 血红蛋白量、红细胞计数及血细胞比容进行性下降
   - C. 胸腔闭式引流量大于150~200ml/h,持续2~3小时
   - D. 穿刺出的血很快凝固
   - E. 体温、血象及C反应蛋白均升高

5. 脓胸的治疗原则包括
   - A. 控制感染
   - B. 引流通畅
   - C. 支持治疗
   - D. 促进积液吸收
   - E. 促使肺复张,恢复肺功能

6. 恶性胸膜间皮瘤的外科手术适应证包括
   - A. 肿瘤孤立、有完整包膜
   - B. 肿瘤穿透膈肌侵及腹腔,对侧胸膜受侵
   - C. 肿瘤基底部侵及胸壁
   - D. 肿瘤侵及肺
   - E. 有远处转移

7. 属于肺癌肺外表现的有
   - A. 肥大性肺性骨关节病
   - B. 抗利尿激素分泌失调综合征
   - C. Lambert-Eaton综合征
   - D. 类癌综合征
   - E. 转氨酶升高

8. 关于扩大左心房切除术的手术适应证，以下描述正确的是
   A. 肺癌侵犯左心房属 T_4 肺癌，该类病变易发生血行转移和癌性心包积液，手术指征的选择应十分慎重
   B. 术前临床检查需包括胸部 CT、MRI、全身放射性核素骨扫描或 PET/CT 等检查，确定肺癌局限于一侧胸腔，而无对侧胸腔和远处转移
   C. 小细胞肺癌侵犯左心房，须选择心肺功能正常患者，方能进行扩大左心房切除术
   D. 术前需排除癌性心包积液、癌性胸膜腔积液
   E. 估计左心房的切除范围小于左心房容积的 1/3

9. 影响肺转移性肿瘤手术治疗效果的因素包括
   A. 原发肿瘤病理组织学类型
   B. 转移瘤的数目
   C. 单侧或者双侧转移
   D. 治疗原发肿瘤至出现肺转移的间隔时间
   E. 转移瘤病灶的肿瘤倍增时间

10. 肺脓肿的可能病因包括
    A. 上呼吸道感染的脓性分泌物流入肺内
    B. 化脓性骨髓炎血行播散
    C. 邻近器官直接蔓延
    D. 肺穿刺
    E. 肺内其他病变的继发感染

11. 继发性肺结核包括
    A. 原发型肺结核
    B. 血行播散型肺结核
    C. 浸润型肺结核
    D. 慢性纤维空洞性肺结核
    E. 急性肺结核

12. 肺动脉栓塞的常见症状有
    A. 轻症可以没有症状
    B. 胸闷、胸痛
    C. 恶心、呕吐
    D. 烦躁不安
    E. 头晕、头痛

13. 肺移植适用于
    A. 特发性肺间质纤维化
    B. 慢性阻塞性肺疾病
    C. 支气管扩张
    D. 特发性肺动脉高压
    E. 肺部恶性肿瘤

14. 肺减容手术适应证包括
    A. 年龄 65~75 岁
    B. 停止吸烟>3~6 个月
    C. 核素通气和血流扫描及胸部 X 线片、胸部 CT 显示肺上部及周围区域有明显通气血流不均匀区域（靶区）存在
    D. 肺动脉压<4.8kPa（35mmHg）
    E. 术前需用呼吸机维持呼吸者

15. 与食管癌发病诱发因素有关的是
    A. 过热、过硬食物慢性刺激
    B. 食物被多种真菌污染，HPV 病毒感染等
    C. 水及土壤中钼的含量低，硝酸盐含量高
    D. 口腔不洁或龋齿
    E. 家族史

16. 食管癌病理分型，包括
    A. 缩窄型
    B. 蕈伞型
    C. 髓质型
    D. 溃疡型
    E. 梗阻型

17. 对于食管癌根治手术，结肠代食管吻合，通常可以选择的是
    A. 升结肠
    B. 横结肠
    C. 降结肠
    D. 乙状结肠
    E. 降结肠＋部分乙状结肠

18. 食管癌 Ivor-Lewis 术后第 7 天，已进流食。突发胸闷、憋气，考虑可能的原因是
    A. 吻合口瘘
    B. 肺不张
    C. 肺栓塞
    D. 心力衰竭
    E. 心肌梗死

19. 治疗食管化学灼伤，正确的是
    A. 使用催吐剂
    B. 根据酸碱性质使用强碱或强酸中和
    C. 应用镇痛剂
    D. 下胃管清除胃内容物
    E. 必须洗胃

20. 关于诊断明确的食管平滑肌瘤的治疗方案，叙述正确的有
    A. 肿瘤直径>2cm 可考虑手术
    B. 肿瘤直径<1cm 可考虑手术
    C. 肿瘤直径在 1~5cm 可考虑胸腔镜辅助平滑肌瘤摘除术
    D. 肿瘤巨大伴黏膜糜烂，考虑食管切除术和食管胃吻合术
    E. 肿瘤直径>5cm 可首选胸腔镜辅助平滑肌瘤摘除术

21. 贲门失弛缓症的特点描述正确的有
    A. 一种原发性食管动力障碍性疾病
    B. 食管下括约肌不能松弛或松弛欠佳
    C. 食管体部正常蠕动消失

    D. 临床表现为吞咽困难、胸痛和胃烧灼感
    E. 食管钡餐检查可见食管下段呈鸟嘴样狭窄

22. 关于胸段食管穿孔，叙述正确的是
    A. 预后差，死亡率极高
    B. 早期手术可降低死亡率
    C. 开胸手术的目的在于充分引流，修补裂口，防止纵隔及胸膜进一步感染
    D. 下段食管穿孔多破入右侧胸腔，应行右侧开胸，中段应行左侧开胸
    E. 穿孔时间是确定能否行缝合修补术的唯一标准

23. 胃镜后食管穿孔的治疗原则，说法正确的是
    A. 消除感染源、进行食管修补或外置
    B. 纵隔充分引流
    C. 放置胃管减压
    D. 应用广谱抗生素
    E. 立即放置支架、恢复经口进食

24. 关于胸腺癌的临床表现常见的有
    A. 咳嗽、呼吸困难、发绀
    B. 吞咽困难
    C. 肋间神经疼痛
    D. 颈部、颌面部肿胀
    E. 声音嘶哑

25. 关于纵隔肿瘤常见好发部位的描述，正确的是
    A. 神经源性肿瘤好发于后纵隔和椎旁沟
    B. 畸胎瘤好发于前纵隔
    C. 胸腺瘤多位于前上纵隔
    D. 纵隔囊肿好发于支气管、食管和心包
    E. 皮样囊肿好发于前纵隔

26. 膈疝常见类型包括
    A. 食管裂孔疝
    B. 外伤性膈疝
    C. 胸骨旁疝
    D. 胸腹膜疝
    E. 先天性膈疝

27. 患者男，57 岁。诊断左下肺腺癌 $cT_3N_2M_{1c}$（骨、腹膜后淋巴结）ⅣB 期，需要进一步完善的检查包括
    A. *EGFR* 基因突变
    B. *ALK* 基因融合
    C. *ROS-1* 基因融合
    D. PD-L1 免疫组化
    E. PD-1 免疫组化

28. 关于支气管镜检查的描述正确的是
    A. 支气管镜检查是肺癌患者的常规术前检查
    B. 常规支气管镜检查对肺外周 2/3 呼吸道无法肉眼观察，可采用荧光支气管镜、窄光谱成像支气管镜等新技术弥补此缺陷
    C. 光学相干断层扫描、共聚焦显微内镜、细胞内镜这三种支气管镜新技术可实现光学活组织检查，实现虚拟病理学诊断
    D. 径向探头支气管内超声（rp-EBUS）较线性（凸面）探头超声支气管内镜（cp-EBUS）直径更细，可实现肺外周结节的穿刺活检
    E. 电磁导航支气管镜具有定位精准、导航方便、无须造影剂、无放射性辐射等优点，但价格昂贵，限制了其临床广泛应用

29. 支气管袖式肺叶切除术包括
    A. 右肺上叶袖式肺叶切除术
    B. 右肺中下叶袖式肺叶切除术
    C. 左肺上叶袖式肺叶切除术
    D. 右肺中上叶袖式肺叶切除术
    E. 左肺下叶袖式肺叶切除术

30. 患者男，60 岁。因右肺上叶中心型鳞癌行支气管袖式右肺上叶切除术。既往吸烟 30 年，术前未戒烟。术后第 1 天诉切口疼痛剧烈，咳痰无力。胸部 X 线片提示右肺大片致密影，右侧膈肌升高，纵隔、气管右移，考虑肺不张。出现此情况的诱因包括
    A. 术后支气管内分泌物增多
    B. 术后胸部疼痛限制呼吸运动
    C. 吸烟、气管内插管等综合因素抑制呼吸道的纤毛运动
    D. 术后拔除气管插管过早
    E. 支气管内积血

二、案例分析题

【案例 1】患者男，48 岁。高处坠落伤 6 小时，生命体征不平稳，呼吸不稳定，血氧饱和度 89%，左侧呼吸音弱。外院行胸腔闭式引流术后引流瓶内大量漏气。头部、腹部、骨盆、下肢未见异常。外院胸部 X 线片提示左侧胸腔大量积液、积气。

第 1 问：为明确诊断，需要进一步做的检查是
    A. 支气管镜
    B. CT
    C. 胸部 X 线片
    D. 胸部彩超
    E. 胃镜
    F. 上消化道造影

第 2 问：经检查发现左侧舌段支气管撕裂，长约 1cm，需要手术治疗。可能的手术方式是
    A. 上叶切除
    B. 全肺切除

C. 舌段切除

D. 裂伤部位修补缝合术

E. 下叶切除

F. 固有上叶切除

第 3 问：患者手术过程顺利。术中发现左肺大面积挫伤和渗出，术后正确的治疗方案包括

    A. 保护性肺通气

    B. 激素

    C. 抗生素

    D. 单腔插管

    E. 双腔插管

    F. 痰培养

【案例 2】患者男。20 分钟前，在高速公路上追尾前车，被挤压至驾驶室中并昏迷，120 现场急救后送至我院。查体：体温 36.6℃，脉搏 97 次/min，R 19 次/min，血压 139/83mmHg，SpO_2 98%（吸氧 3L/min）。浅昏迷，头颈部及上胸部发绀明显，多处瘀斑，额面部、前胸、右膝可见条状及片状擦裂伤。双侧球结膜出血，外耳道可见血迹，左侧瞳孔直径 2.5mm，对光反应灵敏，右侧瞳孔直径 4mm，对光反应差。颈软，气管居中，前胸部可见方向盘压痕，胸骨畸形伴骨擦感。呼吸浅快，双肺呼吸音粗，右下肺可闻及散在细湿啰音。心脏听诊律齐，无杂音。腹平软，无移动性浊音，肠鸣音 3 次/min。四肢肌张力正常，神经反射无异常。

第 1 问：针对该患者病情，初步考虑诊断为

    A. 创伤性窒息

    B. 肺挫裂伤

    C. 胸骨骨折

    D. 脑出血

    E. 颅底骨折

    F. 连枷胸

第 2 问：需要完善的检查为

    A. 胸部 CT

    B. 胸部 MRI

    C. 头部 CT

    D. 胸腹部超声

    E. 骨扫描

第 3 问：关于肺挫裂伤正确的描述是

    A. 肺挫裂伤多数可以自愈

    B. 严重的可造成血气胸

    C. 经常并发肺部感染

    D. 严重的可能需要切除部分肺组织

    E. 经常造成失血性休克

    F. 大部分需胸腔探查

第 4 问：关于创伤性窒息，以下说法正确的是

    A. 病程多是自限性的，2~3 周可自愈

    B. 动脉血气分析时，如发现顽固性低氧血症或者二氧化碳潴留，尽早给予气管插管，呼吸机辅助呼吸

    C. 患者预后取决于原始肺功能状态和承受压力大小、持续时间长短及有无合并伤

    D. 需完善颈静脉回流系统及眼、耳、口、鼻、喉部的详细检查，做出正确处理

    E. 部分患者会出现大脑缺氧所致的神经系统后遗症

【案例 3】患者男，48 岁。主诉发热，咳嗽，咳少量黄脓痰 7 日就诊。既往体健，吸烟 20 年，每日 1 包。胸部 X 线片提示左下肺大片浓密阴影，距离膈 2cm 处有一 2.5cm×2.0cm 空洞，伴液平面；纤维支气管镜检查显示左肺下叶支气管口可见一肉芽样突起，黏膜充血水肿，管腔狭窄，有脓性分泌物，活检病理提示炎性改变。追问病史，患者诉 1 个多月前曾有鱼骨哽喉、呛咳，当时喉镜检查未见明显异物。

第1问：此患者应诊断为

    A. 支气管异物

    B. 继发性肺脓肿

    C. 阻塞性肺脓肿

    D. 慢性肺脓肿

    E. 坏死性肺脓肿

    F. 肺结核空洞

第2问：此患者可能发生的并发症有

    A. 脓胸

    B. 气胸

    C. 支气管扩张、咯血

    D. 肺不张

    E. 大出血

    F. 纵隔气肿

第3问：进一步实验室检查及治疗措施包括

    A. 血培养

    B. 痰液培养

    C. 咽拭培养

    D. 脓液引流治疗

    E. 抗生素治疗

    F. 纤维支气管镜治疗

【案例4】患者男，25岁。低热、盗汗、乏力半个月，体重下降5kg。2日前突发胸痛、胸闷、气短就诊。查体：心率110次/min，动脉血氧饱和度93%，血压110/70mmHg。气管居中，右肺叩诊呈鼓音，右肺呼吸音低。胸部X线片提示右侧液气胸，肺压缩约80%。既往无气胸病史。

第1问：首选处理措施是

    A. 胸腔穿刺

    B. 胸腔闭式引流

    C. 吸氧、观察

    D. 开放静脉通路，补液、输血

    E. 开胸探查

    F. 镇痛、退热、支持治疗

第2问：须进一步做的检查是

    A. PPD试验

    B. 结核抗体

    C. 痰找结核菌

    D. 胸部CT

    E. T-SPOT

    F. 胸水抗酸染色

第3问：**不属于**手术指征的是

    A. 转变为脓胸

    B. 持续漏气超过72小时

    C. 服用抗结核药物2周以上仍有漏气，且胸部CT可见周围型空洞性病变

    D. 合并胸腔内活动性出血

    E. 液气胸消失，但经抗结核治疗肺内病变增大

    F. 肺不张

【案例5】患者男，56岁。左侧胸隐痛4个月，疼痛位于前下侧胸部。患者近2个月来出现胸闷、气短。3日前疼痛加重，发展至全左侧胸部疼痛，咳嗽，无明显咳痰，遂就诊。胸部X线片见左侧胸膜增厚，左侧肋膈角变钝。既往糖尿病病史4年，空腹血糖控制在7~11mmol/L。

第1问：目前还应完善的检查有

    A. 胸CT检查

    B. 胸部超声检查

    C. 支气管镜

    D. 胸部MRI

    E. 血常规

    F. 痰培养

    G. 胸腔穿刺

第2问：患者胸部CT检查提示左侧胸腔较大包裹性积液，左肺上叶舌段，左肺下叶部分肺不张伴有感染，行胸腔穿刺抽液，抽出黄色黏稠积液100ml。接下来的治疗措施可选择

A. 胸水细菌培养

B. 胸水抗酸杆菌涂片

C. 痰培养

D. 胸腔穿刺抽液

E. 支气管镜检查

F. 广谱抗生素治疗

G. 胸腔闭式引流术

第 3 问：患者行胸腔闭式引流，每日引流黄色脓性胸水 150ml。胸水细菌培养（－），胸水抗酸杆菌涂片（＋），痰培养（－）。复查胸部 CT 见脏层胸膜明显增厚，左肺舌叶及下叶部分实变，胸腔积液无明显改善。下一步可采取的措施

A. 继续带管观察

B. 拔除胸腔闭式引流管

C. 四联抗结核治疗

D. 营养支持治疗

E. 纤维蛋白溶解物注入

F. 肌瓣网膜填充术

G. 胸膜纤维板剥脱术

第 4 问：对于脓胸的描述**错误**的是

A. 脓胸慢性期发生于细菌感染后 7~10 日，在 4~6 周形成

B. 厌氧菌感染所致的脓胸患者临床症状比较明显

C. 尿激酶较链激酶的局部和全身不良反应小

D. 胸腔镜手术可在纤维板形成前做胸膜剥脱以使肺复张

E. 临床上较常采用的是胸膜内胸廓成形术

F. 胸壁开窗术只针对伴有支气管胸膜瘘的全肺切除术后的脓胸患者

G. 纤维板剥脱术有时为了清除感染彻底，不得不切除邻近的肺段或肺叶

【案例 6】患者男，51 岁。因咳嗽、咳痰、咯血 2 个月入院。高血压病史 5 年，长期口服苯磺酸氨氯地平，血压控制在 120~140/80~90mmHg。查体：生命体征平稳，双侧锁骨上及颈部淋巴结未及。胸廓对称无畸形，听诊右肺上野呼吸音减低，未闻及明显啰音。胸部 X 线片检查提示右肺门影增大，右上肺野可见倒 S 征。

第 1 问：该患者下一步应完善的检查是

A. 胸部增强 CT

B. 上腹部 B 超

C. 头颅 MRI

D. 全身骨扫描

E. 支气管镜检查

F. EBUS-TBNA

G. 纵隔镜检查

H. 经胸壁肺穿刺活检

I. 心电图

J. 肺功能

第 2 问：该患者首先考虑的诊断是

A. 肺结核

B. 肺脓肿

C. 肺癌

D. 前纵隔肿瘤

E. 肺霉菌球

F. 支气管扩张

G. 肺炎

H. 肺良性肿瘤

I. 纵隔淋巴瘤

J. 结节病

第 3 问：患者完善检查，胸部 CT 见右肺上叶近肺门处占位，右上肺实变并远端阻塞性肺炎，上纵隔腔静脉气管间隙（R4 组）、隆突下（7 组）、右肺门多发肿大淋巴结，淋巴结短径约 1cm，左侧下段气管旁（L4 组）、左肺门淋巴结稍增大；右侧少量胸腔积液。支气管镜检查提示右上叶开口新生物阻塞，病理活检提示中分化鳞癌。上腹部 B 超、头颅 MRI、全身骨扫描未见明确转移征象。

下一步的诊疗抉择正确的是

A. 行 EBUS-TBNA 进一步明确纵隔肺门淋巴结病理分期

B. 行纵隔镜检查进一步明确纵隔肺门淋巴结病理分期

C. 行全身 PET/CT 进一步明确纵隔肺门淋巴结临床分期

D. 行径向探头支气管内超声检查明确右上叶支气管壁侵犯深度

E. 行荧光支气管镜检查明确右上叶开口肿瘤累及支气管远近端

F. 行右侧胸腔积液穿刺引流并送细胞学检查

G. 直接行右胸手术探查

H. 直接行以铂类为基础的双药联合化疗

I. 直接行同步放、化疗

第 4 问：患者完善全身 PET/CT 检查提示右肺上叶占位，考虑肺癌并右上肺阻塞性肺炎，右侧上纵隔、右肺门淋巴结转移可能性大，左侧纵隔、左肺门淋巴结增生可能性大。下一步治疗抉择正确的是

A. 铂类为基础的 4~6 周期化疗

B. 根治性同步放、化疗

C. 右侧剖胸探查，右肺上叶袖式切除 + 系统性淋巴结清扫术，术后辅助化疗

D. VATS 右肺上叶袖式切除 + 系统性淋巴结清扫术，术后辅助化疗

E. 行 2 周期含铂双药新辅助诱导化疗后，再行手术治疗

F. 根治性同步放、化疗后，Pembrolizumab 单抗维持治疗

G. 入组临床试验筛选，行化疗联合免疫治疗或单纯化疗新辅助治疗

第 5 问：关于肺癌 PD-1/PD-L1 免疫治疗的描述，正确的是

A. 免疫治疗是肿瘤治疗领域近年来的重要进展，是极具前景的抗肿瘤治疗方法

B. 免疫治疗受机体免疫状态的影响而出现不同的治疗效果与反应

C. 一旦出现免疫性肺炎等免疫相关不良反应，需立刻停用免疫治疗

D. 因肿瘤抗原影响，新辅助免疫治疗较术后免疫辅助治疗理论上具有更好的应用前景

E. 免疫治疗相关暴发进展是免疫治疗的重大潜在风险，应尽量避免免疫新辅助治疗，以防错失手术时机

F. 免疫治疗联合立体定向放疗是不宜手术早期肺癌的重要研究方向

G. 免疫治疗在以多发磨玻璃结节为表现的多源早期肺癌理论上具有独特优势

【案例 7】患者男，54 岁。咳嗽、咳痰伴痰中带血 1 个月。胸部 CT 检查提示右肺下叶占位，考虑右肺癌。完善相关检查，未见明显手术禁忌，在全身麻醉下行 VATS 右肺下叶切除，纵隔淋巴结清扫术。术后第 2 天，患者进食排骨后出现乳白色胸腔积液约 1 000ml。

第 1 问：目前情况的可能病因为

A. 胸导管或其分支损伤

B. 胸膜粘连

C. 高脂血症

D. 术后出血

E. 消化不良

F. 心力衰竭

第 2 问：下一步处置正确的是

A. 可行淋巴造影予以明确胸导管损伤部位

B. 嘱患者禁食

C. 可行胸腔引流液甘油三酯检测

D. 给予患者补充白蛋白，纠正电解质紊乱

E. 胸腔引流液较多，应夹闭胸腔引流管

F. 给予肠外营养

第 3 问：患者经禁食、肠外营养治疗 1 周后，胸腔引流量仍达到 1 000ml/d，为淡黄色液体。下一步处置正常的是

 A. 乳糜胸经保守治疗无好转趋势，应施行手术

 B. 建议继续保守治疗

 C. 为避免胸腔感染，建议胸腔内注射抗生素

 D. 为保证患者营养摄入，建议患者恢复饮食

 E. 患者胸腔引流液已从乳白色变为淡黄色，说明乳糜胸已治愈

 F. 可口服他汀类降脂药，以缓解乳糜胸

第 4 问：经保守治疗 1 周后，胸腔引流量无减少，遂决定再次手术。下列描述**错误**的是

 A. 术前可行淋巴造影，明确胸导管损伤部位，便于术中寻找胸导管损伤处

 B. 乳糜胸不易合并胸腔感染

 C. 如患者白蛋白水平较低，应补充白蛋白

 D. 如术中明确探查到瘘口，应在结扎胸导管后，观察瘘口是否仍有淋巴液渗出

 E. 胸导管结扎过程中，如未发现明确瘘口，应在膈上最低位结扎胸导管

 F. 如术中明确探查到瘘口，应在其上方结扎胸导管

【案例 8】患者男，48 岁。吸烟 30 包 / 年。因咳嗽 3 日入院。入院后完善检查，经 EBUS-TBNA 单站 4R 淋巴结阳性，诊断右上肺鳞癌 $cT_{2a}N_2M_0$ ⅢA 期，病变可切除，PD-L1（－）。

第 1 问：可选择的治疗方案包括

 A. 新辅助化疗后手术

 B. 手术后辅助化疗

 C. 新辅助化、放疗后手术

 D. 参加新辅助免疫临床试验后手术

 E. 免疫治疗后放疗

 F. 手术后放疗

第 2 问：患者经过新辅助治疗后手术，手术后病理达到完全缓解，以下说法正确的是

 A. 完全缓解的患者，术后不用辅助治疗

 B. 完全缓解的患者不会再复发或者转移

 C. 完全缓解的患者预后好于没有达到完全缓解或 MPR 的患者

 D. RECIST 评价 SD 的患者，不会出现完全缓解

 E. 在肺癌，MPR 可以作为 OS 的替代指标

 F. MPR 在不同的病理类型，定义可能不同

第 3 问：如果患者经过新辅助化疗 + 手术后 1 年随访时，发现多发肝脏转移和骨转移，以下处理正确的是

 A. 如果转移病灶易获取，可以再次活检

 B. 肝脏消融手术

 C. 行基因检测和 PD-L1 免疫组化检测

 D. 按照一线治疗选择治疗方案

 E. 首选化疗 + 免疫治疗

 F. 骨内照射

【案例 9】患者女，27 岁。因反复咳嗽、喘鸣 2 个月，少量痰血 1 周就诊。既往史无特殊。查体：体温 37.2℃，脉搏 80 次 /min，呼吸 24 次 /min，血压 90/50mmHg。口唇无发绀，颈静脉无怒张。心率 80 次 /min，律齐，各瓣膜听诊区未闻及病理性杂音。左下肺呼吸音低，伴呼气相喘鸣音。

第 1 问：为明确诊断应立即进行的检查项目包括

 A. 胸部 X 线检查

 B. 胸部 CT

C. 血常规

D. 肺功能检查

E. 血生化

F. 纤维支气管镜

第2问：胸部 CT 提示：左肺下叶支气管腔内新生物堵塞，左下肺代偿性气肿，两肺未见明显肿块，纵隔肺门淋巴结未见明显增大。目前应主要考虑的疾病有

A. 肺结核

B. 支气管扩张

C. 肺脓肿

D. 肺癌

E. 支气管腺瘤

F. 肺曲菌球

［提示］纤维支气管镜示：左肺下叶支气管腔内新生物，光滑，质脆，触之易出血。新生物堵塞管腔，纤维支气管镜无法通过。病理活检示：低度恶性肿瘤，倾向支气管类癌。全身检查排除远处转移。

第3问：目前首选的治疗方案是

A. 抗感染

B. 化学治疗

C. 放射治疗

D. 中医中药

E. 手术

F. 免疫治疗

【案例10】患者女，50岁。午后低热、乏力、食欲减退，合并糖尿病病史。胸部 X 线片提示右肺空洞。

第1问：患者下一步应进行的检查是

A. 胸部平扫CT

B. 胸部增强CT

C. 纤维支气管镜

D. 痰涂片抗酸染色

E. 血培养

F. PET/CT

［提示］患者痰涂片抗酸染色阳性，CT示右下肺背段3cm空洞，周围见卫星灶。

第2问：初始药物治疗可以选择的药物是

A. 异烟肼

B. 阿米卡星

C. 吡嗪酰胺

D. 利福平

E. 链霉素

F. 乙胺丁醇

第3问：哪些情况下需要外科手术

A. 之前治疗肺结核的手术发生了并发症

B. 药物治疗失败

C. 用于明确诊断

D. 病变瘢痕造成大咯血

E. 胸膜结核

F. 中叶综合征

第4问：对该患者，临床治愈的标准为

A. 完成预定疗程，最后2个月连续痰菌阴性

B. 完成预定疗程，痰菌为阴性者

C. 病菌连续阴性，病变全部吸收或无活动性，空洞闭合达6个月以上

D. 2年观察胸部 X 线片无改变，痰菌持续阴性

E. 空洞有残留，满疗程停药后，痰菌连续阴转达1年以上

F. 完成预定疗程，最后4个月连续痰菌阴性

【案例11】患者男，54岁。既往体健，进行性吞咽困难2个月，时有咳嗽，无声音嘶哑。食管造影检查发现食管中上段黏膜紊乱、中断，长约3cm。食管镜提示距门齿22~26cm可见新生物。

第1问：该患者下一步检查应包括

A. 上消化道造影

B. 病理活检

C. 胸部增强 CT

D. 经食管超声胃镜检查

E. 纤维支气管镜

F. CTPA

G. C$_{13}$ 检测

第 2 问：如果该患者检查发现肿瘤与主气管关系密切，适宜的检查包括

A. 纤维支气管镜

B. 经食管超声胃镜检查

C. PET/CT

D. 胸部增强 MRI

E. 纵隔镜检查

F. 经胸壁超声

G. 胸腔镜探查

第 3 问：如果该患者拟行食管癌根治手术，胃代食管吻合，游离胃时处理正确的是

A. 离断胃网膜左动脉

B. 离断胃网膜右动脉

C. 离断胃短动脉

D. 保留胃网膜左动脉

E. 保留胃右动脉

F. 离断胃右动脉

G. 保留胃短动脉

第 4 问：该患者清扫淋巴结合适的范围是

A. 颈部、胸部和上腹部淋巴结清扫

B. 胸部和上腹部淋巴结清扫

C. 下颈部、胸部和上腹部淋巴结清扫

D. 腹部清扫范围应包括脾门、胃右动脉根部及十二指肠韧带、腹主动脉前方

E. 颈部清扫范围：环状软骨至锁骨、血管鞘周围

F. 腹部清扫范围通常不包括胰腺下缘

G. 该患者三野清扫时不需要清扫下肺韧带淋巴结

【案例 12】患者男，70 岁。既往 COPD 病

史 5 年。进行性吞咽困难 3 个月，消瘦。胃镜提示距门齿 16cm 可见新生物，病理为鳞癌。

第 1 问：为制订治疗方案，需要做的检查是

A. 上消化道造影

B. 心肺功能

C. 颈部增强 CT

D. 胸部增强 MRI

E. CTCA

F. CTPA

G. 胸部增强 CT

第 2 问：如果考虑手术治疗，那么围手术期治疗包括

A. TPN 治疗

B. 术前呼吸功能锻炼

C. 术前应用抗生素

D. 术前清洁洗肠

E. 术前超声雾化吸入

F. 空肠造瘘

G. 留置鼻胃管营养支持

第 3 问：评估后，患者心肺功能未见明显异常，未见远处转移。可以考虑的适宜治疗方案是

A. 放、化疗

B. 新辅助治疗后手术治疗

C. 手术治疗后放、化疗

D. 胃造瘘

E. 食管放射粒子支架治疗

F. Mckeown 手术

G. 食管拔脱术

【案例 13】患者男，52 岁。胸骨后烧灼感 5 年余入院。5 年余前，患者无诱因出现胸骨后烧灼感。平卧时加重。既往体检正常，无特殊病史。

第 1 问：患者目前应考虑的疾病可能是

A. 反流性食管炎

B. 食管裂孔疝

    C. Barrett 食管

    D. 食管平滑肌瘤

    E. 贲门失弛缓症

    F. 食管憩室

第 2 问：为明确诊断应进行的检查项目包括

    A. 食管钡餐造影

    B. 内镜检查

    C. pH 监测

    D. 胸部 CT

    E. 食管测压检查

    F. 食管黏膜电位差测定

第 3 问：入院后第 6 天行电子胃镜检查。内镜下表现为红色柔软的胃黏膜，自贲门向食管下段延伸，与粉白色光滑上皮形成鲜明的对比。齿线上移 4cm。病理活检回报：上皮细胞与小肠上皮相似，表面有绒毛和凹陷，有发育良好的杯状细胞、潘氏细胞，可见癌细胞。结合该病例，下列看法正确的是

    A. 可以诊断为 Barrett 食管癌

    B. 内镜检查是确诊此病的手段

    C. 可以采用内科保守治疗

    D. 应当选用外科手术治疗

    E. 肿瘤原发于食管

    F. 肿瘤近端食管黏膜存在柱状上皮

【案例 14】 患者男，73 岁。端午节后 1 周，主诉发热伴胸骨后疼痛 2 日，来急诊。吞咽时疼痛明显，向背部放射。查体：血压 102/55mmHg，心率 102 次/min，SpO_2 95%，呼吸 20 次/min。外院血常规检查提示 WBC 17.69×10^9/L，Hb 108g/L。既往高血压 10 年，未规律服用药物。

第 1 问：患者首先应进行的最必要影像检查是

    A. 胸部 X 线检查

    B. 胸部平扫 CT

    C. 胸部增强 CT

    D. 胸部 MRI

    E. 上消化道造影

    F. 消化内镜

    G. 腹部超声

第 2 问：胸部增强 CT 见主动脉弓旁食管腔内高密度影，呈枣核形，食管壁增厚水肿，枣核尖似穿破食管壁，弓旁可见小气影。主动脉及冠状动脉有钙化斑块，未见明显充盈缺损。下一步应该首选的检查或治疗方式是

    A. 消化内镜

    B. 硬质食管镜

    C. 食管钡餐

    D. 泛影葡胺造影

    E. 冠状动脉 CTA

    F. 冠状动脉造影

第 3 问：下列治疗中，不正确的是

    A. 监测生命体征，防治休克

    B. 禁食，可饮清水

    C. 放置胃管给予肠内营养

    D. 放置空肠营养管给予肠内营养

    E. 全静脉营养

    F. 静脉应用质子泵抑制剂

    G. 静脉应用广谱抗生素

    H. 静脉应用抗真菌药物

第 4 问：如经充分支持和药物治疗后，患者生命体征没有进一步变差，下一步优选的治疗方案是

    A. 右侧开胸食管切开异物取出术

    B. 左侧开胸食管切开异物取出术

    C. 左颈侧切开异物取出—清创引流术

    D. 左颈侧切开异物取出—清创引流术

    E. 全身麻醉内镜下食管异物取出，然后复查胸部增强 CT

    F. 右侧胸腔镜食管切开异物取出 + 食管修补 + 清创引流术

【案例 15】患者男，55 岁。1 个月前因结核性缩窄性心包炎行手术治疗。15 日前出现呼吸困难，立位缓解，卧位加重，午后低热。查体：体温 37.8℃，心界扩大，双肺下界上移，双下肺呼吸音弱，双肺湿啰音，双下肺叩诊浊音。有糖尿病病史。

第 1 问：需要考虑的诊断是

A. 双肺肺炎

B. 心功能不全

C. 膈肌麻痹

D. 胸腔积液

E. 肺结核

F. 气胸

G. 血胸

H. 过敏性哮喘

第 2 问：患者经强心利尿、抗结核、抗感染、胸腔闭式引流治疗，状态部分好转，仍有呼吸困难症状。患者应继续哪些检查

A. 卧立位血气分析

B. 心电图

C. 卧立位肺功能

D. 心脏彩超

E. 胸部 CT

F. 胸透检查

G. 跨膈压力测定

H. 膈神经刺激检查

第 3 问：患者卧位血气 PaO_2 55mmHg，立位血气 PaO_2 67mmHg，BNP 60pg/ml。血常规：白细胞 7.23×10^9/L，淋巴细胞 0.62。卧位 FEV_1 1.2L，立位 FEV_1 1.8L。胸部 CT 见双侧膈肌抬高。胸透检查见膈肌运动减弱。患者下一步可接受的治疗是

A. 抗感染治疗

B. 抗结核治疗

C. 强心

D. BiPAP 呼吸机治疗

E. 利尿

F. 吸氧

G. 呼吸体操锻炼

H. 增加运动

【案例 16】患者男，47 岁。胸闷、气短 1 个月余入院。查体：心率 85 次 /min，血压 118/86mmHg，血氧饱和度 92%。气管居中，左肺呼吸音清，右肺呼吸音弱。四肢肌力正常，浅表未触及肿大淋巴结。入院后查胸部 CT：前上纵隔不规则类圆形肿块影，质地不均匀，局部可见钙化灶，边界模糊，大小为 8cm×6cm，与升主动脉边界不清。心包少量积液，右侧胸腔积液伴右肺不张。双肺多发结节影。AFP、CEA、HCG 等实验室检验正常。

第 1 问：该患者诊断可能性最大的是

A. 畸胎瘤

B. 淋巴瘤

C. 胸腺瘤

D. 小细胞肺癌

E. 胸腺癌

F. 胸骨后甲状腺肿

第 2 问：患者拟进一步的处置有

A. 胸部增强 CT

B. 胸部 MRI

C. PET/CT

D. CT 引导纵隔肿物穿刺活检

E. 心包置管引流

F. 胸腔闭式引流

第 3 问：患者入院后行 CT 引导前纵隔肿物穿刺活检，病理镜下提示细胞异型性、核分裂明显，丧失胸腺相关的特殊结构。诊断为胸腺癌。依据 WHO 组织学分类，该患者属于

A. A 型

B. AB 型

C. B_1 型

D. B_2 型

E. B_3 型

F. C 型

第 4 问：上述患者合理的治疗方案是

A. 术前诱导化疗后手术

B. 局部放射治疗

C. 卡铂 / 紫杉醇方案化疗

D. 顺铂 / 阿霉素 / 环磷酰胺 / 泼尼松联合方案化疗

E. 免疫治疗

F. 肿块穿刺射频消融治疗

参考答案与解析

一、多选题

1. AB　蝴蝶样征象或蝙蝠样征象为肺爆震伤的典型 X 线及 CT 表现。

2. ABCDE　出现下列情况应考虑经气管切开取出异物:患者严重呼吸困难,病情危急;现场缺乏必要的内镜设备或技术条件;较大或形状特殊、估计难以通过声门的异物;刚做过支气管镜检查而病情又不允许推迟手术,或术前患者已有明显声嘶,或较长时间停留的喉、声门下区异物,估计已有明显炎症者。

3. CE　张力性气胸指胸膜腔的漏气通道呈单向活瓣状,吸气时胸膜腔内压降低,活瓣开放,气体进入;呼气时胸膜腔内压升高,活瓣关闭,气体不能排出。创伤性气胸的肺、支气管、胸壁损伤创口可呈单通道活瓣膜作用,自发性气胸的胸膜破口也可形成这样的活瓣。

4. ABCD　当具备以下征象时则提示存在进行性血胸,应当采取积极措施:①持续脉搏加快、血压降低,虽经补充血容量血压仍不稳定;②闭式胸腔引流量每小时超过150~200ml,持续 2~3 小时;③血红蛋白量、红细胞计数和血细胞比容进行性降低,引流胸腔积血的血红蛋白量和红细胞计数与周围血象接近,且迅速凝固。

5. ABCE　D 选项不正确,会加重感染。

6. ACD　胸膜间皮瘤的外科手术适应证,包括肿瘤孤立、有完整包膜,肿瘤基底部侵及胸壁,肿瘤侵及肺。若恶性胸膜间皮瘤侵及腹腔或对侧胸膜,或有远处转移,则不是手术适应证。

7. ABCD　转氨酶升高提示可能是肝转移。

8. ABDE　扩大左心房切除术适应证的选择应谨慎。小细胞肺癌目前推荐 $T_{1\sim2}N_0M_0$ 接受手术治疗,侵犯心房属于 T_4,应以系统治疗为主,手术可能没有生存获益。

9. ABCDE　影响肺转移瘤手术效果的因素包括原发肿瘤病理组织学类型、转移瘤的数目、单侧或者双侧转移、治疗原发肿瘤至出现肺转移的间隔时间、转移瘤病灶的肿瘤倍增时间。

10. ABCDE　肺脓肿以吸入性肺脓肿最为常见。胸部钝性或穿透性创伤导致肺组织血肿或有异物存留,均可继发化脓性感染而形成肺脓肿。肺部邻近器官化脓性病变,如膈下脓肿、肝脓肿、化脓性纵隔炎、椎旁脓肿等亦可穿越肺与胸膜间的间隙直接侵入肺组织继发肺脓肿。皮肤创伤、疖痈、骨髓炎、产后盆腔感染、亚急性细菌性心内膜炎等产生的感染性栓子经血循环带入肺内血管,造成局部梗死、组织坏死,亦可引起血行性肺脓肿。

11. BCD　结核病分原发型和继发性。初染时多为原发型(I型);而原发型感染后遗留的病灶,在人抵抗力下降时,可能重新感染,通过血液循环播散或直接蔓延而致继发感染(Ⅱ~Ⅳ型)。

12. ABD　肺栓塞的临床表现可从无症状到突然死亡。常见的症状为呼吸困难和胸痛,发生率均达 80% 以上。其他症状还有咯血、咳嗽、心悸等。很多患者出现烦躁不安的表现，甚至有濒死感，症状严重者出现低血压或休克、晕厥，甚至猝死。

13. ABCDE 在肺部恶性肿瘤治疗领域，当常规治疗手段难以达到治疗效果时，肺移植技术为临床医师打开了新的思路，同时也是多种终末期肺病（特发性肺间质纤维化、慢性阻塞性肺疾病、支气管扩张、特发性肺动脉高压）治疗的唯一有效方法。

14. ABCD 根据文献报道，手术适应证为：①呼吸困难进行性加重，内科治疗无效；②年龄 65~75 岁；③ $FEV_1\% < 35\%$，残气量（RV）200%~300% 预计值，$PaO_2 < 6.67kPa$（50mmHg），$PaCO_2 > 5.33kPa$（40mmHg）；④无严重冠心病史和肝肾等重要脏器病变及精神病；⑤停止吸烟>3~6 个月；⑥核素通气和血流扫描及胸部 X 线片、胸部 CT 显示肺上部与周围区域有明显通气血流不均匀区域（靶区）存在；⑦肺动脉压<4.8kPa（35mmHg）。

15. ABCDE 食管癌与年龄、性别、职业、种族、地域、生活环境、饮食生活习惯、遗传易感性等均有一定关系；与亚硝胺、真菌、缺乏某些微量元素、缺乏维生素与动物蛋白，以及烟、酒、热食、热饮、口腔不洁等因素有关。研究发现，15% 的食管鳞癌患者中发现有 HPV-16 或 HPV-18 病毒，10% 的瘤体内含有异常 HPV 基因型；长期饮烈性酒、嗜好吸烟及 Barrett 食管；食物过硬、过热、进食过快，引起慢性刺激、炎症、创伤或口腔不洁、龋齿等，均可能与食管癌的发生有关。与食管癌发生有关的癌基因、抑癌基因共有 10 余个，包括 *ras*、*erbB*（*Her2/neu*）等。

16. ABCD 食管癌按照病理分为缩窄型、蕈伞型、髓质型和溃疡型。

17. ABC 结肠代食管首先选左结肠动脉分支作为移植结肠段供血管，并取部分降结肠、横结肠和部分升结肠做顺蠕动向移植术。其次选结肠中动脉，取横结肠、部分降结肠作为逆蠕动向移植，或横结肠、部分升结肠甚至整个升结肠及部分回肠做顺蠕动向移植术。也有少数患者选用结肠右动脉，取升结肠加部分横结肠做逆蠕动向移植术。

18. ACE 吻合口瘘消化液进入胸腔刺激胸膜，可以出现胸痛、胸闷、憋气等症状，而发生于术后 1 周以上的胸内吻合口瘘，因肺已复张并有胸膜腔粘连，瘘相对局限，患者全身中毒症状可不明显，但仍有发热、胸闷等症状；肺栓塞可以出现在术后任何时间，起病急，主要症状是胸闷、憋气；心肌梗死起病急，症状不典型时可以仅有胸闷、憋气症状。结合患者手术方式和术后时间，突发胸闷憋气可能为上述三种情况。而肺不张通常发生在术后早期；患者已进流食，表明不需要静脉输入大量液体，因此，急性心力衰竭的可能性很小。

19. CD 剧烈呕吐、强酸强碱中和、洗胃均可能产生二次损伤。

20. ACD 肿瘤直径<1cm 的平滑肌瘤很少进行诊治，术中定位、寻找困难，一般建议随诊观察。肿瘤直径>5cm 的平滑肌瘤胸腔镜手术存在困难。

21. ABCDE 以上描述均是贲门失弛缓症的特点。

22. ABC 下段食管穿孔多破入左侧胸腔，应行左侧开胸，中段应行右侧开胸。时间不是唯一标准，应尽可能实现一期修补。

23. ABCD 胃镜后食管穿孔的治疗原则：消除感染源，进行食管修补或外置；纵隔充分引流，减少纵隔脓肿形成；放置胃管减压以减少胃反流和进入纵隔；应用广谱抗生素；营养支持；在合适的条件下恢复消化道的连续性。

24. ADE　胸腺癌临床多有症状，表现为胸闷、胸痛、憋气、咳嗽、气短，甚至声音嘶哑、颈部和颌面部肿胀。而较少侵犯后纵隔出现吞咽困难、肋间神经疼痛等表现。

25. ABCDE　神经源性肿瘤好发于后纵隔和椎旁沟，畸胎瘤与皮样囊肿好发于前纵隔，胸腺瘤多位于前上纵隔，皮样囊肿好发于前纵隔，纵隔囊肿好发于支气管、食管和心包。

26. ABCDE　膈疝根据其发病原因通常可以分为先天性膈疝、创伤性膈疝和食管裂孔疝三类：先天性膈疝主要包括胸腹膜疝及胸骨旁疝；食管裂孔疝主要包括滑动性裂孔疝、食管旁疝及混合性疝；创伤性膈疝主要包括膈肌非穿透伤或穿透伤所造成的疝、手术后并发的疝及膈下感染所引起的疝。

27. ABCD　对于晚期腺癌，推荐 *EGFR*、*ALK*、*ROS-1* 等基因检测和 PD-L1 检测，PD-1 不作为常规检查。

28. ACDE　荧光支气管镜、窄光谱成像支气管镜主要用于支气管黏膜早期病变的识别，但对肺外周 2/3 呼吸道的检查仍无法实现。

29. ABCDE　袖式肺叶切除术包括上述所有术式，其中以右肺上叶袖式肺叶切除术最为经典。

30. ABCE　术后肺不张是肺叶切除术后最常见的并发症，主要是由于支气管内分泌物增多或有积血，术后滥用大剂量镇痛药抑制了呼吸道的纤毛运动，或术后胸部剧烈疼痛限制了呼吸运动和排痰动作，不能有效地咳嗽排痰，痰液堵塞支气管，引起通气不良和感染，使肺泡有效通气量减少，导致余肺发生肺不张。

二、案例分析题

【案例 1】

第 1 问：AB　患者为高处坠落伤，伤情较重，胸引流瓶里仍大量漏气，需要进一步完善胸部 CT、支气管镜检查，了解胸腔内积气、积液及肺部损伤情况，明确有无支气管损伤等。

第 2 问：ACD　舌段支气管裂伤 1cm，需要手术探查，缝合裂伤，或者根据裂伤情况切除舌段或者上叶。

第 3 问：ACEF　对于肺挫伤严重的患者，术后应予以保护性肺通气，并预防感染，可根据痰培养结果选择敏感的抗生素。为了避免一侧肺的分泌物流入另一侧肺，双腔插管是正确的做法。激素的使用应慎重。

【案例 2】

第 1 问：ABC

第 2 问：ACD

第 3 问：ABCD

第 4 问：ABCDE　创伤性窒息常见的致伤原因有坑道塌方、房屋倒塌和车祸等挤压。当胸部和上腹部遭受暴力挤压时，伤者声门突然紧闭，气管及肺内空气不能外逸，两种因素同时作用引起胸内压骤然升高，压迫心脏及大静脉。由于上腔静脉系统缺乏静脉瓣，这一突然高压使右心血液逆流而造成末梢静脉及毛细血管过度充盈扩张，并发广泛的毛细血管破裂和点状出血，甚至小静脉破裂出血。临床表现为面、颈、上胸部皮肤出现针尖大小的紫蓝色瘀斑，以面部与眼眶部为明显；口腔、球结膜、鼻腔黏膜瘀斑，甚至出血；视网膜或视神经出血可以产生暂时性或永久性视力障碍；鼓膜破裂可致外耳道出血、耳鸣，甚至听力障碍。伤后多数患者有暂时性意识障碍、烦躁不安、头昏、谵妄，甚至四肢痉挛性抽搐，瞳孔可扩大或极度缩小。上述表现可能与脑内轻微点状出血和脑水肿有关。若有颅内静脉破裂，患者可发生昏迷或死亡。

【案例3】

第1问：AC　根据患者主诉、病史及辅助检查，此患者应诊断为支气管异物、阻塞性肺脓肿；继发性肺脓肿是指继发于其他疾病，如金黄色葡萄球菌和肺炎杆菌性肺炎、空洞性肺结核、支气管扩张、支气管囊肿和支气管癌等继发感染。慢性肺脓肿有慢性咳嗽、咳脓痰、反复咯血、继发感染和不规则发热等，常呈贫血、消瘦等慢性消耗病态。

第2问：ABCDF　支气管异物可并发阻塞性通气障碍及缺氧，可引起肺循环阻力增加，心脏负担加重而并发心力衰竭。此外，可引起支气管炎、肺炎、肺不张、肺气肿、肺脓肿、脓胸等。阻塞性肺气肿明显或剧烈咳嗽时，可使细支气管或肺浅表组织破裂，发生气胸，纵隔或皮下气肿。但一般不会引起大出血。

第3问：ABDEF　咽拭培养用于明确诊断咽部感染病原体。

【案例4】

第1问：B　气胸患者肺组织压缩>30%需行胸腔闭式引流术。

第2问：ABCDEF　低热、盗汗、乏力、消瘦为典型结核中毒症状。胸部X线片提示右侧液气胸，考虑最大可能原因为肺结核继发液气胸或结核性胸膜炎的可能。故需完善结核相关检查。

第3问：BF　肺结核所引起的气胸需长期胸腔引流，必须在足量、系统地抗结核治疗后，才能考虑手术治疗。

【案例5】

第1问：ABCEFG　胸部MRI并不作为脓胸的常规检查。

第2问：ABCEG　胸水黏稠时，胸腔反复抽液效果不佳，且可能会造成继发感染可能，支气管镜是可行的，目的在于排除肿瘤或吸入性异物，同时可以行毛刷或者灌洗检查获取病原学证据。

第3问：CDG　胸膜增厚，肺复张不佳，考虑慢性脓胸形成，胸水结核涂片（+），可抗结核治疗，同时行手术治疗，胸膜增厚已经数周，伴有呼吸困难，可行胸膜剥脱术。

第4问：BEG　厌氧菌所致脓胸症状隐匿，临床上常用胸膜外胸廓成形术，胸壁开窗术主要适用于一般状况较差不能耐受纤维板剥脱术、经闭合或开放式引流治疗不成功、伴有或不伴有支气管胸膜瘘的全肺切除术后的脓胸患者。

【案例6】

第1问：ABCDEIJ　EBUS-TBNA、纵隔镜、经胸壁肺穿刺活检不是肺癌诊断的必须检查。

第2问：C　老年患者，肺门影增大，倒S征，首先考虑肺癌。

第3问：ABCE　首先需明确纵隔及肺门的淋巴结性质，EBUS-TBNA、纵隔镜、PET/CT均可作为检查的选择。荧光支气管镜可用于评估支气管内累及广度，评估手术切除范围。支气管壁侵犯深度不是术前检查的常规检查项目，常以CT评价为依据。中央型肺癌伴少量胸腔积液首先考虑炎性渗出性积液，可不行胸水穿刺细胞学检查。明确检查前暂不行手术及放、化疗。

第 4 问：CDEG 临床分期ⅢA-N_2，可选择手术＋术后辅助化疗、新辅助化疗＋手术＋术后辅助化疗，或参加肺癌新辅助免疫联合化疗的临床研究。

第 5 问：ABDF 轻度的免疫相关不良反应可继续治疗，并密切观察；而新辅助免疫治疗是很有前景的治疗方法，免疫治疗相关暴发进展发生率低，不能因此而否定其治疗方式；免疫治疗在多发磨玻璃结节的应用尚在探索研究中，而免疫治疗相关耐药及进展是必须要面对的问题，其在多发磨玻璃结节为表现的肺癌的治疗优势尚不明确。

【案例 7】

第 1 问：A 患者目前为乳糜胸可能性大，其病因为胸导管或其分支损伤。

第 2 问：ABCDF 患者乳糜胸可能性大，可行淋巴造影明确胸导管损伤部位，患者需禁食，给予肠外营养，补充白蛋白，纠正电解质紊乱，并可行胸腔引流液甘油三酯检测以协助诊断乳糜胸。

第 3 问：A 成年人乳糜胸每日丢失乳糜大于 1 000ml，非手术治疗 5~7 日，如无减少趋势，则应施行手术。

第 4 问：F 如术中明确探查到瘘口，应在其下方结扎胸导管。

【案例 8】

第 1 问：ABCD 对于可切除，单站 N_2 非小细胞肺癌，可选择的治疗方案包括手术后辅助化疗、新辅助化疗 / 化放疗后手术或者参加新辅助免疫治疗的临床试验后手术。完全切除术的患者，不推荐辅助放疗。

第 2 问：CF 病理完全缓解的患者，术后是否加用辅助治疗（辅助免疫治疗），目前没有定论。多数临床研究建议继续辅助免疫治疗，完全缓解的预后更佳。目前临床研究中，正在探索 MPR 是否可以作为 OS 的替代指标。对于 MPR，多数定义为肿瘤细胞小于 10%，有研究显示鳞癌和腺癌的 cutoff 可能不同，因此提出需要进一步确定。

第 3 问：ACD 对于术后多发转移的患者，如果转移病灶容易获取，可以再次活检，进一步明确病理类型以及进行基因检测和 PD-L1 检测。术后 1 年转移的患者可以按照一线治疗选择治疗方案，如果 PD-L1 高表达，可以采用单药免疫药物。肝脏消融和骨内照射作为局部治疗的方案，不作为主要治疗方案。

【案例 9】

第 1 问：ABF 患者年轻女性，有咳嗽及喘鸣症状，伴有痰血，左肺下叶呼吸音低，考虑肺部或者支气管内病变可能性大，应进一步完善肺部 X 线、胸部 CT 及支气管镜检查，以明确诊断。

第 2 问：DE 患者年轻女性，有咳嗽及喘鸣症状，伴有痰血，左肺下叶呼吸音低。胸部 CT 显示左肺下叶支气管腔内新生物堵塞，左下肺代偿性气肿。结合病史、症状、体征及辅助检查考虑肺癌或者支气管内良性肿瘤。

第 3 问：E 一般支气管类癌首选手术切除治疗。

【案例 10】

第 1 问：AD 根据患者症状考虑肺结核可能性大，行痰涂片明确病原体，行胸部平扫 CT 明确病变范围及程度。

第 2 问：ACDEF 阿米卡星、氧氟沙星、左旋氧氟沙星等具有中等强度的抗结核作用，对常用药物已耐药的患者,可考虑选用。

第3问:ABCDEF　手术治疗的适应证:①之前治疗肺结核的手术发生了并发症;②药物治疗失败;③用于明确诊断;④病变瘢痕造成的并发症,如大咯血、肺癌、支气管食管瘘、支气管扩张、中叶综合征等;⑤肺外病变;⑥胸膜结核;⑦非结核分枝杆菌的分枝杆菌感染。

第4问:CE　病菌连续阴性,病变全部吸收或无活动性,空洞闭合达6个月以上者(如残留空洞,则需满疗程停药后,痰菌连续阴转达1年以上)为临床治愈。

【案例11】

第1问:ABCDE　患者既往体健,诊断中上段食管癌。上消化道造影目的是了解胃情况;病理活检需要在治疗前明确;胸部增强CT评估食管局部、淋巴结和肺部情况;经食管超声胃镜检查有助于明确肿瘤T分期;考虑患者有咳嗽症状,纤维支气管镜了解气管受累程度。CTPA和C_{13}检测意义不大。

第2问:AD　患者有咳嗽症状,检查提示气管、食管关系密切,需进一步了解气管受累程度,纤维支气管镜有助于了解气管受压、受侵程度;胸部MRI检查有助于发现食管、气管间隙是否存在,气管壁受累情况。其他检查无意义。

第3问:ACEF　食管癌手术胃代食管吻合,游离胃时,需要离断胃网膜左动脉、胃左动脉、胃短动脉,必须要保留胃网膜右动脉,胃右动脉多数可以保留,也可以切断。

第4问:BCEF　国内、外多组报道表明,右后外切口开胸二切口或三切口行完全的二野或三野淋巴结清扫,均能明显提高胸段食管癌的5年生存率。因此,目前手术入路的趋势倾向于右胸二切口或三切口,术中行完全的二野或三野淋巴结清扫,有助于提高预后。颈部清扫包括下颈部、胸部和上腹部淋巴结清扫;上腹部淋巴结清扫包括裂孔、胰腺上缘、脾门、胃右动脉根部及十二指肠韧带、腹主动脉前方;胸部淋巴结清扫包括左右气管旁、隆突下和食管周围。

【案例12】

第1问:ABCG　患者考虑为颈段食管癌,需要了解心肺功能及远处情况。胸部MRI对于食管癌意义有限,CTCA和CTPA非必须选项。

第2问:ABEG　患者COPD提示肺功能受损,同时消瘦,因此术前需要必要的营养支持(包括TPN和鼻胃管营养支持)、呼吸功能锻炼和肺保护。而清洁洗肠和使用抗生素无必要。

第3问:ABC　一般认为,颈段食管癌因常需切除喉,以及术后并发症和死亡率高、长期生存率低(2年生存率仅20%),生存期与单纯放、化疗相近,虽术后辅以放疗及化疗可改善生存率,但首选放、化疗更易接受。而另一方面,单纯放、化疗的局部控制多不满意。故现在强调颈段食管癌应采取包括手术在内的综合治疗。该患者需要切除喉,以达到根治目的,因此单纯的Mckeown手术、食管拔脱术不适合。

【案例13】

第1问:ABCE　结合患者临床表现,可首先除外D和F选项,余下疾病进行鉴别诊断。

第2问:ABCEF　上述检查除了D选项,均对Barrett食管的诊断有意义。

第 3 问：ABDEF　通过上述资料考虑患者为 Barrett 食管癌变，已发现癌细胞，不应再采取内科保守治疗，需要选用外科手术治疗。

【案例 14】

第 1 问：C　病史与检查，需警惕食管异物伴穿孔、感染、休克早期的可能，先积极行胸部增强 CT 检查评估情况。

第 2 问：D　目前需考虑食管异物所致食管穿孔、纵隔感染，为明确穿孔位置、穿孔大小及纵隔感染的播散情况，应先行泛影葡胺造影评价。

第 3 问：BC　须严格禁食、禁水，胃管营养不能阻止营养液反流，可能会加重纵隔感染。

第 4 问：E　虽然食管穿孔明确，但时间窗迁延，应先解除异物因素。入路最好能同期实现修补。因右侧进胸不一定能实现一期修补，所以先取异物后再评估手术可能性更佳，减少患者不必要的损伤。

【案例 15】

第 1 问：ABCDE　心包炎及胸心外科手术是膈肌麻痹的常见原因。单侧膈肌麻痹症状通常较轻，以胸闷气短为主；双侧膈肌麻痹则可以出现较重症状，包括活动后呼吸困难、发绀，甚至腹部矛盾运动，通常卧位症状加重，立位由于重力作用，膈肌下移，症状可部分减轻。有些患者可表现出异常的胸部体征，包括患侧呼吸音减低、肺下界上移或湿啰音。患者双肺湿啰音考虑双肺肺炎；心界扩大考虑心功能不全；双下肺呼吸音弱、双下肺叩诊浊音考虑胸腔积液；午后低热不除外肺结核。

第 2 问：ACEFGH　影像学检查：患者在胸部 X 线片上均可见单侧（与对侧比较）或双侧（与之前比较）的膈肌抬高；胸透检查可见膈肌运动减弱及膈肌矛盾运动；胸部 CT 检查可见患侧下肺膨胀不全、膈肌抬高。血气分析：动脉血氧分压在坐位时可保持正常或轻度下降，卧位时显著下降，这是膈肌麻痹特征性检验结果之一。肺功能检查：膈肌麻痹主要体现为限制性通气障碍，其变化主要体现在两方面，一是由于膈肌抬高而使肺容积减少，包括肺总量（TLC）、功能残气量（FRC）、残气量（RV）及深吸气量（IC）的下降；二是与吸气肌力量有关的指标下降，如肺活量（VC）、用力肺活量（FVC）、一秒钟用力呼气容积（FEV_1）及最大自主通气（MVV）等，上述指标在卧位时较立位可以有 50% 左右的下降。其他检查：膈神经刺激检查可显示膈神经动作电位下降，同时传导时间延长甚至缺失；跨膈压测定可显示为压力明显下降。

第 3 问：BDFG（其中 D 为关键答案）　患者经过治疗，肺炎及心功能不全得以纠正。对症治疗是治疗膈肌麻痹所引起症状的重要手段。呼吸体操：可通过各种锻炼，如增加吸气负荷、缩口吸气以加强其他辅助吸气肌力量，从而达到增加通气目的。BiPAP 呼吸机应用简便而无损伤，疗效可靠，对各种原因引起的膈肌麻痹都可以有较好的支持效果，对于夜间平卧后出现呼吸困难的患者尤其适合应用。氧疗有助于改善低氧状态，另外患者诊断为肺结核，需继续进行长程抗结核治疗。

【案例 16】

第 1 问：E　患者前上纵隔不规则肿块，质地均匀，边界模糊，大小为 5cm×6cm，与升主动脉边界不清，AFP、CEA、HCG 等实验室检验正常，四肢肌力正常，浅表未触及肿大淋巴结，提示胸腺癌可能性大。肺及肝脏是胸腺癌常见的转移器官。

第2问：ABCDF　患者目前循环稳定，心包少量积液可暂予观察。

第3问：F　细胞异型性、核分裂明显，丧失胸腺相关的特殊结构，提示该组织为胸腺癌。

第4问：CDE　卡铂/紫杉醇方案、顺铂/阿霉素/环磷酰胺/泼尼松联合方案是胸腺癌的一线化疗方案，免疫治疗可作为二线治疗方案。

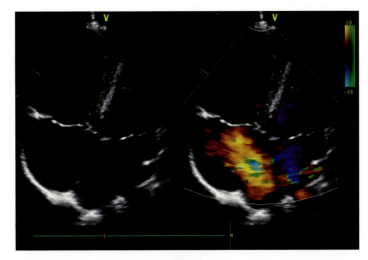

图 8-2

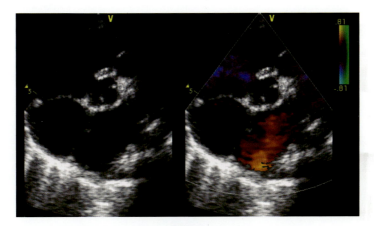

图 8-4

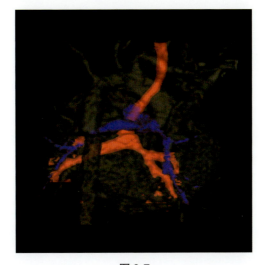

图 8-7